# Praxisanleitung in der Pflege

Ruth Mamerow

# Praxisanleitung in der Pflege

6., aktualisierte Auflage

Mit 20 Abbildungen

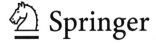

Ruth Mamerow

ISBN 978-3-662-57284-9     ISBN 978-3-662-57285-6   (eBook)
https://doi.org/10.1007/978-3-662-57285-6

Die Deutsche Nationalbibliothek verzeichnet diese Publikation in der Deutschen Nationalbibliografie;
detaillierte bibliografische Daten sind im Internet über http://dnb.d-nb.de abrufbar.

© Springer-Verlag Berlin Heidelberg 2006, 2008, 2010, 2013, 2016, 2018
Das Werk einschließlich aller seiner Teile ist urheberrechtlich geschützt. Jede Verwertung, die nicht ausdrücklich vom Urheberrechtsgesetz zugelassen ist, bedarf der vorherigen Zustimmung des Verlags. Das
gilt insbesondere für Vervielfältigungen, Bearbeitungen, Übersetzungen, Mikroverfilmungen und die
Einspeicherung und Verarbeitung in elektronischen Systemen.
Die Wiedergabe von Gebrauchsnamen, Handelsnamen, Warenbezeichnungen usw. in diesem Werk
berechtigt auch ohne besondere Kennzeichnung nicht zu der Annahme, dass solche Namen im Sinne
der Warenzeichen- und Markenschutz-Gesetzgebung als frei zu betrachten wären und daher von jeder-
mann benutzt werden dürften.
Der Verlag, die Autoren und die Herausgeber gehen davon aus, dass die Angaben und Informationen in
diesem Werk zum Zeitpunkt der Veröffentlichung vollständig und korrekt sind. Weder der Verlag noch
die Autoren oder die Herausgeber übernehmen, ausdrücklich oder implizit, Gewähr für den Inhalt des
Werkes, etwaige Fehler oder Äußerungen. Der Verlag bleibt im Hinblick auf geografische Zuordnungen
und Gebietsbezeichnungen in veröffentlichten Karten und Institutionsadressen neutral.

Umschlaggestaltung: deblik Berlin
Fotonachweis Umschlag: © deblik Berlin

Gedruckt auf säurefreiem und chlorfrei gebleichtem Papier

Springer ist ein Imprint der eingetragenen Gesellschaft Springer-Verlag GmbH, DE und ist ein Teil von
Springer Nature
Die Anschrift der Gesellschaft ist: Heidelberger Platz 3, 14197 Berlin, Germany

# Vorwort 6. Auflage

## Wer, wenn nicht wir?

Zuversichtlich, interessiert, empathisch, – solche Attribute zeichnen Pflegende aus, die sich als Praxisanleiter auf den Weg machen. Ermutigend ist es deshalb, dass nun im Erscheinungsjahr dieser 6. Auflage auch das lang erwartete Pflegeberufegesetz auf den Weg gebracht wurde. Maßgebliche Neuregelungen sollen ab 2019 gelten. Eine einheitliche Grundausbildung für Pflegeberufe ist damit beschlossen.

Es ist zu hoffen, dass mit diesem Ausbildungsgesetz deutlich zur Verbesserung unzureichender Ausbildungssituationen in der praktischen Ausbildung beigetragen wird und die Praxisanleitung und -begleitung gestärkt werden.

Ich freue mich, wenn Sie sich für diese so wichtige, lange unterschätzte Aufgabe interessieren und dieses Buch Sie dabei unterstützen kann. Denn – weg aus den Nischen – werden wir nach wie vor auf den hohen Wert professioneller Pflege hinweisen müssen. Auch mit einem neuen Pflegeberufegesetz wird oftmals noch in manchen Köpfen das Bewusstsein für den gelegentlich ignorierten Schatz geweckt werden müssen, der in einer qualifizierten Praxisanleitung steckt. Das fortgesetzte Interesse an diesem Buch ist ermutigend. Zeigt die rege Nachfrage doch auch die zunehmende Wertschätzung qualifizierter Praxisanleitung. Eine Wertschätzung, die, so ist zu hoffen, auch spürbar wird für Sie, die Sie sich für diese anspruchsvolle Aufgaben als Experten auf den Weg begeben.

Zu vielen der Fragen und Aufgaben von Praxisanleitern sowie den vielfachen Erwartungen, die an Sie gestellt werden, finden Sie in diesem Buch deshalb neben gesetzlichen Richtlinien auch Anregungen, Fallbeispiele und Bewältigungsstrategien, die auf meiner eigenen Erfahrung als Lernende und Lehrende in der Pflege ebenso wie auf pflegepädagogischer Forschung fußen. Doch ich bin mir auch bewusst, was schon Galileo Galilei einst zum Thema Lernen gesagt haben soll:

> ❯ Man kann einen Menschen nichts lehren, man kann ihm nur helfen, es in sich selbst zu entdecken.

In diesem Sinn wünsche ich Ihnen, dass diese nun 6. Auflage für Sie eine hilfreiche Quelle und eine Unterstützung beim eigenen Lernen und Entdecken sein kann. Ich ermutige Sie, statt zu belehren, Lernende zu neuen Erkenntnissen und Erfahrungen anzuregen und auch selbst eigene Handlungsweisen zu reflektieren, um neue Einsichten im Dialog mit Lernenden zu gewinnen. Stellen Sie sich selbstbewusst Ihrer Verantwortung als Pflegende und Anleitende in der Praxis und geben Sie optimistisch auch anderen von Ihrer Begeisterung und Freude am Pflegeberuf weiter. Dass Sie für diese Aufgabe auch die nötige Unterstützung und Anerkennung bekommen, wünsche Ich Ihnen von Herzen!

**Ruth Mamerow**
Hamburg, im Frühjahr 2018

## Hinweis

Die Praxisanleiter und Lernende werden in den im Buch dargestellten Fallbeispielen, wie noch häufig in der Praxis üblich, mit Vornamen genannt, die jedoch wechseln, um die Unterschiede der Arbeitsfelder, Ausbildungsjahre und Situationen deutlich zu machen. Nur in Fallbeispielen, die in mehreren Stufen aufgebaut und erläutert sind, werden gleiche Namen verwendet. Nichts spricht jedoch gegen die sich mehr und mehr durchsetzende Ansprache von Anleitern und Lernende mit Nachnahmen, es erschien der Autorin für dieses Buch lediglich aus schreibtechnischen Gründen unzweckmäßig. Im Interesse der Lesbarkeit wird in diesem Buch auf die Nennung der weiblichen Form verzichtet – diese ist immer eingeschlossen.

## Danksagung

Mein Dank gilt dem DBfK Landesverband Bremen, Hamburg und Schleswig Holstein e. V., der es mir ermöglichte, beim Schreiben dieses Buches die Ausbildungsunterlagen für den Fernlehrgang zur Weiterbildung von Praxisanleitern zu nutzen, die ich in fünf Bausteinen für den DBfK Landesverband entwickelt habe. Mein besonderer Dank gilt auch dem Deutschen Bildungsrat für Pflegeberufe, der mir mit seinen Anregungen zur Vernetzung von theoretischer und praktischer Pflegeausbildung [Kap. 1, 2] wesentliche Impulse zur Struktur und inhaltlichen Gestaltung des Buches gab und freundlicherweise die auszugsweise Nutzung der Anregungen ermöglichte. Dem Springer Verlag danke ich für die Unterstützung bei der Realisierung aller bisherigen Auflagen dieses Buches.

**Ruth Mamerow**
Hamburg

## Die Autorin

**Ruth Mamerow**   ist Fachkrankenschwester, Dipl. Medizinpädagogin, Lehrerin für Pflegeberufe einschl. Praxisausbildung sowie freiberufliche Fachzeitschriftenredakteurin und Autorin. Sie ist in Aus-, Fort- und Weiterbildungen der Alten- und Krankenpflege insbesondere für Praxisanleiter tätig.

# Inhaltsverzeichnis

# Abkürzungsverzeichnis

| | | | |
|---|---|---|---|
| ADS | Arbeitsgemeinschaft der Schwesternverbände und Pflegeorganisationen | DDR | Deutsche Demokratische Republik |
| | | DIN | Deutsches Institut für Normung e. V. |
| AEVO | Ausbildereignungsverordnung | DKG | Deutsche Krankenhausgesellschaft |
| AEDL | Aktivitäten und existenzielle Erfahrungen des Lebens | DPR | ·Deutscher Pflegerat |
| AFG | Arbeitsförderungsgesetz | DPV | Deutscher Pflegeverband |
| AG | Arbeitsgemeinschaft | | |
| AGs | Arbeitsgemeinschaften | EA | Endotracheales Absaugen |
| AltPflAPrV | Ausbildungs- und Prüfungsverordnung für den Beruf der Altenpflegerin und des Altenpflegers | EU | Europäische Union |
| | | e. V. | Eingetragener Verein |
| AltPflG | Altenpflegegesetz | GG | Grundgesetz |
| APO | Ausbildungs- und Prüfungsverordnung (in der beruflichen Bildung) APrV Ausbidungs- und Prüfungsverordnung zum Entwurf des PflBG | GMK | Gesundheitsministerkonferenz |
| | | GPA | generalistische bzw. generalisierte Pflegeausbildung |
| ArbGG | Arbeitsgerichtsgesetz | HebG | Hebammengesetz |
| ArbZG | Arbeitszeitgesetz | | |
| ATL | Aktivitäten des täglichen Lebens | IPH | Integrierte Pflegehilfeausbildung |
| Azubi | Auszubildender | ISO | International Organization for Standardization |
| BA | Bundesausschuss der Lehrerinnen und Lehrer für Pflegeberufe | JarbSchG | Jugendarbeitsschutzgesetz |
| BAföG | Bundesausbildungsförderungsgesetz | KDA | Kuratorium Deutsche Altershilfe |
| BAG | Bundesarbeitsgemeinschaft | KHG | Krankenhausfinanzierungsgesetz |
| BBiG | Berufsbildungsgesetz | KMK | Kultusministerkonferenz |
| BeKD | Berufsverband Kinderkrankenpflege Deutschland | KrPflAPrV | Ausbildungs- und Prüfungsverordnung für die Berufe in der Krankenpflege |
| BerBiFG | Berufsbildungsförderungsgesetz | KrPflG | Krankenpflegegesetz |
| BetrVG | Betriebsverfassungsgesetz | KTQ® | Kooperation für Transparenz und Qualität im Krankenhaus |
| BGB | Bürgerliches Gesetzbuch | | |
| BiBB | Bundesinstitut für Berufsbildung | | |
| BMBF | Bundesministerium für Bildung und Forschung | LAG | Landesarbeitsgemeinschaften von Lehrerinnen für Pflegeberufe |
| BMFSFJ | Bundesministerium für Familie, Senioren, Frauen und Jugend | LVD | Lernverlaufsdokumentation |
| BMG; BMGS | Bundesgesundheitsministerium | MFG | Ministerium für Gesundheit |
| BRD | Bundesrepublik Deutschland | MuSchG | Mutterschutzgesetz |
| BSF | Berufsfachschule | | |
| BZG | Bildungszentrum Gesundheitsberufe | PflBG | Pflegeberufegesetz |
| | | PflBRefG | Pflegeberufereformgesetz |
| DBfK | Deutscher Berufsverband für Pflegeberufe | PflegeVG | Pflegeversicherungsgesetz |
| | | POL | Problemorientiertes Lernen |
| DBR | Deutscher Bildungsrat für Pflegeberufe | | |
| DBVA | Deutscher Berufsverband für Altenpflege | QM | Qualitätsmanagement |

| | | | |
|---|---|---|---|
| **Reha** | Rehabilitation | **UVV** | Unfallverhütungsvorschrift |
| **SGB** | Sozialgesetzbuch | **WHO** | Weltgesundheitsorganisation |
| **TZI** | Themenzentrierte Interaktion | **ZNA** | Zentrale Notaufnahme |

# Das eigene Handlungsfeld wahrnehmen

© Springer-Verlag Berlin Heidelberg 2018
R. Mamerow, *Praxisanleitung in der Pflege*,
https://doi.org/10.1007/978-3-662-57285-6_1

**1**

**Lernziele**

Sie wissen nach diesem Kapitel, was das Handlungsfeld von Praxisanleitern ausmacht und welche Rollen und Aufgaben diese Tätigkeit prägen. Sie erfahren, welche Anforderungen an die Qualifikation und Kompetenz von Praxisanleitern gestellt sind, wie Sie diesen gerecht werden und auch Grenzen für Ihr Aufgabenfeld definieren können. Sie lernen die Funktionen, Aufgaben und Kompetenzen unterschiedlicher Bezugspersonen und Kooperationspartner von Praxisanleitern kennen und wie Sie Ihre Zusammenarbeit mit allen an der Ausbildung Beteiligten unter Berücksichtigung gesetzlicher Bestimmungen konstruktiv gestalten können.

## 1.1   Warum bin ich Praxisanleiter?

**Praxisbeispiel**

In der Rehabilitationsklinik „Gesundheitsdorf" sollen Auszubildende künftig verstärkt Praxiseinsätze absolvieren. Die PDL fragt deshalb die Bereichsleiter, wen sie in ihrem Fachbereich für geeignet halten, die Praxisanleitungen der Auszubildenden zu übernehmen. Für die geriatrische Abteilung schlägt Pflegekraft Anke den neu eingestellten Pfleger Alexander mit der Begründung vor: „Alex hat seine Ausbildung erst vor einem Jahr beendet, er weiß noch, was in der Schule gefordert wird, und hat noch keine zusätzlichen Aufgaben im Team. Ich sage ihm Bescheid, er wird das schon machen."

**?** **Warum wird jemand Praxisanleiter?**
  – Weil es ja irgendjemand tun muss?
  – Weil jemand noch nicht genug Aufgaben im Team hat?
  – Weil jemand noch nicht genug Verantwortung in der Pflege hat?
  – Weil jemand als Pflegespezialist im Team anerkannt ist?
  – Weil jemand einfühlsam ist und nie die Mitarbeiter im Stich lässt?
  – Weil jemand nicht nein sagen kann?
  – Weil jemand sich für jedes Problem und jeden Engpass verantwortlich fühlt?
  – Weil jemand pädagogisches Geschick hat?

Lassen wir einige Praxisanleiter selbst zu Wort kommen:

„Seien wir Realisten, versuchen wir das Unmögliche", zitiert **Ute H.** den südamerikanischen Revolutionär Che Guevara, um ihre inzwischen zehnjährige Tätigkeit als Praxisanleiterin in Karlsruhe zu beschreiben. Sie betont, dass ihr diese Herausforderung Spaß macht und sie mit ihrer Arbeit sehr zufrieden ist. Sie begründet auch, warum: „Ich kann meine Visionen von Pflege weitergeben. Durch die Menschen, mit denen ich arbeite, ist es immer interessant" [15].

**Maike B.**, die gerade als Pflegepädagogin an der FH Mainz ihr Diplom ablegte, imponierte das Schweizer Konzept der Klinik-Lehrer sehr, deshalb wollte sie nach ihrem Studium „gern in der Grundausbildung der Pflege auch in der Praxis arbeiten". Sie begründet ihren Wunsch mit einer Frage: „Wie kann ich sonst Pflegekompetenz behalten?" [12].

**Filiz K.**, als Gesundheits- und Krankenpflegerin und Mentorin in Neumünster tätig, sagte kurz vor dem Abschluss ihrer Mentorenausbildung: „Viele wundern sich, dass ich als Türkin humorvoll und beruflich selbstständig bin. Ich arbeite gern als Mentorin und bemühe mich auf meiner Station sehr um Gespräche und Aufklärung, ich lerne selbst gern und viel und möchte später Pflegewissenschaft studieren" [13].

„Ich möchte nicht nur fachlich beraten, sondern Mitarbeiterinnen auch auf der sozialen Ebene nahe sein." Die gebürtige Saarländerin Karin Maria S. ist seit langem Lehrerin für Pflegeberufe in der Praxis, sie schult und leitet Mitarbeiter in unterschiedlichen Seniorenresidenzen von München bis Hamburg an [16].

> Wichtigste Lernmotivation für Schüler ist die Begeisterung des Lehrers. Lernende in der Pflegeausbildung spüren sehr schnell, es lernt sich leicht und mit Spaß bei Praxisanleitern, die ihre Tätigkeit selbst mit Leidenschaft wahrnehmen.

Die Aufgaben der Praxisanleitung übernehmen in der Regel die Mitarbeiter in der Pflege, die hochmotiviert und mit kommunikativer Kompetenz sehr flexibel in verschiedensten Bereichen der Pflege tätig und dort „zu Hause" sind. Es sind meistens Mitarbeiter, die etwas bewegen wollen und keine Mühe scheuen, wenn Einsatz gefordert ist. Dieses positive Bild von Praxisanleitern, das häufig in Pflegeeinrichtungen anzutreffen ist, macht nicht nur deutlich, wie viel Respekt und Anerkennung der Tätigkeit gezollt wird, sondern auch, dass sich Mitarbeiter nicht immer um diese Aufgabe reißen.

Praxisanleiter, und das wird in den o. g. Begründungen deutlich, finden ihre berufliche Zufriedenheit häufig darin, dass sie

- vielseitig und in wechselnden Fachbereichen gefordert sind (z. B. als Pflegefachmann bzw. -frau, als Pädagoge, Kollege und Berater),
- Lernende in hohem Maße eigenverantwortlich in der Praxis begleiten und an deren zunehmenden Handlungskompetenz maßgeblichen Anteil haben,
- stets neu mit wechselnden Anforderungen der Pflegepraxis konfrontiert sind und ihre Fachkompetenz unter Beweis stellen können,
- gefordert sind, ihr eigenes Fachwissen und Können stets zu aktualisieren und sich fortzubilden,
- anerkannt sind, ihre Meinung gefragt ist und Gewicht hat und dass Lernende und Mitarbeiter ihre Arbeit wertschätzen.

> Die Motivation für die Tätigkeit als Praxisanleiter beruht vorwiegend auf einem hohen Maß an Eigenverantwortlichkeit und Selbstständigkeit

in der Praxisausbildung von Auszubildenden und im Umgang mit Mitarbeitern, Pflegebedürftigen und Lernenden.

Motivierend für diese Tätigkeit sind auch wachsende Herausforderungen und Ansprüche an das Sozialverhalten, die Pflegekompetenz und die pädagogische Kompetenz von Praxisanleitern. Praxisanleiter empfinden ein „Gefordertsein" durch angemessene Ansprüche in der Regel nicht als Belastung, sondern als Herausforderung an ihr berufliches Wissen und Können. Damit Praxisanleiter nicht an die Grenzen ihrer Leistungsfähigkeit kommen und Praxisanleitung nicht als Abenteuer oder Zufallsprodukt erlebt wird, müssen Aufgaben und Möglichkeiten von Praxisanleitern innerhalb der Rahmenbedingungen einer Einrichtung klar definiert werden. Nur so können sie ihre originären Aufgaben ohne Rollenkonflikte und Störungen verantwortlich und strukturiert wahrnehmen.

## 1.2 Mein Rollenverständnis

### 1.2.1 Ansprüche und Erwartungen

> Praxisanleiter finden sich in vielen Rollen wieder. Sie tragen nicht nur eine hohe Verantwortung innerhalb des Ausbildungsprozesses, sondern genießen meist auch das Vertrauen vieler Pflegender, die sich in Praxisfragen bei ihnen Rat holen. Die Erwartungshaltung vieler am Ausbildungsprozess beteiligter Personen an Praxisanleiter ist hoch.

Das etwas diffuse Bild von Praxisausbildung hat dazu geführt, dass Pflegedienstleitungen und auch Schulen alle möglichen (und unmöglichen) Aufgaben an Praxisanleiter übertragen, im vollen Vertrauen darauf, dass diese leistungsfähig, zuverlässig, belastbar und verantwortungsbewusst sind. Praxisanleiter

**1**

dagegen übernehmen oft Verpflichtungen, weil sie häufig ein nicht klar abgegrenztes Aufgabenfeld haben. Nicht selten finden sie es schließlich selbstverständlich, Ansprechpartner für alle und für alles zuständig zu sein. Verantwortliche in Pflegeeinrichtungen und Schulen delegieren dementsprechend gern Aufgaben, die allen „unter den Nägeln brennen", aber kaum nebenher zu erledigen sind, an Praxisanleiter. Häufig gehören dazu Anfragen, Aufträge und Erwartungen wie:

- Pflegemethoden und -prozesse vereinheitlichen (und damit eigentlich die Entwicklung von Pflegestandards und Aufgaben der Qualitätssicherung übernehmen) oder die „ausgleichende Mitte" zwischen theoretischen Anforderungen und Realitäten der Praxis in der Pflege herstellen
- Pflegebereiche durch Übernahme von Diensten unterstützen
- Ansprechpartner für alle möglichen Mitarbeiter in Pflegefragen sein (und damit häufig Fortbildungsaufgaben zu übernehmen)
- Vertrauensperson für Auszubildende und Mitarbeiter bei Konflikten und Problemen im dienstlichen und privaten Bereich sein
- Die gesamte Berufsgruppe Pflege einer Einrichtung gegenüber der ausbildenden Schule repräsentieren

Viele dieser Erwartungen an Praxisanleiter orientieren sich noch immer an einem aus früheren Jahren bekannten unermüdlichen Einsatz von „Schulschwestern", die die gesamte Pflegeausbildung in Theorie und Praxis vorwiegend allein unterrichteten und organisierten und die nebenher häufig auch noch als Pflegeleitung tätig waren.

> ❯ **Zweifellos leisten Praxisanleiter einen wichtigen Beitrag in der Pflegeausbildung, dessen Stellenwert auch mit dem Pflegeberufegesetz [4] deutlich betont wird, doch sie sollten sich nicht in die Rolle einer Allroundkraft drängen lassen und sich für alle Dinge verantwortlich fühlen, die an sie herangetragen werden.**

Praxisanleiter neigen nicht selten zur Arbeitssucht. Die folgenden Rollen sind ihnen deshalb oft nicht fremd [14]:

- Der „**Workaholiker**", der rundum in Aktivitäten verstrickt ist
- Das „**fleißige Lieschen**", das sich kaum eine Pause gönnt, keine Aufgabe scheut, aber oft still leidet
- Die „**Seelsorgerin**" und „**Mutter**" aller Schüler, die für alle und alles Verständnis, ein offenes Ohr und Rat hat
- „**Hans Dampf in allen Gassen**", der überall „mitmischen" muss, sich leicht verzettelt und oft nicht den langen Atem hat, um durchzuhalten
- Der „»**Kopflose**", der einen Berg Aufgaben vor sich sieht und planlos darauf losstürmt, ohne sich über das Wie Gedanken zu machen
- Der **Fachspezialist**, der auf allen Gebieten grundsätzlich alles besser kann und weiß

Generell sind hohe psychomentale Belastungen für Pflegetätigkeiten kennzeichnend, sowohl in Pflegeheimen und Krankenhäusern als auch in der ambulanten Pflege. Dies betrifft auch die Tätigkeit von Praxisanleitern. Deshalb lebt der Berufsstand heute vielfach leider noch oft damit, dass Menschen sich individuell überfordern. Es ist für Praxisanleiter nicht immer leicht, zwischen allen Anforderungen und der Vielfalt an Aufgaben, die sie zu bewältigen haben, eine gesunde Balance zu finden. Sie sollten sich deshalb bewusst mit Erwartungen an ihre Tätigkeit auseinander setzen, wenn sie ihre Aufgaben und Grenzen definieren.

---

**Praxistipp**

Praxisanleiter, die gesund, zufrieden und leistungsfähig bleiben, brauchen im Rahmen all ihrer Rollen, Aufgaben und Tätigkeitsfelder auch Distanz zum Beruf, die sich u. a. in Selbstpflege und Selbstfürsorge und einem gesunden Gleichgewicht zwischen Anspannung und Entspannung ausdrückt [14].

In den Pflegeeinrichtungen existieren bisher unterschiedlichste Bezeichnungen für die Funktion von Ausbildern in der Praxis. Der Terminus „Praxisanleiter" steht seit langem unklar neben dem Begriff des „Mentors" oder „Tutors". Doch unabhängig von der Bezeichnung, für die lediglich mit den Berufsgesetzen der Begriff „Praxisanleiter" festgeschrieben wurde (▸ Abschn. 1.3.2), weichen die Aufgaben und Rollen anleitender Pflegender nicht sehr voneinander ab (▸ Abschn. 1.5.4), lediglich die Rahmenbedingungen für Praxisanleitungen sind unterschiedlich. Deshalb ist den Praxisbedingungen, unter denen Praxisanleitungen in der Pflege stattfinden, auch ein gesondertes Kapitel gewidmet (▸ Kap. 3). Im Rahmen dieses Buches mögen sich deshalb alle anleitenden Personen in der Pflege mit dem Begriff „**Praxisanleiter**" angesprochen fühlen.

Praxisanleitung existiert nicht im freien Raum und unabhängig von den Organisationsstrukturen der ausbildenden Einrichtungen. Praxisanleiter können ihren Auftrag nur erfüllen, wenn sie mit anderen Mitarbeitern kooperieren (▸ Abschn. 1.5, ▸ Abschn. 2.1.4 und ▸ Abschn. 2.1.6) und wenn entsprechende Rahmenbedingungen innerhalb ihrer Einrichtung für den Anleitungsprozess geschaffen wurden. Doch Patentrezepte für Erwartungen an Praxisanleiter kann es nicht geben. Ihre Aufgaben und Grenzen können sie nur selbst einrichtungsbezogen und handlungsfeldbezogen formulieren.

## 1.2.2 Rollen und Kompetenzen von Praxisanleitern

### Merkmale und Handlungshinweise zu Kompetenzbereichen

Einen Ansatz zur Beschreibung von Rollen und Berufskompetenzen Pflegender, die natürlich auch Praxisanleiter betreffen, hat der **Deutsche Bildungsrat (DBR) für Pflegeberufe** im Oktober 2002 vorgelegt. In der Studie haben die Autoren dargestellt ([5, S. 10]), welche Kompetenzen Pflegekräfte für die

Ausübung ihres Berufes benötigen. Die Kompetenzen sind nach den unterschiedlichen Rollen gegliedert, die Pflegende, also auch Praxisanleiter, u. a. einnehmen:

- Direkte Pflegende
- Beziehungsgestalter
- Leiter
- Forscher
- Manager
- Coach
- Koordinator
- Patientenanwalt
- Lehrer in der Pflege
- Professionelle Pflegende

Süß ([20, S. 15]) sieht Praxisanleiter vorwiegend in folgenden Rollen:

- Der **Pflegespezialist**, von dem erwartet wird, dass sein Fachwissen ständig auf dem neuesten Stand ist, der häufig in mehreren Fachdisziplinen eingesetzt ist und dort entsprechend informiert und handlungskompetent sein muss.
- Der **Pädagoge und Didaktiker**, der Lernprozesse plant und gestaltet, dabei lernpsychologische Erkenntnisse berücksichtigt und die Lernenden entsprechend ihren individuellen Voraussetzungen, Erfordernissen und Interessen fördert.
- Die **Vertrauensperson**, die als Ansprechpartner häufig auch für Belange in Anspruch genommen wird, die nicht unmittelbar mit der praktischen Ausbildung zusammenhängen.

❯ Anders gesagt, sind Praxisanleiter Trainer, man könnte sie neudeutsch auch als „Coach" bezeichnen (Abschn. 2.1.5).

Auch Praxisanleiter coachen Menschen auf dem Weg zu einem Ziel. In unserem Fall wird das Berufsziel als Pflegende angestrebt. Der Begriff „Coaching", der in früheren Zeiten nur im Sport verwandt wurde, findet längst auch Anwendung im Management. Dort übernimmt der **Coach** das Kompetenztraining von Menschen in Führungspositionen.

**1**

Ein Coach stellt auf der Grundlage wissenschaftlicher Erkenntnisse und seiner persönlichen Fachkompetenz und Erfahrungen einen individuellen Trainingsplan mit und für Lernende auf und fördert sie darin, ihr Ziel zu erreichen. Diese Funktion zeichnet die Tätigkeit von Praxisanleitern ebenso aus wie die von Coachs.

> **Praxistipp**
>
> Der Coach gibt das Ziel nicht vor, sondern unterstützt Menschen darin, selbstgesteckte Ziele zu erreichen ([11, S. 20]) (7 Abschn. 2.1.5).

Coaching stellt umfassende fachliche und persönliche Anforderungen an einen Coach: Der Coach, dessen persönliche Bedürfnisse, Meinungen und Ziele stets im Hintergrund zu bleiben haben, regt Menschen fachkompetent dazu an,
- eigene Ziele zu erkennen und anzustreben,
- Gesamtzusammenhänge zu erkennen und
- Selbstständigkeit und Selbstkompetenz zu erreichen.

Die beschriebenen Rollen machen deutlich, dass sich nicht alle Erwartungen mühelos und selbstverständlich verwirklichen lassen. Praxisanleiter benötigen **Handlungskompetenz** als **Pflegende und Ausbildende** in der Pflege, diese Kompetenz ist nicht automatisch in ständig wechselnden Praxissituationen vorhanden, sondern muss erworben werden. Handlungskompetenz als Praxisanleiter bedarf gezielter Weiterbildung und Lernprozesse.

Doch was zeichnet Handlungskompetenz als Coach und Anleiter in der Praxis aus? Prinzipiell entwickelt sich Handlungskompetenz aus folgenden Kernkompetenzen [1, 2, 18]:
- Fachkompetenz
- Sozialkompetenz
- Personale Kompetenz (Ich-Kompetenz)
- Methodenkompetenz

**Pflegerische und pädagogische Fachkompetenz** (► Abschn. 2.1.3) als Anleiter bezeichnen die Bereitschaft und Fähigkeit, auf der Grundlage fachlichen Wissens und Könnens Aufgaben zielorientiert, sachgerecht, methodengeleitet und selbstständig zu lösen und Ergebnisse zu beurteilen. Dazu gehören z. B.:
- Fähigkeit zur umfassenden, prozessorientierten Pflege
- Organisationsfähigkeit
- Fähigkeit, Lernprozesse zu gestalten und Lernende zu fördern
- Fähigkeit zur Planung und Durchführung von Lerneinheiten
- Fähigkeit zur Anwendung lernpsychologischer und didaktischer Erkenntnisse

**Personale Kompetenz** bezeichnet u. a. die Bereitschaft und Fähigkeit, als individuelle Persönlichkeit die Anforderungen und Einschränkungen im Beruf wahrzunehmen und zu steuern. Dazu gehören Fähigkeiten wie:
- Selbsteinschätzungsvermögen und Selbstkritik
- Reflexionsvermögen
- Selbstbewusstsein und Selbstpflege
- Rollenflexibilität
- Entscheidungsfähigkeit
- Zielstrebigkeit
- Sorgfalt
- Verantwortungs- und Pflichtgefühl
- Zuverlässigkeit
- Motivation
- Flexibilität
- Belastbarkeit

**Soziale Kompetenz** bezeichnet die Bereitschaft und Fähigkeit, soziale Beziehungen zu leben und zu gestalten, Zuwendung und Spannungen zu erfassen, zu verstehen sowie sich damit rational auseinanderzusetzen. Hierzu gehören insbesondere:
- Ethische Kompetenz
- Interkulturelle Kompetenz
- Einfühlungsvermögen (Empathie)
- Nähe und Distanzverhalten gegenüber Schülern, Mitarbeitern und Pflegebedürftigen

- Toleranz
- Teamfähigkeit
- Konflikt- und Kritikfähigkeit
- Kommunikative Kompetenz
- Kooperationsfähigkeit

- **Methodenkompetenz**
bezeichnet die Bereitschaft und Fähigkeit, überlegt, systematisch und planvoll handeln zu können, Lehr- und Lernprozesse selbstständig steuern zu können sowie mit Methoden, Techniken und Medien vertraut zu sein.

Das Pflegeberufegesetz von 2017 [4] bennennt Kompetenzen, über die Auszubildende nach einer generalistischen Ausbildung verfügen sollen. Künftig sollen in der generalistischen Ausbildung Kompetenzen erworben werden, die über Kompetenzen der bisher getrennten Ausbildung hinausgehen und umfassende **Handlungskompetenz** zum Ziel haben.

Diese besonders betonten Kompetenzen sollten dementsprechend auch Praxisanleiter aufweisen können: **Im Teil 2** Abschn. 1 PflBG [4] sind ab § 5 die **Ausbildungsziele** und **Kompetenzen** umfangreich beschrieben. Das PflBG bennennt sie u. a. folgendermaßen: „Die Ausbildung zur Pflegefachfrau oder zum Pflegefachmann vermittelt die für die **selbstständige, umfassende** und **prozessorientierte Pflege** von Menschen aller Altersstufen in akut und dauerhaft stationären sowie ambulanten Pflegesituationen erforderlichen **fachlichen und personalen Kompetenzen** einschließlich der zugrunde liegenden **methodischen, sozialen, interkulturellen und kommunikativen Kompetenzen** und der zugrunde liegenden **Lernkompetenzen** sowie der **Fähigkeit zum Wissenstransfer und zur Selbstreflexion**." (§ 5 PflBG)

❯❯ Praxisanleiter können nicht automatisch über Handlungskompetenz als Pflegende sowie als Anleiter in der Pflege verfügen. Wie andere Lehrende auch, benötigen sie Unterstützung durch berufspädagogische Weiterbildung, um spezielle Fachkompetenzen entwickeln zu können.

## Ergänzende Hinweise

❯❯ Beachten Sie bitte alle aktuellen Informationen in Abschn. 2.1 zu Neuregelungen durch das PflBG [4] von 2017, die auch Praxisanleiter und Praxisausbidung in der generalistischenAusbildung betreffen.

Bereits im Mai 2004 machte der Deutsche Bildungsrat für Pflegeberufe (DBR) Aussagen zur Vernetzung theoretischer und praktischer Ausbildung [6]. Unter anderem wird die **Rolle und Einordnung von Praxisanleitern** auf der Basis der bisherigen Berufsgesetze so zusammengefasst, wie es die folgende Übersicht zeigt.

- **Rolle und Einordnung von Praxisanleitern**
- Sie fördern die Ausbildung im Berufsfeld Pflege und machen Pflegehandlungen transparent.
- Sie sind Bindeglied zwischen Praxis und Theorie.
- Sie handeln fachpraktisch und berufspädagogisch organisiert.
- Sie richten sich weisungsgebunden nach den curricularen Vorgaben der Schule.
- Sie sind Mitglied des Prüfungsausschusses.

Damit Praxisanleiter diesem Anspruch gerecht werden können, forderte der DBR:

❯❯ Der dafür notwendige Freiraum ist festzuschreiben und im Berufsalltag so zu organisieren, dass sie qualitativ und quantitativ der Anleiterfunktion gerecht werden können. Die organisatorische Sicherstellung des Ausbilderauftrags (Aufgabenprofil und Zeitdeputat) obliegt der **Führungsverantwortung des Pflegemanagements**. Sie sind demzufolge dem Stellenplan des Pflegedienstes und nicht der Schule zuzuordnen. Praxisanleitung ist dokumentarisch Bestandteil der praktischen Ausbildungsstunden ([6], S. 11).

**1**

Es war zu hoffen, dass die Vorschläge und Hinweise des DBR von 2004 schnellstmöglich bundesweit umgesetzt würden und Rahmenbedingungen für die Praxisanleitung, wie sie von Pflegeexperten gefordert wurden, bundesweit ermöglicht würden (▶ Abschn. 1.3 und ▶ Kap. 4). Doch 2017 weist der DBR erneut auf notwendige Weiterentwicklungen in der Ausbildungspraxis hin.

2004 beschrieb der DBR die Notwendigkeit zur vernetzten Gestaltung von Lernorten in der Pflegeausbildung durch Praxisanleitung und Praxisbegleitung. 2017 legte der DBR mit der Broschüre „Pflegeausbildung – vernetzend gestalten" [8] erneut handlungsorientierte Lösungsansätze für die Aus- und Weiterbildung sowie für das Studium in Pflegeberufen vor (▶ Abschn. 2.1.4, ▶ Abschn. 2.1.5).

> **Praxistipp**
>
> Sie sollten immer wieder einmal selbst prüfen, wo auch Grenzen Ihres Auftrags und Ihrer Rolle erreicht sind, um die eigene Handlungsfähigkeit und Professionalität zu wahren. Dies ist nur möglich, wenn es Ihnen gelingt, Ihre **Rollen** und **Aufgaben** nicht nur zu entflechten, sondern auch zu **reflektieren** ([20], S. 17). Kollegiale Supervision kann Ihnen dazu wichtige Anregungen geben.

## 1.3 Anforderungen an die Eignung und Qualifikation

### 1.3.1 Anforderungen an Anleiter anderer Berufsgruppen

In Ausbildungsbereichen der beruflichen Bildung werden die erforderlichen berufs- und arbeitspädagogischen Kenntnisse für Ausbilder über einen Lehrgang nach der **Ausbilder-Eignungsverordnung** vom 27. Oktober 1998 erworben. Ruschel [17] beschreibt für die **berufliche Bildung** besondere Merkmale zur Auswahl von „Ausbildungshelfern".

Diese Merkmale können auch für die Auswahl von Praxisanleitern in Pflegeausbildungen herangezogen werden. Hier einige Beispiele für Merkmale zur Auswahl von Ausbildungshelfern [17]:

- **Persönliche Eigenschaften und Einstellungen:**
  - Physische und psychische Gesundheit
  - Positive Grundhaltung zur Jugend
  - Persönliches Engagement
  - Offenheit, Einfühlungsvermögen
  - Handlungsorientierung
- **Berufliches Können:**
  - Vertrauen erzeugen können
  - Integrationsfähigkeit
  - Konfrontationsfähigkeit
  - Prozesskompetenz
  - Strategische Kompetenz
- **Fachliches Wissen:**
  - Berufliches Fachwissen
  - Fachübergreifendes Wissen
  - Gruppenpsychologisches Wissen
  - Organisationswissen
- **Praktische Erfahrungen:**
  - Erfahrungen mit sich selbst (Selbstkompetenz)
  - Erfahrungen mit anderen Menschen
  - Erfahrungen mit Gruppen
  - Erfahrungen mit dem beruflichen und gesellschaftlichen Umfeld
- **Methodenkenntnis:**
  - Lehrmethoden und -medien
  - Rhetorik, Moderation
  - Systematik

Demgegenüber war bisher die Funktion von Anleitern in der Pflege kaum konzeptionell untermauert. Für den Terminus „Ausbilder der Praxis" steht der Begriff „Praxisanleiter" unklar neben dem des „Mentors" oder „Tutors".

Die Anerkennung und Qualifikation von Ausbildern in der beruflichen Bildung sind bereits seit Jahren gesetzlich geregelt durch die Ausbildereignungsverordnung (AEVO). Der Begriff „Ausbilder" hat sich mit dem Berufsbildungsgesetz (BBiG) bundesweit durchgesetzt, doch das BBiG findet für Berufe der Pflege keine Anwendung.

> In Pflegeausbildungen ist Praxisanleitung erstmals ab 2003 (AltPflG, KrPflG) gesetzlich gefordert und einheitlich der Terminus „Praxisanleiter" eingeführt worden.

## 1.3.2 Anforderungen an Praxisanleitung in Pflegeberufen

Allgemein gültige Anforderungen an Praxisanleiter gibt es im Rahmen der nach wie vor gültigen Berufsgesetze. Ein konkretes Anforderungsprofil als Ergänzung zum Pflegeberufegesetz (PflBG) [4] steht noch aus:

» Zur Praxisanleitung geeignet sind Personen mit einer Erlaubnis nach § 1 des Krankenpflegegesetzes, die über eine Berufserfahrung von mindestens einem Jahr sowie eine berufspädagogische Zusatzqualifikation im Umfang von mindestens 200 Stunden verfügen (§ 2 KrPflAPrV).

Diesem Anspruch folgt auch das PflBG von 2017 [4]. Doch es gibt bereits eine Erweiterung durch die noch nicht vollständige APrV [3]: Sie enthält folgende **Neuforderung** an die **künftige Qualifikation** von Praxisanleitern:

» …Die über eine Berufserlaubnis nach § 1 des PflBG, eine mindestens zweijährige einschlägige Berufserfahrung in dem jeweiligen Einsatzbereich und eine berufspädagogische Fortbildung oder Weiterbildung im Umfang von **mindestens 300 Stunden** verfügen [3] (2, Pkt. 4 Eckpunkte zur APrV).

Dazu gibt es allerdings die Ergänzung:

» Personen, die am 31.12.2017 über die Qualifikation zur Praxisanleitung nach dem AltPflG oder KrPflG verfügen, müssen zur Übernahme der Praxisanleitung im Rahmen der neuen Pflegeausbildung nur die berufspädagogische Fort- oder Weiterbildungspflicht von jährlich

24 Stunden erfüllen (2, Pkt. 4, Eckpunkte zur APrV) [3].

Stattdessen empfahl der DBR 2017 vor dem Hintergrund der zunehmenden Akademisierung in den Pflegeberufen eine Weiterqualifizierung für Praxisanleiter durch einen auf Berufspädagogik ausgerichteten Studiengang zum Bachelor [8].

Mit den o. g. Verordnungen war der Begriff „**Praxisanleitung**" festgeschrieben. Dementsprechend war es auch logisch, in Pflegeausbildungen von Praxisanleiterinnen und Praxisanleitern zu sprechen statt von Ausbildern. Zu Kompetenzen, über die Praxisanleiter verfügen sollten und die bereits im vorhergehenden Kapitel beschrieben wurden (► Abschn. 1.2.2), machten die Berufsgesetze und bisher auch das PflBG keine Aussagen.

Die differenzierten **Anforderungen** an Praxisanleitung und an die Qualifikation von Praxisanleitern aus gesetzlicher Sicht finden Sie in den folgenden Abschnitten getrennt voneinander beschrieben, weil es einige Unterschiede zwischen den Ansprüchen nach der AltPflAPrV und denen der KrPflAPrV gibt. Alle weiteren praxisrelevanten Inhalte der Berufsgesetze werden im Rahmen dieses Buches in weiteren Kapiteln erläutert (► Kap. 2 und ► Kap. 9), in diesem Kapitel werden lediglich Aussagen, die grundsätzliche Ansprüche an Praxisanleitung betreffen, erwähnt.

> Für die Berufsgruppe der Praxisanleiter ist mit der in den Berufsgesetzen (AltPflG, KrPflG) festgeschriebenen Forderung nach Praxisanleitung ein Schritt nach vorn gemacht worden. Die Berufsgesetze verpflichteten erstmals Einrichtungen ausdrücklich zur Sicherstellung der praktischen Ausbildung, was den Einsatz berufspädagogisch qualifizierter Praxisanleiter erforderlich macht.

Diese bisherigen Vorgaben erweitert das PflBG [4], (§§ 6, 7, 8) wesentlich differenzierter (► Abschn. 2.1).

**1**

## Anforderungen an Praxisanleiter nach der AltPflAPrV

Die Qualität praktischer Ausbildung in der Pflege steht und fällt mit der Qualifikation der Praxisanleiter und den Rahmenbedingungen für diese Tätigkeit. Zu Qualifikationsanforderungen an Praxisanleitung in der **Altenpflege** sagt die AltPflAPrV deshalb Folgendes (§ 2 Abs. 1):

» Die ausbildende Einrichtung stellt für die Zeit der praktischen Ausbildung die Praxisanleitung der Schüler durch eine geeignete Fachkraft (Praxisanleiter) auf der Grundlage des Ausbildungsplanes sicher. Geeignet ist eine Altenpflegerin oder ein Altenpfleger oder eine Gesundheits- und Krankenschwester oder ein Gesundheits- und Krankenpfleger mit mindestens zweijähriger Berufserfahrung in der Altenpflege und der Fähigkeit zur Praxisanleitung, die in der Regel durch eine berufspädagogische Fortbildung oder Weiterbildung nachzuweisen ist.

Zum Umfang der geforderten berufspädagogischen Fortbildung von Praxisanleitern in der Altenpflege macht die AltPflAPrV keine Aussagen. Im § 34 Abs. 4 AltPflG wird für die praktische Ausbildung erstmals auch **Praxisbegleitung** gefordert (womit die Begleitung der Schüler in der Praxis durch Lehrkräfte der Altenpflegeschule gemeint ist). Über diese Hinweise hinaus sind in der AltPflAPrV keine Vorgaben für die **Eignung** der Praxisanleiter vorhanden.

## Anforderungen an Praxisanleiter nach der KrPflAPrV

Konkrete Hinweise zu Praxisanleitungen und Anforderungen an Praxisanleiter sind in § 2 Abs. 2 KrPflAPrV zu finden (▶ Abschn. 2.3). Darin werden Einrichtungen der praktischen Ausbildung aufgefordert, Praxisanleitung durch geeignete Fachkräfte sicherzustellen. Wie diese Forderungen nach Praxisanleitung im Einzelnen zu realisieren sind, ist leider nicht erwähnt und bleibt nach wie vor weitgehend den Einrichtungen der praktischen

Ausbildung überlassen. Die zuständige Behörde kann Ausnahmen zum Umfang der berufspädagogischen Zusatzqualifikation bis zu fünf Jahren nach Inkrafttreten der Verordnung, also bis zum Jahr 2009, zulassen (§ 2). Weiterhin entscheiden **Einrichtungsverantwortliche** in der Regel,

— was ein „angemessenes" Verhältnis von Schülerzahlen zu Anleiterzahlen ist,
— ob Praxisanleiter grundsätzlich für Ausbildungszwecke vom Dienst freigestellt sind und
— wie die finanzielle Eingruppierung von Praxisanleitern erfolgt.

**Schulverantwortliche** entscheiden in der Regel,

— wann und wie oft Lehrkräfte der Schulen die Praxisanleiter beraten und unterstützen,
— wie regelmäßig Lehrer für Pflegeberufe persönlich in den Einrichtungen anwesend sein sollten und
— wie klinischer Unterricht durch Pflegelehrer zu strukturieren ist.

❱ **Praxisanleiter agieren weiterhin in unklar definierten Strukturen. In der Praxisausbildung der Gesundheits- und Kinderkrankenpflege sowie Gesundheits- und Krankenpflege waren jedoch erstmals eindeutig Praxisanleiter gefordert, die über eine berufspädagogische Weiterbildung von mindestens 200 Stunden verfügen.**

### 1.3.3  Rolle von Praxisanleitern im Rahmen berufspolitischer Entwicklungen

#### Praxisbegleiter und Praxisanleiter

Die Berufsbezeichnung „Praxisanleiter" wurde für Pflegeberufe erstmals in Deutschland bereits 1996 im Land Hessen geschützt, klar definiert und im Staatsanzeiger vom 24.06.1996 veröffentlicht. Die Weiterbildung für Praxisanleiter wurde mit dieser Richtlinie für einen

Stundenumfang von 460 Stunden festgelegt und damit auch die formale Gleichstellung von Praxisanleitern mit Wohnbereichs- und Stationsleitungen gesichert. Die Aufgaben und Inhalte der Weiterbildung von Praxisanleitern wurden definiert. Mit der hessischen Richtlinie erfolgte bereits eine deutliche Aufwertung des Berufes Praxisanleiter in der Pflege. Da sich andere Bundesländer dem Prozess nicht anschlossen, konnte dieser Standard nicht bundesweit durchgesetzt werden. Erst im Krankenpflegegesetz mit Gültigkeit ab 2004 ist eine bundeseinheitliche Regelung der Weiterbildung erfolgt (▶ Abschn. 2.1) und für die Weiterbildung von Praxisanleitern ein Stundenumfang von 200 Stunden festgelegt.

Huber ([9, S. 191]) machte bereits 2002 die **Rolle** der Praxisanleiter in einer berufs- und bildungspolitischen Standortbestimmung sehr deutlich. Er definiert Lehrende in der Praxis u. a. folgendermaßen:

- Lehrer = Praxisbegleiter
- Pflegefachperson = Praxisanleiter

Diese Fachbezeichnungen finden sich in der Ausbildungs- und Prüfungsverordnung für die Berufe der Krankenpflege (KrPflAPrV) wieder und werden seitdem allgemein gültig auch im Pflegeberufegesetz [4] verwendet. Die KrPflAPrV beschreibt im § 2 ausführlich den Beitrag praktischer Ausbildung zur Erreichung des Ausbildungsziels und betont eine sinnvolle Vernetzung von Theorie- und Praxisausbildung. Dementsprechend haben sich auch für die Unterrichtenden in der Pflege inzwischen allgemein gültig folgende Termini in der Praxisausbildung durchgesetzt:

- Lehrer (Praxisbegleiter) übernehmen die **Praxisbegleitung** der Schüler.
- Praxisanleiter (Pflegende) übernehmen die **Praxisanleitung** der Auszubildenden.

Praxisanleiter und Praxisbegleiter haben gleichermaßen umfangreiche, miteinander vernetzte Aufgabenstellungen und Verantwortungsbereiche im Rahmen des Pflegeunterrichts. Dies drückt sich auch darin aus, dass Themenbereiche der Ausbildung nicht mehr getrennt in Theorie- und Praxisanteile benannt worden sind, sondern die Ausbildungs- und Prüfungsverordnungen grundsätzlich **gemeinsame** Themenbereiche des theoretischen und praktischen Unterrichts nennen.

## Ungeklärte Fragen

❯ **Die seit 2003/2004 gültigen Berufsgesetze einschließlich der Ausbildungs- und Prüfungsverordnungen waren weit hinter berufs- und bildungspolitischen Forderungen von Pflegeexperten zurückgeblieben. Mit dem 2015 beginnenden Gesetzgebungsverfahren für ein neues Pflegegesetz wurde den berufspolitischen Forderungen teilweise Rechnung getragen.**

Der Status und konkrete Einsatz von Praxisanleitern sind noch immer nicht bundeseinheitlich geklärt. Deshalb gab es bereits zu den Entwürfen des Pflegeberufegesetzes und Ausbildungs- und Prüfungsverordnungen u. a. kritische Stellungnahmen des DBfK, DPR und des BA. Die Forderungen bezüglich der in den Berufsgesetzen erwähnten Praxisausbildung betrafen hauptsächlich die Qualifizierung von Praxisanleitern, den Umfang der Zusatzqualifikation, die Aufgaben der Praxisanleiter im Rahmen von Prüfungen sowie die Aufgaben der Lehrer im Rahmen des klinischen Unterrichts. Unverzichtbar sind nach wie vor auch konkrete Regelungen zur Freistellung von Praxisanleitern für Anleitungsaufgaben.

❯ **Trotz allgemein anerkannt steigender berufs- und bildungspolitischer Anforderungen an die Praxisausbildung ist die Stellung der Berufsgruppe Praxisanleiter in den einzelnen Bundesländern noch sehr unterschiedlich (Abschn. 2.1).**

Einen Schritt zur Klärung praktischer Ausbildung und hin zu einheitlichen Regelungen machten führende Vertreterinnen der

**1**

Pflegewissenschaft [6] mit dem Ziel, allen an der Ausbildung Beteiligten eine Hilfestellung bei der Neuorientierung bezüglich des Pflegeberufegesetzes zu geben. Ziel war es, dass auf der Grundlage dieser Empfehlungen einheitliche Regelungen für die Weiterbildung als Praxisanleiter in der gesamten BRD durchgesetzt werden. Unter anderem schlug der DBR vor ([6], S. 13):

- **Einheitliche** fachlich-inhaltliche Gliederung der Inhalte der **Zusatzqualifikation** für Praxisanleiter
- Umfang der Zusatzqualifikation von **mindestens 200 Stunden**

Der DBR formulierte bereits 2004, was unter Praxisanleitung und unter Praxisanleitern zu verstehen ist ([6], S. 8 ff.):

**Praxisanleitung** Geplante, zielgerichtete Aktivitäten, in denen Lernende von Praxisanleitern an pflegerisches Handeln herangeführt werden. Lernerfordernisse in der Schule und Angebote der praktischen Ausbildung sind aufeinander abzustimmen.

**Praxisanleiter** Sie sind Mitglied des Pflegeteams, verfügen neben der pflegerischen Berufsqualifikation über eine entsprechende berufspädagogische Zusatzqualifikation. Sie formulieren und überprüfen das Ausbildungsangebot in der Pflegepraxis und stellen sicher, dass Auszubildende keine Maßnahmen durchführen, zu denen sie noch nicht befähigt sind. Praxisanleiter übernehmen die Verantwortung in Bezug auf die Sicherheit des zu pflegenden Menschen sowie die Rechtssicherheit. Sie sind Bindeglied und Nahtstelle zwischen Theorie und Praxis.

> ⊙ **Für den hauptamtlichen Einsatz von Praxisanleitern ist es erforderlich, klare Strukturen in den Pflegeeinrichtungen zu schaffen. Eine sorgfältige Stellenbeschreibung ist hierfür das geeignete Instrument.**

## 1.4 Welche Aufgaben habe ich als Praxisanleiter?

### 1.4.1 Grundsätzliche Aufgaben

Nachdem bereits einiges über die Rollen und Kompetenzen von Praxisanleitern beschrieben wurde, sollen jetzt grundsätzliche Aufgaben näher betrachtet werden.

> » Aufgabe der Praxisanleitung ist es, die Schüler schrittweise an die eigenständige Wahrnehmung der beruflichen Aufgaben heranzuführen und die Verbindung mit der Schule zu gewährleisten (§ 2 Abs. 2 KrPflAPrV).

Soweit das Zitat aus der bisher geltenden Ausbildungs- und Prüfungsverordnung für die Berufe der Gesundheits- und Krankenpflege mit der Aufgabendefinition für Praxisanleiter. Noch fehlen, wie bereits erwähnt (▶ Abschn. 1.3), einheitliche normative Vorgaben für den „Lernort Praxis".

Das Pflegeberufergesetz von 2017 [4] nennt in § 6 Abs. 3 Praxisanleitung als wesentlichen Bestandteil der praktischen Ausbildung, die im Umfang von **mindestens 10 Prozent** der während des Einsatzes zu leistenden praktischen Ausbildungszeit zu erfolgen hat. Konkrete wird diese Anforderung allerdings erst in der noch erwarteten Ausbildungs-und Prüfungsverordnung [3] beschrieben sein.

Als Aufgaben der Praxisanleiter werden in den Berufsgesetzen von 1985 (für die Krankenpflege) und 2003 (für die Altenpflege) (▶ Kap. 2) genannt:

- Schrittweises Heranführen der Schüler an die Wahrnehmung beruflicher Aufgaben
- Gewährleisten der Verbindung zur Schule

Ausdrücklich wird betont: „Hierzu ist ein angemessenes Verhältnis zwischen der Zahl der Schüler zu der Zahl der Praxisanleiter in den jeweiligen Einsatzgebieten […]

sicherzustellen." Systematisch beschreibt Ruschel ([17, S. 100]) allgemein gültige **Aufgaben** von „Ausbildern" im Rahmen der **beruflichen Bildung**. Er nennt fachliche, organisatorische und erzieherische Aufgaben- oder Tätigkeitsfelder, in denen sich auch Praxisanleiter in der Pflege wiederfinden können (❒ Tab. 1.1).

## 1.4.2 Tätigkeitsfelder von Praxisanleitern

❱ Um qualitativ und quantitativ der Anleiterfunktion gerecht zu werden, brauchen Praxisanleiter eine klare Stellenbeschreibung, die die notwendigen zeitlichen Freiräume für die Tätigkeit ermöglicht.

Die neu hinzukommenden Tätigkeitsfelder, die auch Praxisanleitung in der hochschulischen Ausbildung betreffen, finden Sie im ▶ Abschn. 2.1.5 und 2.1.6, dargestellt aus der Sicht der Hochschulen.

Ihre Tätigkeitsfelder und Aufgaben als Praxisanleiter sollten schließlich nicht nur klar definiert, sondern auch mess- und überprüfbar sein. Praxisanleiter bemühen sich deshalb selbst intensiv darum, in Arbeitsgruppen ihr Tätigkeitsfeld abzustecken und zu definieren.

Denn solange Stellenbeschreibungen fehlen oder unklar sind, solange Anforderungen und Aufgaben nicht einheitlich oder gar nicht beschrieben sind, lässt sich das Arbeitsfeld Praxisanleitung nicht einrichtungsbezogen definieren und abgrenzen, sondern Praxisanleiter bekommen statt Anerkennung alle erdenklichen Aufgaben übertragen.

Pflegeschulen und Praxisbereiche planen und erproben längst Projekte zur Weiterentwicklung der praktischen Ausbildung.

❱ Netzwerke von Bildungseinrichtungen für Pflegeberufe regen innovative Prozesse an und unterstützen dabei. So gibt das Netzwerk Pflegeschulen der Robert-Bosch-Stiftung und des DBfK Praxisanleitern ein Forum, in dem miteinander gearbeitet und gelernt werden kann. Sie finden Netzwerke im Bereich Pflege z. B. unter: ▶ http://www. fh-bielefeld.de.

Bei einer sehr weit gefassten Formulierung von Aufgaben und Tätigkeitsfeldern geht nicht nur Praxisanleitern schnell die Übersicht verloren, weil eine Systematik in der Beschreibung häufig fehlt. Ohne ein klares Konzept, das ihre Tätigkeiten differenziert beschreibt, wirken Praxisanleiter auch auf Außenstehende kaum überzeugend, und es entsteht leicht der Eindruck, sie wirkten

❒ **Tab. 1.1**   Aufgaben von Anleitern in der Pflege

| Fachliche Aufgaben | Organisatorische Aufgaben | Erzieherische Aufgaben |
|---|---|---|
| Vermittlung von Kenntnissen und Fertigkeiten, Förderung von Handlungskompetenz in der Pflege<br>Planung, Durchführung und Evaluation von praktischen Anleitungen<br>Sicherung einer optimalen Praxisausbildung<br>Unterstützung beim individuellen Lernen und Vorbereitung auf Prüfungen | Mitwirkung:<br>bei der Auswahl von Auszubildenden<br>bei der Einführung von Auszubildenden in die Praxisbereiche<br>bei Beurteilungen und Zeugnissen<br>bei der Erstellung von Anleitungs- und Einsatzplänen<br>Zusammenarbeit mit der Schule, mit Einrichtungsverantwortlichen und dem Betriebsrat, mit Behörden, Institutionen, Organisationen<br>Sicherstellung reibungsloser Abläufe | Förderung sozialer und personaler Kompetenzen und ethischer Verhaltensweisen, Förderung von Selbstständigkeit und Eigenverantwortung (▶ Abschn. 8.1.3) |

**1**

ständig unter Druck. Niemand überzeugt es, wenn Praxisanleiter immer gehetzt wirken, weil sie ständig

- Ausbildungspläne schreiben und Schülereinsätze planen,
- Anleitungen planen, durchführen, evaluieren,
- Klärungsgespräche führen,
- Beurteilungen organisieren, schreiben, auswerten,
- Auszubildende und Mitarbeiter beraten, informieren, Kontakte organisieren,
- unterschiedliche Teams informieren und mit diesen zusammenarbeiten,
- Lernangebote entwickeln und einholen und
- Prüfungen organisieren und an ihnen teilnehmen u. v. a.

Wichtige Tätigkeitsfelder der Praxisanleitung ([9, S. 190]) lassen sich strukturierter zusammenfassen, wie die folgende Übersicht zeigt.

---

**Tätigkeitsfelder der Praxisanleitung**
- Auszubildende und neue Mitarbeiter einarbeiten,
- begleiten und beraten,
- zur Selbstreflexion anleiten, coachen,
- konkrete Pflegesituationen planen, anleiten, beraten, bewerten, evaluieren,
- gemeinsam mit Lernenden Pflege praktizieren,
- Reflexionsgespräche führen,
- Informationen sicherstellen,
- mit allen, die an der Pflegeausbildung beteiligt sind, kooperativ zusammenarbeiten,
- Praxiseinschätzungen abgeben.

---

Um diese Tätigkeitsfelder zweckmäßig zu organisieren, zu strukturieren und transparent zu machen, ist es erforderlich, dass Praxisanleiter gemeinsam mit den ausbildenden Schulen Konzepte für die Praxisausbildung entwickeln (▶ Kap. 6, ▶ Abschn. 2.1) bzw. Curriucula, in denen Praxisanleitung konkret und verbindlich

beschrieben und festgelegt ist. Im Rahmen der Praxiskonzepte von Pflegeeinrichtungen sollten unbedingt mit berücksichtigt werden:

- Organisation und Gestaltung von Einführungstagen für Schülergruppen
- Organisation und Gestaltung von individuellen, prozessorientierten Anleitungssituationen mit inhaltlichen und zeitlichen Vorgaben
- Organisation und Gestaltung von Gruppenanleitungen im Rahmen von Ausbildungsplänen der Schule
- Aufgaben als Ansprechpartner innerhalb der Einrichtung zu Fragen praktischer Ausbildung
- Führen einer Ausbildungsdokumentation Praxisanleitung
- Regelmäßige Gestaltung von Einzelgesprächen mit Lernenden einschließlich der Kontrolle von Ausbildungsdokumenten der Auszubildenden
- Beteiligung an Prüfungen
- Organisation und Auswertung von Beurteilungen für Lernende durch die Pflegebereiche
- Teilnahme bzw. Organisation von Arbeitsbesprechungen mit Mentoren und Praxisanleitern der Einrichtung
- Anleitung von Mentoren nach vorliegendem Plan
- Teilnahme an Arbeitstreffen in der Schule und an Pflegekonferenzen in der Einrichtung
- Zusammenarbeit mit den an der Ausbildung beteiligten Pflegebereichen und Institutionen

❯ **Damit Lernsituationen in der Pflegepraxis den gleichen Stellenwert bekommen wie in der Schule, bedarf es u. a. auch anschaulicher Darstellungen und Beschreibungen der Tätigkeitsfelder und Aufgaben von Praxisanleitern.**

Grundsätzlich sollten Einrichtungsverantwortliche berücksichtigen, dass die komplexen Aufgaben und Tätigkeitsfelder von Praxisanleitern nicht allein durch eine pflegerische Ausbildung sowie eine Stellen- und Aufgabenbeschreibung zu bewältigen sind. Unverzichtbar für eine professionelle Praxisanleitung ist neben der berufspädagogischen Weiterbildung von Anleitern auch ein regelmäßiger Fachaustausch zu pflegepädagogischen Themen.

## 1.5 Mit wem arbeite ich zusammen?

Wie Sie aus eigener Erfahrung wissen, gibt es eine Reihe von Personengruppen und Institutionen, die an der Pflegeausbildung beteiligt sind und mit denen auch Praxisanleiter mittelbar oder unmittelbar zusammenarbeiten. Die folgenden Hinweise zu Ihren möglichen Kooperationspartnern sollen Sie darin unterstützen, eine konstruktive, möglichst störungsfreie Zusammenarbeit mit allen an der Ausbildung Beteiligten zu finden. Ihre Aufmerksamkeit gilt vorrangig natürlich dem Schüler selbst und den Verantwortlichen Ihrer Pflegeeinrichtung (Pflegeleitung, Heimleitung, Geschäftsleitung), d. h. den Vertretern des Ausbildungsbetriebs. Aber auch weitere Ansprech- bzw. Kooperationspartner sind für Sie von Bedeutung. Dazu gehören:

- Lehrer der ausbildenden Schulen
- Hochschuldozenten
- Praxisanleiter, Pflegeteams und andere Mitarbeiter Ihrer Pflegeeinrichtung
- Mitarbeiter in anderen Praktikumseinrichtungen
- Betriebsrat, Schülervertretung und andere an der Ausbildung beteiligte Organisationen und Institutionen

### 1.5.1 Schüler, Auszubildende, Studierende

In erster Linie sind Sie Praxisanleiter, um für Auszubildende da zu sein. Alle Aufgaben, die Praxisanleitung betreffen, haben letztendlich zum Ziel, „Schüler schrittweise zur eigenständigen Wahrnehmung ihrer beruflichen Aufgaben zu befähigen" und ihnen „Kenntnisse und Fertigkeiten zu vermitteln, damit sie das Ausbildungsziel erreichen und diese Kenntnisse in ihrer beruflichen Tätigkeit nutzen können" (§ 2 KrPflAPrV und AltPflAPrV). Mit dieser bisherigen Zielbeschreibung wird nebenher deutlich, dass im Altenpflegegesetz ebenso wie im Krankenpflegegesetz von **Schülerinnen und Schülern** in der Ausbildung gesprochen wird, obwohl es sich um eine Ausbildung von Erwachsenen mit bisher nach oben unbegrenztem Alter handelt. In der Altenpflegeausbildung ist es z. B. nicht unüblich, dass Frauen, die bereits Großmütter sind, eine Erstausbildung zur Altenpflegerin absolvieren. Der Begriff „Schüler" war für Auszubildende in der Pflegeausbildung mit den bisherigen Berufsgesetzen festgeschrieben.

> **Das Pflegeberufegesetz spricht jedoch durchgängig von Auszubildenden. Diese Bezeichnung hat sich inzwischen auch in der Praxis durchgesetzt und wird in der Regel auch für Studierende in der Pflege benutzt.**

In diesem Buch werden, analog zu den bisherigen Bezeichnungen in den Berufsgesetzen, auch noch die Bezeichnungen „Schüler" und „Pflegeschüler" bzw. „Lernende" für Teilnehmer in Altenpflege sowie Krankenpflegeausbildungen bzw. generalistischen Pflegeausbildungen verwendet, obwohl die Autorin der Meinung ist, Lernende in der Pflege hätten eine andere Wahrnehmung und Bezeichnung ihres Status verdient. Zu der Bezeichnung „Studierende" im Rahmen von Pflegeausbildungen finden Sie vorwiegend im ▶ Abschn. 2.3.3 weitere Hinweise.

In den folgenden Abschnitten finden Sie die Formalien zusammengefasst, die bei der Neueinstellung sowie im Umgang mit Schülern von Bedeutung sind.

**1**

## Zugangsvoraussetzungen für den Zugang zur Ausbildung

Zugangsvoraussetzungen für die Ausbildungen in der **Gesundheits- und Krankenpflege** – sowie in der **Gesundheits- und Kinderkrankenpflegeausbildung** ebenso wie für modellhafte **generalistische Pflegeausbildungen** waren in § 5 KrPflG (▶ Abschn. 2.4) geregelt. Das Gesetz forderte:

- gesundheitliche Eignung,
- Realschulabschluss oder eine andere, gleichwertige Schulbildung oder
- Hauptschulabschluss oder eine andere, gleichwertige Schulbildung in Zusammenhang mit einer abgeschlossenen Berufsausbildung mit einer Ausbildungsdauer von mindestens zwei Jahren oder einer Erlaubnis als Krankenpflegehelferin mit Ausbildung nach Landesrecht.

Zugangsvoraussetzungen für die **Altenpflegeausbildung** waren im AltPflG (▶ Abschn. 2.5) geregelt. Auch hier ist die gesundheitliche Eignung, der Realschulabschluss oder ein als gleichwertig anerkannter Bildungsabschluss als Zugang vorausgesetzt. Personen mit Hauptschulabschluss werden zur Ausbildung zugelassen, wenn sie eine anderweitige zweijährige Berufsausbildung nachweisen oder den Altenpflegehelfer- bzw. Krankenpflegehelferberuf erlernt haben (§ 6 AltPflG).

Zur **persönlichen Eignung** als Zugang für die Ausbildung wird weder im KrPflG noch im AltPflG etwas gesagt. Es lag also im Ermessen des jeweiligen Berufsstands bzw. der jeweiligen Ausbildungsträger, hier möglichst eindeutige Kriterien zu entwickeln und anzuwenden (Kompetenzmerkmale ▶ Abschn. 8.2). Die persönliche Eignung wird deshalb sehr unterschiedlich in Bewerbungsverfahren der Ausbildungsträger entschieden. Es ist zu hoffen, dass **pflegerelevante Kompetenzen** (▶ Kap. 8) bereits während der Auswahlverfahren getestet werden und zunehmend eine Rolle schon bei der Auswahl von Schülern für die Ausbildung spielen, statt diese Auswahl in die Probezeit zu verlagern.

Weiterhin gelten für die Einstellung auch Regelungen nach dem **Jugendarbeitsschutzgesetz** (JarbSchG) (▶ Abschn. 2.7).

**Zugangsvoraussetzungen nach dem PflBG**  Im § 11 sind als Zugang zur Ausbildung zur Pflegefachfrau oder zum Pflegefachmann der mittlere Schulabschluss oder der Hauptschulabschluss zusammen mit dem Nachweis einer erfolgreich abgeschlossenen Berufsausbildung genannt. Auch die Ausbildung zur Krankenpflege- bzw. Altenpflegehilfe kann unter bestimmten Voraussetzungen anerkannt werden (▶ Abschn. 2.1.3).

❯❯ **Auszubildende, die gleich nach dem Realschulabschluss eine Ausbildung aufnehmen, sind häufig noch nicht 18 Jahre alt. Für sie gelten Sonderregelungen nach dem Jugendarbeitsschutzgesetz (JarbSchG), die auch Praxisanleiter berücksichtigen müssen.**

## Was Lernende sich wünschen

Lernende haben oft nur vage Vorstellungen von ihrer Ausbildung. Doch sie können sehr gut einschätzen, ob sie in der Praxis sinnvoll und professionell ausgebildet werden oder hauptsächlich als Arbeitskräfte gebraucht und deshalb in der Praxis nur „nebenbei" und unsystematisch ausgebildet werden. Die meisten freuen sich auf die Praxis. Doch sie haben auch **Wünsche**, die durchaus realistisch sind. Sehr häufig werden dabei (wie hier von Altenpflegeschülerinnen) folgende Wünsche genannt ([7, S. 19]):

- Zeit, Verständnis und Geduld beim Praxisanleiter
- Dieselben Dienstzeiten für Praxisanleiter und Schüler
- Einheitlicher Pflege- und Betreuungsstil
- Klare Vorgaben und systematische Anleitungen
- Integration in die bestehende Gruppe
- Keine Über- und Unterforderung
- Eindeutige Informationen, nicht so viele Fremdwörter am Anfang

- Beteiligung an möglichst vielen Pflegetätigkeiten
- Unterstützung in besonders belastenden Situationen
- Beratung in sozialen Fragen
- Konstruktive Rückmeldung, Anerkennung, Ermunterung und eine objektive Beurteilung

> **Lernende sind in Lernprozessen in der Praxis auf kooperative Zusammenarbeit mit den jeweiligen Pflegeteams und deren Praxisanleiter bzw. Mentoren angewiesen und in ihren Lernerfolgen abhängig von der Arbeitsorganisation und dem Klima in Pflegeteams.**

Professorin Dr. A. Bohrer von der Evang. Hochschule Berlin beschreibt die Bedeutung von **Anfängen** in Lern- und Pflegesituationen [10] für Auszubildende:

» Lernende verspüren von Anfang an den Wunsch, selbstständig zu werden. In einem geschützten Rahmen Neues lernen zu dürfen, ist ein hoher **Motivationsfakto**r [10].

Sie weist auf vielfältige Anfänge im konkreten Lernalltag hin, die u. a. von Praxisanleitern bewusst wahrgenommen und gesteuert werden können. Hierzu gehören beispielsweise die ersten Tage im neuen Praktikumsbereich ebenso wie Dienstübergaben oder neue Aufgaben im Pflegebereich (► Abschn. 2.1.5).

Insbesondere sind Lernende angewiesen auf eine individuelle und fachgerechte Anleitung und Begleitung durch Praxisanleiter (► Kap. 5). Auszubildende erwarten von Praxisanleitern zu Recht neben der fachlichen Beratung auch die Begleitung sowie einfühlende Gespräche zu persönlichen Verhaltensweisen (► Abschn. 9.3) und belastenden Situationen in der Pflege. Nicht selten wird unterschätzt, wie groß der Bedarf von Pflegeschülern ist, über belastende Pflegesituationen reden zu können. Nicht nur das Leiden und Sterben von Menschen erleben

Auszubildende oft erstmals sehr persönlich mit, sie werden häufig auch sehr bald mit gewalttätigen Reaktionen von Pflegebedürftigen konfrontiert oder geraten in Situationen, in denen sie zwischen Freiräumen für die Pflegebedürftigen und der Fürsorgepflicht als Pflegende abzuwägen haben.

Damit Auszubildende nicht in Konflikte mit der obligatorischen Schweigepflicht geraten und ihre psychischen Belastungen mit berufsfremden Personen wie dem Freund oder der Freundin besprechen, sollte ihnen regelmäßig die Möglichkeit zur kollegialen Beratung und angemessenen **Konfliktbewältigung** gegeben werden. Dies kann beispielsweise ein wöchentlicher Gruppentreff mit einem Praxisanleiter innerhalb der Einrichtung sein, aber auch die regelmäßige Auswertung eines „Pflegetagebuchs" mit dem Pflegelehrer (► Abschn. 2.1.5). Als besondere Belastungen werden beispielsweise von Altenpflegeschülern häufig genannt ([14, S. 10 ff]):

- Fehlende Zeit für Pflege
- Teamprobleme
- Probleme im Umgang mit Bewohnern
- Umgang mit Demenzkranken
- Konfrontation mit Tod und Leiden

**Praxistipp**

Praxisanleiter erleben sehr konkret, mit welchen belastenden Situationen Lernende in der Pflege ständig konfrontiert sind. Sie sollten ein Forum schaffen, in dem Auszubildende regelmäßig und einfühlsam Gehör und Unterstützung in ihrer beruflichen Situation finden können.

## Rechte und Pflichten von Lernenden

Genaue Kenntnisse der Rechte und Pflichten von Lernenden während der Ausbildung erleichtern Ihnen die Zusammenarbeit nicht nur mit Schülern, sondern mit allen, die an

**1**

der Ausbildung beteiligt sind. Immer stehen den **Rechten** von Lernenden auch entsprechende **Pflichten** gegenüber und umgekehrt. Sie geben Auszubildenden klare Strukturen und fördern einen störungsfreien Ausbildungsverlauf, wenn Sie Lernende rechtzeitig, d. h. mit Beginn der Ausbildung, über deren Rechte und Pflichten informieren und klären, wo sie bei auftretenden Problemen Rat und Unterstützung bekommen können. Maßgebliche Informationen zum Ausbildungsvertrag gehören dazu.

Jede Pflegeausbildung ist vor Beginn vertraglich zu regeln. Für Pflegeberufe gelten dabei die Bestimmungen der bisherigen Berufsgesetze oder des Pflegeberufegesetzes (▶ Kap. 2). In einem **Ausbildungsvertrag** werden grundsätzlich folgende Dinge erwähnt:

- Berufsziel
- Beginn und Ende der Ausbildung
- Inhaltliche Schwerpunkte und zeitliche Gliederungen der Ausbildung gemäß Ausbildungs- und Prüfungsverordnung (in der Praxis und Theorie)
- Dauer der regelmäßigen täglichen und wöchentlichen Ausbildungszeiten
- Höhe der Ausbildungsvergütung
- Dauer der Probezeit
- Urlaubsregelungen
- Voraussetzungen, unter denen ein Vertrag gekündigt werden kann
- Grundsätzliche Hinweise auf Tarifverträge, Betriebs- und Dienstvereinbarungen, die anzuwenden sind

Der Ausbildungsvertrag wird zwischen dem Träger der Ausbildung und dem Auszubildenden abgeschlossen. Nach Maßgaben des KrPflG sowie des PflBG ist die Schule Träger der Ausbildung. Sie trägt die Gesamtverantwortung für die Organisation und Koordination der Ausbildung. Nach Maßgabe des AltPflG schließt der Träger der praktischen Ausbildung den Ausbildungsvertrag ab. Der Vertrag bedarf jedoch der Zustimmung der Schule, wenn der Ausbildungsträger die Praxiseinrichtung ist.

**Auszubildender**, oder wie in den Berufsgesetzen der Pflegeberufe **Schüler** genannt, ist derjenige, der ausgebildet wird. Ist dieser noch minderjährig, muss zum Vertragsabschluss die Zustimmung eines gesetzlichen Vertreters eingeholt werden.

> **Praxistipp**
>
> Eine gute Zusammenarbeit mit Eltern bzw. gesetzlichen Vertretern der Auszubildenden sollte nicht unterschätzt werden. Verpflichtend ist der Kontakt für den Betrieb bzw. für ausbildende Personen, wenn sich minderjährige Jugendliche in der Ausbildung befinden. Natürlich ist bei Kontaktaufnahmen zu Eltern oder Erziehungsberechtigten immer auch der Jugendliche einzubeziehen.

Auch sonst ist es von Vorteil, wenn Eltern z. B. über Ausbildungsabläufe und -modalitäten informiert sind. Es bieten sich hierzu beispielsweise jährliche Informationsveranstaltungen zum Ausbildungsbeginn oder Tage der offenen Tür und besondere Höhepunkte im Rahmen der Einrichtung bzw. der Ausbildungsstätte an, zu denen Bezugspersonen von Auszubildenden gezielt eingeladen werden können.

In ◻ Tab. 1.2 sind Grundrechte und -pflichten von Schülern im Rahmen von Pflegeausbildungen zusammengefasst.

Im § 11 Krankenpflegegesetz sind zusätzlich folgende Pflichten der Schüler ausdrücklich hervorgehoben:

> » Die Schüler haben sich zu bemühen, die im § 3 (Ausbildungsziel) genannten Kompetenzen zu erwerben, die erforderlich sind, um das Ausbildungsziel zu erreichen. Sie sind insbesondere verpflichtet, die ihnen im Rahmen der Ausbildung übertragenen Aufgaben und Verrichtungen sorgfältig auszuführen und die für Beschäftigte in

**◘ Tab. 1.2** Rechte und Pflichten von Pflegeschülern

| Ausgewählte Grundrechte von Schülern innerhalb des Betriebs und der Schule (§ 10 ff. KrPflG, § 13 ff. AltPflG) | Pflichten von Schülern (§ 11 KrPflG, § 16 AltPflG) |
|---|---|
| Recht auf eine planmäßig, zeitlich und sachlich gegliederte Ausbildung gemäß dem Ausbildungsziel | Pflicht zur Teilnahme an der Ausbildung |
| Recht auf Ausbildung durch geeignetes Personal | Pflicht zum Führen von Ausbildungsunterlagen |
| Recht auf kostenlose Bereitstellung von Ausbildungsmitteln einschließlich Fachbüchern, Instrumenten, Apparaten | Pflicht zur Befolgung von Weisungen und Verordnungen im Rahmen der betrieblichen und schulischen Ausbildung (z. B. Schweigepflicht, Arbeitsschutz- und Hygieneverordnungen) |
| Recht auf eine angemessene Ausbildungsvergütung | Pflicht (und Recht) zur Teilnahme an betriebsärztlichen Untersuchungen |
| Recht auf physisch und psychisch angemessene Beschäftigung | Pflicht, die im Rahmen der Ausbildung übertragenen Aufgaben sorgfältig auszuführen |
| Recht auf tariflich festgelegten Urlaub sowie Freizeit | |
| Recht auf Auskunfts-, Beschwerde- und Klagemöglichkeiten | |

Einrichtungen nach § 4 Abs. 2 Satz 3 (für Ausbildungseinrichtungen) geltenden Bestimmungen über die Schweigepflicht einzuhalten und über Betriebsgeheimnisse Stillschweigen zu wahren.

» § 17 PflBG erwähnt zusätzlich zu den im Krankenpflegegesetz erwähnten Pflichten im Pkt. 3: Die oder der Auszubildende hat einen schriftlichen Ausbildungsnachweis zu führen. Im Punkt 5: …die Rechte der zu pflegenden Menschen zu achten.

In den Vorgaben der KrPflAPrV und AltPflAPrV sind außerdem **indirekte Rechte und Pflichten** der Schüler benannt. Beispielsweise gibt es bezogen auf die Prüfung gesetzlich geregelte Rechte und Pflichten, die sich auf folgende Inhalte beziehen:

- Zulassung zur Prüfung (§ 1 Abs. 4 und § 5 KrPflAPrV)
- Fehlzeitenregelung
- Möglichkeiten zur Prüfungswiederholung (§ 8) und zum Rücktritt von Prüfungen (§ 9)

- Folgen bei Prüfungsversäumnis (§ 10), Ordnungsverstößen sowie Täuschungsversuchen bei Prüfungen
- Regelungen zur Erteilung der Berufserlaubnis

Differenzierte Aussagen zu Modalitäten der Prüfung finden Sie in ▶ Kap. 10.

> **Praxistipp**
>
> Damit Auszubildende ihre Rechte und Pflichten im Rahmen der Ausbildung und Prüfungen und damit aber auch die Pflichten des Ausbildungsbetriebs kennen und verstehen lernen, sollte im Rahmen der theoretischen und praktischen Ausbildung ausreichende Zeit für Lernende zur Verfügung stehen, um die gesetzlichen Grundlagen der Ausbildung sowie entsprechende Prüfungsverordnungen schrittweise, d. h. mit Ausbildungsbeginn, vermittelt zu bekommen.

**1**

## 1.5.2 Ausbildungsträger

Im Rahmen der Kooperationspartner für Praxisanleiter soll hier nochmals auf die besondere Rolle der Betriebe als Träger der Ausbildung hingewiesen werden. Die Verantwortungsträger der Einrichtung sind entscheidende Kooperationspartner für die praktische Pflegeausbildung und Ansprechpartner für Praxisanleiter. Doch Verantwortliche in Ausbildungsbetrieben befinden sich wegen der **Finanzierung** von Pflegeausbildungen nach wie vor in einem Dilemma. Damit Sie die Schwierigkeiten in der bisherigen Ausbildungsfinanzierung nachvollziehen können, soll dieses Thema nicht unerwähnt bleiben.

Pflegeausbildungen waren abhängig von finanziellen Schwankungen in der Gesundheitsbranche bzw. bei Krankenkassen, da Kosten für Ausbildungsstätten nach wie vor von Praxiseinrichtungen selbst getragen werden. Die Ausbildungsfinanzierung erfolgte über die Krankenkassen (pauschaliert über Fallzuschläge für ausbildende Krankenhäuser) bzw. umlagenfinanziert in Altenpflegeeinrichtungen über das Heimfinanzierungsgesetz. Viele Fachexperten schlugen eine **umlagenfinanzierte Ausbildung** vor, an der sich sämtliche Pflegeeinrichtungen (auch ambulante Einrichtungen, Reha-Kliniken usw.) beteiligen müssten. Unter anderem wegen des befürchteten Bürokratismus war dieser Vorschlag jedoch stark umstritten. Doch erst eine grundsätzliche, längst überfällige Änderung der Ausbildungsfinanzierung in Pflegeberufen könnte auch grundsätzliche Veränderungen im Status von Praxisanleitern ermöglichen (▶ Abschn. 2.1.4).

Bisher sahen sich Einrichtungen genötigt, die Zahl ihrer Ausbildungsplätze aus betriebswirtschaftlichen Gründen zu reduzieren, weil die finanzielle Situation der Pflegeeinrichtungen über die Zahl der zu besetzenden Ausbildungsplätze entschied.

> ❯ Es bestand erheblicher Bedarf für eine Neuregelung der Ausbildungsfinanzierung im Rahmen der seit

2003/2004 geltenden Berufsgesetze. Mit dem 2015 beginnenden Gesetzgebungsverfahren für ein neues Pflegegesetz wurde endlich eine einheitliche Finanzierung der Ausbildungen und Kostenfreiheit für Auszubildende in Aussicht gestellt.

Das PflBG (§§ 26–36) hat mit Wirkung von 2017 festgelegt, dass die Kosten der Pflegeausbildungen durch einen landesweit umlagenfinanzierten Ausgleichfond getragen werden, der durch zuständige Landesbehörden ermittelt, erhoben und verwaltet wird.

### Regelungen für Ausbildungsträger nach dem KrPflG

Regelungen durch das aktuelle PflBG finden Sie in ▶ Abschn. 2.1 beschrieben.

Im § 4 Abs. 5 KrPflG ist die **Gesamtverantwortung** für die Organisation und Koordination des theoretischen und praktischen Unterrichts in die Verantwortung der Krankenpflegeschulen gelegt. Durch die Pflegeeinrichtungen ist die **Praxisbegleitung und -ausbildung** sicherzustellen. Danach müsste als Vertragspartner und Träger der Ausbildung die Schule erscheinen. Von diesem Grundsatz können jedoch Einrichtungen in Abstimmung mit ihren Landesbehörden abweichen. Erstmals ist im Krankenpflegegesetz die Möglichkeit erwähnt, dass auch Verbundschulen und Ausbildungszentren, die organisatorisch und räumlich nicht an Krankenhäuser angegliedert sind, die Voraussetzungen für eine staatliche Anerkennung erfüllen.

#### Praxisbeispiel

In den zehn Krankenhäusern des Großunternehmens „Gesundheitshaus" gibt es jeweils eine Abteilung Ausbildung, die neben der Gesamtplanung, Organisation und Durchführung der praktischen Ausbildung auch die individuelle Betreuung jedes einzelnen Azubi übernimmt. Jeder Abteilungsleiter für Ausbildung mit der Qualifikation als Lehrer für Pflegeberufe ist ebenso Vorgesetzter der Praxisanleiter wie für die ca. 100 Azubis im jeweiligen Krankenhaus, das im Vertrag als Ausbildungsträger fungiert. Die theoretische Ausbildung für alle Pflegeeinrichtungen gemeinsam erfolgt im gemeinsamen Bildungszentrum Gesundheitsberufe.

Nach § 4 Abs. 2 wird der Unterricht
- in staatlich anerkannten Schulen an Krankenhäusern oder
- in staatlich anerkannten Schulen, die mit Krankenhäusern verbunden sind, vermittelt.

Die praktische Ausbildung wird nach § 4
- an einem oder mehreren Krankenhäusern,
- an ambulanten Pflegeeinrichtungen sowie
- an weiteren an der Ausbildung beteiligten geeigneten Einrichtungen, insbesondere stationären Pflegeeinrichtungen oder Rehabilitationseinrichtungen, durchgeführt.

Die staatliche **Anerkennung** als ausbildende Schule erfolgt durch die zuständige Behörde des Landes und bedarf bestimmter Mindestanforderungen (§ 4 Abs. 3). In Ländern, in denen die Ausbildung in der Krankenpflege dem Schulrecht unterliegt, erfolgt die Genehmigung der Schulen nach dem Schulrecht der Länder. Auch für die Anerkennung des Ausbildungsbetriebs als Träger der Ausbildung bzw. zur Durchführung der praktischen Ausbildung bedarf es der Anerkennung durch die Landesbehörde (§ 4 Abs. 3 und 4).

## Regelungen für Ausbildungsträger nach dem AltPflG

Auch hier regelt § 4 die Ausbildungsträgerschaften und -strukturen: Die Gesamtverantwortung für die Ausbildung trägt die Altenpflegeschule (§ 4 Abs. 4), die ebenso wie im Krankenpflegegesetz der Anerkennung durch die zuständige Behörde bedarf. Es ist nach Landesrecht auch die Übertragung an andere Träger möglich.

Die Praxisausbildung ist durch folgende Einrichtungen möglich:
- Heime im Sinne des Heimgesetzes
- Stationäre Pflegeeinrichtungen im Sinne des SGB XI, wenn es sich bei der Pflege und Betreuung um alte Menschen handelt

- Ambulante Pflegeeinrichtungen im Sinne des SGB XI, wenn es sich ebenfalls um die Pflege alter Menschen handelt
- Weitere Praxiseinrichtungen nach § 4, beispielsweise psychiatrische Kliniken, Allgemeinkrankenhäuser mit geriatrischen Abteilungen oder Reha-Abteilungen sowie Einrichtungen offener Altenhilfe

❯ **Zu den Rechten der Ausbildungsträger gehört neben dem Recht darauf, Schüler auszubilden und mit ihnen Ausbildungsverträge abzuschließen, auch das Recht zur Kündigung des Ausbildungsverhältnisses nach § 15 KrPflG und § 20 AltPflG.**

## 1.5.3 Kooperationspartner am Lernort Schule

Die kontinuierliche, gut strukturierte Kooperation mit den Lehrern der ausbildenden Schulen sollte für jeden Praxisanleiter eine wichtige Arbeitsgrundlage und deshalb selbstverständlich sein. Schließlich sind sie gemeinsam für das Erreichen der Ausbildungsziele verantwortlich. Die Schule übernimmt die Planung der Ausbildung für die in den Ausbildungsverordnungen geplanten Praxisfelder und ist zuständig für die Abstimmung der Lernangebote der Einrichtungen mit dem Ausbildungscurriculum. Erst der intensive Austausch und die kontinuierliche Zusammenarbeit zwischen einer Schule und den Vertretern der Praxiseinrichtung machen für Pflegeschüler den Transfer von theoretischem Wissen in praktische Fähigkeiten möglich. Praxisanleiter sind ein entscheidendes Bindeglied in diesem Prozess.

Nicht immer ist diese Kooperation schon ausreichend, deshalb wird die Vernetzung von Theorie- und Praxisausbildung in den Berufsgesetzen besonders hervorgehoben. Die Funktion von Pflegelehrern als Praxisbegleiter wurde bereits erwähnt (▶ Abschn. 1.3.2). Welche **Anforderungen** an Lehrer für Pflege bestehen und welche Aufgaben diese als **Praxisbegleiter**

**1**

und ihre Kooperationspartner haben, finden Sie in den folgenden Abschnitten.

## Berufsbezeichnungen

Die Ausbildung von Lehrkräften an Pflegeschulen gibt es in Deutschland seit 1943 auf der Basis des Krankenpflegegesetzes von 1938, das erstmalig „Lehrschwestern" erwähnt. Zuständig für die Ausbildung von „Unterrichtsschwestern" waren in der Regel Schwesternhochschulen bzw. Weiterbildungsinstitute in privater Trägerschaft. Lehrende in der Pflege kamen in Deutschland bisher selbst aus dem Berufsstand Pflege. Ihre Entwicklung war an eine Erstausbildung in einem Pflegeberuf und mehrjährige Berufspraxis gebunden. So entwickelten sich auch die Berufsbezeichnungen aus Pflegeberufen heraus, z. B. als „Schuloberin", „Lehrschwester", „Unterrichtsschwester", über unterschiedliche Weiterbildungsgänge und mit unklaren Vergütungsregelungen bis heute.

Häufig erteilen Lehrer am Lernort Schule den Pflegeunterricht; sie werden nicht selten noch immer „Lehrschwester", „Unterrichtsschwester", „Unterrichtspfleger" oder „Pflegelehrer" genannt. Diese Bezeichnung darf jedoch nicht darüber hinwegtäuschen, dass die Ausbildung der Unterrichtenden auf Hochschulebene seit Inkrafttreten des Krankenpflegegesetzes Standard ist. Pflegende profilieren sich an Hochschulen und studieren inzwischen:

— Pflegepädagogik
— Lehramt Pflege
— Pflegemanagement
— Pflegewissenschaft

Anlässlich seiner 5. Bundestagung 1992 vollzog der Bundesausschuss der Lehrerinnen und Lehrer für Pflegeberufe (BA) die Umbenennung der Berufsbezeichnung von der „Unterrichtsschwester" zur „Lehrerin für Pflegeberufe". Damit wurde die geforderte Anpassung der Lehrerbildung in den Pflegeberufen dokumentiert und ein Prozess der beruflichen Identifizierung mit der Lehrerrolle gestartet.

> ❯ **Mit dem Prozess der Professionalisierung in der Pflege ging auch die Professionalisierung in der Lehre einher.**

## Lehrer für Pflegeberufe als Kooperationspartner

Das KrPflG fordert (§ 4 Abs. 3) ebenso wie das PflBG (§ 9) die **Hochschulqualifikation** für **Schulleitungen** und **Lehrende** und gibt Fristen für Übergangsregelungen an. Damit wird nicht nur der fachlichen, sondern auch der pädagogischen Qualifikation mehr Bedeutung zugemessen. Ebenso muss die Schule eine ausreichende Zahl an Lehrkräften nachweisen, um das Ziel einer verbesserten Ausbildungsqualifikation zu erreichen. Das PflBG benennt konkreter das Verhältnis von hauptberuflichen Lehrkräften in Vollzeit zu Ausbildungsplätzen mit 1 : 20 (§ 9, Abs. 2).

Doch in Deutschland ist eine fachwissenschaftliche Ausbildung von Pflegelehrern ohne deren Anbindung an Universitäten nicht effizient realisierbar [9]. Längst ist deshalb eine Reformbewegung in Gang gekommen mit dem Ziel, berufsqualifizierende Studienabschlüsse wie **Bachelor** und **Masterabschlüsse** mit einer Modularisierung von Studienanteilen zu etablieren. Derzeit stehen Lehrer mit unterschiedlichen Qualifikationsprofilen und Berufsbezeichnungen für die Ausbildung in Pflegeberufen zur Verfügung ([19, S. 14]):

— Lehrer für Pflegeberufe (Unterrichtsschwestern) mit Weiterbildung
— Lehrer, „Lehramt an beruflichen Schulen", Fachrichtung Pflege
— Diplompflegepädagogen, Dipl.-Medizinpädagogen (Uni)
— Diplompflegepädagogen, Dipl.-Medizinpädagogen (FH)

Neu hinzu gekommen sind:
— Lehrende mit Bachelorausbildung (Fachwissenschaft)
— Lehrende mit Masterausbildung Erziehungswissenschaft und Didaktik

❯ Lehrer für Pflegeberufe haben
eine Vergleichbarkeit und
Chancengleichheit zu Lehrern an
beruflichen Schulen bekommen.
Pflege hat den Durchbruch in den
tertiären Bildungsbereich geschafft.

## Anforderungen an Lehrer

Erstmals mit dem neuen KrPflG und AltPflG ab 2004 und 2003 sind Anforderungen an Unterrichtende in der Pflege benannt. Im § 4 Abs. 3 KrPflG ist zur Anerkennung von Schulen folgende Mindestanforderung erwähnt:

- Hauptberufliche Leitung der Schule durch eine entsprechend qualifizierte Fachkraft mit abgeschlossener Hochschulausbildung
- Nachweis einer im Verhältnis zur Zahl der Ausbildungsplätze ausreichende Zahl fachlich und pädagogisch qualifizierter Lehrkräfte mit entsprechender abgeschlossener Hochschulausbildung für den theoretischen und praktischen Unterricht. (Im PflBG als Verhältnis von 1 : 20 (§ 9, Abs. 2) benannt.)

Die Hochschulbildung von Pflegelehrern war somit erstmals gesetzlich untermauert.

Mit Inkrafttreten des **AltPflG** ist seit dem 01.08.2003 für die Lehrtätigkeit an **Altenpflegeschulen** zwar noch kein Hochschulabschluss erforderlich, jedoch besteht die zwingende Notwendigkeit einer pädagogischen Qualifikation (§ 5 AltPflG).

Die **Haupttätigkeit** der Pflegepädagogen ist die Vorbereitung, Durchführung und Nachbereitung des (Pflege-)Unterrichts am Lernort Schule. Sie organisieren außerdem neben der Klassenleitung die Kooperation zwischen der Schule, weiterer Institutionen und Behörden sowie Praxiseinrichtungen und halten die Kontakte aufrecht.

❯ Der Lernort Schule und damit der
Lehrer für Pflegeberufe ist zuständig
für die Vermittlung von Inhalten und
Lernzielen, orientiert an beruflicher
Handlungskompetenz in der Pflege.
Im Vordergrund stehen die beruflich

relevanten Themenstellungen mit
exemplarischem Charakter, was
eine enge Zusammenarbeit mit
der Praxiseinrichtung erforderlich
macht (Abschn. 2.1.5 Vernetzung der
Lernorte).

## Vernetzte Aufgaben

Wie bereits beschrieben, wird in den Berufsgesetzen die **Vernetzung von Aufgabenbereichen** der Lehrenden in Theorie und Praxis betont. Bereits die KrPflAPrV hebt im § 2 „die Herstellung einer sinnvollen Verbindung zwischen Theorie und Praxis während der Ausbildung" hervor. Das PflBG betont die Vernetzung von Lernorten (▶ Abschn. 2.1.5) erneut mit Blick auf das Ausbildungsziel Handlungskompetenz (§ 5, PflBG).

Der Lehrer am Lernort Schule wird am Lernort Praxis zusätzlich als Praxis**begleiter** tätig und hat dort folgenden Aufgaben:

- Planung von Inhalten und Anforderungen der Praxiseinsätze
- Gestaltung von klinischem Unterricht als exemplarische Lernsituationen in der Praxis
- Einzelbetreuung oder Gruppenbegleitung von Lernenden
- Durchführung von Praxishospitationen bei einzelnen Auszubildenden
- Reflexion von Praxiseinsätzen mit den Auszubildenden
- Mitgestaltung von Praxisgruppentreffen
- Anleitung und Fortbildung von Praxisanleitern und Mentoren
- Begleitung von Projektarbeit (▶ Kap. 4 und ▶ Kap. 6)

❯ Als klinischer Unterricht wird Pflegeunterricht bezeichnet, der durch Lehrer
in realen Praxissituationen stattfindet
und an dem Pflegebedürftige
beteiligt sind. Häufig unterstützen
Praxisanleiter die Pflegelehrer bei
dieser Unterrichtsform.

Praxis**anleiter** sind als „Pflegefachpersonen" planmäßig am Lernort Praxis tätig. Weil ihre

**1**

Hauptaufgabe die kontinuierliche Anleitung und Begleitung von Auszubildenden ist, sind Praxisanleiter wichtige Ansprechpartner und Kooperationspartner für Lehrer der Schule. Aus der verzahnten Aufgabenverteilung zwischen Praxisanleitern und Lehrern für Pflege ergeben sich feste **Kooperationsbereiche**, z. B.:

— Bei der Auswahl und Einstellung von Auszubildenden
— In der Planung und Gestaltung der praktischen Ausbildung und Prüfung
— Bei Arbeitstreffen mit Verantwortlichen und Beteiligten an der Ausbildung
— Bei Fortbildungen von Praxisanleitern und Mentoren
— Bei Praxisprojekten der Auszubildenden
— Bei Praxishospitationen und Exkursionen der Auszubildenden

Die Fachbezeichnungen „Praxisanleiter" und „Praxisbegleiter" finden sich in den Ausbildungs- und Prüfungsverordnungen für die Berufe der Krankenpflege **und** Altenpflege wieder und werden seitdem allgemein gültig auch im PflBG verwendet (▶ Abschn. 2.4).

❯ **Die Praxisbegleitung übernehmen die Lehrer für Pflegeberufe, während Praxisanleiter die Praxisanleitung durchführen. Beide haben umfangreiche, miteinander vernetzte Aufgabenstellungen und Verantwortungsbereiche, die sich aus dem Curriculum für den Pflegeunterricht ergeben, das gleichwertig bedeutsame Theorie- und Praxisanteile beinhaltet.**

### 1.5.4  Mitarbeiter der Pflegeteams

**Mentoren**

❯ **Praxisanleiter tragen nicht nur Verantwortung für störungsfreie Ausbildungsabläufe, sondern auch für patientengerechte und störungsfreie Pflegeabläufe im Rahmen der Praxisausbildung. Dies gelingt nur in einer kontinuierlichen**

**Zusammenarbeit mit den Pflegeteams, die von gegenseitiger Achtung und Akzeptanz geprägt ist.**

Als vorrangige Kooperationspartner der Praxisanleiter und gleichzeitige Bezugspersonen von Auszubildenden sind die Mitarbeiter in Pflegeteams einschließlich ihrer **Mentoren** bzw. **Tutoren** sowie Stations- bzw. Bereichsleitungen unverzichtbar. Die Mitarbeiter, die neben ihrer Tätigkeit in der Pflege zusätzlich als Mentoren auch Ausbildungsaufgaben übernehmen, sind dabei besonders bedeutsam, ob sie nun Mentoren oder Tutoren oder noch anders genannt werden. Mentoren übernehmen in ihrem Pflegebereich während der praktischen Ausbildung in Zusammenarbeit mit Praxisanleitern eine begleitende und beratende Funktion für Lernende. Sie sind im Gegensatz zu hauptamtlichen Praxisanleitern nicht für die Ausbildung freigestellt, sondern übernehmen zusätzlich Aufgaben wie:

— Lernenden das spezifische Wissen und Können des Arbeitsbereichs vermitteln
— Beurteilungen schreiben und organisieren, Beurteilungsgespräche führen
— Lernende gezielt und individuell auf Prüfungen in der Praxis vorbereiten
— Praxisprüfungen mit Praxisanleitern vorbereiten bzw. im Arbeitsbereich mitorganisieren
— Beratend (AltPflAPrV) oder gegebenenfalls als Fachprüfer (KrPflAPrV) an Prüfungen teilnehmen

Die Mentoren übernehmen meist zusätzlich zu ihren originären Aufgaben wichtige Funktionen und Verantwortungsbereiche hauptamtlicher Praxisanleiter und Pflegelehrer. Eine wertschätzende Anerkennung ihrer Tätigkeit ist nicht nur für die Motivation von Mentoren unverzichtbar, sondern sollte für die Ausbildungseinrichtung und die ausbildende Schule selbstverständlich sein. Anerkennung dieser Tätigkeit bedeutet auch, Mentoren eine berufspädagogische Weiterbildung und regelmäßige Fortbildung und Beratung durch die Schule zu ermöglichen.

> Die weit verbreitete Ansicht, dass es völlig ausreiche, wenn anleitende Mitarbeiter wie die Mentoren in der Pflegeausbildung ausschließlich beruflich qualifiziert sein müssten, ist nicht zu rechtfertigen.

Ganz im Gegenteil, die mit Ausbildungsaufgaben betrauten Mitarbeiter sollten nicht nur sorgfältig ausgewählt, sondern auch motiviert und hinreichend pädagogisch qualifiziert sein. Dies trifft auf Mentoren ebenso zu wie auf Stationsleitungen. In Tarifverträgen ist eine finanzielle Honorierung von Mentoren bisher nicht vorgesehen. Es ist deshalb nicht nur sinnvoll, sondern zwingend notwendig, eine entsprechende Anerkennung dieser Arbeit innerbetrieblich zu vereinbaren. Einrichtungsverantwortlichen sollte es nicht schwer fallen, Mitarbeitern, die zusätzlich wichtige berufspädagogische Aufgaben innerhalb der Einrichtung übernehmen, auch persönliche Wertschätzung auszudrücken und für zusätzliche Motivationsreize zu sorgen. Die folgende Übersicht zeigt mögliche Motivationsanreize für Praxisanleiter und Mentoren, die **nicht** für ihre anleitende Tätigkeit von Pflegeaufgaben **freigestellt** sind.

**Motivationsanreize für nichthauptamtliche Praxisanleiter und Mentoren**
- Ein ausreichendes Zeitdeputat für diese Aufgabe in der Stellenbeschreibung
- Mentoren werden von der Personalabteilung offiziell eingesetzt
- Die Tätigkeit wird in Zeugnissen ausdrücklich erwähnt und anerkannt
- Jeder Mentor bekommt pauschal im Monat z. B. eine festgelegte Anzahl an Überstunden in Freizeit vergütet
- Mentoren erhalten bis zu drei zusätzliche Urlaubstage im Jahr
- Mentoren, die an Prüfungen teilnehmen, bekommen eine gesonderte Aufwandsentschädigung bzw. eine bestimmte Anzahl von Überstunden angerechnet
- Die Arbeitsleistung wird durch immaterielle Zuwendungen, wie z. B. durch Büchergutscheine oder Veranstaltungskarten für Freizeitangebote, anerkannt
- Mitarbeiter können regelmäßige Fortbildungsangebote nutzen

## Teams im Pflegebereich

Praxisanleiter haben eine große Verantwortung dafür, dass Pflegende optimale Ausbildungsbedingungen schaffen und unterstützen. Kooperatives Verhalten gegenüber Ausbildungssituationen ist für alle „am Rande" beteiligten Personen jedoch nur möglich, wenn Ausbildungsverantwortliche, d. h. auch Praxisanleiter, angemessen informieren und kooperieren. Nicht selten kommt es zu Konflikten, wenn Praxisanleiter für Ausbildungsaufgaben freigestellt werden und ihrem eigentlichen Pflegeteam nicht mehr direkt zugehören. Verständnisprobleme entstehen häufig bei Engpässen in der Dienstplangestaltung, wenn von Praxisanleitern erwartet wird, diese zu kompensieren.

> Praxisanleiter benötigen klare Strukturen für ihre Arbeit. Dazu gehört zunächst, dass Pflegeausbildung, die von beteiligten Kooperationspartnern gewollt ist, auch inhaltlich und organisatorisch konkret definiert wird. Dazu gehören zukünftig auch Regelungen für Praxisanleitung in generalistischen bzw. hochschulischen Pflegeausbildungen.

**Praxistipp**

Zeigen Sie in derartigen Situationen Verständnis für die Situation Ihrer Kollegen in Pflegeteams, aber stellen

**1**

Sie auch konsequent und klar Ihre Rolle als Praxisanleiter dar und vertreten Ihren Standpunkt, ohne sich unnötig abzugrenzen. Klären Sie Fragen und Ansprüche möglichst kurzfristig und schieben Sie unangenehme Gespräche nicht auf die lange Bank.

Der Gesprächsführung (▶ Abschn. 9.5) und dem Verhalten in Konfliktsituationen ist in diesem Buch ein gesondertes Kapitel gewidmet (▶ Kap. 9), um Sie in Ihrer oft isolierten Position als „Mitarbeiter mit besonderen Aufgaben" zu unterstützen.

Lernende orientieren sich am Verhalten der Teammitglieder im guten wie im schlechten Sinne. Darüber sollte sich ein Pflegeteam, das ja das pädagogische Umfeld für Azubis in der Praxisausbildung darstellt, bewusst sein. Außerdem ist immer auch das Gesamtteam der Mitarbeiter, Ärzte und Pflegebedürftigen mit Ausbildungssituationen konfrontiert. Ein kooperativer Arbeitsstil innerhalb des Stationsteams im Umgang mit Auszubildenden und deren Ausbildungssituationen ist in erster Linie vom Auftreten, d. h. vom kommunikativen Geschick und der strategischen Kompetenz der Praxisanleiter abhängig.

**Praxisbeispiel**

Während die Praxisanleiterin Maria eine Schülerin beim Beziehen eines Bettes einer Patientin anleitet, die zum Frühstück in den Sessel gesetzt wird, kommt der Stationsarzt in das Zimmer. Er bittet die bereits im Sessel sitzende Patientin, sich „doch mal schnell aufs Bett zu legen", damit er sie untersuchen könne. Die Patientin ist verwirrt, die Schülerin auch, da sie die Patientin gerade schrittweise mobilisiert und in den Sessel gesetzt hat und das Bett noch nicht vollständig bezogen ist. Die Praxisanleiterin erklärt dem Arzt, dass sie die Schülerin gerade darin anleite, nicht nur die Patientin zu mobilisieren, sondern auch

das Bett hygienisch und fachgerecht zu beziehen. Sie fragt den Arzt, ob es möglich sei, die Untersuchung nach dem Frühstück der Patientin durchzuführen, oder ob er warten wolle, bis das Bett korrekt bezogen sei. Der Arzt entschuldigt sich daraufhin und bedankt sich für die Information. Er habe gar nicht überblickt, was gerade mit der Patientin geschehe. Natürlich wolle er nicht stören, sondern wünsche der Schülerin viel Erfolg.

Alle Mitarbeiter in Pflegeteams sind gleichermaßen wichtige Ansprechpartner für Sie im Rahmen praktischer Ausbildung, doch **Stations- und Bereichsleitungen** sorgen für den eigentlichen Rahmen, damit Schüler, Mentoren und Praxisanleiter tätig werden können. In erster Linie sorgen Stationsleitungen im Rahmen ihres Pflegebereichs für die
- allgemeine Unterstützung der Schüler und anleitenden Personen,
- Berücksichtigung von Ausbildungsanforderungen bei der Dienstplangestaltung,
- Koordination von Arbeitsabläufen und
- einen kooperativen Arbeitsstil zwischen allen an der Ausbildung Beteiligten.

## 1.5.5 Zusammenarbeit mit anderen Praxisanleitern

Unverzichtbar für Ihre Position ist neben der Zusammenarbeit mit Lehrenden der Schule eine enge Kooperation mit anderen Praxisanleitern innerhalb der Einrichtung, die für Ausbildungsaufgaben freigestellt sind. Eine Zusammenarbeit in Arbeitsgruppen von Praxisanleitern sollte für Sie auch über Ihre Einrichtung hinaus selbstverständlich sein. Sie erleben dadurch nicht nur Erfahrungs- und Fachaustausch, der eine wichtige Entlastung für Sie sein kann, sondern Sie finden mit anderen Praxisanleitern auch eine gemeinsame Grundlage, das Profil Ihrer Berufsgruppe zu entwickeln und in der Fachöffentlichkeit zu vertreten.

**Praxistipp**

Mit „Verbündeten" der eigenen
Berufsgruppe gelingt es leichter, die
gewachsene Bedeutung und den
Stellenwert von Praxisanleitung nach
innen und außen hin zu vertreten. Nutzen
Sie Arbeitsgruppen von Praxisanleitern als
Interessenvertretung.

Arbeitsgruppen sind eine wichtige Plattform, um Anforderungen an ausbildungsgerechte Rahmenbedingungen zu formulieren, damit Sie Ihrer Anleiterfunktion qualitativ und quantitativ gerecht werden können.

Arbeitsgruppen ermöglichen Ihnen über den Rahmen Ihrer Einrichtung hinaus z. B. auch:

- regelmäßigen fachlichen Austausch zu Ihren Aufgaben und zu Anforderungen der Praxisausbildung,
- aktuelle Informationen und Fortbildung zu berufspädagogischen Themen,
- gegenseitige Supervision bzw. kollegiale Beratung, z. B. durch Fallbesprechungen,
- Austausch und gemeinsame Entwicklung von Arbeits- und Dokumentationsmaterialien und
- Unterstützung bei der Stellenbeschreibung.

## 1.5.6 Kooperation mit den an der Ausbildung beteiligten Institutionen und Organisationen

### Kooperationspartner innerhalb der Praxiseinrichtung

Praxisanleiter sollten neben dem bereits genannten Personenkreis auch die Personen kennen, die im betrieblichen Rahmen an der Ausbildung beteiligt sind, denn diese sind nicht nur wichtige Kooperationspartner für sie, sondern auch Ansprechpartner

für Auszubildende. Innerhalb der Einrichtung gehören dazu:

- Geschäftsleitung, Heimleitung, Pflegeleitung
- Gewerkschaftliche Vertreter (Betriebsrat, Personalrat bzw. Mitarbeitervertretung)
- Jugend- und Auszubildendenvertretung

Ein Praxisanleiter sollte wissen, welche Funktionen die einzelnen Personengruppen übernehmen.

Auszubildende können sich in der Pflegeeinrichtung in allen Fragen an die Leitung der Einrichtung, ihren Praxisanleiter oder den Betriebs- oder Personalrat wenden. In der Regel gibt es in größeren Einrichtungen im Rahmen des Betriebsrates aus den Reihen der Lernenden eine **Auszubildendenvertretung**. Daneben gibt es außerbetriebliche Beratungs- und Beschwerdestellen, z. B. bei den Berufsverbänden oder bei den Gewerkschaften (sofern es sich um Mitglieder handelt). In Prüfungsfragen können sich die Lernenden auch beim Prüfungsamt der zuständigen Berufsbehörde informieren. Das Arbeitsgericht ist für Streitigkeiten aus einem Berufsausbildungsverhältnis zuständig.

Der **Betriebsrat** hat zum Teil Beratungs-, aber auch Mitbestimmungsrecht bei der konkreten Durchführung der Berufsbildung im Betrieb. Grundlage für seine Tätigkeit ist das Betriebsverfassungsgesetz (BetrVG).

Die **Jugend- und Auszubildendenvertretung** ist die Interessenvertretung jugendlicher Arbeitnehmer, die das 25. Lebensjahr noch nicht vollendet haben. In Betrieben, in denen mindestens fünf Jugendliche beschäftigt sind bzw. ausgebildet werden, die diesem Alterskriterium entsprechen, werden alle zwei Jahre Jugendvertreter nach dem BetrVG gewählt. Dementsprechend ist der Betriebsrat der alleinige Ansprechpartner für die Vertretung dieser Jugendlichen. Aufgaben für die Jugendvertreter ergeben sich z. B. aus § 70 BetrVG:

- Maßnahmen, die jugendliche Betriebszugehörige betreffen, beim Betriebsrat beantragen

**1**

- Über die Einhaltung von Gesetzen, Verordnungen und Verträge, die Jugendliche betreffen, wachen
- Anregungen von jugendlichen Mitarbeitern aufnehmen und weiterleiten

Zugunsten einer handlungsorientierten Ausbildung ist in den bisherigen Ausbildungsrichtlinien gefordert, mit den am Lernprozess beteiligten Personen und Berufsgruppen verstärkt nach Vorgaben des Rahmenplanes zu kooperieren. Diese Kooperation schließt auch Mitarbeiter des Betriebsrates ein.

Auf der Basis eines Curriculums für Praxisausbildung (▶ Abschn. 4.1 und ▶ Abschn. 7.4) kann es auch in der Praxisausbildung möglich werden, unterschiedliche Berufsgruppen der Einrichtung bewusst in den Ausbildungsprozess einzubeziehen. Erfolgreich erprobt ist z. B. die Zusammenarbeit mit Fachexperten wie:

- Stations- oder Bereichsleitungen
- Verbands- und Gewerkschaftsvertreter
- Seelsorger
- Psychologen
- Supervisoren
- Ärzte innerhalb und außerhalb der Einrichtung

**Praxisbeispiel**

Zu Beginn der Ausbildung findet im Rahmen der Praxisausbildung eine Gruppenveranstaltung in der Pflegeeinrichtung statt. Dabei sollen innerbetriebliche Fragen zur Auszubildendenvertretung, zum Arbeitsschutz, zu Arbeitszeitregelungen sowie zur Beteiligung an betrieblichen Sportgruppen im Vordergrund stehen. Das Treffen mit den Auszubildenden wird von Praxisanleitern gemeinsam mit dem Betriebsrat und Jugendlichen der Ausbildungsvertretung vorbereitet und gestaltet.

## Außerbetriebliche Kooperations- und Ansprechpartner

❯ Nur, wenn alle an der Ausbildung Beteiligten kooperieren und den

Kontakt miteinander suchen, kann professionelle Ausbildung gelingen. Der Grundstein für eine positive Entwicklung der praktischen Ausbildung und der zukünftigen Pflege wird vorrangig durch eine effektive Zusammenarbeit aller beteiligten Gremien gelegt.

In der folgenden Übersicht sind die wichtigsten pflegepolitisch wirksamen Organisationen und Institutionen aufgeführt, die sich **außerbetrieblich** mit Ausbildungsfragen befassen.

| Für Ausbildungsfragen zuständige Organisationen und Institutionen | |
|---|---|
| AGs | Arbeitsgemeinschaften für Praxisanleiter und Mentoren auf Länderebene, die häufig beim DBfK angesiedelt sind |
| AVG | Arbeitgeberverband Gesundheitswesen |
| BA | Bundesausschuss der Lehrerinnen und Lehrer für Pflegeberufe |
| BeKD | Berufsverband Kinderkrankenpflege Deutschland |
| Bpa | Bundesverband privater Anbieter sozialer Dienste |
| DBfK | Deutscher Berufsverband für Pflegeberufe |
| DBVA | Deutscher Berufsverband für Altenpflege |
| DPV | Deutscher Pflegeverband |
| DPR | Deutscher Pflegerat |
| DBR | Deutscher Bildungsrat für Pflegeberufe |
| DKG | Deutsche Krankenhausgesellschaft |
| LAG | Landesarbeitsgemeinschaften von Lehrern für Pflegeberufe |
| Gewerkschaften | |

**Praxistipp**

Praxisanleiter finden vorwiegend in ihren **Berufsverbänden** nicht nur Hilfe und Unterstützung bei Ausbildungsfragen, sondern auch Fortbildungsmöglichkeiten und Arbeitsgemeinschaften (AG Praxisanleiter), in denen sie regelmäßig spezifische berufliche Sachverhalte bearbeiten können.

Die Mitwirkung auch in anderen überbetrieblichen Gremien ist für Ausbildungsbeteiligte unerlässlich und unverzichtbare Quelle vieler Informationen, Fortbildungsmöglichkeiten und Entwicklungen. Die Zusammenarbeit in unterschiedlichen Gremien sollte von hauptamtlichen Mitarbeitern immer angestrebt werden.

Ebenso werden Sie mit Vertretern der Hochschulen sowie örtlichen Prüfungsämtern der zuständigen Behörden Kontakt haben. Diese sind für die bei der Pflegeausbildung entstehenden Verwaltungs- und Kontrollaufgaben zuständig und haben u. a. folgende wichtige Funktionen:

— Zulassung zu Prüfungen
— Prüfungsausschuss
— Zeugnisvergabe
— Schriftliche Prüfungsfragen
— Berufszulassung

Möglicherweise nehmen Sie als Fachprüfer gemeinsam mit Vertretern der Behörde an Prüfungen teil. Informationen hierzu finden Sie in ▶ Kap. 10.

Im Kontext der gewachsenen Ansprüche an gesundheits- und sozialpolitische Rahmenbedingungen sind viele Gremien bis hin zur EU eingebunden, einheitliche Strategien in der Pflegeausbildung und zur Verbesserung der Ausbildungsqualität auf den Weg zu bringen. Ohne die Kooperation und das Engagement vieler an der Ausbildung Beteiligter ist die Entwicklung in der Pflegeausbildung nicht

denkbar. Fachleute der Praxis dürfen dabei nicht fehlen!

**Praxisbeispiel**

In Hamburg gab es 2003 ein ehrgeiziges Projekt: „Qualifizierungsoffensive Altenpflege". In Allianz zwischen Pflegebetrieben, der Hamburger Pflegegesellschaft (HPG), dem Arbeitsamt, der Behörde für Soziales und Familie sowie mit Unterstützung durch den Europäischen Sozialfond bekamen engagierte Pflegemitarbeiter die Chance, in einer verkürzten, berufsbegleitenden Nachqualifizierung die Anerkennung als Altenpfleger zu erwerben. Die war nur möglich durch intensive Zusammenarbeit vieler für die Ausbildung engagierter Institutionen, die miteinander kooperieren, um Mitarbeiter in der Altenpflege auszubilden.

Kooperation bedeutet schließlich übersetzt **Zusammenarbeit** mit verschiedenen Partnern. **Kooperation** innerhalb dieser Gremien und mit Institutionen kann in diesem Sinne für Praxisanleiter bedeuten:

— Regelmäßiger Austausch und Zusammenarbeit innerhalb der eigenen Berufsgruppe, z. B. als AG Praxisanleiter
— Regelmäßige Arbeitstreffen zu Ausbildungsfragen mit Verantwortlichen innerhalb der Pflegeeinrichtung (PDL, Betriebsrat, Jugend- und Auszubildendenvertretung, Stationsleitungen, Mentoren, Abteilungsleitungen)
— Regelmäßige Arbeitstreffen zu Ausbildungsfragen mit Verantwortlichen und Lehrern für Pflege an der Schule
— Regelmäßige Arbeitstreffen zu Ausbildungsfragen mit Verantwortlichen anderer Praktikumseinrichtungen

**Praxistipp**

Wer allein arbeitet, addiert, wer gemeinsam arbeitet, multipliziert (orientalisches Sprichwort).

**1**

# Literatur

1. Bartholomeyczik S (2001) Professionelle Kompetenz in der Pflege Teil I–III. Pflege aktuell 5/6, 7/8:23 ff.
2. Benner P et al (2000) Pflegeexperten. Pflegekompetenz, klinisches Wissen und alltägliche Ethik. Huber, Bern
3. BMG, BMFSFJ (Hrsg) (2016) Eckpunkte zur Ausbildungs- und Prüfungsverordnung zum Pflegeberufsgesetz (► www.bmg.bund.de/ministerium/meldungen//2016/ausbildungs-und-pruefungsverordnung-zum-pflegeberufsgesetz.html)
4. Bundesgesetzblatt (2017) Teil 1 Nr. 49, Bonn 24. Juli 2017: Gesetz zur Reform der Pflegeberufe (Pflegeberufereformgesetz – PflBRefG)
5. Deutscher Bildungsrat für Pflegeberufe (DBR) (Hrsg) (2002) Berufskompetenzen professionell Pflegender. Mainz
6. Deutscher Bildungsrat für Pflegeberufe (DBR) (Hrsg) (2004) Vernetzung von theoretischer und praktischer Pflegeausbildung. Berlin
7. Gnamm E, Denzel S (2003) Praxisanleitung für Pflegeberufe, 2. Aufl. Thieme, Stuttgart
8. Hamann E, Stöcker G, Stolz K H. Winter C, Zink C, Deutscher Bildungsrat für Pflegeberufe (Hrsg.) (2017) Pflegeausbildung vernetzend gestalten. Berlin
9. Huber J (2002) Pflegeausbildungen im berufsbildenden System der Länder. In: Stöcker G (Hrsg) Bildung und Pflege. Schlüter, Hannover, S 126–131 und 167–200
10. Kompetent anleiten am Lernort Praxis- Einschätzung aus der Sicht der Hochschule. Kongress Pflege, Berlin, Januar 2018 Referat Prof. Dr. A. Bohrer, Evang. Hochschule Berlin; Bohrer, A (2013) Selbständigwerden in der Pflegepraxis. Eine empirische Studie zum informellen Lernen in der praktischen Pflegeausbildung. Berlin, wvb, S 283–285
11. Loffing C (2003) Coaching in der Pflege. Huber, Bern
12. Mamerow R (2001) Starke Frauen in der Pflege, Maike Beck. Heilberufe 7:11
13. Mamerow R (2001) Starke Frauen in der Pflege, Filiz Kücük. Heilberufe 10:11
14. Mamerow R (2002) Selbstpflege. Die Kunst im Beruf gesund und zufrieden zu sein. Urban & Fischer, München
15. Mamerow R (2003) Starke Frauen in der Pflege, Ute Heyder. Heilberufe 5:10
16. Mamerow R (2004) Starke Frauen in der Pflege, Karin Maria Stein. Heilberufe 9:11
17. Ruschel A (1999) Arbeits- und Berufspädagogik für Ausbilder in Handlungsfeldern. Kiehl, Ludwigshafen
18. Seyfried B (1995) Stolperstein Sozialkompetenz. Berichte zur Beruflichen Bildung 179. Bundesinstitut für Berufsbildung (BIBB). Bertelsmann, Gütersloh
19. Stöcker G (2004) Die neuen Pflegeausbildungen im Vergleich. Heilberufe 1:14
20. Süß M (2001) Gestaltung der praktischer Ausbildung in den Pflegeberufen, 3. Aufl. Kunz, Hagen

# Das eigene Handeln an gesetzlichen Vorgaben ausrichten und aktuelle Veränderungen berücksichtigen

© Springer-Verlag Berlin Heidelberg 2018
R. Mamerow, *Praxisanleitung in der Pflege*,
https://doi.org/10.1007/978-3-662-57285-6_2

**Lernziele**

In diesem Kapitel erfahren Sie, welche aktuellen gesetzlichen Regelungen durch das Pflegeberufereformgesetz veranlasst wurden, die für Sie in der Praxisausbildung relevant sind. Sie werden mit den Inhalten des Pflegeberufegesetzes ebenso wie mit denen der noch geltenden Kranken- und Altenpflegegesetze vertraut gemacht und können Ihre bisherigen Kenntnisse vertiefen, um Praxisausbildung problemlos innerhalb unterschiedlicher Berufsausbildungen und Rahmenbedingungen in Pflegebereiche einbinden zu können. Sie finden gesetzliche Hinweise für Ihre eigene Tätigkeit und praktische Beispiele zu gesetzlichen Ausbildungsanforderungen differenziert nach den Ausbildungs- und Prüfungsverordnungen zur Altenpflegeausbildung, zur Gesundheits- und Krankenpflege- sowie Gesundheits- und Kinderkrankenpflegeausbildung, die wiederum auch für eine generalistische Pflegeausbildung und Eckpunkte der dafür vorliegenden Ausbildungs- und Prüfungsverordnung (APrV) Gültigkeit haben und deren Kenntnis für Praxisanleiter unverzichtbar ist. Sie erwerben sichere Kenntnisse im Ausbildungsrecht, um bei Fragen Ihres Fachbereichs juristisch korrekt reagieren zu können.

## 2.1 Welche Veränderungen durch das Pflegeberufegesetz sollte ich kennen?

**Praxisbeispiel**

Dorit ist Gesundheits- und Krankenpflegerin und Praxisanleiterin in einer Sozialstation, bei der auch Sozialpädagogen tätig sind. Sie erklärt den Mitarbeitern während einer Dienstbesprechung, dass Pflegeschüler einer generalistischen Pflegeausbildung auch in der Sozialstation künftig Praktika absolvieren werden und deshalb die aktuellen Berufsgesetze mit ihren Ausbildungs- und Prüfungsverordnungen zu beachten seien. Daraufhin fragt sie ein Sozialpädagoge des Teams, ob es für

Pflegeausbildungen noch immer Sonderregelungen gäbe und ob es stimmt, dass Arzthelferinnen, die ja auch im Team der Sozialstation arbeiten, nach anderen Richtlinien ausgebildet werden.

? Was sollte Dorit antworten können? Gibt es unterschiedliche Ausbildungswege für Berufe in Pflegebereichen?

Im Juli 2017 wurde mit dem Pflegeberufereformgesetz (PflBRefG) das **Pflegeberufegesetz** (PflBG) in seiner endgültigen Fassung verabschiedet [4]. Mit ihm wird die **generalistische Pflegeausbildung** als **einheitliche Grundausbildung** für Pflegeberufe mit dem Berufsabschluss *„Pflegefachfrau"* oder *„Pflegefachmann"* gesetzlich festgeschrieben.

Die im Jahr 2003 verabschiedeten Gesetze für die Altenpflege- und Krankenpflegeausbildung können noch bis 2024 Anwendung finden, wenn eine Ausbildung vor Ablauf des 31.12.2019 begonnen wurde [4]. Die Ausbildung von Arzthelferinnen wird weiterhin nach dem Berufsbildungsgesetz geregelt, da dies kein Pflegeberuf ist.

### 2.1.1 Einheitliche Grundausbildung für Pflegeberufe

Das PflBG [4] gilt für **alle** Pflegeausbildungen, die ab dem 01.01.2020 beginnen. Das Gesetz wird in Stufen in Kraft treten, es ist in Teilen bereits seit Juli 2017 in Kraft. Bis 2020 müssen möglichst bald begleitende Rechtsverordnungen wie eine Ausbildungs- und Prüfungsverordnung (APrV) erlassen werden.

Gesetzesgemäß werden Pflegeausbildungen künftig als **generalistische Ausbildung** mit einer zweijährigen allgemeinen Ausbildung beginnen, daran soll sich eine Vertiefungsphase mit der Möglichkeit zur Spezialisierung anschließen.

**Ziel** des ursprünglichen Gesetzentwurfes zur Reform der Pflegeberufe, der 2016 zur

**2**

Diskussion gestellt wurde, war es, die Ausbildungen in der Krankenpflege, Kinderkrankenpflege und Altenpflege künftig zu einer einheitlichen generalistischen Berufsausbildung mit einheitlicher Berufsbezeichnung zusammenzuführen. Die generalistische Pflegeausbildung soll die künftigen Pflegenden auf ihren Einsatz in allen Bereichen der Pflege vorbereiten, den Wechsel innerhalb dieser Bereiche erleichtern und damit den Pflegeberuf attraktiver machen.

> Das im Juli 2017 verabschiedete PflBG [4] sieht dementsprechend vor, den Einzelabschluss in der Krankenpflege abzuschaffen. Der künftige, generalistische Ausbildungsvertrag wird zukünftig mit allen Auszubildenden abgeschlossen.

Die generalistische Pflegeausbildung, die mit einem einheitlichen Berufsabschluss den Anforderungen der EU-Richtlinie von 2013/55 EG gerecht wird, beginnt mit dem ersten Ausbildungsgang 2020. Bis dahin bleiben die drei unterschiedlichen Berufsabschlüsse erhalten. Pflegeschulen und Ausbildungsträger haben bis dahin die beträchtliche Herausforderung zu bewältigen, konkrete Konzepte für die neue Ausbildung zu entwickeln.

**Praxisbeispiel**

Im Pflegeteam der Altenpflegeeinrichtung Sonnenhöhe arbeiten hauptsächlich staatlich geprüfte Altenpflegerinnen. Altenpflegerin Janina ist Praxisanleiterin der Einrichtung. Sie hat den Auftrag, den neuen Mitarbeiter Bernd, der seine Berufsausbildung in der Pflege gerade abgeschlossen und sich bei ihnen beworben hat, in der Einarbeitungsphase zu begleiten. Als sie von der Bereichsleitung erfährt, dass Bernd staatlich geprüfter Pflegefachmann ist, sagt sie irritiert, das wäre doch kein Berufsabschluss, er habe sich doch bereits in Weiterbildungen zum Fachmann qualifiziert.

❓ Hat die Kollegin recht? Verfügt der neue Kollege bereits über eine abgeschlossene Weiterbildung in der Pflege?

Laut Pflegeberufegesetz können sich Auszubildende auch weiterhin nach zwei Ausbildungsjahren unter bestimmten Voraussetzungen entscheiden, ob sie einen generalistischen Berufsabschluss mit der einheitlichen Berufsbezeichnung Pflegefachfrau, Pflegefachmann wählen, oder einen spezialisierten Abschluss in der Kinderkrankenpflege oder Altenpflege erwerben wollen. Die Bezeichnung Pflegefachmann ist dementsprechend frühestens ab 2023 eine künftige Berufsbezeichnung für generalistisch ausgebildete Pflegende.

## 2.1.2 Struktur des Pflegeberufegesetzes

Das Gesetz über die Pflegeberufe (Pflegeberufegesetz PflBG [4]) gliedert sich in folgende 6 Teile (◘ Tab. 2.1).

## 2.1.3 Pflegeausbildung mit Neuerungen und Kompromissen

Der **generalistische Ausbildungsansatz,** den das PflBG vorsieht, mit der Möglichkeit, Schwerpunkte zur Spezialisierung zu setzten, ist ein wichtiger Anfang für ein gemeinsames generalistisches Berufsbild für Pflegeberufe [20]. Ein erster Schritt, wie viele Pflegeexperten sagen.

> Eigentlich sollte die generalistische Ausbildung die Krankenpflegeausbildung ablösen und drei Berufsausbildungen endlich zu einem einheitlichen, generalistischen Berufsbild mit der Berufsbezeichnung *Pflegefachfrau* oder *Pflegefachmann* zusammenführen. In diesem sollten die Stärken und Besonderheiten der drei bisherigen Berufsabschlüsse Altenpflege, Gesundheits- und Krankenpflege und Gesundheits- und Kinderkrankenpflege gebündelt sein.

Der Gesetzentwurf von 2016 scheiterte jedoch am Widerstand mehrerer Seiten. Jetzt sieht

**◻ Tab. 2.1**    Gesetz über die Pflegeberufe (PflBG) vom 17.07.2017 [4]

| TEIL 1 | **Allgemeiner Teil** |
|---|---|
| Abschnitt 1 | Erlaubnis zum Führen von Berufsbezeichnungen |
| § 1 | Führen der Berufsbezeichnungen |
| § 2 | Voraussetzungen für die Erteilung der Erlaubnis |
| § 3 | Rücknahme, Widerruf und Ruhen der Erlaubnis |
| Abschnitt 2 | Vorbehaltene Tätigkeiten |
| § 4 | Vorbehaltene Tätigkeiten |
| **TEIL 2** | **Berufliche Ausbildung in der Pflege** |
| Abschnitt 1 | Ausbildung |
| § 5 | Ausbildungsziel |
| § 6 | Dauer und Struktur der Ausbildung |
| § 7 | Durchführung der praktischen Ausbildung |
| § 8 | Träger der praktischen Ausbildung |
| § 9 | Mindestanforderungen an Pflegeschulen |
| § 10 | Gesamtverantwortung der Pflegeschulen |
| § 11 | Voraussetzungen für den Zugang zur Ausbildung |
| § 12 | Anrechnung gleichwertiger Ausbildungen |
| § 13 | Anrechnung von Fehlzeiten |
| § 14 | Ausbildung im Rahmen von Modellvorhaben |
| § 15 | Modellvorhaben zur Weiterentwicklung des Pflegeberufs |
| Abschnitt 2 | Ausbildungsverhältnis |
| § 16 | Ausbildungsvertrag |
| § 17 | Pflichten des Auszubildenden |
| § 18 | Pflichten des Trägers der praktischen Ausbildung |
| § 19 | Ausbildungsvergütung |
| § 20 | Probezeit |
| § 21 | Ende des Ausbildungsverhältnisses |
| 3 22 | Kündigung des Ausbildungsverhältnisses |
| § 23 | Beschäftigung im Anschluss an das Ausbildungsverhältnis |
| § 24 | Nichtigkeit von Vereinbarungen |
| § 25 | Ausschluss der Geltung von Vorschriften dieses Abschnitts |
| Abschnitt 3 | Finanzierung der beruflichen Ausbildung in der Pflege |
| § 26 | Grundsätze der Finanzierung |
| § 27 | Ausbildungskosten |
| § 28 | Umlageverfahren |

(Fortsetzung)

das PflBG zwar eine **grundständige, genera-**
**listische Qualifikation** vor, die Kompetenzen
vermittelt in den untrennbaren Feldern der
beruflichen Pflege, doch drei Berufsabschlüsse
bleiben erhalten. Die aufbauende, kontinuierliche **Kompetenzerweiterung** soll im letzten
Ausbildungsdrittel der generalistischen Ausbildung durch **Vertiefungseinsätze** erfolgen.

Zukünftig generalistisch ausgebildete Pflegefachkräfte sollen so befähigt werden, in allen Bereichen der Pflege tätig zu sein.

> **In der generalistischen Ausbildung können im Rahmen der Praxiseinsätze mit der Wahl der Ausbildungseinrichtung und eines Vertiefungseinsatzes in einem Pflegebereich spezielle Kenntnisse und Fähigkeiten erworben werden.**

Ab 2020 bleibt Auszubildenden, obwohl sie einen generalistischen Ausbildungsvertrag abgeschlossen haben, folglich eine **Wahlmöglichkeit**. Nach zwei Ausbildungsjahren können sie sich entscheiden, ob sie im dritten Jahr die generalistische Ausbildung mit einem bestimmten Schwerpunkt in Praxiseinsätzen fortsetzen wollen oder in der Kinderkranken- oder Altenpflege den dort bisher üblichen Abschluss wählen. Das PflBG wird von Pflegeexperten u. a. deshalb vielfach als nachbesserungsbedürftiger **Kompromiss** beschrieben, der hinter dem ursprünglichen Gesetzentwurf zurückbleibt und auf seine Praxistauglichkeit überprüft werden müsse.

> **Die während der Ausbildung zugesicherte Entscheidungsoption für einen der drei möglichen Berufsabschlüsse wird voraussichtlich nicht nur an Auszubildende beträchtliche Anforderungen stellen und für Verunsicherung sorgen, sondern auch an Pflegeschulen, die gefordert sind, eine generalistische Ausbildung zu planen, die jedoch bis zum Ende des 2. Ausbildungsjahres schwer kalkulierbar sein wird.**

Für Auszubildende in der Altenpflege bleiben mit der Wahl dieses Berufsabschlusses die **beruflichen Einsatzmöglichkeiten** im Gesundheitswesen außerdem weiterhin begrenzt. Ebenso deutlich muss gesagt werden, dass die Berufsabschlüsse in der Kinderkrankenpflege und Altenpflege **nicht** automatisch **europaweit anerkannt** werden, während der

generalistische Abschluss die Anforderungen der EU-Richtlinie 2013/55 EG erfüllt.

Eine **Evaluierung** nach 6 Jahren soll feststellen, wie viele Auszubildende ihre generalistische Ausbildung fortgesetzt oder zugunsten einer Spezialisierung für die Kinderkranken- oder Altenpflege geändert haben. Erschwerend für Schulen, die künftige Ausbildungskonzepte zu erarbeiten haben, ist ebenfalls, dass die **Ausbildungs- und Prüfungsordnung** (APrV) vertagt worden ist und seit 2016 bisher nur in **Eckpunkten** vorliegt [3]. Diese Tatsache sowie die Entscheidungsfreiheit für Auszubildende, sich während der Ausbildung für einen Berufsabschluss entscheiden zu können, führen bei künftigen Bewerbern vermutlich stärker zu Verunsicherungen, als geplant.

## Neuerungen konkret

Im Teil 1, **Abschnitt 1** PflBG werden die **neuen Berufsbezeichnungen Pflegefachfrau oder Pflegefachmann** (mit oder ohne akademischen Grad) eingeführt. Die Erlaubnis zum Führen dieser Berufsbezeichnung erfolgt wie bisher auf Antrag nach 3-jährig abgeschlossener Berufsausbildung oder hochschulischer Ausbildung. Sie wird mit einer Urkunde bestätigt, in der erstmals ein Hinweis auf den Vertiefungseinsatz im 3. Ausbildungsjahr erfolgt. Die Erlaubnis wird wie üblich nur erteilt, wenn es während der Ausbildung kein Fehlverhalten gab, wenn die beantragende Person gesundheitlich geeignet ist und über erforderliche Kenntnisse in der deutschen Sprache verfügt (§ 1, PflBG). Die Erlaubnis kann unter bestimmten Bedingungen zurückgenommen oder widerrufen werden bzw. ruhen (§§ 2, 3 PflBG).

Im § 3 PflBG wird beschrieben, wozu die Ausbildung befähigen soll. Statt wie im Krankenpflegegesetz, das in diesem Zusammenhang **eigenständige** Aufgaben beschreibt, nennt das PflBG Aufgaben, die **selbstständig** auszuführen sind. Das beschriebene Aufgabenspektrum im Rahmen einer prozessorientierten Pflege hat sich jedoch auch mit dem PflBG kaum geändert.

**2**

**Neu ist,** dass professionell Pflegende einen gesetzlich definierten, ureigensten Bereich erhalten, der als sogenannte **vorbehaltene Aufgaben** im Abschnitt 2 beschrieben werden. Erstmals gibt es detailliert „**Vorbehaltene Tätigkeiten**" für Personen mit der Berufsbezeichnung Pflegefachfrau und Pflegefachmann (§ 4 PflBG).

In diesem Rahmen sind folgende pflegerische Tätigkeiten genannt:

- Erhebung und Feststellung des individuellen Pflegebedarfs
- Organisation, Gestaltung und Steuerung des Pflegeprozesses
- Analyse, Evaluation, Sicherung und Entwicklung der Qualität der Pflege

Planung der Pflege als pflegerische Tätigkeit wird in den vorbehaltenen Aufgaben nicht erwähnt. Eventuell ist die Erwähnung jedoch nur „vergessen" worden. Praxisanleiter sollten diesen wichtigen Schritt in Anleitungen jedoch keinesfalls unberücksichtigt lassen.

❱ *Vorbehaltsvorschriften* **stärken die Verantwortung einschließlich der haftungsrechtlichen Verantwortung der Angehörigen der Pflegeberufe und setzen besondere Kompetenzen dieser Berufsgruppe voraus.**

Prof. Dr. iur. Gerhard Igl erläuterte zum Thema Vorbehaltsvorschriften im PflBG u. a. [19]:

» In § 4 Abs. 2, Nr. 1 fehlt jedoch die Bezugnahme auf die „Planung der Pflege". … Planung der Pflege ist jedoch Voraussetzung für die Organisation von Pflege.
  Wenn die vorbehaltene Tätigkeit in § 4 Abs. 2 Nr. 3 PflBG eng (= konkret patientenbezogen) definiert wird, besteht keine Überschneidung mit der Tätigkeit anderer Angehöriger von Gesundheitsberufen.
  Wer als Arbeitgeber Personen ohne eine Erlaubnis nach § 1 in der Pflege beschäftigt, darf diese Personen Aufgaben nach Absatz 2 weder übertragen, noch die Durchführung von Aufgaben nach Absatz 2 durch diese Personen dulden.

Vorbehaltsvorschriften stellen die Arbeitsorganisation und die Personalwirtschaft in Einrichtungen vor neue Herausforderungen.

**Im Teil 2** Abschnitt 1 PflBG sind ab § 5 bis § 15 Details der beruflichen Ausbildung benannt. Umfangreich werden im § 5 die **Ausbildungsziele** beschrieben. **Neuformulierungen** weisen im Absatz 1 z. B. auf den generalistischen Ansatz einschließlich differenzierter Kompetenzformulierungen in einer erweiterten Zielstellung hin. Mit der generalistischen Ausbildung werden Kompetenzen vermittelt, die über Kompetenzen der bisher getrennten Ausbildung hinausgehen und umfassende **Handlungskompetenz** zum Ziel haben soll. Das PflBG beschreibt dies folgendermaßen:

» Die Ausbildung zur Pflegefachfrau oder zum Pflegefachmann vermittelt die für die **selbstständige, umfassende** und **prozessorientierte Pflege** von Menschen aller Altersstufen in akut und dauerhaft stationären sowie ambulanten Pflegesituationen erforderlichen **fachlichen und personalen Kompetenzen** einschließlich der der zugrunde liegenden **methodischen, sozialen, interkulturellen und kommunikativen Kompetenzen** und der zugrunde liegenden **Lernkompetenzen** sowie der **Fähigkeit zum Wissenstransfer und zur Selbstreflexion** (§ 5 PflBG). Pflege im Sinne der genannten Ziele umfasst lt. § 5 Absatz 2 „präventive, kurative, rehabilitative, palliative und **sozialpflegerische** Maßnahmen"…

**Neu** ist in diesem Zusammenhang die Erweiterung auf den Begriff **sozialpflegerische** Maßnahmen.

❱ Längst wird von Pflegeexperten auf die besondere Bedeutung *kommunikativer Kompetenz* als ausdrückliche Fähigkeit professionell Pflegender hingewiesen.

In einem vom BMG geförderten Projekt wird entsprechend der Zielstellungen des PflBG von Pflegewissenschaftlern ein **Mustercurriculum** zur Förderung kommunikativer Kompetenz in der Pflegeausbildung entwickelt. Das Curriculum soll noch 2018 Pflegeschulen bei der Entwicklung eigener Curricula beispielgebend zur Verfügung gestellt werden. Schwerpunktmäßig werden in dem Mustercurriculum berufliche Situationen und Aufgaben mit steigendem Schwierigkeitsgrad dargestellt, deren Bearbeitung u. a. kommunikative Kompetenz erfordert.

Die **Dauer und Struktur der Ausbildung** zur Pflegefachfrau oder zum Pflegefachmann wird mit § 6 PflBG geregelt. **Nicht** verändert haben sich die Ausbildungszeiten für die Vollzeitausbildung mit weiterhin 3 Jahren und die Möglichkeit einer Teilzeitausbildung, mit einer Dauer von maximal 5 Jahren. Die Ausbildung als theoretischer und praktischer Unterricht an staatlich anerkannten Pflegeschulen umfasst wie bereits vor 2017 (lt. Eckpunkte der APrV, [3]) mindestens 4600 Stunden, davon 2100 Stunden als theoretischen und praktischen Unterricht durch Pflegeschulen und 2500 Stunden für praktische Ausbildung.

> ❯ Die Grundlagen für die ab 2020 eintretenden Veränderungen in der Pflegeausbildung müssen ab 2017 von den Bundesländern in Form von Rahmenlehrplänen nach den Vorgaben der (von einer Fachkommission noch zu erarbeitendem APrV) erarbeitet werden. Pflegeschulen entwickeln anhand der Rahmenpläne schulinterne Curricula.

Das PflBG führt außerdem eine **schulische Zwischenprüfung** nach zwei Dritteln der generalistischen Ausbildung ein (§ 6 Abs. 5 PflBG). Diese soll es den Bundesländern ermöglichen, die bisher von Auszubildenden erworbenen Kenntnisse und Fertigkeiten im Rahmen einer Pflegehelfer- oder Assistenzausbildung anzuerkennen.

Für Pflegehelfer gibt es somit die Chance, dass die **Pflegehelferausbildung** oder Pflegeassistenzausbildung auf die Ausbildung zur Pflegefachkraft angerechnet werden kann.

Positiv ist anzumerken, dass es grundsätzlich **kein Schulgeld** mehr geben wird, das in der Altenpflegeausbildung noch häufig gefordert wurde. Stattdessen wird es für alle Auszubildenden eine **Ausbildungsvergütung** geben (§ 19 PflBG).

Nicht nur die Ausbildungsfinanzierung (§ 19) ist durch Umlageverfahren und Ausgleichsfonds (§ 26) neu geregelt, sondern Auszubildende, die Leistungen zur Förderung der beruflichen Weiterbildung erhalten, sollen wie bisher auch bei Umschulungen in den neuen Pflegeberufen Lehrgangskosten über die Weiterbildungsförderung nach dem 3. Buch Sozialgesetzbuch von den Agenturen für Arbeit erstattet bekommen (§§ 19, 34 PflBG).

Der **Zugang** zur generalistischen Pflegeausbildung bleibt wie bisher erhalten für Schüler mit einer zehnjährigen Schulbildung. Schüler mit Hauptschulabschluss erhalten weiterhin den Zugang zur Pflegehelferausbildung. Diese wird bei einer weiteren Ausbildung zur Pflegefachkraft angerechnet (§§ 11, 12 PflBG).

**Neu** ist, dass es ergänzend zur beruflichen Pflegeausbildung eine **hochschulische Ausbildung** als zweiten Zugang zum Beruf geben wird. Das berufsqualifizierende Pflegestudium von mindestens drei Jahren schließt mit der Berufsbezeichnung Pflegefachfrau, Pflegefachmann und der Verleihung eines akademischen Grades ab. Eine erfolgreich abgeschlossene berufliche Pflegeausbildung soll das Pflegestudium um die Hälfte verkürzen. Zugangsvoraussetzungen für eine hochschulische Ausbildung sind landesrechtlich geregelt (§§ 37, 38, 39 PflBG).

Erstmals setzen die Ministerien BMG und BMFSFJ auch eine vom Bund finanzierte **Fachkommission** aus Pflegeexperten ein, die für die Erarbeitung eines Rahmenlehrplans und Rahmenausbildungsplans sowie für weitere Projekte im Rahmen der generalistischen Pflegeausbildung berufen wurden

**2**

(§ 53 PflBG). Die Arbeit dieser Kommission ist auf 5 Jahre geplant (§§ 53, 54 PflBG).

Umfassende **Übergangs- und Bestandsschutzregeln** sind für Pflegeschulen und deren Personal vorgesehen (§ 65, 66 PflBG). Wichtig ist in dem Zusammenhang auch, dass Ausbildungen, die bis zum 31.12.2019 nach dem AltPflG oder dem KrPflG begonnen wurden, bis zum 31.12.2024 auf der Grundlage der geltenden Vorschriften des AltPflG oder dem KrPflG durchgeführt werden.

### Praxiseinsätze

§ 7 und § 8 des PflBG regeln die **Durchführung der praktische Ausbildung,** die weiterhin in Einrichtungen durchgeführt wird, die auch im KrPflG und AltPflG genannt waren und nach einem Ausbildungsplan der vom Träger der praktischen Ausbildung zu erstellen ist, erfolgt.

**Neu** ist die Gliederung der Praxiseinsätze **in Pflichteinsätze, einen Vertiefungseinsatz und weitere Einsätze.** Bis 2017 waren für die praktische Ausbildung im KrPflG lediglich ein allgemeiner Bereich der Gesundheits- und Krankenpflege für Menschen aller Altersgruppen vorgesehen (◻ Tab. 2.9) und für die praktische Ausbildung sind im AltPflG die Ausbildung in stationären Pflegeeinrichtungen und einem ambulanten Pflegedienst als **Pflichteinsätze** sowie zusätzlich z. B. in Krankenhäusern mit geriatrischen Einrichtungen oder psychiatrischen Kliniken mit gerontopsychiatrischen Abteilungen genannt.

Der im PflBG genannte **Vertiefungseinsatz** soll beim Träger der praktischen Ausbildung stattfinden, in einem Bereich, in dem bereits ein Pflichteinsatz erfolgte (§ 7 Abs. 4, 5). Insgesamt soll der überwiegende Teil der praktischen Ausbildung beim Träger der praktischen Ausbildung stattfinden (Eckpunkte APrV ◻ Tab. 2.2). Folgende Stundenzahlen für Praxiseinsätze sind in den Eckpunkten zur APrV empfohlen [3].

Folgende Stundenzahlen für Praxiseinsätze sind in den Eckpunkten zur APrV als Mindeststundenzahl beim Träger der praktischen

Ausbildung zur Vertiefung in stationärer Akutpflege, stationärer Langzeitpflege und ambulanter Akut-/Langzeitpflege empfohlen (◻ Tab. 2.3).

## 2.1.4 Wachsende Ansprüche an Praxisanleitung

Verbesserungen soll es für die **Praxisanleitung** geben. Im PflBG gibt es dazu u. a. folgende Aussage:

» Wesentlicher Bestandteil der praktischen Ausbildung ist die von den Einrichtungen zu gewährleistende **Praxisanleitung im Umfang von mindestens 10 % der während eines Einsatzes** zu leistenden praktischen Ausbildungszeit. Die Pflegeschule unterstützt die praktische Ausbildung durch die von ihr in angemessenem Umfang zu gewährleistende Praxisbegleitung (§ 6 Abs. 3 und § 18 Abs. 3 PflBG).

Diese soll mindestens einmal pro Pflichteinsatz erfolgen (Eckpunkte APrV II, 4) [3].

Nicht neu ist die Forderung im PflBG:

» Praxisanleiter gestalten ihre Anleitungen auf der Grundlage eines zeitlich und sachlich gegliederten Ausbildungsplans des Trägers der praktischen Ausbildung (§ 18, 1).

In den **Eckpunkten zur APrV** [3] wird unter II Punkt 4 zur Praxisanleitung und Praxisbegleitung ergänzt betont: „… die Pflichteinsätze, … die Orientierungsphase und der Vertiefungseinsatz müssen durch Praxisanleiterinnen und Praxisanleiter begleitet werden…"

Der weiterführende Satz enthält folgende **Neuforderung** an die **künftige Qualifikation** von Praxisanleitern:

» … Die über eine Berufserlaubnis nach § 1 des PflBG, eine mindestens zweijährige einschlägige Berufserfahrung in dem jeweiligen Einsatzbereich und eine berufspädagogische Fortbildung oder Weiterbildung

◐ **Tab. 2.2**   Allgemeine Übersicht zur Stundenverteilung im Rahmen der praktischen Ausbildung. (Anlage 2, Eckpunkte der APrV von 2016) [3]

| | |
|---|---|
| I. Pflichteinsätze in den drei allgemeinen Versorgungsbereichen der Pflege | |
| Stationäre Akutpflege | 400 Std. |
| Stationäre Langzeitpflege | 400 Std. |
| Ambulante Akut-/Langzeitpflege | 400 Std. |
| II. Pflichteinsätze in speziellen Versorgungsbereichen der Pflege | |
| Pädiatrische Versorgung (1) | 120 Std. |
| Psychiatrische Versorgung (allgemein-; geronto-; kinder- oder jugendpsychiatrisch) | 120 Std. |
| III. Vertiefungseinsatz | |
| Im Bereich eines Pflichteinsatzes nach I oder II (Regelfall beim Träger der praktischen Ausbildung) | 500 Std. |
| IV. Weitere Einsätze/Stunden zur freien Verteilung | |
| Orientierungseinsatz (flexibel) beim Träger der praktischen Ausbildung | 400 Std. |
| Weiterer Einsatz (z. B. Pflegeberatung, Rehabilitation, Palliation) | 80 Std. |
| Zur freien Verteilung auf die Einsätze nach I bis IV | 80 Std. |
| Gesamtsumme | 2500 Std. |

Hinweis: Der Pflichteinsatz in der pädiatrischen Versorgung kann grundsätzlich in Kinderkrankenhäusern, Kinderstationen, aber auch in der ambulanten Kinderpflege sowie in weiteren geeigneten Einrichtungen stattfinden, wie z. B. der Jugendhilfe oder bei Kinderärzten. Der Vertiefungseinsatz im speziellen Versorgungsbereich „pädiatrische Versorgung" ist dagegen in Kinderkrankenhäusern bzw. auf Kinderstationen durchzuführen.

◐ **Tab. 2.3**   Allgemeine Übersicht zur Stundenverteilung im Rahmen der praktischen Ausbildung. (Anlage 3, Eckpunkte der APrV von 2016) [3]

| Träger der praktischen Ausbildung | Orientierungseinsatz (flexibel) | Pflichteinsatz | Vertiefungseinsatz | Regelzeit beim Träger der prakt. Ausbildung insgesamt |
|---|---|---|---|---|
| Krankenhaus | 400 Std. | 400 Std. | 500 Std. | 1300 Std. |
| Stationäre Pflegeeinrichtung | 400 Std. | 400 Std. | 500 Std. | 1300 Std. |
| Ambulante Pflegeeinrichtung | 400 Std. | 400 Std. | 500 Std. | 1300 Std. |

im Umfang von **mindestens 300 Stunden** verfügen… [2, Pkt. 4 Eckpunkte zur APrV].

Personen, die am 31.12.2017 über die Qualifikation zur Praxisanleitung nach dem AltPflG oder KrPflG verfügen, müssen zur Übernahme der Praxisanleitung im Rahmen der neuen Pflegeausbildung nur die berufspädagogische Fort- oder Weiterbildungspflicht von jährlich 24 Stunden erfüllen [2, Pkt. 4, Eckpunkte zur APrV,].

**2**

---

> **Praxistipp**
>
> Praxisanleiter sind gut beraten, wenn sie, **bevor** Kooperationsverträge zwischen Pflegeschulen Ausbildungseinrichtungen und Hochschulen abgeschlossen werden, in ihrer Einrichtung klären, welche Anforderungen an ihre Qualifikation zusätzlich gestellt werden und in welcher Weise sie dafür qualifiziert und entlohnt werden.

Beispielsweise sind die in den Eckpunkten der APrV II, Pkt. 4 erwähnten 24 Stunden jährlicher berufspädagogischer Fortbildung sicherzustellen. Ebenso gilt es, die herausragende Stellung in Pflegeteams zu akzentuieren, zu finanzieren und im Rahmen der Berufsgruppe Praxisanleiter berufspolitisch zu festigen [14].

Im Koalitionsvertrag von Union und SPD vom Februar 2018 gibt es eine kurze, jedoch nicht unbedeutende Passage, die auch die Finanzierung von Praxisanleitern berühren kann. Die folgende Ankündigung könnte große Bedeutung haben: „Künftig sollen Pflegepersonalkosten besser und *unabhängig von Fallpauschalen* vergütet werden."

❯ **Das kann bedeuten, wenn Einrichtungen mehr Pflegekräfte benötigen als andere Häuser, sollen sie diese Zusatzkosten auch erstattet bekommen. Personaleinsparungen würden sich dann nicht mehr lohnen.**

Um organisatorische und finanzielle Forderungen von Praxisanleitern fundieren zu können, wird es künftig erforderlich sein, das eigene Betätigungsfeld im individuellen Arbeitsbereich unter folgendem Blickwinkel auszubauen:

- Die Anforderungen in Anleitungen differenzieren zwischen Auszubildenden in der beruflichen und in der hochschulischen Ausbildung bzw. auch deutlich zu unterscheiden mit Sicht auf Pflegehelfer oder neu Mitarbeiter
- Anleitungen zu planen, die Auszubildende strukturiert und prozessorientiert auch auf

**vorbehaltene Tätigkeiten** (nach § 4 PflBG) vorbereiten

- Anleitungen zu planen, die kommunikative Kompetenz der Auszubildenden gezielt und stufig fördern
- Anforderungen, die neu an den praktischen Teil der staatlichen Prüfung gestellt sind, zu kennen und Aufgaben in Zusammenarbeit mit Pflegelehrern so zu planen, dass sie eine prozessorientierte Pflege und maßgebliche berufliche Tätigkeiten und Kompetenzen widerspiegeln
- Auszubildende für den eigenen Arbeitsbereich zu interessieren, als künftige Mitarbeiter wahrzunehmen und zu gewinnen [14]

**Praxisbeispiel**

Praxisanleiterin Grit fasst für sich nach dem Besuch eines Pflegekongresses für sich zusammen, ich benötige:

- Methodenvielfalt, damit ich neben dem Lernen am Modell z. B. auch Erfahrungslernen als wichtiges Element für Auszubildende einbinden kann und die entsprechende Zeit für meine eigene fachliche und berufspädagogische Fortbildung
- Zeit und klar definierte Strukturen, um Anleitungen planen, organisieren und evaluieren zu können
- Unterstützung im Team, vom Träger der praktischen Ausbildung, von der Pflegeschule und Hochschule [14]
- Möglichkeiten zur Selbstreflexion

## 2.1.5 Stärkere Vernetzung der Lernorte

Bereits 2004 beschrieb der DBR in seiner Broschüre „Vernetzung von theoretischer und praktischer Pflegeausbildung" [6] die Notwendigkeit zur vernetzten Gestaltung von Lernorten in der Pflegeausbildung durch Praxisanleitung und Praxisbegleitung. 2017 legte der DBR mit der Broschüre „Pflegeausbildung vernetzend gestalten" [9] erneut handlungsorientierte Lösungsansätze für die Aus- und Weiterbildung sowie für das Studium in Pflegeberufen vor.

» … weg von der Lehrerzentrierung hin zum selbstständigem Lernen – das erfordert ein Weiterentwicklung der Ausbildungspraxis. (G. Stöcker [9])

Um das Ausbildungsziel einer umfassenden beruflichen Handlungskompetenz zu erreichen, wird von Pflegeexperten mit Blick auf eine generalistische Pflegeausbildung zunehmend die besondere Bedeutung hervorgehoben, Lernende in der Kompetenz zum **eigenständigen Lernen** zu fördern ebenso wie in der Fähigkeit zur **Selbstreflexion** und das eigene **Wissen** in der Pflegepraxis **anzuwenden.**

Dieses Ziel ist jedoch nur erreichbar, wenn Lernende die Möglichkeit haben, ihre Lernerfahrungen aus unterschiedlichen Lernorten der Theorie und Praxis miteinander zu verknüpfen und zu reflektieren. Erst so kann **Lernen in vollständigen Handlungen** entstehen [1, 9].

Folglich beschreiben Pflegeexperten neben den beiden Lernorten **Schule** und **Praxis** den **„dritten Lernort"** als Lernort mit bewusst gestaltete Lernsituationen, in denen Auszubildende die Verknüpfung ihres Wissens mit praktischen Erfahrungen zielgerichtet einüben, reflektieren und festigen können [9].

Die Gestaltung und Nutzung dieses sogenannten „dritten Lernorts" bietet die Chance, das Gelernte der beiden Lernorte Schule und Praxis zu vertiefen, anwendungsbereit zu verknüpfen und zu überprüfen.

❯❯ Die Verknüpfung zwischen Regelwissen und dessen individueller Anwendung im Pflegeprozess der beruflichen Wirklichkeit ist unerlässlich, um Handlungskompetenz zu erreichen.

Der **„dritte Lernort"** als Verknüpfung von Wissen mit **praktischen Erfahrungen** entspricht dem Prinzip des lebenslangen Lernens. **Erfahrungslernen** – auch als **reflexives Lernen** bezeichnet – ist eine Lernart, die über das Verarbeiten und bewusste Reflektieren

von Erfahrungen erfolgt. Erfahrungen werden in der Arbeit bei der Ausübung von Arbeitstätigkeiten gemacht (▶ Abschn. 4.5).

Das als bedeutend anerkannte **Erfahrungslernen** ist dem **Konstruktivismus** zugehörig und keineswegs erst ein Lernmodell heutiger Pflegewissenschaftler. Von der Ordensschwester **Liliane Juchli,** die ein neues Denken in der Pflege lehrte und Generationen von Krankenschwestern mit ihrem Lehrbuch „Pflege" [11] prägte, stammt bereits vor ca. 50 Jahren der Satz, der ihre lebendig Theorie-Praxis-Verknüpfung deutlich macht:

» Ich glaube langsam zu begreifen, um was es bei der Pflegeplanung geht: Ich kann sie niemanden beibringen, sondern i**ch muss sie erfahrbar** machen. [13].

Im Vorwort zur 1. Auflage ihres Fachbuches zitiert Liliane Juchli Gottfried Keller:

» Lasset uns am alten, so es gut ist, halten. – Doch auf altem Grund Neues wirken jede Stund! [11]

Liliane Juchli revolutionierte bereits als Schülerin vor gut 50 Jahren den von ihr als trocken empfundenen, in Fächer gesplitteten Pflegeunterricht durch ihr ganz **individuelles Erfahrungslernen**. Ihre Lernschwester berichtete:

» Als Schwester Liliane in unsere Schule eintrat, strebten wir eine qualifizierte fachliche Ausbildung an mit starkem Akzent auf die Förderung der Persönlichkeit an… Wir wagte Neues … und um Visionen zu verwirklichen, kamen uns offene, kreative Schülerinnen sehr gelegen. So eine Schülerin war Liliane Juchli. Den praktischen Unterricht (in dem lediglich einzelne Tätigkeiten geübt wurden), empfand sie als langweilig. Kreativität war dagegen im **Schülertagebuch** (▶ Abschn. 4.5.4) gefragt. Das schrieb Liliane sehr fleißig, einige hundert Seiten, dazu kamen zusätzliche Eigennotizen aus dem Unterricht und Praktika. So kam sie zum Schlussexamen mit einer **Fülle von selbstverarbeitetem Wissen.**

**2**

1969 berichtet die Züricher Unterrichts-schwester Fabiola Jung über die Entstehung des ersten deutschsprachigen Pflegelehrbu-ches von Liliane Juchli [8, 11] folgendes:

» Unser **„Praktikumsheft"** ist von Schwestern für Schwestern geschrieben und geht vor allem aus den praktischen Erfahrungen der Schülerinnen und Schulschwestern hervor. Jetzt ist es dank Liliane Juchli zum Buch geworden, das in den Fünfzigerjahren des vergangenen Jahrhunderts mit vielfältigen Einzelheften seinen Anfang nahm. Es handelte sich um teilweise absichtlich unvollständige Skizzen, die so zur Auswertung und Reflexion, zum Lernen im Unterricht belassen wurden. (Sr. Fabiola Jung, Zürich 01.07.1969 [9])

Es gilt nicht nur für Lehrer an Pflegeschulen, sondern auch für Praxisbegleiter und -anleiter, Lernende darin zu fördern, **selbstgesteu-ert und eigenverantwortlich** die Situationen der täglichen Praxis für sich als eigenständi-gen **„Dritten Lernor**t" zu nutzen, d. h. indivi-duell Erfahrungen bewusst als Lernangebot wahrzunehmen.

Nicht nur am Lernort Schule kann z. B. mit der Methode POL (► Abschn. 4.5.5) selbst-ständiges, vernetztes Lernen gefördert werden, auch Praxisanleiter können selbstständiges Ler-nen vielgestaltig begleiten und unterstützen. Statt lediglich als „Modell" (► Abschn. 4.5.4) oder „Beobachter" im Kontakt mit Lernen-den zu sein, ist es häufig empfehlenswert, die **Moderation oder das Coaching** zu überneh-men, während Lernende selbst agieren, Prob-lemlösungen entwickeln zu berufsalltäglichen Situationen und die Chance bekommen, eigene Erfahrungen zu reflektieren.

Dies kann beispielsweise „Lernort-vernetzend" im geschützten Rahmen vorberei-tend oder anknüpfend an Anleitungssituationen erfolgen [2, 9, 14]:

— Durch Anregung zum Rollenspiel bzw. Simulation realitätsnaher Praxissitu-ationen (► Abschn. 4.5), zum Grup-pengespräch aber auch zur reflexiven

Überprüfung ausgewählter Kompetenzen und Problemlösungsstrategien in belasten-den Pflegesituationen

— Durch Anregung, das eigene Kommunika-tionsverhalten in ausgewählten Situationen des Arbeitsalltags zu reflektieren

— Durch Anknüpfung an Berufserfahrung und entsprechende Kompetenzen von Lernenden, um neue Erfahrungen hervor-zuheben und zu fördern

— Durch Fragestellungen zu Praxiserlebnis-sen (► Abschn. 4.5), Interessen und Wün-schen der Lernenden, um aktives Lernen zu fördern

Mit Blick auf Lernende in der hochschuli-schen Pflegeausbildung weist Prof. Dr. A. Bohrer u. a. auf folgendes hin:

» Lernende verspüren von Anfang an den Wunsch, selbstständig zu werden. In einem geschützten Rahmen Neues lernen zu dürfen ist ein hoher **Motivationsfakto**r. [2]

Für das Spezifische der Pflege, das Lernende jedoch erst in der Praxis selbst erlernen, betont Bohrer u. a. die besondere Bedeutung von **Anfängen** in Lern- und Pflegesituatio-nen [2]. Sie weist auf vielfältige Anfänge im konkreten Lernalltag hin, die u. a. von Pra-xisanleitern bewusst wahrgenommen und gesteuert sein sollten.

Mit ihrer Aufforderung: „Je weniger Zeit Sie haben, desto mehr nehmen Sie sich für den Anfang!" listet Bohrer Beispiele auf, für Situationen, in denen Anfänge ein besonderes Gestaltungspotenzial für Anleitende am Lern-ort Praxis bieten [2]. Beispielsweise betont sie:

— Zum Einsatzbeginn erst einmal Vertrauen zur Person der Anleiterin aufzubauen und Schritte zum Entwickeln von Selbststän-digkeit zu erklären, statt Zutrauen, Zuver-sicht oder Verständnis für Anforderungen vorauszusetzen

— Den Einsatzbeginn von Lernenden im Pflegeteam bewusst langsam zu gestalten mit verlässlicher, kontinuierlicher Zusam-menarbeit, Kurzfeedbacks, Lerntandems

und z. B. auch Lernübergaben im gesamten Team
- Übergaben bei Dienstbeginn bewusst als Lernpotenzial wahrzunehmen und zu gestalten
- Bei neue Aufgaben und Pflegesituationen Unsicherheiten oder auch Selbstüberschätzung der Lernenden wahrzunehmen und Unterstützung zu signalisieren
- Anforderungen stufig zu gestalten (▶ Abschn. 4.5)

### 2.1.6 Akademische Ausbildung und Praxisanleitung

Besonderes Augenmerk sollten Praxisanleiter in Bezug auf ihre Position und Anforderungen an sie im Rahmen von Praxisanleitung für Auszubildende in der **hochschulischen Ausbildung** legen. In den Eckpunkte der APrV von 2016 [3] findet sich dazu unter dem Punkt „Zentrale Regelungen" für die hochschulische Ausbildung folgende Empfehlung (Eckpunkte APrV, Pkt. III):

» Die Hochschule hat durch Kooperationsverträge mit den Einrichtungen der Praxiseinsätze sicherzustellen, dass die Einrichtungen **in angemessenem Umfang** eine **Praxisanleitung** durchführen. Die Praxisanleitung soll durch Pflegepersonal erfolgen, das zur Vermittlung auch des **erweiterten Ausbildungsziels** der hochschulischen Pflegeausbildung befähigt ist (i. d. R. durch hochschulische Qualifikation).

Den **Umfang** von **Praxiseinsätzen** betreffend, macht das PflBG jedoch bereits eine Einschränkung:

» … Auf der Grundlage einer landesrechtlichen Genehmigung kann ein geringer Anteil der Praxiseinsätze in Einrichtungen durch praktische Lerneinheiten an der Hochschule ersetzt werden (§ 38, Abs. 3 PflBG).

Diese Einschränkung ist bemerkenswert: **Einerseits** weisen Pflegewissenschaftler **ausdrücklich** auf die Notwendigkeit und den Anspruch hin, dass Studierende **Handlungskompetenz** erwerben, also lernen, ihr vorhandenes Wissen fachlich fundiert in der Praxis zu überprüfen und anzuwenden. **Andererseits** räumt das PflBG die Möglichkeit ein, den direkten Einsatz in der Praxis in der hochschulischen Pflegeausbildung zu verkürzen.

Der Anspruch, dass Auszubildende umfassende Handlungskompetenz für ihre zukünftigen **Tätigkeitsfelder** erwerben, bleibt jedoch bestehen und betrifft nicht nur peripher die Gestaltung der Praxiseinsätze, sondern der Anspruch richtet sich über die Hochschule hinaus hauptsächlich an Praxisanleitung bzw. Anleitende in der Praxis, die Auszubildende auf deren künftigen Tätigkeitsfelder vorbereiten sollen.

Prof. G. Meyer nennt **Tätigkeitsfelder,** in denen die hochschulisch ausgebildeten Pflegefachfrauen und Pflegefachmänner künftig wirken werden (Prof. Dr. G. Meyer, Institut für Gesundheits- und Pflegewissenschaft, Martin-Luther-Universität/Halle-Wittenberg. Referat „Schritte in die Zukunft. Akademische Ausbildung als regelhaftes Angebot", Kongress Pflege, Berlin Januar 2018).

---

**Zukünftige Tätigkeitsfelder**
- Kompetente und eigenverantwortliche fachliche Begleitung/Pflege von kranken erwachsenen Menschen
- Klient/innenbezogenes Case-Überleitungs- und Qualitätsmanagement
- Übernahme heilkundlicher Tätigkeiten (§ 63 Abs. 3c SGB V)
- Beteiligung an Gutachter/-innentätigkeit
- Führungskompetenz auf unterer/ mittlerer Ebene
- Literaturrecherchen, Mitwirkung bei Sachverständigentätigkeit, Standard- und Leitlinienentwicklung

**2**

- Theoriegeleitete und praktische Anleitung von Auszubildenden
- Durchführung innerbetrieblicher Fortbildungen
- Forschungsassistenz und -mitarbeit

Mit diesen Tätigkeitsbeschreibungen wird der immens wachsende Anspruch auch an Praxisanleitung deutlich. Doch die Situation und der Status von Praxisanleitung in der Pflege sind gemessen an den Ansprüchen nach wie vor längst nicht ausreichend durch flankierende Maßnahmen gestützt.

**Wie** Anleitende in der Praxis den wachsenden Ansprüchen mit erweiterten Tätigkeitsfeldern gerecht werden können, bleibt vielfach offen. **Wie** es durchsetzbar wird, dass Praxisanleiter regelhaft **fundierte Angebote** für ihre eigene Qualifikation, für konsequente Begleitung, Reflexion und Unterstützung ihrer Tätigkeit erhalten und nutzen können, ist nach wie vor von individuellen Einschätzungen der Ausbildungsträger und deren Kooperationspartner abhängig.

Auch mit Blick auf das Pflegeberufegesetz und dessen steigende Anforderungen, erleben Praxisanleiter den eigenen Status weiterhin als unzureichend wahrgenommen und beschreiben sich als „Einzelkämpfer".

Sie erleben, dass ihr Anspruch an sich selbst und die eigene Arbeit mit Auszubildenden zwar hoch ist, doch Forderungen an Bedingungen für qualifizierte Praxisanleitungen häufig noch im Netzwerk der Lernorte und Zuständigkeiten versickern, nicht ausreichend transparent sind oder nicht konsequent unterstützt werden.

Praxisanleiter, die ein wichtiges Glied im Netzwerk einer hochkomplexen Pflegeausbildung sind, brauchen gute, verlässliche Partner, die sie darin unterstützen, den eigenen Anspruch an ihre Arbeit vor Ort bei den Trägern der praktischen Ausbildung transparent zu machen und durchzusetzen.

> **Praxistipp**
>
> Die BAG Pflegebildung und die AG Junge Pflege beim DBfK sind solche Partner. Sie engagieren sich seit Jahren für Praxisanleiter und das Thema Praxisanleitung. Bereits im November 2014 hat die AG Junge Pflege dazu ein Positionspapier veröffentlicht. An Pflegewissenschaftler der Hochschulen richtet sich die Aufforderung, sich für Anliegen von Praxisanleitern deutlich zu engagieren und einbinden zu lassen.

Mit Blick auf den **Anspruch** an Praxisanleitung sowie deren Bedeutung auch in künftig hochschulischen Pflegeausbildungen scheint es dringend erforderlich, dass sich Hochschulen, die Pflegeausbildungen anbieten, nicht nur in Form von **Begleitung** und **Qualifizierungsangeboten** an der Praxisausbildung beteiligen, sondern auch an einer längst überfälligen und grundsätzlich zu fundierenden, attraktiveren **Vergütung** für Praxisanleiter.

❯ Praxisanleiter benötigen klare Strukturen bezüglich der generalistischen bzw. hochschulischen Pflegeausbildungen. Dazu gehört zunächst, dass Pflegeausbildung, die von beteiligten Kooperationspartnern gewollt ist, auch inhaltlich und organisatorisch für Praxisanleitung definiert wird.

## 2.2 Welche historischen Entwicklungen prägten die bisherigen Berufsgesetze

❯❯ Die im Jahr 2003, 2004 endgültig verabschiedeten Gesetze für die Altenpflege- und Krankenpflegeausbildung stellten einen Zwischenschritt zur

Zusammenführung der drei Pflegeberufe in Deutschland dar. Es war gelungen, die Altenpflegeausbildung bundeseinheitlich zu regeln und das Gesetz strukturell dem Krankenpflegegesetz anzupassen. Inhaltlich zeigen beide Gesetze eine zeitgemäße Sicht der Pflege. [5]

Dieser Auszug aus einem Vorwort zu den Gesetzen über die Berufe in der Alten- und Krankenpflege macht deutlich, wie bedeutungsvoll die Reform der Berufsgesetze für die Pflegeberufe war, obwohl es nicht gelungen war, die Ausbildungen strukturell in das berufsbildende Schulsystem zu integrieren.

Im Gegensatz zu den rund 98 % aller Berufsausbildungen in Deutschland (zu der auch die Ausbildung zur Arzthelferin gehört), die im System der beruflichen Bildung durch die KMK und das BBiG erfasst werden, gilt die Kompetenz der KMK nicht für Pflegeberufe. So findet das BBiG für die Kranken- und Kinderkrankenpflegeausbildung sowie die Hebammenausbildung keine Anwendung.

> Im Rahmen der beruflichen Bildung nimmt die Pflegeausbildung eine Sonderstellung ein.

## 2.2.1 Einflüsse auf die Pflegeausbildung in Deutschland

Die Krankenpflege ist bereits seit über 100 Jahren bemüht, das Berufsbild Pflege zu profilieren. Doch fest etablierte, von Ärzten seit Jahrhunderten geprägte Strukturen bestimmten über den Weg der Ausbildungsfinanzierung das Anforderungsprofil pflegerischer Tätigkeiten und Ausbildungen in der beruflichen Pflege. Die historisch gewachsenen Strukturen der Pflegeberufe im Kontext medizinischer Aufgaben sind ein entscheidender Grund dafür, dass Pflegeausbildungen nur sehr mühsam einen festen Platz in den rechtlich geregelten Schulsystemen der Länder

finden. Eine übergeordnete Institution **innerhalb** des Berufsstands zur Entwicklung der Berufsbilder mit Pflegeaufgaben gab es nicht, obwohl die Förderung des beruflichen Nachwuchses zweckmäßigerweise in die Verantwortung des Berufsstands gehört.

Auf dem Boden historisch und kulturell gewachsener Gegebenheiten von Pflegeausbildungen blieb die Bundesrepublik 1949 dabei, unabhängig vom Bildungsministerium und der KMK, die Berufsausbildungen in der Pflege weiterhin unter der Hoheit der **Gesundheitsgesetzgebung** zu regeln.

> Gesundheits- und Krankenpflege sowie Gesundheits- und Kinderkrankenpflege gehören nach gesetzlicher Eingruppierung zu den Heilberufen und unterliegen damit der Gesundheitsgesetzgebung statt der Gesetzgebung durch das Bildungsministerium bzw. der Kultusministerkonferenz (KMK).

Da Gesundheit ein hohes Gut ist, behält sich der Bund vor, die **Heilberufe** (z. B. Ärzte, Apotheker, Tierärzte und andere, wozu auch Hebammen und Gesundheits- und Krankenpfleger gehören) selbst zu regeln. So gibt es die **Krankenpflege** seit Verabschiedung des Grundgesetzes 1949 unter der Gruppierung „andere pflegerische Heilberufe".

Getrennt voneinander verliefen bis 01/2004 die Ausbildungen:
- Altenpflege
- Kinderkrankenpflege
- Krankenpflege

Unumstritten ist die berufliche Nähe dieser drei Bereiche zueinander, doch gemeinsame Ausbildungswege werden nach wie vor kontrovers diskutiert ([17], S. 46). Erschwerend für eine Berufs- und Bildungsreform wirkte sich bisher die traditionelle Trennung der Zuständigkeiten für Alten- und Krankenpflege in die zwei administrativen Ressorts **Gesundheit** und **Soziales** aus. Dies hat hemmenden Einfluss auf die Entwicklungen in den Pflegeberufen. Während die Zuständigkeit für

**2**

„sozialpflegerische" Berufe in das Ressort des Sozialministeriums und seiner Landesbehörden fällt, werden die pflegerischen Heilberufe unter der Regie des BMG und der Gesundheitsministerkonferenz (GMK) geregelt.

Die bisher getrennte Entwicklung von Altenpflege, Krankenpflege und Kinderkrankenpflege lässt sich aus heutiger Sicht nicht aus Abgrenzungstendenzen erklären, sondern durch ([17], S. 46)
- die traditionelle Trennung der behördlichen Zuständigkeiten durch die Ressorts Gesundheit und Soziales,
- die unterschiedlichen Stadien der Professionalisierung der beiden Berufsgruppen in den 1980er-Jahren und
- die bis 1995 anhaltende sozialversicherungsrechtliche Trennung in gesundheits- und sozialpflegerische Berufe.

**Altenpflege** als eigenständiger Beruf mit entsprechender Berufsausbildung hat sich gegen den Widerstand vieler Pflegeverbände Ende 1969 in Deutschland etabliert, zunächst als Kurzausbildung, ab 1980 in zwei- bis dreijährigen Ausbildungsgängen, für die es 17 unterschiedliche Länderregelungen gab. Erstmals ist es nun gelungen, mit dem Altenpflegegesetz von 2003 auch die Altenpflegeausbildung bundeseinheitlich zu regeln. Da jedoch lediglich Deutschland über eine solche Ausbildung verfügt, gilt die gegenseitige Anerkennungsregelung innerhalb der EU nicht für die Ausbildungen der Altenpflege. In den Ländern der EU gehört Altenpflege mit zur Ausbildung der Krankenpflege oder ist in Zusatzqualifikation zu erwerben.

**Kinderkrankenpflege** etablierte sich in Deutschland in den 1920er-Jahren mit der Entwicklung der Pädiatrie als eigenständige Fachdisziplin der Medizin. Mit den Ausbildungsgesetzen von 1938/39 erfolgten getrennte, aber erstmals reichseinheitliche Regelungen für die Kranken- und Kinderkrankenpflege, deren Ausbildungen mit dem Krankenpflegegesetz von 1957 schließlich zusammengeführt wurden.

Außerdem gibt es Berufe und Berufswege mit staatlich anerkanntem Abschluss, die sich **nicht** gern im Pflegebereich eingeordnet sehen, die aber auch pflegerische Lehrinhalte haben, wie beispielsweise die folgenden Berufe:
- Arzthelfer
- Heilerziehungspfleger
- Sozialhelfer
- Familienpfleger
- Hebamme/Entbindungspfleger

Von diesen vier genannten, staatlich anerkannten Ausbildungsberufen fallen **bis auf die Hebammenausbildung** alle unter die Zuständigkeit des Bildungsministeriums und damit dem BBiG.

## 2.2.2 Rückblick zu Entwicklungen in der Kranken- und Kinderkrankenpflege

Seit Jahrhunderten entwickelte sich Pflege als karitative Aufgabe von Frauen unter dem Einfluss und der Verantwortung von Ärzten, Geistlichen und konfessionellen Schwesternschaften. Diese ersten rechtlichen Ausbildungsregelungen für Pflegende in Deutschland sind historisch auf einem Boden gewachsen, den konfessionelle und nichtkonfessionelle Schwesterngemeinschaften sowie Persönlichkeiten wie **Theodor Fliedner** und **Agnes Karll** bereits im 19. Jahrhundert bereitet hatten.
- Seit 1906 gab es in Deutschland feste Vorschriften zur Ausübung des Pflegeberufs nach einjähriger Ausbildung, auch Mutterhausschwestern legten zunehmend die staatlich geforderte Prüfung ab und bewarben sich um staatliche Anerkennung.
- **Kinderkrankenpflege** etablierte sich in Deutschland ab 1916 mit der Entwicklung der Pädiatrie als eigenständige Fachdisziplin der Medizin.
- 1938 gab es den ersten reichseinheitlichen Erlass eines **Krankenpflegegesetzes** und einer **Krankenpflegeverordnung**, ein Jahr

später wurde diese auch für die Kinder- und Säuglingspflege erweitert. Damit gab es erstmals reichseinheitliche Regelungen für die Kranken- und Kinderkrankenpflege mit eineinhalbjähriger Ausbildung. Die **Berufsausübung** wurde erlaubnispflichtig.

- Seit 1943 gab es die Ausbildung von **Lehrkräften** an Pflegeschulen als spezifische Qualifikation für diesen Beruf. Die Basis dafür bildet das Ausbildungsgesetz von 1938. Dort wurde erstmalig der Begriff „Lehrschwester" erwähnt.

Nach dem 2. Weltkrieg entwickelten sich unterschiedliche Ausbildungsformen in den einzelnen Besatzungszonen.

## Krankenpflegegesetz in der Bundesrepublik

Auf Empfehlungen der Deutschen Krankenhausgesellschaft (DKG) gab es 1957 die bundeseinheitliche Regelung der Pflegeausbildung durch ein **Krankenpflegegesetz**. Das Bundesministerium für Gesundheit wurde für die Bundesrepublik Deutschland ermächtigt, „im Benehmen mit dem Bildungsministerium" eine **Ausbildungs- und Prüfungsverordnung** für die Berufe der Krankenpflege zu regeln. Ausbildungen der Kranken- und Kinderkrankenpflege wurden mit einer Ausbildungsdauer von 2 Jahren gesetzlich zusammengeführt. Die **Berufsbezeichnung** war seitdem erlaubnispflichtig.

Die Ausbildung erfolgt seit 1957 in Verantwortung von Krankenhausträgern an staatlich anerkannten Kranken- bzw. Kinderkrankenpflegeschulen, die mit einem Krankenhaus verbunden sind. Die aufsichtführende Behörde ist die jeweilige **Gesundheitsbehörde der Länder**, bei der auch Fort- und Weiterbildungen geregelt sind.

- Das Änderungsgesetz des KrPflG von 1968 legte eine **Ausbildungsdauer von 3 Jahren** fest. Es gab weiterhin keine gesetzliche Regelung zum Schutz der Berufsausübung. Die Berufsbezeichnung blieb

erlaubnispflichtig. Die Ausbildung blieb in der Trägerschaft der Krankenhäuser.

- Die gesetzlichen Regelungen von **Fort- und Weiterbildungen blieben Ländersache** und den Krankenhausträgern oder Berufsverbänden überlassen. Das Berufsbild der **Unterrichtsschwester** wurde als zweijährige Fortbildung in Länderhoheit geregelt.

- 1985 erfolgte die Neufassung des Gesetzes über die Berufe in der Krankenpflege (**Krankenpflegegesetz**). Die theoretische und praktische Ausbildungszeit wurde auf 3 Jahre mit insgesamt 1.600 Stunden festgelegt. Fort- und Weiterbildungen blieben Ländersache und den Krankenhausträgern oder Berufsverbänden überlassen.

- 1987 wurde der **erste Lehrstuhl für Krankenpflege** in der BRD an der Fachhochschule in Osnabrück mit Ruth Schröck besetzt. Die Fortbildung zur Unterrichtsschwester blieb weiter in Länderhoheit (► Abschn. 1.5.3). Praxisanleiter mit unterschiedlichen Qualifikationen und Befugnissen übernahmen vorwiegend die praktische Ausbildung in Krankenhäusern. Unterrichtsschwestern bzw. Pflegepädagogen an Krankenpflegeschulen erteilten den theoretischen und praktischen Pflegeunterricht.

## Entwicklungen in der DDR

Ähnliche Entwicklungen und **analoge Regelungen** gab es nach 1949 in der DDR. Dort erfolgte die theoretische Ausbildung in der Krankenpflege und Kinderkrankenpflege an medizinischen Fachschulen. Die praktische Ausbildung wurde ausschließlich an Krankenhäusern durchgeführt. Bereits seit etwa 1960 gab es in Krankenhäusern Pflegende, die ausschließlich für die Ausbildung freigestellt waren und an einem wöchentlichen Unterrichtstag Pflege unterrichteten und ansonsten die praktische Anleitung auf den Stationen übernahmen.

In der DDR hatte sich ab 1968 das Berufsbild des **Lehrers für Pflegeberufe** in der Praxis, nach einer dreijährigen Berufsausbildung

**2**

in der Pflege, einheitlich mit dreijähriger Fachschulausbildung etabliert. Die Berufsbezeichnung lautete „Medizinpädagoge für die praktische Ausbildung".

1990 wurden mit der Wiedervereinigung Deutschlands und mit dem Einigungsvertrag die Vorschriften des Krankenpflegegesetzes an die Ausbildungsbedingungen in der DDR angepasst (z. B. § 5 Abs. 1, 2 und § 28). Die seit 1982 (an der Humboldt-Universität Berlin) bestehenden **universitären Studiengänge** für Lehrer in der Krankenpflege (Theorie und Praxis) wurden anerkannt und fortgeführt.

## Entwicklungen in Pflegeberufen seit 1980

Seit Anfang der 1980er-Jahre haben sich rund **50 Studiengänge** im Pflegebereich an deutschen Fachhochschulen und Universitäten etabliert. Erstmals 2003 regelte das **Altenpflegegesetz** bundeseinheitlich eine dreijährige Ausbildung. Damit sind die Ausbildungen in den drei pflegerischen Heilberufen Alten-, Kranken- und Kinderkrankenpflege **bundesweit** geregelt. Seit 2004 gibt es Modellversuche der **gemeinsamen generalistischen Ausbildung** ([10], S. 167) in den drei Pflegeberufen Altenpflege, Kranken- und Kinderkrankenpflege (▶ Abschn. 2.3).

Der Stellenwert der Praxisanleitung im Rahmen der Ausbildungen wurde mit den Berufsgesetzen von 2003/2004 deutlich hervorgehoben und verpflichtend gemacht. Weiterbildungen bleiben weiterhin z. T. unterschiedlich durch die Bundesländer geregelt. Das betrifft auch die Weiterbildung für Praxisanleiter und Mentoren, die für Praxisanleiter lediglich mit 200 Stunden festgeschrieben wurde.

## 2.2.3 Rückblick zu Entwicklungen in der Altenpflegeausbildung

Die erste Altenpflegeausbildung wurde in Deutschland 1958 in Marl mit 600 Stunden theoretischem und 280 Stunden fachpraktischem Unterricht durchgeführt. Erst 1965 wurde eine erste Ausbildungsordnung erstellt und 1969 in Nordrhein-Westfalen erlassen. Danach zogen andere Bundesländer mit unterschiedlichen Regelungen nach. Nachdem die demografische Entwicklung ein stetiges Anwachsen der älteren Bevölkerung und damit einhergehend auch des Pflegebedarfs erkennen ließ, sollte die Attraktivität der Altenpflegeausbildung erhöht werden.

> ❯ Altenpflege wurde nach wie vor als ein Beruf mit Zukunft gesehen. Beispielsweise ergeben demografische Entwicklungen allein in Baden-Württemberg in den Jahren ab 2004 einen zusätzlichen Bedarf an 5.000 qualifizierten Pflegekräften.

Der **Deutsche Verein für öffentliche und private Fürsorge** empfahl 1980 sowohl eine Ausweitung der Inhalte der Ausbildung als auch eine Vereinheitlichung. 1984/85 beschloss die Kultusministerkonferenz und die Arbeits- und Sozialministerkonferenz eine Rahmenvereinbarung, die Mindestanforderungen an die Dauer und den Inhalt der Ausbildung festlegte, jedoch die Finanzierung außer Acht ließ. Die vorwiegend schulrechtliche Ausbildung fiel in den Regelungsbereich der Länder; die Bundesregierung überprüfte deshalb, ob eine Gesetzgebung durch den Bund möglich sei. Dies wurde positiv entschieden. Daraufhin wurde in Zusammenarbeit mit den Fachleuten aus den Verbänden ein **Entwurf** erarbeitet, der im Aufbau dem Krankenpflegegesetz ähnelte. Dies betraf u. a.:

- Zugangsvoraussetzungen
- Dauer
- Gestaltung
- Vergütung
- Schutz der Berufsbezeichnung

Damit sollte die Gleichwertigkeit der Altenpflegeausbildung gegenüber der Krankenpflegeausbildung unterstrichen und das Ansehen des Berufs angehoben werden. Dieser Entwurf scheiterte am Einspruch Bayerns, sodass es weiterhin **landesspezifische Regelungen** gab. Diese Regelungen machten alles möglich, dass beispielsweise der Titel „Altenpfleger, -pflegerin" durch private Organisationen bereits nach einem vierwöchigen Kurs vergeben werden konnte, es gab aber auch dreijährige Ausbildungen in Hamburg, die diese Berufsbezeichnungen zum Ziel hatten.

> ❯ **Mit dem Altenpflegegesetz wurde auch Altenpflege zu den Heilberufen gezählt und erfuhr hiermit die lang angestrebte bundesweite Vergleichbarkeit.**

### 2.2.4 Berufsanerkennung

Nicht selten haben auch im 21. Jahrhundert Pflegende Anlass, darauf zu verweisen, dass professionell ausgeübte Altenpflege, Gesundheits- und Krankenpflege und Gesundheits- und Kinderkrankenpflege als pflegerische Heilberufe im Sinne des Grundgesetzes Art. 74 Abs. 19 eigenständige Aufgaben innerhalb des Gesundheitswesens wahrnehmen.

> ❯ **Die Berufe der Alten-, Gesundheits- und Krankenpflege, Gesundheits- und Kinderkrankenpflege gehören zu den klassischen Heilberufen, deren Ausbildung bundeseinheitlich geregelt ist und die eine staatliche Anerkennung (kein Staatsexamen!) besitzen müssen. Die Berufsbezeichnungen sind gesetzlich geschützt.**

Die gesetzlich geschützten **Berufsbezeichnungen** lauteten in Deutschland:
- Altenpfleger, -pflegerin
- Gesundheits- und Krankenpfleger, -pflegerin
- Gesundheits- und Kinderkrankenpfleger, -pflegerin
- Hebamme/Entbindungspfleger
- Mit dem PflBG von 2017 kommen die Berufsbezeichnungen **Pflegefachfrau** und **Pflegefachmann** hinzu.

Geschützt bleiben auch ältere Abschlüsse mit den Berufsbezeichnungen:
- Altenpflegehelfer, -helferin
- Krankenpflegehelfer, -helferin
- Krankenschwester, Krankenpfleger
- Kinderkrankenschwester, Kinderkrankenpfleger

> **Praxistipp**
>
> Das häufig verwendete lateinische Wort „examiniert" im Rahmen der Berufsbezeichnung heißt „geprüft". Die Verwendung ist also nicht falsch, aber als Zusatzbezeichnung auch überflüssig.

Die Anerkennung allein sagt jedoch nichts über die persönlichen Fähigkeiten eines Berufsangehörigen aus, sie dient lediglich der formalen Anerkennung und damit der korrekten Eingruppierung.

Bisher noch nicht gesetzlich geschützt ist die **Berufsausübung**. Das bedeutet, jeder darf (noch) ungestraft beruflich Aufgaben der Pflege übernehmen, lediglich ein fälschliches Nutzen der Berufsbezeichnungen ist mit Strafe (Bußgeld bis zu Gefängnis) belegt.

**Die Anerkennung der Berufsbezeichnungen** wird von den jeweiligen Bezirksregierungen oder Gesundheitsbehörden vorgenommen. Dort können z. B. auch ausländische Krankenschwestern bzw. -pfleger die Anerkennung ihres Diploms beantragen.

> ❯ **Erste Schritte zum Schutz der Berufsausübung durch Pflegekammern, die in einigen Bundesländern bereits bestehen, sind bereits inzwischen gemacht (Abschn. 2.7.1).**

Die **Diplome in der Krankenpflege** sind aufgrund sektoraler Richtlinien **innerhalb der EU gegenseitig anerkannt** (Richtlinie 77/452 und

**2**

77/453/EWG vom 27.06.1977). Daneben gibt es allgemeine Richtlinien (89/48/EWG vom 21.12.1988), die für die Kinderkrankenpflege gelten.

❯ **Eine weltweit anerkannte Pflegeausbildung gibt es in keinem Land der Erde.**

Unter bestimmten Voraussetzungen können **innerhalb der EU** auch einige geregelte **Weiterbildungen** anerkannt werden, was sich dann tarifrechtlich auswirkt. Nahezu unbekannt sind in der EU die grundständigen Ausbildungen in der Alten- und Kinderkrankenpflege. Deshalb gibt es auch keine gegenseitige Anerkennung. Der europäische Gedanke strebt eine breit gefächerte, gemeinsame Pflegeausbildung an. Zumeist kann in EU-Staaten aufbauend auf die Qualifikation „Krankenschwester bzw. -pfleger" eine Zusatzqualifikation in der Alten-, Gemeinde-, Gesundheits- oder Kinderkrankenpflege erworben werden.

## 2.3 Welche Ausbildungsmodelle sollte ich kennen?

Die in Deutschland bisher anzutreffende Differenzierung der Pflegeausbildungen behindert noch immer die Mobilität der Pflegenden innerhalb der EU und führt zu Anerkennungsschwierigkeiten ([10], S. 45). In der Pflegewissenschaft wird nicht nach differenzierten Ausbildungen in drei Pflegeberufen unterschieden, sondern ausgehend von einem Pflegebegriff werden unterschiedliche Phänomene und Probleme bearbeitet. Dies sind zwei der Gründe, warum im bisher gültigen Krankenpflegegesetz ein erster Schritt zur Zusammenführung der drei Berufe Altenpflege, Gesundheits- und Kinderkrankenpflege sowie Gesundheits- und Krankenpflege zu einem Beruf gemacht wurde. Erschwerend auf diese Reformvorhaben wirkten sich jedoch bereits von den Rahmenbedingungen her die

unterschiedlichen Ausbildungsfinanzierungen und behördlichen Zuständigkeiten aus.

❯ **Das Pflegeberufegesetz wird diese Reformvorhaben jedoch weitestgehend berücksichtigen und nach Übergangsphasen auch die Ausbildungsfinanzierung neu regeln (PflBG, § 26).**

Die Strukturen von zwei Ausbildungsmodellen, die inzwischen längst aus der Erprobungsphase heraus sind, werden in diesem Kapitel kurz erläutert. Weiterführende inhaltliche Angaben zu den Ausbildungsmodellen finden Sie in der angegebenen Literatur bzw. direkt bei den im folgenden Text erwähnten Einrichtungen, an denen sich die Modelle in der Erprobungs- bzw. Evaluationsphase befanden (▶ Abschn. 2.8.2). Das zu erwartende Pflegeberufegesetz wird analog der generalistischen Ausbildung eine gemeinsame Grundausbildung gewährleisten, die drei Jahre dauert. Auch in Zukunft wird es die Spezialisierung geben, die erst nach der Grundausbildung erfolgt.

❯ **Weil auch Praxisausbildung in allen Arbeitsfeldern der Pflege grundsätzlich nur nach gleichen pflegepädagogischen Richtlinien erfolgen kann, wird Praxisanleitung in diesem Buch seit jeher bewusst aus der Sicht gemeinsamer Ausbildungsmodelle dargestellt.**

## 2.3.1 Modell „Generalistische Pflegeausbildung"

Grundsätzliches Merkmal der generalistischen Pflegeausbildung ist:

❯ **Die Ausbildungen der Altenpflege, Kinderkrankenpflege und Krankenpflege erfolgen durchgehend in drei Ausbildungsjahren gemeinsam, sie sind zu einem Beruf zusammengeführt. Dabei soll eine qualitativ hochwertige Erstausbildung dem Anspruch nach primären**

**Pflegeleistungen im gesamten Berufsfeld Pflege gerecht werden ([10], S. 167).**

Das Modell der generalistischen Ausbildung basiert auf dem Grundgedanken eines vierstufigen Qualifizierungsmodells, das von Pflegeexperten im Rahmen der Arbeit „Pflege neu denken" unter der Schirmherrschaft der Robert-Bosch-Stiftung entwickelt wurde [15]. Pflegende sollen nach diesem Modell (❏ Tab. 2.4), aufbauend auf einer qualitativ hochwertigen Erstausbildung, anschließende Qualifikationen erwerben, die den Anforderungen spezieller Pflege in den einzelnen Arbeitsfeldern der Pflege entspricht.

Mit diesem Konzept sollte ein Einstieg gefunden werden, ca. die Hälfte aller Pflegenden als Pflegefachperson II in einer vierjährigen (generalistischen) Ausbildung auf besserem Niveau als bisher auszubilden. Das Krankenpflegegesetz von 2004 ist ebenso wie das Pflegeberufegesetz von 2017 diesen Modellvorstellungen allerdings nicht gefolgt, so dass auch die generalistische Ausbildung, wie bisher üblich, in drei Jahren erfolgt.

Beispielhaft für die generalistische Ausbildung stand z. B. das Hamburger Modell, das statt von einer „generalistischen" von einer „generalisierten Pflegeausbildung" spricht. Es wurde von Mitarbeitern des Verbands der freigemeinnützigen Krankenhäuser in einer AG seit 1999 entwickelt und zur Diskussion gestellt. Das Ziel des Modells ist die Entwicklung von Handlungskompetenz in den drei klassischen Berufen Alten-, Kranken- und Kinderkrankenpflege auf der Basis eines lernfeldorientierten (► Kap. 3 und 4) Curriculums.

**Praxisbeispiel**

Zur Struktur des Hamburger Modells gehörten unterschiedliche Module:

- Das **Basismodul** vermittelt handlungsorientierte Kompetenzen, die auch in anderen Modulen zur Anwendung kommen.
- **Zentralmodule** bilden den Kern der generalisierten Ausbildung. In ihnen findet die Pflege aller Altersgruppen Berücksichtigung.
- **Schwerpunktmodule** bieten die Möglichkeit, sich ab dem 2. Ausbildungsjahr vertieft mit spezifischen Pflegeaspekten eines gewählten Schwerpunkts zu befassen.
- **Projektmodule** sind frei wählbar, hier sollen die Schüler kleine Forschungsprojekte durchführen.

## 2.3.2 Modell „Integrierte Pflegeausbildung"

❯ **Auch das Modell der integrierten Pflegeausbildung fasst drei Arbeitsfelder der Pflege in einem Ausbildungsgang zusammen. Doch grundsätzlich erfolgen die Ausbildungen der Alten-,**

❏ **Tab. 2.4**  Modell von Qualifikationsstufen in Pflegeberufen [15]

| Bezeichnung der Qualifikationsstufe | Ausbildung |
|---|---|
| 1. Stufe | 2-jährige berufsbildende Pflegeschule oder gleichwertige Schulbildung (generalisiert) |
| 2. Stufe | 4-jährige berufsbildende Pflegeschule oder gleichwertige Schulausbildung (generalisiert) |
| 3. Stufe (Hochschule/Berufsakademie) | Diplom oder Bachelor-Abschluss |
| 4. Stufe | Universitätsdiplom, Magister- oder Masterabschluss |
| Die Durchlässigkeit zwischen den Qualifikationsstufen soll garantiert sein | |

**2**

Kinderkranken- und Krankenpflege im ersten Abschnitt der Ausbildung gemeinsam und werden getrennt je nach Berufsbild beendet.

Erste Modelle der integrierten Pflegeausbildung gab es beispielsweise als

- **Bremer Modell** (mit wissenschaftlicher Leitung bei der Uni Bremen),
- **Modell der Katholischen Schule für Pflegeberufe in Essen** (mit wissenschaftlicher Leitung bei der Uni Bielefeld) und
- **Saarländer Modell** an der Verbundkranken- und Pflegeschule des Marienkrankenhauses **St. Wendel** (mit wissenschaftlicher Leitung bei der FH Mainz).

Zur wissenschaftlichen Begleitung der Entwicklungen in der Pflegeausbildung hat außerdem das **Institut für Pflegewissenschaft der privaten Universität Witten/Herdecke** im Auftrag des Bundesministeriums für Familie, Senioren, Frauen und Jugend eine Fachrecherche zum Thema „Weiterentwicklung der Ausbildung in den Pflegeberufen" erstellt.

### 2.3.3 Modell „Dualer Bachelor-Studiengang Pflege"

Seit 2006 gab es erstmalig Modellprojekte, die eine grundständige pflegerische Berufsausbildung mit einem Bachelor-Studium verbinden. In diesem bereits verbreiteten Ausbildungsmodell bekommen Studierende die Möglichkeit, in vier bis viereinhalb Jahren sowohl die Ausbildung in der Gesundheits- und Krankenpflege als auch den Studienabschluss mit dem ersten akademischen Grad des Bachelor Science in Nursing and Administration zu erwerben. Dieser duale Studiengang Gesundheits- und Krankenpflege macht eine enge Verknüpfung und Kooperation zwischen Krankenpflegeschulen bzw. Beruflichen Schulen, Ausbildungsbetrieben und Hochschulen erforderlich.

Die Möglichkeit, eine Berufsausbildung mit einem Studium zu koppeln, ist bisher ein wichtiger Entscheidungsgrund für Bewerber, die nach ihrer Ausbildung als Verantwortungsträger in der pflegerischen Berufspraxis ihr Tätigkeitsfeld finden sollen. Über die Zugangsvoraussetzungen zur Ausbildung der Gesundheits- und Krankenpflege hinaus verfügen die Bewerber über einen hochschulqualifizierenden Schulabschluss (Abitur, Fachhochschulreife).

Zeitersparnis und enge Vernetzung von Theorie und pflegerischer Praxis sprechen für diese Wahl der dualen Ausbildung, die sich derzeit in Hamburg, Berlin und Neubrandenburg in der Modellphase befanden. Weiterführende Modellprojekte waren in der Planungsphase, die in den beruflichen Ausbildungsanteil auch die Altenpflegeausbildung integrieren.

Ein Beispiele für die modulare Gestaltung des dualen Studienganges zeigt das Neubrandenburger Modell unter der Federführung von Prof. Arndt (Sr. M. Benedicta) vom Fachbereich Gesundheit und Pflege an der Hochschule Neubrandenburg und Inge Teetz, Schulleiterin der Beruflichen Schule am Klinikum Neubrandenburg (❏ Tab. 2.5).

> ◗ **Modellvorhaben zur Weiterentwicklung des Pflegeberufes bleiben lt. PflBG §§ 14, 15 weiterhin möglich. Übergangsvorschriften ermöglichen es, Ausbildungen, die vor Ablauf des 31.12.2019 begonnen wurden, bis zum 31.12.2024 auf der Grundlage der Vorschriften des Krankenpflegegesetzes durchzuführen (§ 66 PflBG).**

**◨ Tab. 2.5**    Ablauf des dualen Modellstudienganges am Neubrandenburger Beispiel [1]

| | | |
|---|---|---|
| 1. Semester | Überwiegend Ausbildungsanteile in der Pflegeschule | Praktische Ausbildung |
| 2. Semester | | Praktische Ausbildung |
| 3. Semester | Überwiegend Studienanteile in der Hochschule | |
| 4. Semester | | |
| 5. Semester | Überwiegend Ausbildungsanteile in der Pflegeschule | |
| 6. Semester | | Praktische Ausbildung |
| 7. Semester | Überwiegend Studienanteile in der Hochschule | Praktische Ausbildung/Praktisches Studiensemester Praktische Ausbildung |
| 8. Semester | Überwiegend Ausbildungsanteile in der Pflegeschule | |
| 9. Semester | Bachelor Prüfung in der Hochschule sowie Staatliche Prüfung Gesundheits- und Krankenpflege an der Pflegeschule | |

## 2.4 Welche Aussagen des Krankenpflegegesetzes sollte ich kennen?

Das Krankenpflegegesetz ist hauptsächlich ein Ausbildungsgesetz. Es hat Gültigkeit für die Berufe der Gesundheits- und Krankenpflege sowie Gesundheits- und Kinderkrankenpflege. Das Gesetz wird ergänzt durch die Ausbildungs- und Prüfungsverordnung.

> **❯** Berufsgesetz = Ausbildungsgesetz + Ausbildungs- und Prüfungsverordnung.

Für jeden Ausbilder in der Krankenpflege ist die Kenntnis der Bestimmungen des Krankenpflegegesetzes und der **Ausbildungs- und Prüfungsverordnung** unverzichtbar. In der **Ausbildungs- und Prüfungsverordnung** werden die konkreten Ausbildungsinhalte, die staatliche Prüfung und das Verfahren zur Anerkennung von in anderen EU-Staaten erworbenen Ausbildungsabschlüssen geregelt.

## 2.4.1 Gliederung des Krankenpflegegesetzes

Die folgende Übersicht (◨ Tab. 2.6) zeigt, welche Bestimmungen das Gesetz über die Berufe in der Krankenpflege mit Gültigkeit ab 01.01.2004 enthält.

## 2.4.2 Praxisrelevante Inhalte des Gesetzes

Im ersten Abschnitt des Krankenpflegegesetzes vom 16.07.2003 sind die Formalien zur **Führung der Berufsbezeichnung** (§ 1) beschrieben. Mit Wirkung des Gesetzes wurden die bisher bekannten Berufsbezeichnungen geändert (◨ Tab. 2.7).

Diese neuen Berufsbezeichnungen sollen bereits sprachlich den erweiterten Ansatz im Bereich der Gesundheitsversorgung unterstreichen.

**2**

**◘ Tab. 2.6**     Bestimmungen des KrPflG

| Abschnitt 1 | Erlaubnis zum Führen von Berufsbezeichnungen |
|---|---|
| § 1 | Führen der Berufsbezeichnungen |
| § 2 | Voraussetzungen für die Erteilung der Erlaubnis |
| Abschnitt 2 | Ausbildung |
| § 3 | Ausbildungsziel |
| § 4 | Dauer und Struktur der Ausbildung |
| § 5 | Voraussetzungen für den Zugang zur Ausbildung |
| § 6 | Anrechnung gleichwertiger Ausbildungen |
| § 7 | Anrechnung von Fehlzeiten |
| § 8 | Verordnungsermächtigung |
| Abschnitt 3 | Ausbildungsverhältnis |
| § 9 | Ausbildungsvertrag |
| § 10 | Pflichten des Trägers der Ausbildung |
| § 11 | Pflichten der Schülerin und des Schülers |
| § 12 | Ausbildungsvergütung |
| § 13 | Probezeit |
| § 14 | Ende des Ausbildungsverhältnisses |
| § 15 | Kündigung des Ausbildungsverhältnisses |
| § 16 | Beschäftigung im Anschluss an das Ausbildungsverhältnis |
| § 17 | Nichtigkeit von Vereinbarungen |
| § 18 | Mitglieder geistlicher Gemeinschaften, Diakonissen, Diakonieschwestern |
| Abschnitt 4 | Erbringen von Dienstleistungen |
| § 19 | Dienstleistungserbringer |
| Abschnitt 5 | Zuständigkeiten |
| § 20 | Aufgaben der zuständigen Behörden |
| Abschnitt 6 | Bußgeldvorschriften |
| § 21 | Ordnungswidrigkeiten |
| Abschnitt 7 | Anwendungsvorschriften |
| § 22 | Nichtanwendung des Berufsbildungsgesetzes |
| § 23 | Weitergeltung der Erlaubnis zur Führung der Berufsbezeichnungen |
| § 24 | Weitergeltung staatlicher Anerkennungen von Schulen |
| § 25 | Erlaubnis bei Vorlage von Nachweisen anderer EWR-Vertragsstaaten |

| ◘ Tab. 2.7    Berufsbezeichnungen | |
| --- | --- |
| **Krankenpflegegesetz 1985** | **Krankenpflegegesetz 2004** |
| Krankenschwester | Gesundheits- und Krankenpflegerin |
| Krankenpfleger | Gesundheits- und Krankenpfleger |
| Kinderkrankenschwester | Gesundheits- und Kinderkrankenpflegerin |
| Kinderkrankenpfleger | Gesundheits- und Kinderkrankenpfleger |

❯ **Die neuen Berufsbezeichnungen sollen auch nach außen hin deutlich machen, dass sich die Pflegeberufe weiterentwickelt haben. Als Erweiterung des klassischen Aufgabenbereichs der Pflege sind die Prävention und die Gesundheitsförderung hinzugekommen.**

Wer vor dem 01.01.2004 seine Krankenpflegeausbildung abgeschlossen oder begonnen hat, wird noch die alte Berufsbezeichnung der jeweils davor geltenden Gesetze tragen. Die **Weitergeltung der Erlaubnis zur Führung der Berufsbezeichnungen** ist im § 23 KrPflG geregelt. Die Voraussetzungen für die **Erteilung der Erlaubnis zur Führung der Berufsbezeichnung** sind praktisch unverändert geblieben (§ 2). Erforderlich sind grundsätzlich:

— Ausbildung und Prüfung in dem Beruf
— Kein unzuverlässiges Verhalten
— Gesundheitliche Eignung

Der zweite Abschnitt beschreibt die Vorgaben für die Ausbildung. Hier werden zuerst die **Ausbildungsziele** definiert. Ein Novum ist in diesem Rahmen die Beschreibung von **eigenverantwortlichen Aufgaben** der Pflegenden.

Die **Ziele** der Ausbildung wurden den veränderten Anforderungen angepasst und in drei Bereiche unterteilt (§ 3):

— Die Schüler sollen befähigt werden, **eigenständige** Aufgaben auszuführen sowie Aufgaben im Rahmen der Mitwirkung an der Patientenversorgung zu übernehmen.
— Die Lernenden sollen **interdisziplinär** mit anderen Berufsgruppen zusammenarbeiten und dabei **multidisziplinäre**, berufsübergreifende Lösungen von Gesundheitsproblemen entwickeln können.
— Die Ausbildung soll zu **eigenverantwortlichen Aufgaben** befähigen. Zu ihnen gehören lt. KrPflG
  — die Erhebung und Feststellung des Pflegebedarfs, Planung, Organisation, Durchführung und Dokumentation der Pflege,
  — die Evaluation der Pflege sowie Sicherung und Entwicklung der Qualität der Pflege,
  — die Beratung, Anleitung, und Unterstützung von zu pflegenden Menschen und ihren Bezugspersonen und
  — das Einleiten lebenserhaltender Sofortmaßnahmen bis zum Eintreffen eines Arztes.

Als **Konsequenzen** für die Berufsausübung Pflegender ergeben sich aus der Zielformulierung im KrPflG folgende wesentliche Dinge ([16], S. 10 ff.): Es gibt eine Definition **eigenverantwortlicher Aufgaben,** die Pflegende ohne Beteiligung anderer Berufsgruppen ausführen. Damit wird erstmals das Zentrum pflegerischer Tätigkeiten benannt. Die Weisungsgebundenheit gegenüber dem ärztlichen Dienst bleibt bestehen und wird als **mitwirkende Aufgaben** der Pflegenden erwähnt. Mit dem Hinweis auf „interdisziplinäre Zusammenarbeit" wird Kooperationsfähigkeit und -bereitschaft gefordert. Aus der Forderung nach **interdisziplinärer Prozessorientierung** ergibt sich ein neues Aufgabenspektrum für Pflegende. Es sind **keine** Vorbehaltsaufgaben definiert, d. h. solche Aufgaben, die lediglich Pflegenden vorbehalten sind.

**2**

Eine wichtige berufspolitische Forderung ist mit dem Krankenpflegegesetz festgeschrieben.

> Pflegende übernehmen einen eigenverantwortlichen (nicht nur eigenständigen) Aufgabenbereich mit der Planungs-, Organisations- und Evaluationsverantwortung. Mit der Übernahme dieser Verantwortung wird zugleich auch die zivilrechtliche Haftungsverantwortung Pflegender erweitert.

Im Rahmen der Ausbildung wird die **Gesamtverantwortung** für die Organisation und Koordination des theoretischen und praktischen Unterrichts und der praktischen Ausbildung der **Krankenpflegeschule** übertragen. Dies wird in dem Artikel (§ 4) zur **Dauer und Struktur der Ausbildung** beschrieben. Die Schule hat auch die praktische Ausbildung durch Praxis**begleitung** zu unterstützen.

Die **praktische Anleitung** ist durch die an der praktischen Ausbildung beteiligten Einrichtungen sicherzustellen. Im Krankenpflegegesetz ist erstmals eine Hochschulqualifikation für Lehrer für Pflegeberufe und Schulleitungen festgelegt, wobei ein Bestandsschutz für heute tätige Lehrer und Schulleitungen erwähnt ist.

Als **Zugangsvoraussetzung** (§ 4) zur Ausbildung ist die Vollendung des siebzehnten Lebensjahres **nicht** mehr gefordert. Die Mindestaltersgrenze ergibt sich nur noch durch den Realschulabschluss.

In Abschnitt 3 KrPflG [5] sind die Formalien über das **Ausbildungsverhältnis** niedergeschrieben. Das Gesetz beschreibt hier detailliert, welche Bestandteile der **Ausbildungsvertrag** (§ 9) enthalten muss (▶ Abschn. 1.2). Auch die **Pflichten des Trägers der Ausbildung** (§ 10) sind hier verzeichnet. Neu im Gesetz ist eine Formulierung, die einen wichtigen **Verantwortungsbereich** auch von Praxisanleitern anspricht:

> Den Schülerinnen und Schülern dürfen nur Verrichtungen übertragen werden, die dem Ausbildungszweck und dem Ausbildungsstand entsprechen; sie sollen ihren physischen und psychischen Kräften angemessen sein.

Die **Pflichten der Schüler**(§ 11) enthalten einen Hinweis zur Schweigepflicht und zum Stillschweigen über Betriebsgeheimnisse. Über weitere Rechte und Pflichten von Schülern haben Sie bereits Informationen in vorhergehenden Kapiteln

Die **Neuregelungen** zum **KrPflG** von 2004 fasst die tabellarische Übersicht (◘ Tab. 2.8) zusammen. Eine **Gegenüberstellung** der damaligen Neuregelungen nach dem **KrPflG** und dem **AltPflG** finden Sie ebenfalls im folgenden Text (▶ Abschn. 2.6).

### 2.4.3 Konsequenzen aus dem KrPflG für die Praxisanleitung

Seit dem 01.01.2004 forderte der Gesetzgeber deutlich eine **geplante und strukturierte praktische Ausbildung**. Grundsätzlich formuliert die **KrPflAPrV** (§ 2):

> Aufgabe der Praxisanleitung ist es, die […] Schüler schrittweise an die eigenständige Wahrnehmung der beruflichen Aufgaben heranzuführen und die Verbindung mit der Schule zu gewährleisten.

Überall dort, wo Schüler praktisch ausgebildet werden, sollen Praxisanleiter eingesetzt werden. Inwieweit diese für die Anleitungstätigkeit **freigestellt** werden oder einem Stationsteam zugeordnet sind (als Mentor oder Tutor), wurde noch sehr kontrovers diskutiert und realisiert. Die Entscheidung über Einsatzbedingungen von Praxisanleitern bleibt den Fachaufsichten der Länder überlassen. Doch die gestiegenen Anforderungen können ohne

◨ **Tab. 2.8**  Neuregelungen nach dem KrPflG von 2003 gegenüber dem Gesetz von 1985 im Überblick

| Was war neu? | Wo steht es? |
|---|---|
| Neue **Berufsbezeichnungen** für: Gesundheits- und Krankenpflege, Gesundheits- und Kinderkrankenpflege | § 1 |
| Neuformulierung der **Ausbildungsziele** Neben der kurativen Ausrichtung berücksichtigt Pflegeausbildung verstärkt präventive, gesundheitsfördernde, rehabilitative und palliative Aspekte Es sind **Aufgaben** formuliert, die **eigenverantwortlich** übernommen werden, ebenso Aufgaben, die im Rahmen der **Mitwirkung** und **interdisziplinär** auszuführen sind | § 3 |
| Die Berufsbilder Krankenpflegehilfe und Kinderkrankenpflegehilfe sind nicht mehr vertreten, der Ausbildungsbereich wurde in die rechtliche Zuständigkeit der Länder gelegt | – |
| Den Schulen wird ausdrücklich die Ausbildungsverantwortung in Theorie und Praxis übertragen Die Verpflichtung der Schulen zur **Praxisbegleitung** wird erwähnt Die Verpflichtung der an der Ausbildung beteiligten Einrichtungen zur **Praxisanleitung** wird erwähnt | § 4 Abs. 5 |
| Änderungen in der Ausbildungsstruktur werden deutlich, dazu gehören: Qualifizierung der Lehrer an Schulen Sicherstellung praktischer Ausbildung durch Praxisanleitung und -begleitung Erweiterung von Ausbildungseinrichtungen auf den ambulanten und rehabilitativen Bereich | § 4 Abs. 3 Pkt. 4 § 4 Abs. 5 § 4 Abs. 2 |
| Auf ein Mindestalter beim **Zugang** zur Ausbildung wird verzichtet | § 5 |
| Die Pflegeschüler können zwischen **Vollzeit- und Teilzeitausbildung** (höchstens 5 Jahre) wählen | § 4 Abs. 1 § 14 Abs. 1 |
| Eine **Ausbildungsverkürzung** ist auf Antrag möglich | § 6 |
| Es sind **Ausbildungsunterbrechungen** auch durch Bildungsurlaub möglich, die Zeit dafür wird als Ausbildungszeit angerechnet | § 7 |
| **Fachbücher** zählen zu Ausbildungsmitteln und sind Schülern **kostenlos** zur Verfügung zu stellen | §§ 9 ff |

klar definierten und von den Kostenträgern finanzierten Zeitkorridor kaum erbracht werden. Bundesweit wurden deshalb zeitliche Vorgaben für Praxisanleitung diskutiert. Im Mai 2004 verabschiedete der DBR ([6], S. 11) folgende **Empfehlungen**:

— Die Schüler sollen während der ersten Woche im Praxiseinsatzort vollständig mit Praxisanleitern in der gleichen Schicht zusammenarbeiten.

— In der weiteren Ausbildungszeit sollen Praxisanleiter mindestens 60 % gemeinsam mit den Schülern arbeiten.

— Die Zahl der Praxisanleiter im Verhältnis zur Schülerzahl ist gemäß Vorgaben der zuständigen Behörde in Einrichtungen vorzuhalten.

— Der für Praxisanleitungen notwendige zeitliche Freiraum soll so festgeschrieben und im Berufsalltag organisiert werden, dass Praxisanleiter ihrer Funktion qualitativ und quantitativ gerecht werden können.

Diese Empfehlungen sollten eine Argumentationshilfe für Praxisanleiter sein, wenn es galt, Rahmenbedingungen für Praxisanleitung in Einrichtungen zu schaffen (► Kap. 3).

❯ Aus der gesetzlich erwähnten Forderung nach interdisziplinärer Prozessorientierung in der Ausbildung ergeben sich vielfältige neue Aufgaben, die auch Praxisanleitung und -ausbildung betreffen.

Schüler in Pflegeausbildungen werden in ihrer beruflichen Praxis künftig verstärkt mit fachübergreifenden Aufgaben konfrontiert sein, die in Praxisanleitungen zu berücksichtigen sind (▶ Kap. 6). Hierzu gehören beispielsweise:

- die Arbeit mit diagnoseorientierten Pflegestandards zu erweitern,
- den Prozess der individuellen Begleitung von Pflegebedürftigen weiterzuentwickeln,
- die Behandlungsleitlinien (clinical pathways) zur Darstellung fallbezogener Kosten zu entwickeln,
- Standards und Maßnahmen im Rahmen von Überleitungspflege einzubeziehen und
- die Verzahnung der pflegerischen und ärztlichen Dokumentation zu erweitern.

Die Ausbildungs- und Prüfungsverordnung [5] hat zudem an Praxisanleitung sehr konkrete Anforderungen, die im folgenden Kapitel betrachtet werden.

### 2.4.4 Ausbildungs- und Prüfungsverordnung für Berufe in der Krankenpflege

Die **KrPflAPrV** [5] ist die gesetzliche Basis für die theoretische und praktische Ausbildung und damit Arbeitsgrundlage für die Lehrer und Praxisanleiter in den Arbeitsfeldern der Pflege. Sie regelt für Berufe in der Gesundheits- und Krankenpflege sowie Gesundheits- und Kinderkrankenpflege den konkreten Ausbildungsverlauf und den Ablauf von Prüfungen (▶ Kap. 10) in vier Abschnitten.

Zur **Gliederung der Ausbildung** (§ 1) gibt es folgende Hinweise:

- Die Gesamtausbildungszeit beträgt weiterhin 4.600 Stunden.
- Davon entfallen auf den theoretischen und praktischen Unterricht 2.100 Stunden (vormals 1.600), auf die praktische Ausbildung 2.500 Stunden (vormals 3.000).

Die **praktische Ausbildung** ist im § 2 KrPflAPrV geregelt: Einrichtungen der praktischen Ausbildung haben eine **Praxisanleitung** nach § 4 KrPflG durch geeignete Fachkräfte sicherzustellen. Als Praxisanleiter sind Personen geeignet, die über eine Berufserlaubnis nach dem KrPflG und über Berufserfahrung von mindestens zwei Jahren sowie eine **berufspädagogische Weiterbildung** von mindestens **200 Stunden** verfügen. Ausnahmen sind durch die zuständigen Behörden bis zu fünf Jahren nach Inkrafttreten der Verordnung zuzulassen. Die Schule stellt **Praxisbegleitung** durch Lehrkräfte sicher. Die praktische Ausbildung über 2.500 Stunden ist erstmals zeitlich und inhaltlich differenziert gegliedert. Sie beinhaltet nach KrPflAPrV, Anlage 1 Buchstabe B, mehrere Ausbildungsabschnitte mit festgelegtem Stundenumfang (◘ Tab. 2.9).

Die Ausbildung in der Praxis ist in ihrer Gesamtstundenzahl gegenüber dem Gesetz von 1985 zurückgegangen. Stattdessen werden konkrete Forderungen an die Praxisausbildung gestellt, und es gibt eine klarere inhaltliche und zeitliche Differenzierung der Praxisausbildung. Erstmals ist praktische Ausbildung vorgesehen in:

- Bereichen der ambulanten Versorgung
- Bereichen der präventiven, kurativen, rehabilitativen und palliativen Versorgung

In den Aussagen der KrPflAPrV wird deutlich, dass Praxisanleiter nicht nur im Rahmen der Ausbildung, sondern auch als **Fachprüfer** der staatlichen Abschlussprüfung großes Vertrauen des Gesetzgebers genießen (▶ Kap. 10). Sie übernehmen für den korrekten Verlauf der praktischen Prüfung hohe Verantwortung. Im letzten Kapitel dieses Buches finden Sie deshalb wichtige Hinweise zum Mitwirken, Beurteilen und Bewerten bei praktischen Prüfungen.

| □ **Tab. 2.9** | Gliederung der praktischen Ausbildung | |
|---|---|---|
| **I** | **Allgemeiner Bereich** | **Stundenzahl** |
| 1. | Gesundheits- und Krankenpflege von Menschen aller Altersgruppen in der stationären Versorgung in kurativen Gebieten in den Fächern Innere Medizin, Geriatrie, Neurologie, Chirurgie, Gynäkologie, Pädiatrie, Wochen- und Neugeborenenpflege sowie in mindestens zwei dieser Fächer in rehabilitativen und palliativen Gebieten | 800 |
| 2. | Gesundheits- und Krankenpflege von Menschen aller Altersgruppen in der ambulanten Versorgung in präventiven, kurativen, rehabilitativen und palliativen Gebieten | 500 |
| **II** | **Differenzierungsbereich** | |
| 1. | Gesundheits- und Krankenpflege<br>Stationäre Pflege in den Fächern Innere Medizin, Chirurgie, Psychiatrie oder | 700 |
| 2. | Gesundheits- und Kinderkrankenpflege<br>Stationäre Pflege in den Fächern Pädiatrie, Neonatologie, Kinderchirurgie, Neuropädiatrie, Kinder- und Jugendpsychiatrie | |
| **III** | **Zu verteilen auf die Bereiche I und II** | **500** |
| | Gesamtstunden | **2.500** |

## 2.5 Welche Aussagen des Altenpflegegesetzes sollte ich kennen?

### 2.5.1 Grundstruktur und Inhalte

Mit dem Gesetz über den Beruf in der Altenpflege (AltPflG) ist es gelungen, bundesweit ein einheitliches Ausbildungsniveau sicherzustellen, das Berufsbild attraktiver zu gestalten und dem Beruf insgesamt ein klares Profil zu geben. Dies wurde dadurch erreicht, dass die Ausbildungsstrukturen, Ausbildungsinhalte und Prüfungsanforderungen bundesweit einheitlich geregelt wurden. Das neue Gesetz ermöglicht Altenpflegern schließlich ebenso wie Berufsangehörigen der Krankenpflege weiterführende Qualifikationen und Aufstiegschancen. Sie können Verantwortung als Wohnbereichsleitung übernehmen oder sich zum Studium von Pflege, Pflegewissenschaft, -management oder -pädagogik entscheiden.

**Bestimmungen des AltPflG**

Abschnitt 1: Erlaubnis zum Führen von Berufsbezeichnungen (auch Abschnitt 7)

Abschnitt 2: Regelungen zur Ausbildung

Abschnitt 3: Entfällt mit den §§ des vorher gültigen AltPflG

Abschnitt 4: Regelungen zum Ausbildungsverhältnis

Abschnitt 5: Kostenregelungen

Abschnitt 6: Zuständigkeiten

Abschnitt 7: Bußgeldvorschriften bei ordnungswidrigem Führen der Berufsbezeichnung

Abschnitt 8: Nichtanwendung des Berufsbildungsgesetzes

Abschnitt 9: Übergangsvorschriften

**2**

## Gliederung des Gesetzes

Die folgende Übersicht zeigt alle Bestimmungen, die das Altenpflegegesetz (AltPflG) analog dem Krankenpflegegesetz enthält.

## Inhalte in Auszügen

**Ziele** der Altenpflegeausbildung, die wiederum auch für die Praxisausbildung Gültigkeit haben, sind im § 3 AltPflG formuliert. Die Ausbildung soll „die Kenntnisse, Fähigkeiten und Fertigkeiten vermitteln, die zur selbstständigen und eigenverantwortlichen Pflege, einschließlich der Beratung, Begleitung und Betreuung alter Menschen, erforderlich sind".

Die **Ausbildungsdauer** beträgt drei Jahre. Dies gilt auch für Umschulungen. Sie besteht aus theoretischem und praktischem Unterricht und einer praktischen Ausbildung, wobei die Ausbildung in der Praxis überwiegt. Eine **Teilzeitausbildung** ist möglich (§ 4 Abs. 1, 5). Die Altenpflegeschule trägt die **Gesamtverantwortung** für die Ausbildung. Sie führt den Unterricht durch und stellt die **Praxisbegleitung** sicher (§§ 4 Abs. 4).

Als **Zugangsvoraussetzung** zur Ausbildung in der Altenpflege ist der Realschulabschluss oder ein als gleichwertig anerkannter Bildungsabschluss gefordert. Personen mit Hauptschulabschluss werden zugelassen, wenn sie eine anderweitige zweijährige Berufsausbildung nachweisen oder den Altenpflegehelfer- bzw. Krankenpflegehelferberuf erlernt haben (§ 6). Eine **Verkürzung** der Ausbildung ist bei einschlägigen Berufserfahrungen möglich. Hierüber entscheidet die zuständige Behörde im Einzelfall (§ 7).

Die Schüler haben einen Anspruch auf **Ausbildungsvergütung** während der gesamten Ausbildungszeit, die vom Träger der praktischen Ausbildung gezahlt wird. Die entsprechenden Kosten können in den Pflegesätzen berücksichtigt werden (§§ 17, 24). Die Länder erhalten die Möglichkeit, ein Umlageverfahren zur Refinanzierung der Kosten der Ausbildungsvergütung einzuführen. Die Umla-

gefinanzierung stellt jedoch keine Alternative zur Abrechnung nach § 24 dar. Die Länder können sie nur einführen, wenn sie erforderlich ist, um einen Mangel an Ausbildungsplätzen zu verhindern oder zu beseitigen (§ 25).

Die **Berufsbezeichnungen** „Altenpflegerin" und „Altenpfleger" sind geschützt (§§ 1, 27). Schüler, die ihre Ausbildung vor dem 01.08.2003 begonnen haben, können diese nach dem bisherigen **Landesrecht** beenden. In das Altenpflegegesetz und das Krankenpflegegesetz sind Regelungen aufgenommen worden (§ 4 Abs. 6), die es den Ländern ermöglichen, zeitlich befristet von bestimmten Gesetzesvorschriften abzuweichen. Damit wurden die Voraussetzungen für die Erprobung von **Ausbildungsmodellen** zur Weiterentwicklung der Pflegeberufe geschaffen (► Abschn. 2.3).

## Richtlinien zur praktischen Ausbildung

Die praktische Ausbildung kann in unterschiedlichen Einrichtungen erfolgen:

- In Heimen (nach § 1 Heimgesetz)
- In stationären Einrichtungen (nach § 71 Abs. 2 SGB XI)
- In ambulanten Pflegeeinrichtungen (nach § 71 Abs. 2 SGB XI)
- In weiteren Einrichtungen

Es gibt einen **Träger der praktischen Ausbildung,** der den Ausbildungsvertrag mit dem Schüler abschließt.

> **Träger der Ausbildung kann eine stationäre Pflegeeinrichtung bzw. ein Altenheim oder ein ambulanter Pflegedienst sein, der mit einer Altenpflegeschule einen Kooperationsvertrag abgeschlossen hat oder selbst eine staatlich anerkannte Altenpflegeschule leitet (§ 13 Abs. 1).**

Die praktische Ausbildung wird in einer stationären Pflegeeinrichtung und bei einem ambulanten Pflegedienst absolviert. Dies ist verpflichtend. Zusätzlich können weitere Ausbildungsabschnitte in anderen Einrichtungen für alte Menschen stattfinden (§ 4 Abs. 3), z. B. in Krankenhäusern mit geriatrischen Einrichtungen oder psychiatrischen Kliniken mit einer gerontopsychiatrischen Abteilung.

## 2.5.2 Ausbildungs- und Prüfungsverordnung für die Altenpflegeausbildung

In der „Ausbildungs- und Prüfungsverordnung für den Beruf der Altenpflegerin und des Altenpflegers" (AltPflAPrV), wie die korrekte Bezeichnung lautet, werden die konkreten Ausbildungsinhalte, die staatliche Prüfung und das Verfahren zur Anerkennung von in anderen EU-Staaten erworbenen Ausbildungsabschlüssen geregelt. Die Ausbildungs- und Prüfungsverordnung ist analog zu den Verordnungen in der Krankenpflegeausbildung strukturiert:

Die **Gliederung der Ausbildung** ist in § 1 festgelegt: Die Gesamtausbildungszeit beträgt 4.600 Stunden. Davon entfallen auf den theoretischen und praktischen Unterricht 2.100 Stunden und auf die praktische Ausbildung 2.500 Stunden.

Das Kuratorium Deutsche Altershilfe, Köln, hat im Auftrag des Bundesministeriums für Familie, Senioren, Frauen und Jugend in der Form eines Materialbands ein Modell des Unterrichts auf der Grundlage der Stundentafel der neuen Ausbildungs- und Prüfungsverordnung erarbeitet [12].

> Die Unterrichtseinheiten sind hierin erstmals nach Lernfeldern (Kap. 4) strukturiert. Die Materialien können auf der Internetseite des KDA eingesehen und heruntergeladen werden.

**Praktische Ausbildung (§ 2):**

» Die ausbildenden Einrichtungen stellen Praxisanleitung durch geeignete Fachkräfte (Praxisanleiter) sicher auf der Grundlage eines Ausbildungsplans. Als Praxisanleiter sind Altenpfleger bzw. Altenpflegerinnen oder Krankenschwestern/-pfleger mit mindestens zweijähriger Berufserfahrung gefordert. Die Fähigkeit zur Praxisanleitung und in der Regel eine berufspädagogische Fort- oder Weiterbildung sind nachzuweisen.

Als **Aufgabe der Praxisanleitung** wurden benannt, Schüler schrittweise an die eigenständige Wahrnehmung beruflicher Aufgaben heranzuführen und die Verbindung mit der Schule zu halten. Die ausbildende Schule stellt **Praxisbegleitung** durch Lehrkräfte sicher. Die praktische Ausbildung (Alt-PflAPrV, Anlage 1 Buchstabe B) über 2.500 Stunden ist erstmals zeitlich und inhaltlich differenziert gegliedert (◘ Tab. 2.10).

Die ausbildenden Einrichtungen erstellen den Schülern über die bei ihnen ausgeführten Ausbildungsabschnitte eine Bescheinigung (► Abschn. 7.4.1 und 10.2.3). Diese enthält Angaben zur Ausbildung der einzelnen Schüler und muss von diesen als Ausbildungsnachweis gesammelt und zur Prüfungszulassung vorgelegt werden. Die Ausbildungseinrichtungen bescheinigen den Schülern
- die Dauer eines Praktikums,
- den Ausbildungsbereich,
- die Fehlzeiten und
- die vermittelten Kenntnisse, Fähigkeiten und Fertigkeiten.

Zur **Leistungsbewertung** gibt es folgende Aussagen: Nach § 3 AltPflAPrV ist im Gegensatz zur Krankenpflegeausbildung zum Ende jedes Ausbildungsjahres ein Zeugnis mit Noten der theoretischen und praktischen

**2**

◘ **Tab. 2.10**   Praktische Ausbildung in der Altenpflege

| | Bereiche nach AltPflAPrV | Stundenzahl |
|---|---|---|
| 1 | Kennenlernen des Praxisfeldes unter Berücksichtigung institutioneller und rechtlicher Rahmenbedingungen und fachlicher Konzepte | |
| 2 | Mitarbeiten bei der umfassenden und geplanten Pflege alter Menschen einschließlich der Beratung, Begleitung und Betreuung und Mitwirken bei ärztlicher Diagnostik und Therapie unter Anleitung | |
| 3 | Übernehmen selbstständiger Teilaufgaben entsprechend dem Ausbildungsstand in der umfassenden und geplanten Pflege alter Menschen einschließlich der Beratung, Begleitung und Betreuung und Mitwirken bei ärztlicher Diagnostik und Therapie unter Anleitung | |
| 4 | Übernehmen selbstständiger Projektaufgaben, z. B. bei der Tagesgestaltung oder bei der Gestaltung häuslicher Pflegesituationen | |
| 5 | Selbstständiges Planen, Durchführen und Reflektieren der Pflege alter Menschen einschließlich der Beratung, Begleitung und Betreuung und Mitwirken bei ärztlicher Diagnostik und Therapie unter Aufsicht | **Gesamtstunden: 2.500** |

Ausbildung zu erstellen. Die **Note der praktischen Ausbildung** wird im Benehmen mit dem Träger der praktischen Ausbildung festgelegt. Fragen zur Benotung und Beurteilung finden Sie in den nachfolgenden Kapiteln ausführlich behandelt (► Abschn. 8.2, ► Kap. 9, 10).

Abschnitt 2 der AltPflAPrV beinhaltet Prüfungsregelungen, die Sie in einem späteren Kapitel (► Abschn. 10.2) erläutert finden.

## 2.6 Pflegeausbildungen im Vergleich

Es war ausgesprochenes Ziel der Bundesregierung, die Ausbildung in den Pflegeberufen auf eine **gemeinsame Grundlage** zu stellen und dabei eine stärkere **Integration der Pflegeberufe** in das berufsbildende System zu erreichen. Die Gesetze über die Berufe in der Altenpflege und über die Berufe in der Krankenpflege 2003 und 2004 machen dies deutlich.

Zur besseren Übersicht werden in einer Gegenüberstellung (◘ Tab. 2.11) nochmals zusammenfassend besondere Merkmale der Ausbildungen in der Altenpflege mit denen der Gesundheits- und Krankenpflege verglichen.

## 2.7 Welche weiteren Gesetze und Verordnungen sind für Pflegeausbildungen relevant?

Neben den Berufsgesetzen für Pflegeberufe haben natürlich weitere Gesetze und Verordnungen Einfluss auf die rechtliche Situation in der Pflegeausbildung. Grundsätzlich sind die Bestimmungen aus dem Arbeitsrecht zu berücksichtigen. Weiterhin können Regelungen nach dem **Jugendarbeitsschutzgesetz** (JarbSchG) gelten.

Das JarbSchG betrifft in Pflegeeinrichtungen vor allen Dingen **Jugendliche**, die als Praktikanten in der Pflege tätig sind, oder 17-Jährige zu Beginn der Ausbildung. In der folgenden Übersicht sind die wichtigsten Regelungen des JarbSchG aufgeführt.

**▪ Tab. 2.11** Gegenüberstellung der Ausbildungen in der Altenpflege und Gesundheits- und Krankenpflege nach Stöcker Nov. 2003 ([17], S. 14)

| Ausbildungsmerkmale | AltPflG von 2003 | KrPflG von 2004 |
| --- | --- | --- |
| Einordnung nach Art. 74 Abs. 1 Nr. 19 Grundgesetz (GG) | Heilberuf | Heilberuf |
| Zuständigkeit nach Art. 70, 72 Abs. 2 GG | Bund – Bundesministerium für Familie, Senioren, Frauen und Jugend (BMFSFJ) | Bund – Bundesministerium für Gesundheit und Soziales (BMGS) |
| Aufsichtsbehörden | KMK sowie Gesundheits- und Sozialministerien der Länder | Gesundheits- und Sozialministerien der Länder |
| Träger der Ausbildung | Stationäre Altenpflegeeinrichtungen Ambulante Einrichtungen | Krankenhaus oder Krankenhäuser im Verbund |
| Ausbildungszeit | 3 Jahre | 3 Jahre |
| Ausbildungsvergütung | Wird vom Träger der Ausbildung festgesetzt (§ 82 SGB XI) | Tariflich und bundeseinheitlich vereinbart |
| Ausbildungsverantwortung | Altenpflegeschule | Gesundheits- und Krankenpflegeschule |
| Ausbildungsstätten | Sekundarstufe II Berufsfachschule (staatlich) (BFS) Berufliche Schulen besonderer Art (mit staatl. Anerkennung) | Sekundarstufe II Berufliche Schulen besonderer Art (mit staatl. Anerkennung) Berufsfachschulen (BFS) |
| Qualifikation der Lehrenden am Lernort Schule und Praxisbegleitung | Geeignete Fachkräfte, pädagogische Qualifikation offen | Pflegerische Berufsqualifikation, pädagogische Hochschulqualifikation |
| Qualifikation der Ausbilder am Lernort Praxis und Praxisanleitung | Altenpfleger mit mindestens zweijähriger Berufserfahrung, berufspädagogische Weiterbildung offen | Gesundheits- und Kranken- bzw. Kinderkrankenpfleger mit mindestens zweijähriger Berufserfahrung und berufspädagogischer Weiterbildung von mindestens 200 Std. |
| Ausbildungsdauer und -struktur | 3 Jahre mit mindestens 4.600 Std. oder Teilzeit bis zu 5 Jahren | 3 Jahre mind. 4.600 Std. Generalisierung in 3.400 Std. Differenzierung in 1.200 Std. oder Teilzeit bis zu 5 Jahren |
| Unterbrechung der Ausbildung | In drei Jahren bis zu 12 Wochen möglich | 460 Std. möglich, d. h. 10 % der gesetzlichen Ausbildungszeit (Theorie 210 Std., Praxis 250 Std.) |

(Fortsetzung)

**Tab. 2.11** (Fortsetzung)

| Ausbildungsmerkmale | AltPflG von 2003 | KrPflG von 2004 |
|---|---|---|
| Mindestzugangsvoraussetzungen | Fachoberschulreife (FOB) Hauptschule + abgeschlossene Berufsausbildung von mind. 2 Jahren Hauptschule + Alten- oder Krankenpflegehilfe | Fachoberschulreife (FOB) Hauptschule + abgeschlossene Berufsausbildung von mind. 2 Jahren Hauptschule + Alten- oder Krankenpflegehilfe |
| Ausbildungsziele Pflegerische Zielgruppe Pädagogischer Anspruch | Alte und alte kranke Menschen Kenntnisse, Fähigkeiten und Fertigkeiten | Menschen in allen Lebensphasen und -situationen Fachliche, personale, psychosoziale und methodische Kompetenz |
| Theorie-Praxis-Verhältnis | Lernort Schule: 2.100 Std. Lernort Praxis: 2.500 Std. | Lernort Schule: 2.100 Std. Lernort Praxis: 2.500 Std. |
| Elemente der Gesundheitsvorsorge | Präventive Kurative Rehabilitative Palliative | Präventive Kurative Rehabilitative Palliative |
| Operationalisierung des Ausbildungszieles | In Handlungs- und Lernfelder | In eigenverantwortlichen, mitverantwortlichen und interdisziplinären Kompetenzbereichen |
| Staatliche Abschlussprüfung | Schriftlicher Teil Mündlicher Teil Praktischer Teil | Schriftlicher Teil Mündlicher Teil Praktischer Teil |
| Gesetzlich geschützte Berufsbezeichnung | Erlaubnis zur Führung der Berufsbezeichnung: Altenpfleger, Altenpflegerin | Erlaubnis zur Führung der Berufsbezeichnung: Gesundheits- und Krankenpfleger/in bzw. Gesundheits- und Kinderkrankenpfleger/in |
| Anerkennung als Pflegefachkraft nach SGB V und SGB XI | Ja | Ja |
| EU-Kompatibilität | | |
| Altenpflege | Nein, wenn ja, nach Richtlinie 92/51/EWG (Anerkennung vorgesehen) | Richtlinie 77/452/EWG (Anerkennung) |
| Gesundheits- und Krankenpflege | Ja | Richtlinie 77/453/EWG (Koordinierung) |
| Gesundheits- und Kinderkrankenpflege | Nein | Richtlinie 92/51/EWG (Anerkennung) |

## Regelungen im Jugendarbeits- schutzgesetz

1. Mindestalter für eine Beschäftigung Jugendlicher
   - Jugendlicher im Sinne des Gesetzes ist, wer 15, aber noch nicht 18 Jahre alt ist (§ 2 Abs. 2)
2. Arbeits- und Schichtzeit
   - Jugendliche dürfen nicht mehr als acht Stunden täglich und nicht mehr als 40 Stunden wöchentlich beschäftigt werden (§ 8 zur Arbeitszeit)
   - Die Schichtzeit (Arbeitszeit + Pausenzeit) darf zehn Stunden nicht überschreiten (§ 12)
   - Für die Berechnung der wöchentlichen Arbeitszeit ist als Woche die Zeit von Montag bis einschließlich Sonntag zugrunde zu legen (§ 4 Abs. 4)
3. Pausen- und Freizeit sowie Urlaub
   - Jugendlichen müssen im Voraus feststehende Ruhepausen gewährt werden (§ 11), sie müssen mindestens betragen:
     - 30 Minuten bei einer Arbeitszeit von mehr als viereinhalb bis sechs Stunden
     - 60 Minuten bei einer Arbeitszeit von mehr als sechs Stunden
     - Als Ruhepause gilt nur eine Arbeitsunterbrechung von mindestens 15 Minuten
   - Nach Beendigung der täglichen Arbeitszeit dürfen Jugendliche nicht vor Ablauf einer ununterbrochenen Freizeit von mindestens 12 Stunden beschäftigt werden (§ 13)
   - Der Jahresurlaub beträgt mindestens 25 Werktage, wenn der Jugendliche zu Beginn des Kalenderjahres noch nicht 18 Jahre alt ist (§ 19 Abs. 2)
4. Nachtruhe (§ 14)
   - Jugendliche dürfen nur von 6 bis 20 Uhr beschäftigt werden
   - Jugendliche über 16 Jahren dürfen in mehrschichtigen Betrieben bis 23 Uhr beschäftigt werden
5. Beschäftigungseinschränkungen und Verbote
   - An Samstagen und Sonntagen dürfen Jugendliche nicht beschäftigt werden; Ausnahmen sind Beschäftigungen in Krankenanstalten sowie Alten-, Pflege- und Kinderheimen (§ 16 und 17 Abs. 2)
   - Jugendliche dürfen nur an fünf Tagen in der Woche beschäftigt werden; die beiden wöchentlichen Ruhetage sollen nach Möglichkeit aufeinander folgen (§ 15)
   - Weitere Einschränkungen und Verbote (§§ 22 ff)
6. Gesundheitliche Betreuung (§§ 32 ff)

### 2.7.1 Rauchverbot für Jugendliche!

Rauchen in der Öffentlichkeit ist für Jugendliche unter 18 Jahren tabu. Die Verschärfung des Rauchverbotes hat der Bundestag hat mit dem Gesetz zum Schutz vor Gefahren des Passivrauchens am 20.07.07 beschlossen.

> Achten Sie als Ausbilder deshalb nicht nur im Rahmen der regulären Ausbildungszeit darauf, dass Jugendliche keinen Alkohol zu sich nehmen und nicht rauchen. Auch wenn Auszubildende unter 18 Jahren in Ihrer Gegenwart in der Öffentlichkeit oder bei Veranstaltungen rauchen bzw. Alkohol konsumieren, sind Sie verantwortlich.

Weitere berufsrelevante Gesetze finden Sie in der tabellarischen Übersicht (◘ Tab. 2.12).

**2**

**◘ Tab. 2.12** Gesetzliche Regelungen und Vorschriften

| Gesetze/Vorschriften | Abkürzung |
|---|---|
| Grundgesetz | GG |
| Bürgerliches Gesetzbuch | BGB |
| Bundesurlaubsgesetz | BurlG |
| Arbeitsgerichtsgesetz | ArbGG |
| Arbeitsgesetze | AG |
| Arbeitszeitgesetz | ArbZG |
| Unfallverhütungsvorschrift | UVV |
| Betriebsverfassungsgesetz | BetrVG |
| Mutterschutzgesetz | MuSchG |

**Praxisbeispiel**

Altenpflegeschülerin Sandra bittet die Praxisanleiterin Andrea um ein Gespräch, in dem sie erzählt, dass sie schwanger ist. Sandra möchte von Andrea wissen, welche betrieblichen Regelungen es bezüglich des Schichtdienstes für sie als Schwangere gibt und ob sie ihre Prüfungen planmäßig ablegen kann. Andrea ist häufig mit Fragen der Arbeitsgesetze konfrontiert und kann kompetent Auskunft geben.

Für Berufsausbildungen im dualen System gelten außerdem
- das Berufsbildungsgesetz (BBiG) und
- das Berufsbildungsförderungsgesetz (BerBiFG).

Praxisanleiter sind häufig gefordert, sich zu den einschlägigen Arbeitsgesetzen zu informieren. Sie sind gut beraten, wenn sie ein Nachschlagewerk zu rechtlichen Fragen innerhalb des Arbeitsverhältnisses zur Verfügung haben.

**Praxistipp**

Empfehlenswert ist das Buch **Arbeitsgesetze (ArbG)** (Beck-Texte im dtv). Hier finden Sie die wichtigsten Bestimmungen zu Arbeitsverhältnis,

Kündigungsrecht, Arbeitsschutzrecht, Berufsbildungsrecht, Tarifrecht, Betriebsverfassungsrecht, Mitbestimmungsrecht, Verfahrensrecht.

## 2.8 Weiterentwicklung der Pflegeberufe

### 2.8.1 Pflegekammern und Berufsordnungen

Die Interessenvertretung von Pflegefachpersonen kann nur die **Pflegekammer** sein, um die Position in unserer Gesellschaft der Pflege zu stärken. Pflegekammern sollen die Selbstverwaltung von Pflegefachpersonen durch Experten aus den eigenen Reihen möglich machen und die Regulierung des Berufsstandes durch Fachfremde beenden [18]. Doch diese Forderung der Pflegepolitik ist nicht unumstritten. Eine überwiegende Mehrzahl von Pflegenden befürwortet zwar Pflegekammern und stimmt deren Gründung zu mit der Begründung, Kammern könnten die Interessen des Berufsstandes bündeln, für eine klare Berufsordnung und Qualitätssicherung sorgen und damit den Pflegeberuf aufwerten. Eine Berufsordnung sei dafür nicht ausreichend. Pflegefachkräfte scheinen sich inzwischen darin einig zu sein, dass sie Pflegekammern brauchen, um ohne Fremdbestimmung die Strukturen festlegen zu können, in denen sie arbeiten, ausbilden, sich fort- und weiterbilden sowie studieren können.

Gegenstimmen vertreten jedoch die Ansicht, Kammern könnten keinen Einfluss nehmen auf Arbeitsbedingungen, Löhne und den derzeitigen Fachkräftemangel, sondern hätten Zwangsmitgliedschaft und steigende Kosten für Fort- und Weiterbildungen zur Folge.

Es wird also weiterhin eine große Offenheit und die Chance zur Meinungsäußerung notwendig sein, um beim Pflegepersonal das Für und Wider abzuwägen, um eine breitere Akzeptanz für das berufspolitische Ziel der Errichtung von Pflegekammern in allen Bundesländern zu finden.

Analog zu Landespflegekammern haben im August 2017 der Deutsche Pflegerat e. V. sowie die erste vollständig gegründete Pflegekammer Deutschlands, die Landespflegekammer Rheinland-Pfalz, beschlossen, eine **Bundespflegekammer** als Vertretung der Landespflegekammern einzurichten.

Damit wurde der Anstoß zu einer einheitlichen Selbstverwaltung der Pflegeberufe auf Bundesebene gegeben. Eine Gründungskonferenz, die die Gründung der Bundespflegekammer vorbereitet, hat sich folgerichtig noch im September 2017 konstituiert. Als politische und fachliche Interessenvertretung aller beruflich tätigen Pflegekräfte kann der Einfluss einer Bundespflegekammer auf dringend notwendige Umgestaltungen in der Pflege enorm wachsen. Eine Bundespflegekammer könnte schließlich auch weitere Gründungen von Landeskammern in Bundesländern fördern sowie die Interessen der Landespflegekammern und unterschiedliche Verordnungen der Bundesländer unter einem Dach koordinieren.

Obwohl eine Bundespflegekammer ein dringend notwendiger, folgerichtiger berufspolitischer Schritt sein kann, bleibt deren Gründungskonferenz jedoch nicht unumstritten.

Eine Gründungskonferenz, in der sich der Deutsche Pflegerat e. V. in der Rolle als alleiniger Vertreter aller beruflich Pflegenden aus den Bundesländern darstellt, welche noch keine Pflegekammern gegründet haben, wird hinterfragt. Lediglich die Landespflegekammer Rheinland-Pfalz gehört neben dem DPR zu den Beteiligten an der Gründungskonferenz. Es fehlen zumindest die beiden anderen Landespflegekammern in Schleswig-Holstein und Niedersachsen, die sich noch nicht vollständig konstituiert und finanziell konsolidiert haben, sowie Vertreter weiterer berufspolitischer Verbände und Organisationen, wie beispielsweise der DBfK, ADS,DBR, DBVA.

Die Gründung einer ersten Pflegekammer der Bundesrepublik war bereits 2013 in **Schleswig Holstein** beabsichtigt. Doch das Prozedere ist zäh. In Kiel wurde ein Gesetz auf den Weg gebracht, damit ein Errichtungs-

ausschuss seine Arbeit aufnehmen konnte. Vor 2018 ist jedoch nicht mit der endgültigen Kammergründung zu rechen.

Vorangekommen ist **Rheinland Pfalz**. In Mainz war bereits Anfang 2015 ein Gründungsausschuss zusammengetreten. Die Landespflegekammer Rheinland-Pfalz ist inzwischen **die erste vollständig gegründete Pflegekammer** Deutschlands.

Im Gegensatz zum berufspolitisch bedeutsamen Gremium Pflegekammer bestimmen **Berufsordnungen** die allgemeinen und speziellen Berufsaufgaben und -pflichten sowie beispielsweise auch Pflichten zu Fort- und Weiterbildungen. Auch sie sind innerhalb der Bundesländer unterschiedlich.

Berufsordnungen wurden erst in jüngster Zeit aktuell, es gibt sie jedoch in der internationalen Pflege länger schon in unterschiedlichen Ausfertigungen. Bereits 2004 entwickelte der Deutschen Pflegerat eine Berufsordnung [7], die als Orientierung bei der Erstellung von Berufsordnungen der Länder dient. Die Berufsordnung des DPR befasst sich u. a. mit den folgenden Schwerpunkten:

- Professionell Pflegende, deren Berufsaufgaben und -pflichten
- Berufspflichten für freiberuflich Tätige
- Verletzung der Berufspflichten

Berufsordnungen für Pflegefachkräfte der Gesundheits- und Krankenpflege, der Gesundheits- und Kinderkrankenpflege sowie der Altenpflege haben inzwischen folgende Bundesländer entwickelt:

- Saarland
- Bremen
- Hamburg
- Sachsen
- Niedersachsen

## 2.8.2 Vorbereitung auf das Pflegeberufegesetz

Nicht erst der Fachkräftemangel und zurückgehende Ausbildungszahlen machten seit Jahren den dringenden Handlungsbedarf

**2**

zur Neuordnung der Berufsgesetzgebung für Pflegeberufe deutlich. Auch veränderte, steigende Versorgungsanforderungen, wachsende Aufgabenprofile z. B. in der ambulanten Versorgung, sowie neue Aufgabenfelder wie beispielsweise Beratung oder Langzeitpflege, sind Erfordernisse, die unumgänglich eine Neustrukturierung der Berufsgesetze anmahnten.

Nicht mehr zu übergehen war auch die dynamische Entwicklung pflegewissenschaftlichen Fachwissens sowie die Zunahme wissenschaftsbasierter Pflegekompetenz, die gewachsene Qualitätsansprüche in Pflegeberufen deutlich machen. Aufgrund dieser Tatsachen entwickelte eine Bund-Länder-Expertengruppe seit 2010 Eckpunkte zur Reform der Pflegeausbildungen. Mit den Ergebnissen war der Bundesgesetzgeber zur Neuordnung der Pflegeausbildungen gefordert. Es galt nicht nur in Deutschland nachzuvollziehen, was in der Mehrheit der EU-Staaten und weltweit allgemeine Standards sind, sondern den großen Herausforderungen, denen sich Pflegefachkräfte bereits täglich zu stellen haben, durch eine zukunftsweisende, tragfähige Berufsgesetzgebung gerecht zu werden.

Zur Vorbereitung eines neuen Pflegeberufegesetzes legte die Expertengruppe bereits 2012 unter dem Titel „Weiterentwicklung der Pflegeberufe" [21] Ergebnisse vor, die im neuen Gesetz berücksichtigt werden sollten. Dazu gehören u. a. die Zusammenführung und die EU-Kompatibilität der Pflegeausbildungen. **Das Gesetzgebungsverfahren für ein neues Pflegeberufegesetz begann 2015.**

Auf dem Hintergrund eines bereits deutlichen Fachkräftemangels strebten die Bundesgesetzgeber (BMFSFJ und BMGS) in ihrer Verantwortung für die Ausbildungsreform **wichtige Ziele** an [18]:

- Die Attraktivität der Pflegeberufe soll erhöht werden, beabsichtigt ist u. a. eine Modernisierung der Berufsausbildung und das Überwinden von Benachteiligungen, die z. B. durch unterschiedliche Ausbildungsfinanzierungen entstanden waren
- Es soll mehr Chancen zur Karriere in Pflegeberufen geben, das betrifft z. B.

auch die Durchlässigkeit zur Höherqualifizierung

- Mehr wohnortnahe Ausbildungs- und Berufsangebote sind beabsichtigt
- Die fachliche Professionalisierung soll gefördert werden
- Heilkundliche Aufgaben Pflegender sollen benannt sein.

> **Die entwickelte Ausbildungsstruktur sollte Grundlage auch für die neue Ausbildung sein**

Grundsätzlich zu erwartende **Veränderungen** [18]:

- Das AltPflG und KrPflG werden als gesetzliche Grundlagen für eine generalistische Ausbildung (GPA) zusammengeführt.
- Ergänzend wird die Einführung einer Gesetzgebung zur akademischen Ausbildung in dualer Grundstruktur angestrebt, dafür ist der Dialog zwischen Ländern und Hochschulen weiterhin erforderlich.
- Die Ausbildungen werden in ein durchlässiges Aus- und Weiterbildungssystem eingepasst.
- Es gibt eine einheitliche Finanzierung und Kostenfreiheit für Auszubildende.
- Es gibt einen einheitlichen Berufsabschluss mit einem Zeugnis im ausgewiesenen Vertiefungsbereich.

Die **Bundesländer** behalten weiterhin die gesetzgebende Zuständigkeit [18] für

- Regelungen zur Berufsausübung,
- Regelung von Weiterbildungen,
- Gesetzgebung für Pflegehelferberufe und
- Schulrecht und Verwaltungsverfahren.

Damit blieb auch die Weiterbildung von Praxisanleitern in der Hoheit der Bundesländer. **Was wird bleiben** bzgl. der Berufsausbildung in der Pflege? Beispielsweise [18]:

- 3 Jahre Ausbildung, (2.100 Std. Schule, 2.500 Std. Praxis) mit staatlicher Prüfung.
- Pflichtbereiche für Praxiseinsätze (stationäre Akut- und Langzeitpflege, ambulante Pflege, pädiatrische Pflege, Psychiatrie), wobei die Anzahl der Einsatzzeiten zu prüfen bleibt.

**Praktische Ausbildung:**

- Die Gesamtverantwortung für die Ausbildung bleibt bei staatlich anerkannten Pflegeschulen.
- Träger der (praktischen) Ausbildung schließen den Ausbildungsvertrag mit Auszubildenden ab und benötigen Kooperationsverträge mit an der Ausbildung beteiligten Pflegeschulen und Einrichtungen.
- Der Ausbildungsplan in der Praxis hat deutlich den Lehrplan zu berücksichtigen.
- Praxisanleitung und -begleitung werden gestärkt.

Die Stärkung der Praxisanleitung soll wichtiger Bestandteil der Reform sein. **Weitere Konsequenzen:**

- Kooperation und Vernetzung zwischen ausbildenden Einrichtungen werden noch wichtiger.
- Pauschaler Bestandschutz für alle bestehenden Pflegeschulen wird nicht möglich sein.
- Konsequenzen für die Altenpflege: Die bessere Versorgung älterer Menschen ist eine treibenden Kraft der Reform, deshalb werden Altenpflegethemen bei den Ausbildungsinhalten entsprechend stärker zu berücksichtigen sein.
- Flankierende Maßnahmen wie die „Ausbildungs- und Qualifizierungsoffensive Altenpflege" sind erforderlich.

Viel war zu tun in den kommenden Jahren, um das neue Pflegegesetz zu implementieren. Das machte Übergangsfristen und -regelungen erforderlich.

> ❯ Das Pflegeberufegesetz ist mittlerweilen seit Juli 2017 in seiner endgültigen Fassung inkraft (Abschn. 2.1).
> Mit ihm wird die generalistische Pflegeausbildung erstmals als einheitliche Grundausbildung etabliert. Die im Jahr 2003 verabschiedeten Gesetze für die Altenpflege- und Krankenpflegeausbildung können noch

bis 2024 Anwendung finden, wenn eine Ausbildung vor Ablauf des 31.12.2019 begonnen wurde [4].

## 2.8.3 Praxisanleiter

Die bisher geforderte Weiterbildung der Praxisanleiter wurde durch das neue Pflegeberufsgesetz bisher nicht ändern. Lediglich in den Eckpunkten zur APrV gibt es Hinweise auf den Anspruch auf 300 Stunden berufspädagogischer Weiterbildung [3].

Die Bundesländer behalten weiterhin die gesetzgebende Zuständigkeit im Bereich der Fort- und Weiterbildungen. Es wird jedoch im Pflegeberufsgesetz stärker auf Anforderungen an die Praxisanleitung und -begleitung hingewiesen werden. In diesem Rahmen werden beispielsweise klare Ausbildungspläne für die Praxis verstärkt eine Rolle spielen, die am Lehrplan der Pflegeschulen auszurichten sind (▶ Abschn. 2.1.4, 2.1.5)

Nach wie vor sind 2500 Stunden für die praktische Ausbildung beabsichtigt, was den Vorgaben der EU Richtlinie und dem bisherigen Krankenpflegegesetzes entspricht.

Wie in ▶ Abschn. 2.8.4 erwähnt gibt es inzwischen für künftige Praxisanleiter neben der regulär geforderten Weiterbildung von mindestens 200 Stunden auch bereits einen Studiengang mit dem Titel: **Bachelor für Anleitung und Mentoring** (BA). Dieser Studiengang, den die FH Bielefeldt anbietet, ist der erste Teil der wissenschaftlichen Qualifizierung zur Lehrkraft für Gesundheitsfachschulen. Die Schwerpunkte des sechssemestrigen Studiums liegen auf dem Erwerb von Kompetenzen zur Gestaltung von Aufgaben im Bereich der Anleitung bzw. des Mentorings für pflegerische, ergotherapeutische und physiotherapeutische Berufe.

Das **Studienziel** betrifft ebenso wie die Weiterbildung für Praxisanleiter den Kompetenzerwerb im Anleiten, Begleiten, Unterstützen. Absolventen bekommen die Möglichkeit, weitere Kompetenzen im Masterstudiengang (MA) Berufspädagogik Pflege und Gesundheit an der Fachhochschule Bielefeld zu erwerben.

**2**

## 2.8.4 Pflegestudiengänge

Die Akademisierung in Gesundheitsberufen bleibt ein wichtiges berufspolitisches Thema. Dies gilt nicht nur für Pflegende im Management, sondern auch der „Bachelor am Bett" ist zunehmend gefragt. Neben der etablierten dualen Berufsausbildung in Pflegeberufen, die Auszubildende abwechselnd in einer (Pflege-) Schule und ihrer Ausbildungseinrichtung absolvieren, ermöglichen fast alle Bundesländer zunehmend **berufsausbildende** (grundständige) **Studiengänge**, die direkt zum **Pflegeberuf** qualifizieren.

Viele dieser Angebote wurden als **duale Studiengänge** (▶ Abschn. 2.3.3) entwickelt. Mit Bezeichnungen wir „Pflege dual", „Pflege" oder „Gesundheit & Pflege" sind sie noch relativ jung, doch die Angebote dazu wachsen ständig. Sie vereinen ein akademisches Studium an einer Hochschule, Fachhochschule oder Berufsakademie mit der praxisorientierten Berufsausbildung. Ein integriert aufgebauter Studiengang kann so in der Regel nach 8 Semestern sowohl zum **Bachelor of Science** oder **Bachelor of Arts,** als auch zum Berufsabschluss **Gesundheits- und Krankenpfleger/in, generalisiert** führen. Dieser Berufsweg ist z. B. in Hamburg und Hannover inzwischen auch als **Teilzeitstudium** möglich. Die Studierenden führen dann formal ein Teilzeitstudium und eine Teilzeitausbildung mit ca. sechs Stunden täglicher Arbeitszeit durch.

Die Bachelorstudiengänge erfolgen in der Regel nach folgenden Modellen:
- **Dual/verzahnt:** Die berufliche Ausbildung ist verzahnt mit zusätzlichen Studienangeboten. Nach dem Berufsabschluss wird das Studium fortgesetzt bis zum Bachelorabschluss.
- **Dual/integriert:** Die berufliche Ausbildung ist in das Hochschulstudium integriert.
- **Ohne Berufszulassung:** Nach Abschluss eines Hochschulstudiums kann die Berufszulassung durch nachträgliche Anteile einer Pflegeausbildung erworben werden.

❯ Das PflBG ermöglicht ab 2017 ergänzend zur beruflichen Pflegeausbildung eine hochschulische Ausbildung als zweiten Zugang zum Beruf. Das berufsqualifizierende Pflegestudium von mindestens 3 Jahren schließt mit der Berufsbezeichnung Pflegefachfrau, Pflegefachmann und der Verleihung eines akademischen Grades ab (Abschn. 2.1.3).

Eine erfolgreich abgeschlossene berufliche Pflegeausbildung soll das Pflegestudium um die Hälfte verkürzen. Zugangsvoraussetzungen für eine hochschulischen Ausbildung sind landesrechtlich geregelt (§§ 37, 38, 39 PflBG).

**Andere Studiengänge** aus dem Bereich Gesundheit und Pflege werden inzwischen entweder als
- **primärqualifizierende** oder
- **duale Studiengänge**

von über 120 Hoch- und Fachhochschulen in Deutschland angeboten, um den wachsenden gesellschaftlichen Anforderungen gerecht zu werden. Die Denkschrift „Pflege braucht Eliten"(1992) zur Hochschulausbildung für Lehr- und Leitungskräfte in der Pflege hatte entscheidenden Anteil daran, diese Entwicklung in Deutschland voran zu treiben. Seit diesem Zeitpunkt wurden vermehrt Studiengänge eingerichtet, um Pflegewissenschaftler, Pflegepädagogen und Pflegemanager auf wissenschaftlicher Grundlage zu qualifizieren.

Derzeit erfreuen sich besonders die dualen Studiengänge wachsender Beliebtheit, weil sie **berufsintegriertes** Studieren ermöglichen. Hierzu gehören z. B. Bachelor- sowie Masterstudiengänge wie:
- Gesundheits- und Pflegemanagement
- Gesundheits- und Pflegewissenschaften
- Pflege und Gesundheit
- Pflege und Pflegemanagement
- Gesundheitswissenschaften
- Pflegewissenschaften

- Gesundheits- und Pflegepädagogik
- Medizinpädagogik

Zur Qualifizierungen **Advanced Nursing Practice** (ANP) bzw. zu Pflegeexperten gibt es neben berufsbegleitenden Weiterbildungen auch den Bachelorstudiengang für Pflegende z. B.:

- Bachelorstudiengang Advanced Nursing Practice z. B. zur Spezialisierung in der Intensivpflege, Anästhesiepflege oder im Notfallmanagement
- Für künftige **Praxisanleiter** als Studiengang: **Bachelor für Anleitung und Mentoring**

Aufgrund des Bologna-Prozesses sind Studiengänge in der Regel auf das zweistufige Bachelor-Mastersystem umgestellt. So soll innerhalb der EU die Anerkennung von Studienleistungen auf der Basis einheitlicher Qualitätsnormen geschaffen werden. Die aktuellen Entwicklungen machen bisher zwar deutlich, wie groß die Nachfrage und der Trend hin zur Akademisierung in Pflegeberufen sind. Sie zeigen aber auch drastisch, dass sich nicht nur in den Bezeichnungen der Studienrichtungen ein buntes, schwer überschaubares Gewirr entwickelt hat, das die Vergleichbarkeit der Ausbildungsqualität erschwert; deutlich wird auch, dass Studienanbieter derzeit noch weitgehend nach eigenem Ermessen Studienanforderungen und -inhalte konzipieren.

Zur **Finanzierung** solcher berufsbegleitenden, bzw. Vollzeit- oder Teilzeitstudiengänge oder auch von Weiterbildungen gibt es in den meisten Bundesländern Fördermöglichkeiten wie Bafög, Studienkredite, Begabtenförderung, Studentenbildungsfonds oder Stipendien. Diese können evtl. helfen, ein Studium oder eine Weiterbildung zu finanzieren. Zu Bildungsschecks erfahren Sie Genaueres z. B. unter:

- ▶ www.bildungsprämie.info
- ▶ www.bildungsscheck.nrw.de
- ▶ www.bildungsscheck.brandenburg.de
- ▶ www.qualifizierungsschecks.de
- ▶ www.qualischeck.rlp.de

oder zu berufsbegleitenden Fördermöglichkeiten unter 0800/ 140 11 40 (gebührenfrei).

## Literatur

1. Benedicta M (Prof. Arndt), Teetz J (2006) Doppelter Abschluss: Heilberufe 9.66
2. Bohrer A, (2018) Kompetent anleiten am Lernort Praxis- Einschätzung aus der Sicht der Hochschule. Kongress Pflege, Berlin, Januar 2018. Evang. Hochschule, Berlin; Bohrer, A.(2013). Selbständigwerden in der Pflegepraxis. Eine empirische Studie zum informellen Lernen in der praktischen Pflegeausbildung. Berlin: wvb. S 283–285
3. BMG, BMFSFJ (Hrsg) (2016) Eckpunkte zur Ausbildungs- und Prüfungsverordnung zum Pflegeberufsgesetz. (▶ www.bmg.bund.de/ministerium/meldungen//2016/ausbildungs-und-pruefungsverordnung-zum-pflegeberufsgesetz.html)
4. Bundesgesetzblatt (2017) Teil 1 Nr. 49, Bonn 24.07. 2017: Gesetz zur Reform der Pflegeberufe ((Pflegeberufereformgesetz – PflBRefG)
5. Deutscher Berufsverband für Pflegeberufe (DBfK) (Hrsg) (2004) Gesetze über die Berufe in der Altenpflege und Krankenpflege. DBfK, Bad Soden
6. Deutscher Bildungsrat für Pflegeberufe (DBR) (Hrsg) (2004) Vernetzung von theoretischer und praktischer Pflegeausbildung. Berlin
7. Deutscher Pflegerat e. V. (Hrsg) (2004) Rahmen-Berufsordnung für professionell Pflegende. DPR, Berlin
8. Fabiola J (Hrsg) (1998) Grusswort in Liliane Juchli- Ein Zeitdokument der Pflege. ghs, Dietzenbach
9. Hamann E, Stöcker G, Stolz KH, Winter C, Zink C, Deutscher Bildungsrat für Pflegeberufe (Hrsg) (2017) Pflegeausbildung vernetzend gestalten. Berlin
10. Huber J (2002) Pflegeausbildungen im berufsbildenden System der Länder. In: Stöcker G (Hrsg) Bildung und Pflege. Schlüter, Hannover, S 126–131, 167–200
11. Juchli I (1994) Pflege. Praxis und Theorie der Gesundheits- und Krankenpflege, 7. Aufl. Thieme, Stuttgart
12. Kuratorium Deutsche Altenpflege (KDA) (Hrsg) (2002) Bundeseinheitliche Altenpflegeausbildung. Material für die Stundenumsetzung. Köln
13. Menge I (Hrsg) (1998) Grusswort in Liliane Juchli- Ein Zeitdokument der Pflege. ghs, Dietzenbach
14. Praxisanleitung mehr als eine Funktion: Einschätzung aus der Sicht der Ausbildungspraxis. Kongress Pflege 2018, Berlin19. Januar 2018, Referat Anke Jacobs BLGS, LV Berlin
15. Stiftung Robert Bosch (Hrsg) (2000) Pflege neu denken. Zur Zukunft der Pflegeausbildung. Schattauer, Stuttgart

**2**

16. Schneider A (2004) Von nun an gilt das neue Krankenpflegegesetz. Heilberufe 1:10 ff.
17. Stöcker G (2004) Die neuen Pflegeausbildungen im Vergleich. Heilberufe 1:14
18. Viering T (2015) (Referat 305, BMFSFJ). Neues Pflegeberufegesetz. Stand und Konsequenzen den Reform. Vortrag auf dem Kongress Pflege, Berlin
19. Vorbehaltene Tätigkeiten der Pflegeberufe – wo liegen die Verantwortlichkeiten und Kompetenzen? Pflegeberufegesetz – Umsetzung und Bedeutung (Teil 1), Referat Prof. Dr. iur. Gerhard Igl, Kongress Pflege 2018, Berlin19. Januar 2018
20. Westerfellhaus A (2015) EditorialStarke Partner. Heilberufe 4:15
21. ▶ www.bundesgesunheitsministerium.de/pflege/pflegekräfte/eckpunkte/pflegeberufsgesetz.html. v.01.03.2012

# Praxisausbildung in den Pflegealltag einbinden

© Springer-Verlag Berlin Heidelberg 2018
R. Mamerow, *Praxisanleitung in der Pflege*,
https://doi.org/10.1007/978-3-662-57285-6_3

**3**

**Lernziele**

Sie erkennen in diesem Kapitel, welche Besonderheiten die Praxisausbildungen in Pflegeberufen prägen. Sie lernen Möglichkeiten und Grenzen praktischer Ausbildung in der Pflege kennen und erfahren, was Sie tun können, um in diesem Spannungsfeld lernfördernde Bedingungen für Auszubildende und neue Mitarbeiter zu ermöglichen. Sie erwerben Kenntnisse, um Rahmenbedingungen für die Praxisausbildung und Anforderungen an Lernorte in der Praxis analysieren und um diese maßgeblich mitgestalten zu können. Sie finden Informationen, was unter Lernangeboten in der Praxis zu verstehen ist, die in allen Pflegeausbildungen Gültigkeit haben, und wie Sie diese für die Praxisausbildung nutzen können.

Sie bekommen einen Überblick über unterschiedliche Möglichkeiten, selbst Lernziele zu formulieren und diese anhand praktischer Beispiele zu bewerten und einzusetzen.

## 3.1   Wie kann ich Praxisanleitung im Spannungsfeld zwischen Lernen und Arbeiten wahrnehmen?

**Praxisbeispiel**

Die Praxisanleiterin Jana hat mit zwei Azubis des dritten Ausbildungsjahres in der medizinischen Abteilung eine Anleitung geplant. Die Lernenden sollen dabei die Patienten in zwei Zimmern während des Vormittags selbstständig betreuen und eine Pflegedokumentation anfertigen. Die Stationsleiterin ist über den Termin informiert und einverstanden, sie wendet jedoch ein, dass die Anleitung viel zu wenig Aufgaben für die Schüler während eines Vormittags beinhalte, weil nur die Patienten in zwei Zimmern zu betreuen seien. Sie fragt, ob es nicht wegen der knappen Personalbesetzung möglich sei, dass die Schüler zusätzlich das Frühstück für die ganze Station austeilen und den Blutdruck bei allen Patienten messen, die an diesem Tag entlassen

würden. Jana überlegt kurz und erklärt dann geduldig, dass es Ziel der Anleitung sei, dass Auszubildende sich in der individuellen Pflege in der Struktur von Bereichspflege übten. Dabei stehe die Planung, Durchführung und Dokumentation der Pflege einer begrenzten Patientengruppe im Vordergrund. Es stände im Widerspruch zu den Lernzielen der Anleitung, wenn die Schüler zusätzlich Aufgaben im Rahmen von Funktionspflege bei anderen Patienten miterledigen würden.

❓ Wie hätten Sie reagiert? Wie weit sollte Praxisausbildung den Anforderungen und Wünschen der Arbeitsbereiche gerecht werden?

### 3.1.1   Möglichkeiten und Grenzen von Ausbildung unter Pflegebedingungen berücksichtigen

Ausbildungsaufgaben stellen in der Regel zusätzliche, spezifische Ansprüche an Pflegebereiche. Besonders Einrichtungen, die bisher nicht ausbildungsrelevant für Pflegeschüler waren, wie z. B. ambulante Pflegedienste oder Rehabilitationseinrichtungen, versuchen inzwischen, diesen Anforderungen gerecht zu werden, und bilden Schüler praktisch aus. Praxisanleiter sind deshalb häufig gefordert, Pflegedienstleitungen und Einrichtungsträger darin zu beraten, wie die vorhandenen Strukturen zu gestalten sind, damit **geplante und strukturierte praktische Ausbildung** unter den individuellen Gegebenheiten der Lernorte in der Praxis sichergestellt werden können.

Die häufig formulierte Forderung, dass jeder Arbeitstag für Auszubildende in der Pflege auch ein Ausbildungstag sein solle, wird jeder Praxisanleiter nur voll unterstützen können. Doch es wird nicht erst jetzt deutlich, dass diese Forderung nicht realisierbar ist, solange z. B. die Zuordnung von Auszubildenden auf den Personalschlüssel bestehen bleibt und die angespannte Personalsituation in der Pflege Ausbildungserfordernisse weitestgehend betrieblichen Belangen unterordnet. Nicht verschwiegen werden darf, dass Lernende in Praxisbereichen häufig vorwiegend wichtige Arbeitskräfte sind und Ausbildungssituationen in der Praxis nicht selten als störend empfunden werden. Erschwerend kommt für die praktische Ausbildung in der Pflege hinzu, dass Lernende und auch Mentoren in den Schichtdienstplan der Pflegebereiche integriert sind.

> ❯❯ **Auszubildende fühlen sich nicht selten ausschließlich als Arbeitskräfte „missbraucht". Dies wird sich mit zunehmend klareren Anforderungen durch das Pflegeberufegesetz [1] an Praxisausbildung ändern.**

**Praxisanleitung ist geplante, zielgerichtete Aktivität,** in der Lernende von Praxisanleitern an pflegerisches Handeln herangeführt werden. Lernerfordernisse der Schule und Anforderungen der praktischen Ausbildung müssen dabei aufeinander abgestimmt werden.

Praxisanleiter stehen grundsätzlich vor den nicht einfachen Aufgaben, Ausbildungsinhalte unter realen Bedingungen an unterschiedlichen Lernorten der Praxis zu vermitteln und Lernende unter realen Praxisbedingungen anzuleiten (▶ Kap. 7). Sie sind damit nicht nur Bindeglied und Nahtstelle zwischen Theorie und Praxis, sondern übernehmen im Rahmen der praktischen Ausbildung von Lernenden auch besondere Verantwortung.

Die **Möglichkeiten** und **Grenzen** des Ausbildungsprozesses in der Pflegepraxis stellen hohe Anforderungen an das Geschick und Einfühlungsvermögen der Praxisanleiter. Nur eine klare Reflexion dieser Situation kann es Ihnen ermöglichen, Schüler unter den besonderen Bedingungen von Pflege individuell und fachgerecht anzuleiten.

Pflegende kennen die Schwierigkeiten und Spannungsfelder, die Praxisausbildung in Pflegeberufen prägen. Deshalb sollen hier nicht nur die **Möglichkeiten** von Praxisausbildung

beschrieben werden, sondern auch grundsätzliche **Grenzen** für Praxisausbildung, die sich aus der **Gleichzeitigkeit der umfassenden Betreuung von Pflegebedürftigen und des Erwerbs von Kompetenz für diese Betreuung** ergeben, wie die folgende Übersicht zeigt.

---

**Grenzen für Praxisausbildung**
— Praxisanleiter sind gefordert, Ausbildungssituationen für Lernende bei **gleichzeitig** wechselnden individuellen Pflegesituationen von unterstützungsbedüftigen Menschen auf hohem Niveau zu verwirklichen.
— Im Gegensatz zu anderen Ausbildungsberufen lassen sich Praxissituationen in der Pflege nicht vollständig und real simulieren, sondern Praxisausbildung erfolgt **innerhalb** des Arbeitsprozesses und ist davon nicht abzukoppeln.
— Pflegerisches Handeln ist in erster Linie Beziehungspflege, deshalb sind pflegerische Tätigkeiten **nicht** als **Routinehandlungen** vermittelbar bzw. erlernbar.
— Obwohl Pflegeprozesse in der Regel planbar sind, kommt es häufig zu **unvorhergesehenen Situationen** mit Pflegebedürftigen und damit zu Anforderungen, die einen kontinuierlichen Anleitungsablauf beeinflussen bzw. „stören". Daraus ergibt sich die Notwendigkeit, auf Situationen zu reagieren und den **Lernprozess entsprechend zu variieren** und zu reflektieren. Dies stellt an das Einfühlungsvermögen und die Flexibilität der Lehrenden und Lernenden hohe Anforderungen.

---

Praxisausbildung ist immer Unterricht und Arbeitsprozess zugleich. Das Arbeitshandeln in Pflegesituationen ist komplex und erfordert Flexibilität und Kreativität von Praxisanleitern.

**3**

> **Es erfordert die Fähigkeit, Prioritäten
> zu setzen in der Fülle der Situationen,
> welche die Pflegepraxis bietet, und
> dabei Lernmöglichkeiten zu schaffen,
> ohne einen Pflegebedürftigen zusätzlich
> zu belasten oder den Arbeitsablauf zu
> behindern [3].**

Zu den **besonderen Bedingungen** und Grenzen, die Sie grundsätzlich im Spannungsfeld praktischer Ausbildung zu berücksichtigen haben, gehören weiterhin:

- Die Anleitungssituationen sollen, statt in den häufig noch praktizierten Strukturen der Funktionspflege zu verharren, gleichzeitig die Konzepte prozessorientierter Bezugspflege sowie individuelle Bedürfnisse Pflegebedürftiger berücksichtigen.
- Es muss Praxisanleitern gelingen, Anleitungssituationen zu schaffen, die trotz eines ständigen **Situationswechsels** allgemein gültigen (exemplarischen) Charakter haben.
- Bei allen Anleitungssituationen haben Praxisanleiter zu berücksichtigen, dass die **Situation der zu betreuenden Menschen** erste Priorität hat und hinter allen Anliegen der Ausbildung zurückstehen muss.

Ein **erhöhter Schwierigkeitsgrad** für jede Ausbildungssituation unter Praxisbedingungen ergibt sich auch aus dem Anspruch, dass Lernende als „Neulinge" in der Pflege bereits in der Lage sein müssen, während der Praxisanleitungen individuelle Befindlichkeiten und Bedürfnisse von Pflegebedürftigen zu erfassen und diesen gerecht zu werden. Diese komplexe Aufgabe stellt zusätzlich zur eigentlichen Arbeitsaufgabe eine hohe Anforderung nicht nur an die Lernenden, sondern auch an die Kompetenz der Lehrenden.

**Praxisbeispiel**

Die Praxisanleiterin Julia hat mit der Schülerin Silke verantwortlich übernommen, das Mittagessen für eine Bewohnergruppe auszuteilen. Als Lernziel haben beide festgelegt, dass Silke die verschiedenen Diäten kennenlernen und

sich darin üben soll, eine halbseitig gelähmte Bewohnerin bei der Nahrungsaufnahme zu unterstützen. Nachdem Silke die Bewohnerin zum Essen in den Stuhl mobilisiert hat, erbricht diese. Daraufhin unterbricht die Praxisanleiterin die Anleitungssituation und betreut die Bewohnerin fachgerecht, während Silke das Austeilen der Mahlzeit für die anderen Bewohner ihrer Betreuungsgruppe im Nachbarzimmer selbstständig fortsetzen kann.

## 3.1.2  Praxisausbildung lernfördernd realisieren

**Rahmenbedingungen der Arbeitsbereiche kennen**

> **Praxisanleiter sichern Lernen und
> Arbeiten im Spannungsfeld der
> praktischen Ausbildung, indem sie
> arbeitsorganisatorische Anforderungen
> analysieren und Ausbildungs-
> anforderungen sowie -ziele mit
> den Rahmenbedingungen der
> Arbeitsbereiche in Einklang bringen.**

Wie bereits im vorhergehenden Abschnitt deutlich wurde, benötigen Praxisanleiter Einfühlungsvermögen und organisatorisches Geschick, um Anleitungssituationen störungsfrei, zweckmäßig und den Rahmenbedingungen angemessen in den Arbeitsprozess einer Abteilung einzubinden, ohne dabei die Ausbildungserfordernisse aus den Augen zu verlieren. Bevor Praxisanleiter jedoch prüfen, wie sie selbst Anleitungsprozesse in Praxisbedingungen einfügen können, sollten sie prüfen, ob die Voraussetzungen der **Einrichtung** den gesetzlichen Erfordernissen an Praxisausbildung, die in den Berufsgesetzen beschrieben sind (► Abschn. 2.1; ► Abschn 2.4) entsprechen.

Sie sollten deshalb die **Rahmenbedingungen der Ausbildungsbereiche**, in denen Sie tätig sind, genau kennen. Das klingt selbstverständlich, trotzdem wird oft übersehen, dass erst Ihre Analyse der organisatorischen Bedingungen, unter denen Sie tätig sind,

Ihnen hilft, lernfördernde und lernhemmende Strukturen für Anleitungen wahrzunehmen und zu berücksichtigen.

---

**Praxistipp**

Praxisanleiter sind am besten in der Lage, die Rahmenbedingungen ihrer Einrichtung daraufhin zu analysieren, wie und unter welchen Bedingungen Ausbildung erfolgen kann. Sie sollten gesetzliche Vorgaben für Praxisanleitung klar benennen können (► Kap. 2 und ► Kap. 9).

---

Ihre Analyse sollte sich an ausbildungsrelevanten Kriterien orientieren können (◘ Tab. 3.1) und **realistisch** einschätzen, was für die Praxisausbildung

- erforderlich,
- machbar und
- wesentlich ist.

Dazu gehört auch ein professionelles Verständnis für **Grenzen,** die der Ausbildung unter Beteiligung pflegebedürftiger Menschen gesetzt ist.

Im Rahmen einer einrichtungsbezogenen Analyse der Rahmenbedingungen sind schließlich konkret folgende Fragen zu bearbeiten:

- Welche organisatorischen Strukturen sind zu schaffen, damit Praxisanleitung erfolgen kann (beispielsweise im Stellenplan und durch eine Stellenbeschreibung im Kontakt zwischen Schule und Einrichtung) (► Abschn. 1.4; ► Abschn. 1.5)? Wie kann Praxisanleitung garantiert werden (gibt es z. B. ausgebildete Praxisanleiter und Mentoren, sind diese vom Pflegedienst freigestellt, ist der Dienstplan der Schüler mit denen der Praxisanleiter abzustimmen)?
- Wie viele Schüler können, bezogen auf die Rahmenbedingungen, maximal ausgebildet werden?
- Welche räumlichen Bedingungen sind vorhanden bzw. benötigt Praxisausbildung (gibt es z. B. ausreichend Platz für Anleitungssituationen, Möglichkeiten zur Arbeit in Kleingruppen und zu ungestörten Beratungsgesprächen, gute Licht- und Luftverhältnisse, hygienische Umkleidemöglichkeiten, Pausenmöglichkeiten)?
- Wie lassen sich Praxisanleitungen störungs- und belastungsfrei in die jeweiligen individuellen Pflegestrukturen integrieren (in welchen Strukturen erfolgt Pflege und Betreuung, und wie lassen sich

◘ **Tab. 3.1**  Kriterien für Rahmenbedingungen zur Praxisausbildung

| Grundsätzliche Ausbildungserfordernisse | Einrichtungsbezogene Analyse der Ausbildungsbedingungen |
|---|---|
| Was ist aus gesetzlicher und pflegepädagogischer Sicht **gefordert**? (► Kap. 2) | Welche organisatorischen Bedingungen sind in unserer Einrichtung vorhanden? Was wird benötigt? |
| Welche Lernsituationen sind für die Pflegepraxis **ausbildungsrelevant**? (► Kap. 6) | Was können wir als Einrichtung davon verwirklichen? |
| Was ist aus berufspädagogischer Sicht für die Praxisausbildung **wesentlich**? (► Kap. 4) | Wo sind unsere Schwerpunkte? |
| Welche **Grenzen** sind der Praxisausbildung gesetzt? (► Abschn. 3.1.1) | Welche Grenzen bezüglich unserer Pflegebedürftigen und unserer Arbeitsstrukturen sind der Ausbildung gesetzt? Was können wir nicht leisten? |

**3**

Ausbildungserfordernisse in die Lebenswelt und Bedürfnisse von Pflegebedürftigen einbinden)?

- Wie ist die Fürsorge- und Aufsichtspflicht im Rahmen der Praxisausbildung gegenüber Pflegebedürftigen und Lernenden zu realisieren (wie ist zu sichern, dass Schüler nicht ohne Aufsicht und Anleitung arbeiten und angemessene Aufgaben entsprechend ihres Ausbildungsstandes wahrnehmen)?
- Welche Ausstattungen sind für angemessene Lernbedingungen erforderlich (Einsatz von Unterrichtsmedien wie Flipchart, Whiteboard, OHP und Fachbüchern)?
- Wie ist die Kooperation zwischen Praxisanleitern und Pflegeteams zu gestalten?
- Nach welchen Qualitätskriterien erfolgt die Pflege und Betreuung, welche Instrumente zur Qualitätssicherung stehen zur Verfügung (▶ Kap. 7) und sind nutzbar?
- Ist es möglich, die Empfehlungen von Pflegeexperten zur Praxisanleitung zu realisieren (▶ Abschn. 1.2) und den notwendigen zeitlichen Freiraum für Praxisausbildung im Berufsalltag zu schaffen?

## Rahmenbedingungen gestalten und nutzen

Praxisanleiter sind nicht nur gefordert, Rahmenbedingungen für planmäßige Ausbildung zu analysieren, sondern diese auch verantwortlich mitzugestalten. Das bedeutet schließlich auch, sich für die inhaltliche Strukturierung der Praxisausbildung ihrer Einrichtung zu engagieren und diese mit den Einrichtungsverantwortlichen, den Mitarbeitern der Pflegeteams ebenso wie mit den Lehrenden der Schule verbindlich festzulegen (▶ Abschn. 1.4, ▶ Kap. 6). Dazu gehört,

- Ausbildungskonzepte mit den Lehrkräften der Schule zu entwickeln und in die Praxisbedingungen einzubinden,
- Lernangebote für Auszubildende mit Pflegeteams festzulegen (▶ Kap. 4),
- Anleitungsaufgaben in die Leistungsbeschreibung der Einrichtung einzubeziehen und

- Leitlinien und Rahmenbedingungen zur Gewährleistung praktischer Ausbildung zu entwickeln.

Nicht unterschätzen sollten Sie auch, angemessene **kommunikative Rahmenbedingungen** für die Praxisausbildung innerhalb einer Einrichtung zu schaffen. Verbindliche Kommunikationsstrukturen im Kontakt und Informationsaustausch mit Mitarbeitern und Schülern (▶ Kap. 9) gehören zu den organisatorischen Rahmenbedingungen, die es Ihnen möglich machen, strukturiert und störungsfrei zu arbeiten bzw. zu kommunizieren. In diesem Rahmen sollten Sie auch das Einüben von Verhaltensweisen gegenseitiger Wertschätzung nicht unterschätzen.

**Praxisbeispiel**

Die Praxisanleiterin Julia hat mit zwei Auszubildenden des dritten Ausbildungsjahres die Auswertung der Praxisanleitung in ihrem Büro geplant. Als sie bereits mit den beiden im Gespräch ist, betritt eine andere Praxisanleiterin das Büro, setzt sich an einen freien Schreibtisch und telefoniert mit einer Station, um Termine abzugleichen. Julia unterbricht daraufhin kurz das Gespräch mit den Auszubildenden. Sie erklärt ihrer Kollegin freundlich, dass gerade ein Auswertungsgespräch stattfinde. Sie bittet ihre Kollegin, das Telefonat deshalb in einem anderen Raum zu führen. Die Kollegin entschuldigt sich erschrocken und hängt ein Schild an die Tür mit der Aufschrift „Bitte nicht stören", bevor sie den Raum verlässt.

Einfache Regeln in der Kommunikation, die die gemeinsame Arbeit erleichtern, sind auf der einen Seite beispielsweise:

- Gesprächsbedarfe anmelden, nicht mit Anliegen in Situationen „hineinplatzen" bzw. Anliegen nicht „zwischen Tür und Angel" klären wollen,
- einem Gesprächspartner Wertschätzung entgegenbringen, indem dessen Tätigkeit nicht mit spontanem Gesprächsbedarf unterbrochen wird.

Auf der anderen Seite sollte darauf geachtet werden,

- Tätigkeiten und Gespräche nicht von anderen Personen unterbrechen zu lassen, wenn diese ungeplante (nicht akute) Anliegen und Gesprächsbedarfe haben,
- verbindliche Termine anzubieten, zu denen Anliegen geklärt werden können,
- regelmäßige Sprechzeiten einzuführen (und selbst einzuhalten), damit auch die Erreichbarkeit gesichert ist, und
- Gespräche, die gerade stattfinden, nicht zu unterbrechen und korrekt zu beenden, bevor einem nächsten Anliegen Aufmerksamkeit geschenkt wird.

Um Rahmenbedingungen für die Ausbildung in der Praxis zu gestalten, sollten Sie auch berücksichtigen, dass es zu Beginn der Ausbildung oft schwierig ist, dem **Ausbildungsstand** entsprechend angemessene Anleitungen in der Praxis zu planen, weil bereits zum Ausbildungsbeginn objektive Pflegeanforderungen mit den individuellen Leistungs- und Verhaltensvoraussetzungen der Schüler in Übereinstimmung gebracht werden müssen.

Statt vollständiger Anleitungen bieten sich Teilübungen an. Diese sind jedoch in der individuellen Pflege alter oder kranker Menschen selten angemessen. Praxisanleitung benötigt besonders in dieser Ausbildungsphase Raum und Zeit, um auch in der Praxis unter Simulationsbedingungen mit Lernenden in Kleingruppen arbeiten und Rollenspiele integrieren zu können (▶ Abschn. 2.1.5 und ▶ Abschn. 4.5.3).

Zur Eingrenzung von Aufgaben, die Auszubildende übernehmen können und dürfen, sind Praxisbegleitmappen mit Ausbildungsplänen und individuellen Lernaufgaben eine wichtige Unterstützung (▶ Abschn. 4.5.4). Diese Ausbildungsdokumente sind wiederum mit den Rahmenbedingungen einer Einrichtung abzustimmen und in Übereinstimmung zu bringen.

Praxisanleitungen, in denen Teilhandlungen und Handgriffe geübt werden, sind kaum

in die Rahmenbedingungen der Pflegepraxis zu integrieren, weil sie Pflegebedürftige oft belasten, Arbeitsabläufe stören und nicht den Zielen individueller, prozessorientierter Bezugspflege entsprechen.

> **Praxistipp**
>
> Es bietet sich an, Pflegetechniken, wie das Lagern eines Pflegebedürftigen, im Lehrkabinett unter Simulationsbedingungen (▶ Abschn. 4.5) mehrfach zu üben und den Übungseffekt zu vertiefen, indem Verhaltensweisen im Rollenspiel erprobt werden.

Lernende lassen sich auf diese Weise bewusster zu Selbst- und Fremdeinschätzungen anregen (▶ Abschn. 9.4.2).

Praxisanleitern gelingt es im Spannungsfeld zwischen Arbeiten und Lernen in der Praxis zunehmend besser, ihr Aufgabenfeld professionell wahrzunehmen:

- Sie vermitteln die spezifischen Lernangebote der Arbeitsbereiche in sinnvoll strukturierten Lerneinheiten und Anleitungssituationen (▶ Kap. 5 und ▶ Kap. 6).
- Pflegeteams erleben Praxisanleitung zunehmend kooperativ, verständnisvoll und pflegekompetent.
- Lernende erfahren durch die Vorbildwirkung der Praxisanleiter Sicherheit für das eigene Verhalten im Umgang mit pflege- und betreuungsbedürftigen Menschen.
- Lernende werden in den ständig wechselnden Situationen der Ausbildungsbereiche nicht allein gelassen.

❯ **Es gehört zur „Kunst" von Praxisanleitern, Lernsituationen im täglichen Arbeitsablauf der Ausbildungsbereiche zu planen und zu gestalten und den Ausbildungsprozess gleichzeitig eindeutig vom Arbeitsprozess des ausbildenden Bereichs abzugrenzen.**

**3**

## 3.2 Was sollte ich bei der Arbeit in Pflegeteams berücksichtigen?

Praxisanleiter übernehmen im Pflegebereich wechselnde Rollen (▶ Abschn. 1.2.2). Sie sind einerseits Ausbilder und andererseits Pflegende, das erfordert organisatorisches Geschick und eine gut abgegrenzte Zusammenarbeit, die nicht auf der Grundlage von Befugnissen, sondern auf anerkennendes Miteinander aufgebaut sein sollte. Sie sind in Ausbildungssituationen stets auch mit unterschiedlichen Interessen und Motivationen der Teammitglieder eines Arbeitsbereichs konfrontiert. Eine zweckmäßige, angemessene Kooperation hängt im Wesentlichen von ihrem Geschick ab, Anleitungssituationen so zu planen und zu gestalten, dass die Arbeit der Pflegeteams nicht behindert, sondern sinnvoll ergänzt und unterstützt wird. Zeitliche und räumliche Rahmenbedingungen, die im Folgenden beschrieben werden, sind dabei ebenso zu berücksichtigen wie Teamstrukturen. Nicht zuletzt prägen die Bedürfnisse von Pflegebedürftigen die Rahmenbedingungen von Praxisanleitungen entscheidend.

Es gibt immer wieder auch bemerkenswerte Initiativen, die oft noch im Verborgenen stattfinden, und nachahmenswerte Aktivitäten, die deutlich machen, dass es Praxisanleitern und ihren „Verbündeten" mit Herz und Verstand gelungen ist, Schwierigkeiten zu überwinden, neue Wege in der Ausbildung zu gehen und tragfähige Strukturen zu entwickeln, die eine professionelle Ausbildung des Pflegenachwuchses möglich machen. Um beispielsweise die Motivation zur Praxisausbildung für Arbeitsbereiche attraktiv zu machen, gibt es in der Schweiz, aber auch in Kliniken der Bundesrepublik interessante Modelle. Dort müssen sich Ausbildungsbereiche bei Pflegeschulen um die Berechtigung zur Praxisausbildung **bewerben**. Die Zertifikate zur Ausbildungs**berechtigung** werden von Schulen erst dann vergeben, wenn Pflegebereiche sich der Prüfung ihrer Ausbildungsbedingungen unterzogen haben. Dieses Zertifikat weist dann bereits an den Stationstüren darauf hin, dass es sich um einen ausbildungs**berechtigten** Pflegebereich handelt.

Praxisanleitern gelingt es zunehmend,
- Anforderungen der praktischen Ausbildung zu vertreten und durchzusetzen,
- Praxisausbildung aus ihrem Schattendasein herauszuholen und
- dem Arbeitsprozess gerecht zu werden und Praxisausbildung nahtlos in diesen einzubinden.

### 3.2.1 Zeitliche und organisatorische Voraussetzungen berücksichtigen

Es wird selbstverständlich für Sie sein, bei der Planung von Anleitungen nicht nur die Dienstzeiten und Einsatzplanungen der Auszubildenden sondern auch die Schicht- und Arbeitszeitregelungen der Mitarbeiter zu berücksichtigen. Schon in diesem Zusammenhang wird deutlich, wie wichtig eine kooperative Zusammenarbeit zwischen Pflegeverantwortlichen und Ausbildungsverantwortlichen sein muss, damit auch Lernen in der Praxis störungsfrei erfolgen kann (▶ Abschn. 1.5.4).

Praxisanleiter finden beispielsweise weder Verständnis im Pflegeteam noch lernfördernde Bedingungen vor, wenn sie Anleitungen zu Zeiten mit Arbeitsspitzen planen, wie z. B. zu Visitenzeiten der Pflegeteams. Sie machen besser deutlich, dass sie besondere Arbeitsbelastungen und Stationsabläufe wahrnehmen und sich mit besonderen Anliegen einordnen können. Eine Visite bietet z. B. die Möglichkeit, sich nach Absprache mit den Verantwortlichen gezielt und begrenzt mit Auszubildenen bei nur einigen Pflegebedürftigen zu beteiligen. Die Beobachtungen lassen sich anschließend mit den Lernenden, wiederum zeitlich begrenzt, auswerten. Auf diese Weise kann es gelingen, die individuelle Pflege mit Beobachtungsaufträgen im Rahmen der Visite zu verbinden, ohne deren

Ablauf zu stören oder während einer Anleitung gestört zu werden.

Pflegeteams werden nur Verständnis für Praxisanleitungen aufbringen, wenn es Praxisanleiter verstehen, die Anleitungen in die **zeitlich festgelegten Arbeitsabläufe** des Arbeitsbereichs einzubinden (▶ Abschn. 1.5.4).

Wenn es die Bewohner eines Pflegebereichs gewohnt sind, ihre Mahlzeiten pünktlich einzunehmen, sollten auch Praxisanleiter diesen Rhythmus berücksichtigen.

---

**Praxistipp**

Vermeiden Sie es, besondere Bedingungen zu schaffen, die es z. B. erforderlich machen, dass andere Mitarbeiter das Mittagessen für einen Pflegebedürftigen warm stellen, weil eine Anleitung bei diesem noch nicht beendet wurde.

---

Solche Störungen im gewohnten Ablauf sind nicht nur für Mitarbeiter schwer nachvollziehbar, sondern verunsichern auch Pflegebedürftige häufig.

In jedem Arbeitsbereich gibt es **günstige und ungünstige Zeiten** für Praxisanleitungen. Diese sehr unterschiedlichen Zeiten, die jeweils von vielen strukturellen Gegebenheiten abhängig sind, sollten Praxisanleiter unbedingt kennen und in ihre Analyse der Rahmenbedingungen (▶ Abschn. 7.4.2) einzelner Bereiche aufnehmen. Nur so lassen sich lernfördernde Strukturen gemeinsam mit Pflegeteams schaffen.

Die Anleitungssituationen sind außerdem davon abhängig, dass Arbeitsabläufe im Pflegebereich reibungslos „weiterfunktionieren", auch wenn Praxisanleitungen stattfinden. Sie sollten deshalb rechtzeitig dafür sorgen, dass Aufgaben, die von Auszubildenden normalerweise im Arbeitsablauf übernommen würden, während der Anleitungszeit problemlos von anderen Pflegenden erledigt werden können. Es muss auch geklärt sein, **wann** und **wie lange** die Anleitung in Abstimmung mit allen anderen Arbeitserfordernissen erfolgen kann. Sie sollten beispielsweise vermeiden, Anleitungen in Zeiten der Schichtübergabe zu planen, weil dabei kein Teammitglied, also auch kein Auszubildender, fehlen sollte.

Zu prüfen ist von Ihnen auch, was aus **arbeitsorganisatorischer Sicht** im Rahmen der Praxisanleitung leistbar ist und wo Grenzen zu setzen sind. Dies ist nicht nur für Arbeitsbereiche, sondern auch für Lernende zu berücksichtigen. Nicht selten müssen Sie eine „Anwaltfunktion" zum Schutz der Lernbedingungen von Auszubildenden übernehmen und lernhemmende Faktoren in der Praxis abstellen.

Mitarbeiter im Pflegeteam müssen verstehen lernen, dass Arbeitsabläufe in Anleitungssituationen meist länger dauern als im üblichen Arbeitsrhythmus. Lernende benötigen Erklärungen, Wiederholungen, Zeit für Fragen, Zeit zum Üben und zum Reflektieren einer Pflegesituation. Dafür ist ein zeitlicher Freiraum erforderlich, der weit über den üblichen Zeitrahmen für eine reine „Tätigkeit" hinausgeht. Es liegt selbstverständlich im Verantwortungsbereich von Praxisanleitern, die erforderlichen zeitlichen Freiräume für Anleitungen zu schaffen. Dazu gehört es auch, **Inhalte** von Anleitungssituationen und damit verbundene Aufgaben so einzugrenzen, dass Zeitdruck vermieden wird.

**Praxisbeispiel**

Gudrun fragt auf der Station A, ob sie am nächsten Tag mit dem Azubi Sven, der im dritten Ausbildungsjahr lernt, die Betreuung eines Patienten übernehmen könne. Sie will bewusst schon zum Dienstbeginn um sechs Uhr auf der Station sein, damit Sven mit ihr im üblichen Arbeitsablauf beginnen kann. Sie kennt den Dienstplan und möchte, dass Sven für die Anleitung den ganzen Vormittag freigestellt wird. Daraufhin sagt eine Schwester des Teams: „Was, den ganzen Vormittag für einen Patienten? Das schaffe ich in einer halben Stunde. Kann er nicht noch zwei weitere Zimmer mit übernehmen?"

**3**

Es liegt zwar in Ihrer Verantwortung, den Voraussetzungen von Pflegebereichen gerecht zu werden und Arbeitsabläufe zu berücksichtigen, das bedeutet jedoch nicht, dass Sie mit Auszubildenden Aufgaben übernehmen, um andere Mitarbeiter zu entlasten. Gerade weil professionelle Pflegende schneller und umsichtiger arbeiten, ist es wichtig, dass Lernende die Möglichkeit bekommen, in einer Anleitungssituation **nicht** im Sinne von Funktionspflege möglichst viel zu schaffen, sondern Zeit bekommen, um

- Unterstützungsbedarf bei Patienten selbstständig wahrzunehmen,
- Maßnahmen zu planen, durchzuführen und auf der Basis theoretischer Kenntnisse zu begründen,
- sich situationsgerecht über einen längeren Zeitraum zu verhalten, verantwortlich zu arbeiten und zu kommunizieren,
- die Pflege und Betreuung einschätzen und dokumentieren zu können und
- den Tagesablauf sowie eigene Verhaltensweisen reflektieren zu können.

Erst ein späteres Ziel kann es dann sein, die Betreuung eines Pflegebereichs innerhalb eines feststehenden Zeitrahmens zu gestalten. Die Versorgung möglichst vieler Pflegebedürftiger kann jedoch kaum Ziel von Anleitungen sein.

Um Störungen und Missverständnisse zu vermeiden, sollten Praxisanleiter den zeitlichen Rahmen von Anleitungssituationen gemeinsam planen und abstimmen, und zwar

- mit den Pflegeteams,
- mit den zu betreuenden Menschen und
- mit den Schülern.

Praxisanleiter können zwar an Lernende die Aufgabe delegieren, selbstständig eine Anleitungssituation zu planen und einen Pflegebedürftigen dafür auszuwählen. Dies sollte **aber nie ohne Absprache** mit der Teamleitung und dem betreuungsbedürftigen Menschen erfolgen.

---

> **Praxistipp**
>
> Grundsätzlich sind Praxisanleiter für die Auswahl und Absprache sowie das Festlegen weiterer Rahmenbedingungen einer Anleitung verantwortlich. Wenn sich Praxisanleiter nicht vollständig sicher sind, wie angemessen Schüler Vorplanungen und -gespräche erledigen, sollten sie diese Aufgabe **nicht** delegieren.

Um in Anleitungssituationen angemessene, lernfördernde Bedingungen zu ermöglichen, sollten Sie den Zeitrahmen für Anleitungen möglichst genau festlegen und dabei stets folgende Faktoren im Auge behalten (▶ Abschn. 4.4.3):

- Die individuelle psychische und physische **Belastbarkeit** von Lernenden, damit dieser sich nicht überfordert fühlt.
- **Inhalte einer Anleitung:** Weniger (Lernangebot in eine Anleitung gepackt) ist oft mehr (Lerneffekt).
- **Lernziele:** Kleine Ziele machen den Lernerfolg deutlicher und erhöhen die Motivation besser als umfangreiche Aufgaben, die nur schwer zu bewältigen sind.
- **Motivation:** Die Lernenden sollen durch das Angebot angesprochen werden, damit sie aufmerksam sind und Interesse nicht verloren geht.
- **Zeit:** In der Regel sind Anleitungssituationen angemessen, die eine Stunde nicht überschreiten, sonst gehen die Aufmerksamkeit und der Lernerfolg leicht verloren. Ausnahmen sind Ausbildungssituationen, deren Lernziel die umfassende und geplante Pflege eines oder mehrerer Pflegebedürftiger ist (im 3. Ausbildungsjahr).
- **Lernpausen:** Zwischen einzelnen Lernangeboten und Anleitungseinheiten muss Zeit zum Abschalten und für andere Aktivitäten bleiben.

Nicht die Menge an Übungs- und Lernmöglichkeiten machen das Behalten, Verhalten und schließlich den Lernerfolg aus, sondern die **kleinen Schritte** und Lerneinheiten, die das Denken, Handeln und Verhalten in Pflegesituationen bestimmen (▶ Abschn. 4.4).

> **Praxistipp**
>
> Besser ist es, zum Ausbildungsbeginn dreimal drei kurze Anleitungen beispielsweise zum **Richten von Betten** (im Abstand von einer Woche) zu planen, als auf einer ganzen Station die Betten zu richten.

Dabei lassen sich sinnvolle Arbeits- und Lernschritte planen, z. B.:

- Beziehen eines leeren Bettes
- Richten eines Bettes, dabei den Pflegebedürftigen beim Aufstehen unterstützen und vom Bett in den Sessel helfen
- Richten eines Bettes mit einem bettlägerigen Pflegebedürftigen
- Lakenwechsel bei einem bettlägerigen Pflegebedürftigen
- Unterstützung mehrerer Pflegebedürftiger bei der Lagerung mit gleichzeitigem Richten der Betten

### 3.2.2 Bedürfnisse von Pflegebedürftigen berücksichtigen

❯ Grundsätzlich wird Lernenden in Pflegeausbildungen vermittelt, dass Pflege stets Problemlösungsprozess und Beziehungsprozess zugleich ist. Dies muss auch in Praxisausbildungen deutlich werden.

Jahrelang war Ausbildung in Pflegeschulen und in der Pflegepraxis von den Handlungsschritten innerhalb des Problemlösungsprozesses geprägt (▶ Kap. 5). Nicht selten wurde dabei der Beziehungsprozess zwischen Pflegenden und Pflegebedürftigen nur am Rande berücksichtigt. Diese Sichtweise von Pflege führte besonders in Praxisanleitungen gelegentlich zu sehr unsensiblen, schematischen Anleitungen. Auszubildende erlernten lediglich Pflegehandlungen und Fertigkeiten im Umgang mit Pflegebedürftigen, die Beziehung zum Pflegebedürftigen, also Beziehungspflege, wurde lediglich theoretisch erörtert.

**Praxisbeispiel**

Der 20-jährige Thorsten bekommt im ersten Praktikum seiner Ausbildung als Altenpfleger den Auftrag, die 83-jährige Frau M. morgens „zu waschen". Er bemerkt, dass es der Frau unangenehm ist, von einem jungen Mann gewaschen zu werden, und fühlt sich selbst sehr unwohl bei der Tätigkeit. Als er am nächsten Tag wiederum Frau M. waschen soll, erzählt er seiner Bereichsleiterin, dass er sich schäme, die Frau im Intimbereich zu waschen, es sei auch der Frau selbst unangenehm. Die Bereichsleiterin meint jedoch, er müsse sich an solche Tätigkeiten gewöhnen und überträgt ihm erneut diese Aufgabe. Als Thorsten in der Schule von seinen ersten Erfahrungen in der Praxis berichtet, fühlen sich auch andere Schüler ermutigt, über ihre Gefühle und die Gefühle von Pflegebedürftigen zu reden. In Zusammenarbeit mit den Praxisanleitern gelingt es, gemeinsam mit Pflegenden darüber nachzudenken, wie man den Bedürfnissen und Gefühlen von Pflegebedürftigen gerecht werden könne, damit diese sich nicht ausgeliefert fühlen müssen, und echte Beziehungspflege möglich sei. Die Berufsanfänger regten damit nicht nur in der Schule, sondern auch in der Pflegeeinrichtung einen konstruktiven Denkprozess an.

Es muss gerade in der Praxisausbildung gelingen, die zu pflegenden Menschen in ihrer Lebens- und Pflegesituation in den Mittelpunkt der pflegerischen Beziehung zu holen und bei allen Pflegehandlungen in besonderer Weise die individuellen Bedürfnisse der Pflegebedürftigen zu berücksichtigen.

**3**

> **Beziehungspflege steht im Vordergrund jeder Pflegeausbildung. Diese Erkenntnis sollte in erster Linie für die Praxisausbildung gelten.**

Angemessenes Lernen in der Praxis bedeutet grundsätzlich, die Situation und Belastbarkeit von Pflegebedürftigen im Rahmen von Anleitungssituationen sorgfältig wahrzunehmen und zu berücksichtigen. Die individuelle und jeweils situationsabhängige Befindlichkeit von Pflegebedürftigen muss in Anleitungssituationen vom Praxisanleiter stets verantwortlich im Auge behalten werden. Es darf nicht in der Verantwortung von Lernenden liegen, einzuschätzen, wann Grenzen für pflegebedürftige Menschen erreicht sind.

### Praxisbeispiel

Die Praxisanleiterin der geriatrischen Station G im Reha-Klinikum hat mit einer Lerngruppe von fünf Auszubildenden in der Mittagszeit im Dienstzimmer die Besonderheiten der Pflegedokumentation an Beispielen besprochen. Die Auszubildenden haben die Struktur der Informationssammlung nach der ATL-Gliederung kennengelernt. Zum Ende der Anleitung bekommen die Schüler den Auftrag, bei jeweils einem Pflegebedürftigen selbstständig eine Informationssammlung durchzuführen.

Die Praxisanleiterin ist erschrocken, als ihr eine Mitarbeiterin des Bereichs am nächsten Tag berichtet, ein Pflegebedürftiger habe sich darüber beklagt, dass der 17-jährige Jens ihn mit einem Zettel in der Hand gefragt hätte, wie es denn mit seiner Sexualität wäre, ob es da Probleme gäbe. Er, Jens, brauche diese Informationen für die Pflegedokumentation.

Die Praxisanleiterin erkennt, dass es falsch war, die Auszubildenden allein Informationen bei Pflegebedürftigen sammeln zu lassen. Sie entschuldigt sich bei dem betroffenen Mann und plant, die Anleitung zur Informationssammlung zu wiederholen. In der Wiederholung wertet sie ihren Fehler aus und lässt die Schüler im Rollenspiel Gespräche zu Informationssammlungen durchführen.

Die Dokumentationssammlung eines Pflegebedürftigen ist eine schwierige Gratwanderung zwischen erforderlichen Fachinformationen und Eingriffen in die Intimsphäre von Menschen. Ein solches Gespräch erfordert individuelles Einfühlungsvermögen und umfassende kommunikative Kompetenz ( ▶ Abschn. 9.3). Eine Aufgabenstellung wie im vorhergehenden Fallbeispiel sollte in der Realität nicht vorkommen. Diese Anforderung kann nur in Gegenwart und mit Unterstützung durch Praxisanleiter erst dann bewältigt werden, wenn Lernende umfangreiche kommunikative Kompetenzen erworben haben und sich entsprechend verhalten können.

> **Um die Bedürfnisse Pflegebedürftiger wahrzunehmen und zu berücksichtigen, also Beziehungspflege möglich zu machen, benötigen Praxisanleiter Empathie und pädagogische sowie kommunikative Kompetenz. Immer sind sie auch Anwalt der zu betreuenden Menschen.**

Beispielsweise sollte es auch nicht vorkommen, dass Besucher aus einem Zimmer geschickt werden, weil gerade Lernende zu bestimmten Tätigkeiten angeleitet werden sollen. Nicht nur die Tätigkeiten, sondern auch das Verhalten Lernender und Lehrender soll schließlich patientenorientiert sein. Möglicherweise bietet es sich innerhalb einer Praxisanleitung sogar an, Angehörige in die Pflege mit einzubeziehen oder sie selbst anzuleiten. Störungen lassen sich oft schon vermeiden, wenn auch in Anleitungssituationen flexibel gedacht und gehandelt wird.

Außerdem sollten Sie im Umgang mit Pflegebedürftigen in Anleitungssituationen beachten:
- Stellen Sie sich selbst dem Pflegebedürftigen in Ruhe vor und erklären das gemeinsame Anliegen angemessen, ohne die Pflegebedürftigen zu verunsichern und zu überrumpeln.
- Unerlässlich ist es auch, Pflegebedürftige grundsätzlich darüber zu informieren und das Einverständnis einzuholen, wenn

Auszubildende Aufgaben für sie in Praxisanleitungen übernehmen sollen (▶ Abschn.
7.2.1).

— Praxisanleiter sollten **Ruhe** ausstrahlen.
Das gilt für alle Anleitungssituationen
in der Praxis. Insbesondere für ver-
wirrte und unsichere Pflegebedürftige
ist Ruhe wichtig. Voraussetzung dafür
ist die Gelassenheit der Anleiter und ein
geruhsamer Ablauf. Störungen muss ein
Praxisanleiter durch Ruhe entgegenwir-
ken können.

### Praxisbeispiel

Altenpflegeschüler wollen im Wohnbereich
unter Anleitung durch ihre Praxisanleiterin die
Pflegeplanung einer Bewohnerin anfertigen.
Die Praxisanleiterin, die die Bewohnerin noch
nicht kennt, geht am Vortag zu ihr, stellt sich
vor und erzählt ihr, dass sie regelmäßig mit
Schülern zusammenarbeite. Sie fragt die Frau,
ob sie Lust hätte, den drei Schülern im Beisein der Anleiterin am kommenden Tag etwas
über ihre Krankheit zu erzählen. Die Schüler könnten in dem Gespräch lernen, einen
Krankheitsverlauf zu verstehen und dazu
einen Pflegeplan anzufertigen. Als die Frau
zustimmt, sagt die Praxisanleiterin, sie würden gern gegen neun Uhr am Vormittag kommen, ob das passe. Die Frau freut sich, etwas
zum Lernen der Schüler beitragen zu können,
und stimmt gern zu.

Praxisanleiter sollten vermeiden, den Begriff
„Üben" zu verwenden, weil er der Notwendigkeit einer Aufgabe nicht gerecht wird. Stattdessen lassen sich Erklärungen finden, wie
z. B.: „Wir wollen gemeinsam gern ... übernehmen" oder „Auszubildende wollen lernen, etwas zu tun ...". Praxisanleiter sollten
auch **vermeiden,** während Anleitungen **nur
als Beobachtende** im Raum zu stehen, lediglich zu dokumentieren und Tätigkeiten ausschließlich den Lernenden zu überlassen.
Dieses Verhalten verunsichert nicht nur die
Pflegebedürftigen, sondern auch die Lernenden selbst stark, da sie nie wissen, was warum
gerade notiert wird.

> **Praxistipp**
>
> **Notizen** während einer Anleitungs-
> situation lassen sich trotzdem (möglichst
> in kurzer Form) nebenher machen.
> Wichtig ist es für Pflegebedürftige zu
> wissen, warum Sie Notizen machen. Alte
> oder kranke Menschen sollen sich weder
> als Objekte der Pflege fühlen müssen
> noch als Objekte der Beobachtung, zu
> dem jemand Notizen macht, die nicht
> transparent sind.

Für Pflegebedürftige ist eine Anleitungssituation in der Regel kaum störend und leichter
anzunehmen, wenn beide, Auszubildende und
Praxisanleiter, Pflegehandlungen übernehmen
und ebenso in die Kommunikation eingebunden sind. Wenn Sie Hand in Hand mit Schülern arbeiten und den Pflegebedürftigen selbst
angemessen einbeziehen, gelingt es meistens,
Anleitungssituationen belastungsfrei für Pflegebedürftige in den täglichen Ablauf der Pflegepraxis einzubinden (▶ Kap. 5).

Patientenorientiert ausbilden bedeutet
auch, dass Anleitungssituationen die zeitlich festgelegten Abläufe für Pflegebedürftige
berücksichtigen. Hierzu gehören z. B. Regelungen für:

— Morgen- und Abendtoilette
— Mahlzeitenregelungen
— Besuchszeiten
— Ruhezeiten
— Pflege-, Diagnostik- und Therapiezeiten
— Spaziergänge und Zeiten von Aktivitäten

Anleitungssituationen zur Ganzkörperpflege
von Patienten sollten beispielsweise immer
nur in Zeiten eingebunden sein, zu denen
Pflegebedürftige sonst auch selbst ihre Körperpflege durchführen bzw. Hilfestellungen
dabei bekommen. Es ist unangemessen, wenn
Praxisanleiter, aus welchen Gründen auch
immer, Hilfestellungen zur Körperpflege für
den späten Vormittag oder gar nachmittags
planen und Pflegebedürftige bitten zu warten, bis „die Schule kommt". Störungen und

**3**

Missstimmungen durch Praxisanleitung sind am sichersten zu vermeiden, wenn Sie es verstehen, Ausbildung „unauffällig" (deshalb aber trotzdem geplant und abgestimmt) in den üblichen Ablauf für betreuungsund pflegebedürftige Menschen einzubinden. Kompromissfähigkeit von Seiten der Praxisanleiter und des Pflegeteams machen vieles möglich, wenn Absprachen angemessen erfolgen.

**Praxisbeispiel**

Der Praxisanleiter fragt einen Pflegebedürftigen, der in seiner Wohnung vom ambulanten Dienst betreut wird: „Herr S., ich möchte morgen mit unserer neuen Schülerin zu Ihnen kommen. Sie heißt Claudia. Ich möchte ihr zeigen, wie Sie sich nass rasieren. Claudia möchte lernen, beim Rasieren zu helfen, falls das mal nötig ist. Wäre es Ihnen recht, dass wir früh kommen, wenn Sie mit der Morgentoilette fertig sind?" Herr S. antwortet: „Morgen? Nein dienstags rasiere ich mich nicht. Erst am Mittwoch, wenn ich zum Arzt muss." „Oh, das wusste ich nicht, hätten Sie denn Lust, uns das Rasieren trotzdem morgen zu zeigen, oder ist es besser, wenn wir lieber Mittwoch früh kommen?" Herr S. überlegt und meint schließlich, es wäre auch egal, er könne sich ja auch mal dienstags rasieren. Er würde gern einmal Lehrer sein und die neue Schülerin kennenlernen.

### 3.2.3 Teamstrukturen berücksichtigen

**Praxistipp**

Nutzen Sie Chancen und schaffen Sie Gelegenheiten, stabile Kontakte zu Pflegeteams, in denen Sie tätig sind, aufzubauen und zu pflegen. Vertrauen und Wertschätzung sind nur im gegenseitigen Geben und Nehmen zu erwarten. Eine Einladung zu einem Arbeitsfrühstück findet sicherlich mehr Anklang als eine Einladung zur Arbeitsberatung.

Normalerweise arbeiten Pflegende ausschließlich in fest strukturierten Teams und Arbeitsprozessen. Es wird selten darauf aufmerksam gemacht und wahrgenommen, dass Praxisanleiter als Pflegende in vielen Teams „zu Hause" sein müssen und stets aktuell zu berücksichtigen haben, wie die Situation (und auch Stimmung) in den einzelnen Pflegeteams ist. Das macht Praxisanleitung nicht gerade leichter. Anleiter müssen nicht nur die regelmäßig wechselnden Pflegeschüler gut kennen und individuell einschätzen können, sondern auch die wechselnden Teams mit ihren unterschiedlichen Aufgaben- und Arbeitsstrukturen.

> Erst wenn Praxisanleiter in den jeweiligen Pflegeteams einen anerkannten Platz gefunden haben, ihre pflegerische und pädagogische Kompetenz anerkannt wird und wenn es ihnen gelingt, die Belange unterschiedlicher Teams wahrzunehmen und zu berücksichtigen, wird auch Praxisanleitung Anerkennung und Aufmerksamkeit in den Pflegeteams finden.

### Einfühlen können

Praxisanleiter tragen immer auch eine menschliche Verantwortung. Um eine Atmosphäre der gegenseitigen Anerkennung, des Vertrauens und der gegenseitigen Wertschätzung zu schaffen, brauchen sie **Empathie** und **Verständnis** auch für die Situation und Belange ihrer Pflegekollegen. Anleiter bestimmen maßgebend die Kommunikationsstrukturen zwischen den Gruppen der Pflegeteams und der Gruppe der Praxisanleiter. Dabei ist zu berücksichtigen, dass jede einzelne Person, aber auch die Gruppe als Ganzes

- wahrgenommen werden,
- unterstützt und gefordert werden,
- motiviert und anerkannt werden und
- verstanden und nicht überfordert werden möchte.

Praxisanleiter sind selbst Teil einer Gruppe. Sie sollten sich nicht als Allwissende, sondern selbst als Lernende in Pflegeteams einbringen können. Damit sind sie gleich und doch anders. Diese Balance halten zu können zwischen Nähe und Distanz, zwischen der Rolle als Anwalt der Schüler und der Rolle als Partner der Pflegenden, gehört ebenfalls zur Kunst von Anleitern (▶ Abschn. 1.5.4).

## Lernfördernde und lernhemmende Strukturen wahrnehmen

Praxisanleiter sollten auch innere Strukturen von Pflegeteams kennen, um Möglichkeiten und Grenzen möglichst lernfördernd nutzen zu können und Anleitungen belastungsfrei für alle Beteiligten einbinden zu können. Innere Strukturen betreffen z. B. die Motivation und Ausbildung von Mitarbeitern und deren persönliche Einstellung gegenüber der Ausbildung und gegenüber Schülern. Innere Strukturen können auch von Hierarchiestrukturen innerhalb der Teams oder von privaten Befindlichkeiten einzelner Personen geprägt sein. Es nutzt z. B. Praxisanleitern nichts und schadet Lernenden, wenn Teams oder einzelne Personen Aufgaben und Anforderungen im Rahmen der Ausbildung „aufgezwungen" bekommen und diese dann widerwillig und lustlos wahrgenommen werden. Stattdessen sollte es gelingen, Mitarbeiter für Ausbildungsanliegen zu **motivieren** und eine Basis für lernfördernde Bedingungen zu schaffen. Erste Schritte sollten dabei immer sein:

- Mitarbeiter der jeweiligen Teams **namentlich** und mit ihrer **Funktion** kennenlernen
- **Einstellungen** der Mitarbeiter gegenüber Ausbildung kennenlernen
- **Wünsche, Bedürfnisse,** aber auch **Vorbehalte** und Ängste in Zusammenhang mit Praxisausbildung kennenlernen
- **Ziele, Motivationen** und **Leistungsfähigkeit** von Mitarbeitern innerhalb der Arbeitsprozesse einschätzen
- **Kooperations- und Kommunikationsbereitschaft** sowie **-fähigkeit** einzelner Teammitglieder einschätzen
- In jedem Team feste **Ansprechpartner** (z. B. Mentoren) finden und offiziell

benennen für die Planungen von Anleitungen, für Übergabegespräche nach Anleitungssituationen, für Informationsgespräche zu Schülereinsätzen usw. (▶ Abschn. 1.5.4).
- Die **Arbeitsatmosphäre** allgemein und in jeder Situation neu wahrnehmen
- **Belastende Situationen, Momente und Stimmungen** erkennen und vermeiden

> **Praxistipp**
>
> Versäumen Sie nicht, sich bei einem Team, in dem Sie tätig werden wollen, in Ruhe vorzustellen und gemeinsam über Ihre Aufgaben innerhalb des Pflegeteams zu reden. Je klarer Sie Ihre Aufgaben und Grenzen darstellen, desto unkomplizierter wird sich die Zusammenarbeit mit dem Pflegeteam gestalten.

Erst im **zweiten Schritt** lassen sich Kenntnisse über Teamstrukturen gezielt lernfördernd nutzen und Mitarbeiter unterstützend für Belange der Ausbildung gewinnen. Dies gelingt Praxisanleitern leichter, wenn

- ein Team regelmäßig Rückmeldung bekommt, z. B. über Praxiseinsätze und Ausbildungsanliegen,
- Belastungssituationen im Pflegebereich von Praxisanleitern wahrgenommen und angemessen berücksichtigt werden,
- Unterstützung durch Pflegeteams und gute Zusammenarbeit mit Praxisanleitern nicht selbstverständlich hingenommen, sondern auch wertschätzend anerkannt werden,
- Praxisanleiter themenspezifisch an Teambesprechungen teilnehmen,
- Praxisanleiter nach jeder Anleitungssituation grundsätzlich vor Verlassen des Arbeitsbereichs ein kurzes Übergabegespräch zur Situation des betreuten Menschen führen und außerdem Rückmeldung geben über den Ablauf und die Besonderheiten der Anleitung,

**3**

— Mitarbeiter verantwortlich in den Ausbildungsprozess einbezogen werden, beispielsweise bei
  — der Planung von Praxisreinsätzen,
  — der Planung und Gestaltung von Anleitungssituationen zu bereichsspezifischen Themen,
  — Beurteilungs- und Konfliktgesprächen mit Lernenden,
  — der Erarbeitung teambezogener Lernangebote und
  — der Formulierung von individuellen Lernzielen für Lernende.

Um diesen Anforderungen gerecht zu werden, benötigen Praxisanleiter ein hohes Maß an **Kooperations- und Kommunikationsfähigkeit** (▶ Abschn. 1.2.2). Dazu gehören auch:

— Offenheit
— Fähigkeit zum aktiven Zuhören (▶ Kap. 9)
— Einfühlungsvermögen
— Akzeptanz
— Fähigkeit zur Zusammenarbeit
— Konfliktbereitschaft (▶ Kap. 9)

**Praxisbeispiel**

Astrid wird von Pflegeteams in Pflegefragen häufig um Rat gebeten. Sie hat inzwischen einen festen monatlichen Termin eingerichtet, an dem sie Pflegende ihrer Arbeitsbereiche zur Klärung von Pflege- und Ausbildungsfragen einlädt. Die monatlichen Beratungsgespräche werden von den Mitarbeitern der Stationen gern genutzt, Astrids pflegerische und pädagogische Kompetenzen sind anerkannt.

Die Zusammenarbeit mit Pflegeteams wird leichter, wenn Sie regelmäßige Beratungstermine mit Vertretern der Pflege einrichten können. Der regelmäßige Kontakt fördert gegenseitige Wertschätzung und macht es möglich, sich über immer wiederkehrende Fragen und Themen strukturiert auszutauschen. Mögliche Inhalte solcher Beratungen:

— Pflegethemen und Pflegestandards
— Beurteilungskriterien
— Ausbildungspläne und Einsatzpläne von Auszubildenden

— Lernangebote von Arbeitsbereichen
— Strukturen von Anleitungen
— Abläufe und Zusammenarbeit im Rahmen von Einarbeitungstagen
— Abläufe und Zusammenarbeit im Rahmen von Einführungsgesprächen, Zwischengesprächen und Abschlussgesprächen mit Lernenden

## 3.3 Welche Lernorte sind in der Praxisausbildung möglich?

In den Berufsgesetzen der Kranken- und Altenpflegeberufe ist bisher konkret erwähnt, welche Lernorte für die Praxisausbildung von Pflegeschülern infrage kommen (▶ Abschn. 2.3 und ▶ Abschn. 2.4), das Pflegeberufegesetz [1] benennt für die generalistische Ausbildung ebenso „Pflichtbereiche": stationäre Akutpflege, stationäre Langzeitpflege, ambulante Pflege, pädiatrische Pflege und Psychiatrie. Diese sind in ▶ Abschn. 2.1.3 bereits genauer beschrieben, ebenso wie die Notwendigkeit der Vernetzung von Lernorten (▶ Abschn. 2.1.5).

Das KrPflG spricht von der Ausbildung in „Gesundheits- und Krankenpflege von Menschen aller Altersgruppen in der stationären Versorgung in kurativen Gebieten in den Fächern

— Innere Medizin,
— Geriatrie,
— Neurologie,
— Chirurgie,
— Gynäkologie,
— Pädiatrie, Wochen- und Neugeborenenpflege sowie
— in mindestens zwei dieser Fächer in rehabilitativen und palliativen Gebieten".

Außerdem wird gefordert: Gesundheits- und Krankenpflege von Menschen aller Altersgruppen in der ambulanten Versorgung in

— präventiven,
— kurativen,
— rehabilitativen und
— palliativen Gebieten.

Pflegeausbildungen in der Praxis finden nicht ausschließlich in stationären Einrichtungen der Kranken- und Altenpflege statt, sondern das neue Pflegeberufegesetz fordert wie schon das KrPflG verstärkt Praktika in der ambulanten Versorgung. Ähnlich weist das AltPflG darauf hin, dass die praktische Ausbildung in einer stationären Pflegeeinrichtung und bei einem ambulanten Pflegedienst absolviert wird. Dies ist verpflichtend. Zusätzlich können weitere Ausbildungsabschnitte in anderen Einrichtungen für alte Menschen stattfinden (§ 4 Abs. 3), z. B.

- in Krankenhäusern mit geriatrischen Abteilungen oder
- in psychiatrischen Kliniken mit einer gerontopsychiatrischen Abteilung.

Praxisanleiter werden zunehmend flexibel in den genannten Pflegebereichen tätig werden, da Pflege in diesen unterschiedlichen Arbeitsfeldern gelernt werden kann und muss. Sie bestimmen an diesen wechselnden Lernorten in der Praxis maßgeblich die Qualität praktischer Ausbildung. Natürlich muss die Eignung von Einsatzorten für Praktika durch Schulen geprüft und von der zuständigen Behörde bestätigt werden. Zunehmend werden auf der Basis der geltenden Berufsgesetze auch Praxisausbildungen denkbar, die weit über den bisher üblichen Rahmen von stationärer und ambulanter Pflege hinausgehen.

Die Regelungen im KrpflG und PflBG ermöglichten zwar mehr Zeit für die praktische Ausbildung, Praxisanleiter müssen jedoch wissen, dass diese Zeit nicht mehr ausschließlich der Ausbildung in Pflegebereichen zugute kam. Diese Tatsache soll sich mit dem Vorgaben für Pflicht- und Vertiefungseinsätze durch das PflBG ändern (▶ Abschn. 2.1.3 Praxiseinsätze).

> Lernende haben auch nach mehreren Praxiseinsätzen nicht unbedingt mehr Pflegekompetenz erworben. Sie bekommen an unterschiedlichsten Lernorten ganz unterschiedliche Kompetenzen vermittelt.

Das Norddeutsche Zentrum zur Weiterentwicklung der Pflege, Kiel (NDZ) empfahl Pflegeschulen bei der Suche nach neuen Lernorten in der Praxis sogar die Ausweitung der Praxiseinsätze z. B. auf Lernorte wie [4]:

- Kindergärten, insbesondere mit integrativ arbeitenden Gruppen
- Eltern-Schulen
- Gesundheitsämter
- Senioreneinrichtungen und Begegnungsstätten von Senioren
- Schmerzambulanzen
- Onkologische Abteilungen
- Beratungsstellen zu Gesundheits- und Krankheitsfragen
- Behinderteneinrichtungen
- Hospize
- Selbsthilfegruppen
- (Kinder-)Arztpraxen
- Einrichtungen mit Begleitung von Hebammen, Diätassistenten und Physiotherapeuten

## 3.4 Welche Lernangebote gibt es in Pflegebereichen?

**Praxisbeispiel**

Lernende erleben in verschiedenen Praktika auch sehr unterschiedliche Sichtweisen zur Praxausbildung und zu Ausbildungsbedingungen. Die Auszubildende Inga wurde in ihrem ersten Praxiseinsatz auf der geriatrischen Abteilung im Einführungsgespräch mit der Mentorin bereits in der ersten Woche über die Angebote des Bereichs informiert und hat eine Zusammenstellung dieser Lernangebote für ihre Praxisbegleitmappe bekommen. Als Inga im nächsten Praktikum im ambulanten Dienst eine Mitarbeiterin nach Lernangeboten fragt, erklärt diese: „Bei uns kannst du nichts anderes lernen, alte Menschen sind nun mal alte Menschen. Was brauchst du da neue Lernangebote?"

**3**

## 3.4.1 Lernangebote erkennen

Nicht selten erfahren Schüler, wenn sie nach Lernangeboten fragen: „Hier kannst du pflegen lernen, was sonst?" Doch betrachtet man Pflegebereiche genauer, werden sehr schnell Unterschiede in den Lernangeboten deutlich.

Häufig sind Lernangebote der Bereiche für Schüler unter dem Begriff „Lernzielkatalog" zusammengefasst. Klarer wäre die Formulierung **Lernangebotskatalog**, was die bis heute häufigen Sprachverwirrungen in Theorie und Praxis deutlich macht. **Lernziele** sind individuell auf Lernsituationen und den individuellen Lernstand der Schüler abgestimmt (▶ Abschn. 4.4), sie können nicht von Arbeitsbereichen in Katalogform formuliert werden und allgemein gültig zur Verfügung stehen. Mit der Zusammenstellung von Lernangeboten in Form eines Lernangebotskatalogs machen Pflegebereiche deutlich, welche spezifischen Lernmöglichkeiten es in einem Arbeitsbereich für Schüler gibt. Lernangebote unterscheiden sich bereits schon in den beiden großen Pflegebereichen:
— stationäre Alten- und Krankenpflege und
— ambulante Pflege.

> ❯ Lernangebote sind Angebote eines Arbeitsbereiches, die benennen, was speziell dort erlernt, erfahren, erworben werden kann.

Praxisanleiter kennen in der Regel die unterschiedlichen Lernangebote, die sich aus den arbeitsspezifischen Gegebenheiten unterschiedlicher Pflegebereiche ergeben. Sie haben die Lernangebote von Pflegebereichen in ihrer Analyse der Rahmenbedingungen der jeweiligen Bereiche aufgenommen (▶ Abschn. 3.2 und ▶ Abschn. 5.1.3), um auf der Basis von Lernangeboten ausbildungstypische Lernsituationen gestalten zu können.

> ❯ Zur Professionalität von Praxisanleitern gehört es, auf der Grundlage der jeweiligen Lernangebote eines Lernorts ausbildungsrelevante Lernsituationen zu ermöglichen (Kap. 6).

Hilfreich für alle an Ausbildungsprozessen Beteiligten ist es, wenn die Lernangebote strukturiert zusammengefasst sind und Lernenden und Lehrenden als Lernangebotskatalog mit Erklärungen zu bereichsbezogenen Fachbegriffen zur Verfügung stehen. Diese Lernangebote eines Praxisbereichs lassen sich nach unterschiedlichen Kriterien und Fragen strukturieren.

---

**Praxistipp**

Die grundsätzliche Frage bei der Erarbeitung von Lernangeboten sollte immer sein: **Was** kann in einem Arbeitsbereich zum einen grundsätzlich, zum anderen ganz speziell gelernt werden?

---

Viele Pflegebereiche strukturieren ihre spezifischen Lernangebote mithilfe eines **Fragenkatalogs** nach Schwerpunktfragen, die sich problemlos auf andere Bereiche übertragen lassen. Die Beantwortung der Fragen stellt dann bereits das Lernangebot eines Bereichs dar, wie die folgende Übersicht zeigt.

---

**Schwerpunktfragen zur Erfassung von Lernangeboten**
— Was ist das Spezifische, was an diesem Arbeitsort erlernt werden kann?
— In welchen Bezügen können Lernende kommunikative Kompetenz erwerben?
— Bei welcher Altersgruppe können vorwiegend Pflege und Betreuung erlernt werden?
— Welche praktischen Tätigkeiten können begleitet und erlernt werden?
— In welchen Organisationsformen können Pflege und Betreuung erlernt werden (z. B. Bereichspflege, Funktionspflege, Individualpflege, Gruppenpflege)?
— Welche Pflegetheorie kann in ihrer praktischen Umsetzung erfahren werden?

- Zu welchen Pflegebereichen kann prozessorientierte Pflege erlernt werden?
- Zu welchen Krankheitsbildern ist patientenorientiertes Lernen möglich?
- Welche administrativen Aufgaben können erlernt werden?
- Welche Instrumente zur Qualitätssicherung und zur Dokumentation stehen zur Verfügung?
- In welche Verantwortungsbereiche sind Einblicke möglich?
- Welche Lernmaterialien, Arbeitsanleitungen und zusätzlichen Informationsquellen stehen zur Verfügung?
- In welchen sozialen Bezügen können Pflege und Betreuung vorwiegend erlernt werden?
- Welcher Unterstützungsbedarf Pflegebedürftiger kann erlernt werden?
- Welche technischen Geräte und Hilfsmittel können in ihrer Handhabung kennengelernt werden?
- Welche Kooperationspartner können kennengelernt werden?
- Welche Schnittstellen zu anderen Bereichen können kennengelernt werden?
- Welche präventiven Maßnahmen können erlernt werden?
- Welche Lernangebote gibt es, um interkulturelle Kompetenz zu erwerben?
- Welche Ansprechpartner gibt es für welche Bereiche?

Es bleibt jeweils in der Verantwortung von Praxisanleitern, die Lernangebote zweckmäßig in den einzelnen Ausbildungsstufen von Schülern für Anleitungssituationen zu nutzen. Eine andere Möglichkeit, Lernangebote deutlich zu machen und zu strukturieren, kann über die zu erwerbenden Kompetenzen in einem speziellen Bereich erfolgen (◻ Tab. 3.2).

Ambulante Bereiche gliedern ihre Lernangebote häufig nach den Abrechnungsmodalitäten der Krankenkassen in Tätigkeiten nach dem SGB XI (die durch die Pflegekassen finanziert werden) und SGB V (▶ Abschn. 6.2.2). Unzweifelhaft bietet jedoch ein gut strukturiertes Lernangebot eine gute Basis dafür, **Lernziele** zu entwickeln. Das folgende Beispiel stellt auszugsweise Lernangebote eines gerontopsychiatrischen Pflegeheims vor.

**Praxisbeispiel**
Der neue Mitarbeiter kann bei uns
- die am Bewohner orientierte Beziehungspflege kennenlernen,
- für die spezielle Sichtweise der Bedürfnisse von Bewohnern einer Gerontopsychiatrie sensibilisiert werden,
- die Wichtigkeit der Pflegeplanung und -dokumentation kennenlernen,
- die Umsetzung der Pflegeplanung lernen,
- die Beziehungspflege mit ihren Grenzen, Nähe-Distanz-Problematik und auch Verluste erleben und erlernen und
- Verhalten in gewaltgefährdeten Situationen mit Pflegebedürftigen erlernen.

Im Curriculum für Pflegeausbildungen werden künftig Lernfelder statt Unterrichtsfächer deutlich machen, **was** erlernt und erworben werden soll (▶ Abschn. 4.3). Die Kenntnis der einzelnen **Lernangebote** der Pflegebereiche macht es Praxisanleitern möglich, auf der Grundlage dieser Anforderungen und Zielstellungen im Curriculum **Lernsituationen** in der Praxis zu schaffen.

## 3.4.2 Lernangebote in Lernsituationen realisieren

Praxisanleiter ermöglichen Lernenden auf der Basis spezifischer Lernangebote eines Arbeitsbereichs exemplarische Lernsituationen (▶ Abschn. 2.1.5 und ▶ Kap. 6). **Lernsituationen** sind konkrete Situationen in der

**3**

**◘ Tab. 3.2**    Beispiel für eine Lernangebotsstruktur nach Kompetenzbereichen

| Kompetenzbereich | Zu erwerbende Fähigkeiten und Fertigkeiten | Im Rahmen von |
|---|---|---|
| Fachkompetenz | Pflegehandlungen und Betreuungsaufgaben prozessorientiert planen, durchführen und evaluieren Aktivierende Pflege einsetzen Mit anderen Berufsgruppen kooperieren | Bei der Pflege und Betreuung von Menschen mit: Demenzerkrankung Diabetes Lungenerkrankungen Multimorbidität Mit Hausärzten, Krankengymnasten, MDK |
| Methodenkompetenz | Prozessorientiertes Denken und Handeln Komplexe Sachverhalte dokumentieren | Bei folgenden Tätigkeiten: Maßnahmen der Körperpflege Lagerungsmethoden Präventive Maßnahmen Kinästhetik Im Rahmen der prozessorientierten Pflegedokumentation |
| Sozialkompetenz (einschl. kommunikativer und interkultureller Kompetenz) | Offen, ehrlich und wertschätzend **kommunizieren** Pflegebedürftigen und Mitarbeitern anderer Kuturen empathisch begegnen Mit Konflikten konstruktiv umgehen | In Kontakten mit Mitarbeitern, Pflegebedürftigen und deren Kontaktpersonen In Team- und Fallbesprechungen |
| Personalkompetenz | Eigene Fähigkeiten, Begabungen und Grenzen erkennen und produktiv damit umgehen Berufliche und private Anforderungen erkennen und miteinander verbinden Fachvokabular verstehen und situationsgerecht anwenden | In Teamarbeit der Pflegegruppen Bei Teilnahme an Pflegevisiten Beim Führen der Praktikumsbegleitmappe und des Lerntagebuchs Bei der Mitgestaltung von Dienstplänen und Arbeitsplänen |
| Ziel aller Lernangebote dieses Bereichs ist die berufliche **Handlungskompetenz** als Pflegende | | |

Praxis, in denen Schüler Kompetenzen innerhalb unterschiedlicher Lernfelder erwerben. Sie sind von Lernangeboten der jeweiligen Arbeitsbereiche bestimmt.

**Praxisbeispiel**

Eine orthopädische Station hat u. a. folgende spezifische Lernangebote formuliert: Die Betreuung älterer Patienten mit Osteoporose nach TEP-Operation (Totalendoprothese des Hüftgelenks) mit dem zusätzlichen Lernangebot (im Rahmen präventiver Maßnahmen): Erlernen des Pflegestandards Sturzprophylaxe. Der Praxisanleiter nutzt dieses Lernangebot für die Planung mehrerer, voneinander

unabhängiger **Lernsituationen** für Auszubildende verschiedener Ausbildungsjahre:

— Ernährungsberatung von Menschen mit Osteoporose

— Beratung von Menschen mit eingeschränkter Beweglichkeit zur Sturzprävention

— Anleitung von Menschen mit eingeschränkter Beweglichkeit zum Umgang mit Hilfsmitteln wie dem Deltarad oder Gehwagen

— Fachgerechte Hilfestellung und Mobilisation bei Menschen mit Gelenkerkrankungen

— Spezielle Lagerungsarten nach TEP-OP

- Individuelle Planung, Pflege und
  Betreuung sowie Evaluation eines
  Pflegeverlaufs bei Patienten nach TEP-OP
- Sachgerechter Umgang mit
  Redon-Drainagen
- Fachgerechter Verbandswechsel nach
  TEP-OP
- Anziehen von AT-Strümpfen und Beratung
  von Patienten zur Anwendung der
  AT-Strümpfe vor einer TEP-OP

Damit Praxisanleiter Lernangebote ihres speziellen Pflegebereichs realisieren und vermitteln können, müssen sie Lernangebote genau
kennen und Sicherheit, d. h. Fachkompetenz
im Rahmen aller dazu anfallenden Informationen und Tätigkeiten haben. Es ist hilfreich, sich auf der Basis von Lernangeboten
eines Pflegebereichs einen Fundus an möglichen Lernsituationen zusammenzustellen, die
individuell nach dem Ausbildungsstand der
Lernenden und der Situation von Pflegebedürftigen realisiert werden können (▶ Kap. 6).

Praxisanleitung kann nicht wahllos Lernangebote in Lernsituationen umsetzen, sondern hat sich am Ausbildungsplan der Schule
zu orientieren (▶ Kap. 4 und ▶ Kap. 6). In den
Ausbildungs- und Prüfungsverordnungen für
die Altenpflege und Krankenpflege ist für den
theoretischen und praktischen Unterricht die
„fachkundige Anleitung in gesundheits- und
pflegerelevanten Fragen" betont worden. Hier
müssen auch in der Praxisausbildung künftig
Schwerpunkte für Lernsituationen entwickelt
werden. Beispielsweise benötigen Schüler für
beratende und anleitende Aufgaben umfangreiche Kenntnisse und Erfahrungen in der
Kommunikation (zur Beratung und Gesprächsführung), pädagogisches Grundlagenwissen
(zum Lernen von Erwachsenen), aber auch
Empathie und Akzeptanz im Umgang mit
alten und kranken Menschen. Die Grundlagen
hierzu müssen erst in Unterrichtseinheiten am
Lernort Schule erworben werden, bevor Lernangebote der Praxis für Anleitungssituationen
mit Beratungsaufgaben genutzt werden können.

## 3.5  Wie entwickle ich Lernziele?

Bevor es Ihnen möglich ist, Lernziele für die
Praxisausbildung zu formulieren, ist es erfor-
derlich, die unterschiedlichen Bezeichnungen
von Zielen in der Berufspädagogik zu kennen.
Auch Zielformulierungen in der Pflegeausbil-
dung betreffen meist unterschiedliche Katego-
rien. Zu ihnen gehören:
- Ausbildungsziele
- Lehr- und Lernziele
- Richtziele, Grob- und Feinziele
- Affektive, kognitive und psychomotorische
  Lernziele

### 3.5.1  Ausbildungsziele kennen

Ausbildungsziele sind in den Berufsgesetzen
der Pflegeberufe benannt. Der Gesetzgeber
hat Ausbildungsziele formuliert, die als **Lernziele** in Ausbildungsstätten in Lernsituationen
umzusetzen sind. Praxisanleiter müssen also
die Ausbildungsziele kennen, um zielorien-
tierte Lernmöglichkeiten für Schüler gestalten
zu können. Die Ausbildungsziele, die im Alt-
PflG und KrPflG sowie im neuen PflBG für
die generalistische Ausbildung (▶ Abschn. 2.1)
formuliert sind, sollen deshalb im nächsten
Abschnitt nochmals zusammengefasst vorgestellt werden.

#### Ausbildungsziele nach dem AltPflG

» Die Ausbildung soll die Kenntnisse,
  Fähigkeiten und Fertigkeiten
  vermitteln, die zur selbstständigen
  und eigenverantwortlichen Pflege
  einschließlich der Beratung, Begleitung
  und Betreuung alter Menschen
  erforderlich sind. (§ 3 AltPflG)

Detaillierter werden anschließend **Ziele**
für die Ausbildung in der Altenpflege
(▶ Abschn. 2.5) genannt (§ 3), wie die folgende
Übersicht zeigt.

**3**

**Ausbildungsziele in der Altenpflege**

- Sach- und fachkundige, den allgemein anerkannten pflegewissenschaftlichen, insbesondere den medizinisch-pflegerischen Erkenntnissen entsprechende, umfassende und geplante Pflege
- Mitwirkung bei der Behandlung kranker alter Menschen einschließlich der Ausführung ärztlicher Verordnungen
- Erhaltung und Wiederherstellung individueller Fähigkeiten im Rahmen geriatrischer und gerontopsychiatrischer Rehabilitationskonzepte
- Mitwirkung an qualitätssichernden Maßnahmen in der Pflege, Betreuung und Behandlung
- Gesundheitsvorsorge einschließlich der Ernährungsberatung
- Umfassende Begleitung Sterbender
- Anleitung, Beratung und Unterstützung von Pflegekräften, die nicht Pflegefachkräfte sind
- Betreuung und Beratung alter Menschen in ihren persönlichen und sozialen Angelegenheiten
- Hilfe zur Erhaltung und Aktivierung der eigenständigen Lebensführung einschließlich der Förderung sozialer Kontakte
- Anregung und Begleitung von Familien und Nachbarschaftshilfe und Beratung pflegender Angehöriger

» Darüber hinaus soll die Ausbildung dazu befähigen, mit anderen in der Altenpflege tätigen Personen zusammenzuarbeiten und diejenigen Verwaltungsarbeiten zu erledigen, die in unmittelbarem Zusammenhang mit den Aufgaben in der Altenpflege stehen. (§ 3)

## Ziele für die Berufe in der Gesundheits- und Krankenpflege

Im § 3 KrPflG (▶ Abschn. 2.4.2) sind folgende Ausbildungsziele formuliert:

» Die Ausbildungsziele in der Krankenpflege sollen dem allgemein anerkannten Stand pflegewissenschaftlicher, medizinischer und weiterer bezugswissenschaftlicher Erkenntnisse folgend fachliche, personale, soziale und methodische Kompetenzen vermitteln, um bei der Heilung, Erkennung und Verhütung von Krankheiten verantwortlich mitwirken zu können. (§ 3 Abs. 1)

Neben der kurativen Ausrichtung werden für die Ausbildung verstärkt präventive, gesundheitsfördernde, rehabilitative und palliative Aspekte hervorgehoben:

» Die Pflege ist dabei unter Einbeziehung präventiver, rehabilitativer und palliativer Maßnahmen auf die Wiedererlangung, Verbesserung, Erhaltung und Förderung physischer und psychischer Gesundheit der zu pflegenden Menschen auszurichten. Dabei sind die unterschiedlichen Pflege- und Lebenssituationen sowie Lebensphasen und die Selbstständigkeit und Selbstbestimmung der Menschen zu berücksichtigen. (§ 3 Abs. 1)

Detailliert ist weiterhin erwähnt, wozu die Ausbildung insbesondere befähigen soll. In diesem Rahmen sind Aufgaben formuliert, die eigenverantwortlich, mitwirkend und interdisziplinär auszuführen sind. Für folgende eigenverantwortliche Aufgaben sind entsprechende Lernziele für Praxisanleitungen zu entwickeln:

- Erhebung und Feststellung des Pflegebedarfs, der Planung, Organisation, Durchführung und Dokumentation der Pflege
- Evaluation der Pflege, Sicherung und Entwicklung der Qualität der Pflege

- Beratung, Anleitung und Unterstützung von zu pflegenden Menschen und ihren Bezugspersonen in der individuellen Auseinandersetzung mit Gesundheit und Krankheit
- Einleitung lebenserhaltender Sofortmaßnahmen bis zum Eintreffen der Ärztin oder des Arztes

Für folgende Aufgaben im Rahmen der Mitwirkung sind entsprechende Lernziele zu entwickeln:
- Eigenständige Durchführung ärztlich veranlasster Maßnahmen
- Maßnahmen der Diagnostik
- Maßnahmen in Krisen und Katastrophensituationen

**Interdisziplinär** ist mit anderen Berufsgruppen zusammenzuarbeiten, dabei sind multidisziplinäre und berufsübergreifende Lösungen von Gesundheitsproblemen zu entwickeln. Auch hierfür sind entsprechende **Lernziele** für die Praxisanleitungen erforderlich.

## Ziele in der generalistischen Ausbildung nach dem PflBG

Die Ausbildungsziele im PflBG § 5 Abs. 1 [1] sind analog zu den Zielen des KrpflG formuliert:

» Die Ausbildung zur **Pflegefachfrau** oder zum **Pflegefachmann** vermittelt die für die selbstständige, umfassende und prozessorientierte Pflege von Menschen aller Altersstufen in akut und dauerhaft stationären sowie ambulanten Pflegesituationen erforderliche fachliche und personale Kompetenz einschließlich der zugrunde liegenden methodischen, sozialen interkulturellen und kommunikativen Kompetenzen und der zugrunde liegenden Lernkompetenzen sowie der Fähigkeit zum Wissenstransfern und zur Selbstreflexion…

Abs. 2:

» Pflege … umfasst präventive, kurative, rehabilitative, palliative und

sozialpflegerische Maßnahmen zur Erhaltung, Förderung, Wiedererlangung oder Verbesserung der physischen und psychischen Situation der zu pflegenden Menschen, ihre Beratung sowie Begleitung in allen Lebensphasen und die Begleitung Sterbender …

Die Auszubildenden sollen insbesondere befähigt werden (PflBG § 5, Abs. 3, 4) zur:
- Erhebung des Pflegebedarfs
- Planung, Organisation, Gestaltung und Steuerung des Pflegeprozesses
- Durchführung der Pflege einschließlich Dokumentation
- Evaluation, Sicherung der Qualität der Pflege
- Bedarfserhebung und Durchführung präventiver Maßnahmen
- Beratung, Anleitung und Unterstützung von zu pflegenden Menschen
- Erhaltung, Wiederherstellung Stabilisierung individueller Fähigkeiten der zu pflegenden Menschen
- Einleitung lebenserhaltender Sofortmaßnahmen
- Anleitung, Beratung und Unterstützung von Menschen anderer Berufsgruppen sowie Ehrenamtlichen
- Mitwirkung an der praktischen Ausbildung in Gesundheitsberufen
- Eigenständigen Durchführung ärztliche angeordneter Maßnahmen
- Interdisziplinären Kommunikation und Zusammenarbeit

### 3.5.2 Lernziele formulieren

#### Anforderungen an Ziele

Prinzipiell gibt es unterschiedliche Sichtweisen zur Definition von Lernzielen. Die Diskussionen auf wissenschaftlicher Ebene unterscheiden zwischen **Lehr- und Lernzielen.** Letztere sollen von den Lernenden selbst formuliert werden, während Lehrziele von Lehrenden ausgehen und dem Lernenden eine Orientierungshilfe für eigene Zielstellungen sein sollen. Wichtige Bedingung für erfolgreiches Lernen ist grundsätzlich, dass Lern- und Lehrziele in ihrem Kern übereinstimmen. In diesem Buch wird deshalb, wie im allgemeinen praktischen Gebrauch üblich, ausschließlich mit dem Begriff der „**Lernziele**" gearbeitet. Lernziele, die von Lehrenden, also auch Praxisanleitern benannt werden, sollten natürlich die Ziele von Lernenden berücksichtigen und einschließen.

> **Lehr- und Lernziele beschreiben den Lernzuwachs, den ein Schüler nach erfolgreichem Unterricht bzw. erfolgreicher Anleitung entwickelt haben soll.**

Lernziele haben **didaktische Funktion** (▶ Abschn. 4.1). Sie beeinflussen die Wahl der **Methoden**, der **Inhalte** und **Abläufe einer Lernsituation**. Deshalb ergibt es keinen Sinn, Lernziele erst **nach** der Planung von Lernsituationen zu entwickeln. Stattdessen ist es unerlässlich, konkrete Ziele vor der Planung von Lernsituationen mit dem Lernenden zu vereinbaren und zu formulieren (▶ Kap. 5 und ▶ Kap. 6). Lernziele sollen, ebenso wie Zielstellungen in der Pflegeplanung, konkret und als Teilziele (Feinziele) überprüfbar sein. Ein Beispiel (◘ Tab. 3.3) zu Zielformulierungen im Pflegeprozess soll Ihnen vergleichsweise die Anforderungen an Lernziele in der Ausbildung deutlich machen.

Lernziele sollten zur besseren Überschaubarkeit stets „kleingearbeitet" bzw. operationalisierbar (beobachtbar) formuliert werden, wie es in der Wissenschaftssprache heißt. Damit ist gemeint, dass ungenaue, grobe Zielstellungen schrittweise zu möglichst sprachlich genauen Formulierungen (◘ Tab. 3.3) entwickelt werden, um Handlungen und Verhalten beobachtbar zu machen.

◘ **Tab. 3.3** Ziele formulieren

| Anforderung an Ziele in der Pflegedokumentation | | Anforderung an Ziele in der Ausbildung | |
|---|---|---|---|
| **Anforderung an Pflegeziele** | **Beispiel** | **Anforderung an Lernziele** | **Beispiel** |
| Passend sein (patientenorientiert) | Auf ein Problem des Pflegebedürftigen bezogen sein (z. B. „Frau W. geht sicher zum Stuhl") | Individuell am Lernbedarf und an Lernvoraussetzungen des Lernenden orientiert sein | Auf den Ausbildungsstand und die Fähigkeiten eines Lernenden bezogen sein (z. B. „Erkennt den Pflegebedarf selbstständig") |
| Realistisch sein | Für Pflegebedürftige erreichbar sein (z. B. „Geht sicher in ihrem Zimmer") | Realistisch, d. h. erreichbar sein | Wie oben, bezogen auf eine Situation |
| Positiv sein | Benennen, was erreicht, nicht was vermieden werden soll (statt: „Stürzen vermeiden" besser: „Geht sicher vom Bett zum Tisch") | Positiv sein | Statt: „Schematisches Arbeiten vermeiden" besser: „Erkennt und berücksichtigt individuelle Bedürfnisse" |
| Überprüfbar sein | Jederzeit soll prüfbar sein, ob das Ziel erreicht wurde (statt: „Geht sicherer" besser: „Geht selbstständig vom Bett zum Tisch") | Überprüfbar sein (Ausnahme: Lernziele im Bereich der Kommunikation und affektive Lernziele entziehen sich dieser Anforderung) | Teilziele formulieren, die einen Lernerfolg sichtbar machen: „Nimmt die Situation des Pflegebedürftigen bei der Körperpflege wahr und kommuniziert empathisch" |

Auf diese Weise erfolgt in der Regel eine (schulische) Untergliederung in:

a) **Richtziele:** Sie sind sehr allgemein formulierte gesellschaftliche, berufspolitische Zielstellungen, wie sie in den Berufsgesetzen zu finden sind.

Eine Zielformulierung in den Berufsgesetzen lautet beispielsweise:

„Die Pflege ist unter Einbeziehung präventiver, rehabilitativer und palliativer Maßnahmen auf die Wiedererlangung, Verbesserung, Erhaltung und Förderung physischer und psychischer Gesundheit der zu pflegenden Menschen auszurichten." (§ 3 Abs. 1 KrPflG)

b) **Grobziele:** Sie sind ebenfalls allgemein formuliert und bilden die Basis von ganzen Unterrichtseinheiten bzw. Lernfeldern.

Ziel ist „[…] die Mitwirkung bei der Behandlung kranker alter Menschen einschließlich der Ausführung ärztlicher Verordnungen." (3 § AltPflG)

c) **Feinziele (Teilziele):** Sie besitzen den höchsten Präzisionsgrad. Sie erlauben eine Bestimmung des gewünschten Schülerverhaltens und schließen alternative Interpretationen aus. „S. nimmt die Situation der Patientin am ersten postoperativen Tag wahr und geht empathisch darauf ein."

Praxisanleiter formulieren Lernziele in der Regel ausschließlich als Teilziele, die Auszubildende in individuellen, wechselnden Lernsituationen erreichen können. Das Erreichen von Lernzielen ist trotzdem nicht grundsätzlich überprüfbar. Die Vorstellung, dass Lernziele am Ende eines Unterrichts oder einer Anleitung überprüfbar erreicht sind, ist besonders unter dem Blickwinkel der Handlungsorientierung und des prozessorientierten Ausbildungscharakters eine zu hohe Erwartung.

> ❯ **Überprüfbarer Lernzuwachs besteht immer erst im Transfer des Gelernten in unterschiedlichsten Praxissituationen, ist also nicht sofort, sondern an grundsätzlichen Qualifikationen beobachtbar.**

## Lernzieldimensionen berücksichtigen und formulieren

Unter dem Begriff „**Lernzieldimensionen**" werden Lernziele nach ihren grundsätzlichen Anforderungen an Fähigkeiten der Lernenden betrachtet und differenziert. In einem der folgenden Kapitel werden kognitive, affektive, und psychomotorische Fähigkeiten beschrieben (▶ Abschn. 4.2.2), für deren Erreichen folgende Gruppen von Zielen benannt sind:

- Kognitive Lernziele
- Affektive Lernziele
- Psychomotorische Lernziele

**Kognitive Lernziele** beziehen sich auf Denkvorgänge, Wissen und Kenntnisse [2]. Es geht im kognitiven Bereich um intellektuelle Fähigkeiten wie Allgemeinbildung, systematisches Denken, Verständnis von Problemlösungen und das Anwenden von Gelerntem.

„Ziel der Anleitung ist: S. wendet ihr Wissen zum Krankheitsbild Apoplex an und nutzt ihre Kenntnisse aus dem Unterricht für die individuelle Planung der Pflege von Frau N."

**Affektive Lernziele** beziehen sich auf die Veränderung von Interessenlagen, auf die Bereitschaft, etwas zu tun oder zu denken und auf die Entwicklung von Verhaltensweisen [2]. Im affektiven Lernbereich in der Pflege geht es um das Erlernen von **Beziehungspflege**. Dazu gehören die Aufmerksamkeit für Pflegebedürftige, das Verstehen, Einfühlen und Reagieren in Pflegesituationen sowie die ethische Kompetenz, aber auch das Entwickeln von Kontakt-, Beziehungs- und Kooperationsfähigkeit im Team der Pflegenden. Dieser sehr wichtige Bereich, der Einstellungen, Verhaltensweisen und Gefühle von Lernenden zum Ziel hat, wurde in den praktischen Ausbildungen bei Lernzielformulierungen und in der Gestaltung von Lernsituationen bisher häufig unterschätzt. Er erfährt inzwischen zunehmende Aufmerksamkeit.

„Lernziel ist: K. nimmt die Situation des Pflegebedürftigen in seinem Zuhause einfühlsam wahr und berücksichtigt dessen Privatsphäre."

**3**

„K. kann im Anschluss an die Anleitung seine Gefühle bei der Intimpflege von Herrn B. beschreiben."

**Psychomotorische Lernziele** beziehen sich auf das konkrete Handeln und Verhalten bezüglich eines Lernenden. Sie sind darauf ausgerichtet, Geschicklichkeit und Techniken zu entwickeln, den Umgang mit Geräten, Instrumenten und Hilfsmitteln zu erlernen.

„S. mobilisiert den Bewohner beim Richten des Bettes fachgerecht und wendet Lagerungshilfsmittel fachgerecht an."

Lernen in der Pflegepraxis kann nicht eindimensional erfolgen. Deshalb sind für Anleitungen meistens Lernziele in allen drei Lernzieldimensionen zu planen und zu berücksichtigen. Diese Anforderung macht u. a. den Anspruch an Praxisanleitungen und an die Professionalität von Praxisanleitern deutlich. Praxisanleitung führt Lernende einerseits schrittweise an Lernerfolge heran und berücksichtigt andererseits bereits alle Dimensionen von Lernzielen. In Anleitungssituationen werden gleichzeitig

- kognitive Erkenntnisse und Wissen aktiviert und genutzt,
- psychomotorische Fertigkeiten entwickelt und angewendet und
- affektive Fähigkeiten, Einsichten, Gefühle und Verhaltensweisen im Rahmen von Bezugspflege gefördert.

Ihre pädagogische Aufgabe als Praxisanleiter ist es, diesen Prozess für Auszubildende zielgerichtet zu gestalten und Schüler durch entsprechende Lernziele individuell beim Erwerben von pflegerelevanten Fähigkeiten (▶ Abschn. 4.2.2) zu unterstützen. Die unterschiedlichen Dimensionen von Lernzielen können bereits in der Wahl der Verben, die Sie für die Zielbeschreibung benutzen, deutlich werden, beispielsweise: Die Auszubildende

- **erläutert** (drei typische Ursachen von Durchblutungsstörungen),
- **kennt** (den Pflegeplan) und **informiert sich** (aktuell über die pflegerischen Maßnahmen),

- **kann** (Sinn und Zweck der Körperpflege) **benennen** (und gemeinsam mit dem Patienten Pflegeprioritäten setzen),
- **stimmt** (die Verwendung von allen Pflegematerialien mit den Bedürfnissen des Pflegebedürftigen und medizinisch Notwendigem) **ab,**
- **erkennt** (zwei Mobilisationsmöglichkeiten und kann diese in die Versorgung integrieren),
- **nimmt** (Ressourcen und Bedürfnisse des Pflegebedürftigen) **wahr** und **spürt** (, wo dieser Unterstützung benötigt),
- **mobilisiert** (bzw. bewegt den Menschen fachgerecht in drei Schritten),
- **kommuniziert** (dem Bedarf und der Situation der zu Pflegenden angemessen)
- **erkennt** (Gefühle des Pflegebedürftigen) und **verhält sich** (echt),
- **hört zu** und **interessiert sich** (für die Äußerungen des Pflegebedürftigen),
- **nimmt** (eigene Grenzen) **wahr** (und bittet frühzeitig um Unterstützung),
- **zeigt** (dem Pflegebedürftigen gegenüber) **Wertschätzung** und **Verständnis,**
- **beachtet** (kulturspezifische Bedürfnisse (oder das Schamgefühl) und **reagiert einfühlsam,**
- **akzeptiert** (ängstliches Verhalten des zu Pflegenden),
- **aktiviert** (den Pflegebedürftigen beim Richten des Bettes situationsgerecht und angemessen),
- **beobachtet** (die Schmerzäußerungen und die Beweglichkeit gezielt) und **reagiert** (angemessen) und **kann** (die Beobachtungen) **beschreiben,**
- **berichtet** (sachlich und fachkundig),
- **reinigt** (hygienisch),
- **dokumentiert** (Beobachtungen korrekt und in der entsprechenden Fachsprache),
- **ermöglicht** (dem Pflegebedürftigen eine angenehme Lage im Bett),
- **reflektiert** (den Verlauf der Körperpflege und die Kommunikation) und
- **begründet** (Entscheidungen und Feststellungen fachgerecht).

**Praxistipp**

Um zu beschreiben, was Lernende tun (und im affektiven Bereich deutlich machen) sollen, verwenden Sie in der Zielbeschreibung möglichst **Verben**, die dies klar ausdrücken. Es sollten stets Verben sein, die **sichtbare**, **hörbare** und **spürbare** Tätigkeiten und Verhaltensweisen beschreiben.

Lernende werden in der Praxis häufig noch dazu angeleitet und durch Lernziele darin bestärkt, lediglich starr vorgegebene **Handlungsabläufe** einzuhalten. Beispielsweise wird die sehr komplexe Lernsituation „Ganzkörperwaschung" oder auch „Körperpflege" eines Pflegebedürftigen noch oft als vorgegebene Schrittfolge von Handlungen unterrichtet bzw. demonstriert. Dies wird leider auch in vielen unzulänglichen Standards deutlich. Schüler sind dann der Meinung, wenn sie z. B. eine Schrittfolge bei der Pflege eines Menschen richtig durchgeführt haben, war alles „richtig" und die Pflege fachgerecht. Stattdessen muss die **affektive** Seite bei jeder pflegerischen Aufgabe, zu der Verhaltens und Denkweisen gehören, wesentlich stärker in das Bewusstsein der Mitarbeiter, Lehrenden und Lernenden geholt und als Beziehungspflege betont werden (▶ Abschn. 3.2.2).

❯❯ Nicht die standardmäßige Erledigung einer vorgegebenen Abfolge macht professionelle Pflege aus, sondern das umfassende Wahrnehmen und Eingehen auf die individuellen Befindlichkeiten und Bedürfnisse eines unterstützungsbedürftigen Menschen. Dies betrifft beispielsweise die Kompetenz zur Beziehungspflege bei einer so komplexen Tätigkeit wie Unterstützung bei der Körperpflege.

Affektive Lernziele sollten in jeder Anleitungssituation Priorität haben.

## Zielstellungen abstufen

**Praxistipp**

Oft verwenden Pflegende in der Zielformulierung noch die Hilfsverben „wollen" und „müssen", dies ist bei klarer Zielformulierung jedoch nicht erforderlich.

Sie sollten schließlich bei der Zielformulierung auch darauf achten, dass eine konkrete Zielstellung beinhaltet, zu beschreiben, in welchem Umfang bzw. in welcher Qualität ein Ziel erreicht werden soll. Es ist auch in der Pflegeausbildung nicht möglich, dass jemand z. B. im Rahmen der Krankenbeobachtung alle Details beobachten kann, die möglicherweise von Bedeutung sind. Es müsste also in der Zielformulierung z. B. benannt werden: „S. beobachtet den Hautzustand am Gesäß und kann ihn nach der Norton-Skala einschätzen und dokumentieren". Denn eine Auszubildende kann weder den gesamten Hautzustand beobachten noch einschätzen, sie ist schließlich kein Hautarzt. Sie müssen demnach in der Zielformulierung deutlich machen, was in welchem Umfang beobachtet werden soll, statt zu formulieren: „S. beobachtet korrekt".

**Praxisbeispiel**

Helenas Ziel im Rahmen der Anleitung zur Beobachtung einer frischoperierten Patientin lautet: „H. beobachtet die laufende Infusion bei der Patientin auf deren sichere Lage sowie deren sichere und hygienische Verabreichung. H. schätzt dabei selbstständig den Hautzustand der Einstichstelle ein und dokumentiert die Beobachtung fachgerecht."

Wollen Sie in Ihren Zielstellungen **Vollständigkeit** bzw. Abstufungen erreichen, so sollten Sie dies ebenfalls klar ausdrücken, um eine Bewertung möglich zu machen (▶ Abschn. 8.2.1). Wenn Sie also Wert auf einen bestimmten Bereich legen, der beobachtet oder gepflegt und bewertet werden soll, benennen Sie dies abgestuft, beispielweise nach dem Umfang, Zeitrahmen oder der Anzahl zu betreuender Personen, z. B.:

- „Reicht das Frühstück für vier Bewohner selbstständig und zeitlich angemessen" (statt „Reicht das Frühstück für Bewohner"),
- „Benutzt die erwünschten Pflegemittel des Patienten" (statt „Benutzt persönliche Pflegemittel des Patienten"),
- „Kennt alle Desinfektionsmittel des Bereichs in ihrer korrekten Anwendung" (statt „Kennt Desinfektionsmittel in ihrer Anwendung"),
- „Wendet mindestens drei Hilfsmittel zum rückenschonenden Arbeiten an" (statt „Kann Hilfsmittel anwenden").

Es kann auch Ziel sein, die Vollständigkeit einer Handlung in ihren Abstufungen oder deren Zeitrahmen mit der Zielformulierung festzulegen:

- „Führt die vollständige Körperpflege bei … mit Unterstützung durch den Praxisanleiter durch"
- „Führt die vollständige Körperpflege selbstständig durch"
- „Fordert bei der vollständigen Körperpflege des Bewohners die Unterstützung durch den Praxisanleiter nach eigener Einschätzung an"

oder:

- „Lagert den Pflegebedürftigen belastungsfrei während des ganzen Vormittags"
- „Fertigt eine Pflegeplanung zu den AEDL 3–7 innerhalb von zwei Tagen an"
- „Bereitet alle Materialien zum Katheterisieren vollständig innerhalb von fünf Minuten vor"

Je genauer Zielformulierungen erfolgen, desto exakter lässt sich schließlich die Qualität von Leistungen einschätzen. Außerdem ist es für Lernende viel einfacher, eine Aufgabe in Angriff zu nehmen, wenn sie wissen, wie viel eigentlich von ihnen erwartet wird.

**Praxisbeispiel**

Birgit fühlt sich im Vorbereitungsgespräch zur Anleitung wie vor den Kopf geschlagen, als die Praxisanleiterin sie nach den Ursachen, dem Verlauf und den Pflegezielen zur Erkrankung von Herrn B. fragt, den sie anschließend betreuen will. Zusätzlich erwartet die Praxisanleiterin die Erläuterung der Pflegedokumentation von Herrn B.

Birgit kennt die Diagnosen des Patienten, Diabetes und Gangrän der linken Zehe, aber alle Ursachen und Pflegeziele kennt sie nicht. Sie hat sich lediglich auf ihre Aufgabe vorbereitet, Herrn B. vom Bett an den Tisch zu mobilisieren. Es gelingt ihr schließlich, drei mögliche Krankheitsursachen und Pflegeziele zu benennen. Damit gibt sich die Praxisanleiterin zufrieden und sagt lediglich: „Ja, na gut, lassen wir das." Doch Birgit weiß nicht, ob von ihr mehr Kenntnisse erwartet wurden oder ihre Antworten nun gut, zufriedenstellend, ausreichend oder mangelhaft waren. Birgit kann dies nicht einschätzen und ist schon vor Beginn der eigentlichen Anleitung verunsichert.

## Lernzielkontrollen

Wie erfährt ein Praxisanleiter schließlich konkret von den Lernergebnissen der Auszubildenden? Die Lernergebnisse bestimmen schließlich die Anforderungen an weitere **Lernsituationen.** Sie können entscheidende Hinweise immer aus den direkten Lernsituationen der Praxis ableiten. Dazu gehört beispielsweise, gemeinsam

- die Bewältigung von Problemen,
- das Erreichen von Lernzielen und
- das Verhalten in Lernsituationen einzuschätzen.

Regelmäßiges Feedback (▶ Abschn. 9.4.4) im Anschluss an eine Anleitungssituation ist die zweckmäßigste Möglichkeit, konkrete

Aufgabenstellungen und Lernziele zu reflektieren und dabei Lernerfolge und -defizite zu benennen. Dieses Feedback sollte in der Auswertung einer Anleitung jeweils durch den Lernenden selbst und den Praxisanleiter erfolgen (▶ Abschn. 5.2.3). Lernzielkontrollen im Rahmen der Auswertung von Lernsituationen werden regelmäßig dokumentiert und finden in der abschließenden Beurteilung ihren Ausdruck. Dazu finden Sie Hinweise und Beispiele in weiteren Kapiteln (▶ Abschn. 8.2 und ▶ Abschn. 9.4.4).

> **Überprüfbarer Lernzuwachs besteht erst im Transfer des Gelernten in verschiedensten Praxissituationen, d. h., die Lernenden können Gelerntes auch in anderen Situationen anwenden.**

## 3.6    Wie erkenne ich Lernbedarfe?

### 3.6.1    Lernbedarfe erfassen

Auszubildende in der Pflegeausbildung sind Erwachsene, denen jeder Anleiter auch eigenverantwortliches Lernen zutrauen sollte. Was könnte also sinnvoller sein, als Lernenden vom ersten Ausbildungstag an prozessorientiert und zielgerichtet auch **eigene** Lernziele entwickeln zu lassen? Doch Lernziele lassen sich erst formulieren, wenn Lernbedarfe erkannt sind.

> **Ein Lernbedarf macht stets deutlich, dass ein Defizit zu dem erkannt wird, was an Wissen, Können und Verhalten erforderlich ist, um pflegekompetent tätig sein zu können. Wer einen Lernbedarf erkennen und formulieren kann, ist bestrebt, diesen auch zu überwinden.**

Lernende, die selbstständig Lernbedarfe formulieren, sind auch motiviert zum Lernen. Sie „müssen" nicht lernen, weil ein Anleiter ein Lernziel formuliert hat, sondern wollen etwas lernen, weil sie einen Bedarf erkannt

haben (▶ Abschn. 3.5.2). Diese neuere Form, Auszubildende auch in der Praxis zu eigenverantwortlichem Lernen zu befähigen, basiert auf Erkenntnissen aus der **Motivationstheorie**, die im folgenden Kapitel (▶ Abschn. 4.4.4) erläutert wird. Natürlich sind das Verständnis und die Befähigung zur Eigenverantwortung individuell unterschiedlich und erst schrittweise zu erlangen. Grundsätzlich ist es wichtig, die Lernenden je nach Fähigkeit und Motivation darin zu begleiten und zu fördern, eigene Lernbedarfe zu erkennen und individuelle Lernziele zu formulieren. Sehr schnell stellen sich möglicherweise Fragen wie die folgenden:

- Kann jemand in der Ausbildung allein bestimmen, was ihn interessiert?
- Was ist, wenn einen Auszubildenden nichts interessiert?
- Wo soll das hinführen, wenn jeder (nur) nach den eigenen Interessen gefragt wird?
- Wo bleibt der Rest an Ausbildungszielen, der vielleicht nicht von Interesse ist?
- Wie sollen Praxisanleiter diese (strukturlosen) „Wünsche" unterstützend realisieren?

Keinesfalls geht es darum, dass Lernende strukturlos ihre Lernziele selbst bestimmen (oder auch nicht bestimmen). Auch wer hochmotiviert und engagiert ist, stolpert ohne helfendes „Gerüst" blind durch eine „Baustelle" von Lernzielen. Selbstbestimmtes Lernen meint nicht steuerlosen Aktionismus. Jedoch, wenn Pflegeschüler personale, soziale und methodische Kompetenzen (▶ Abschn. 4.1.2) entwickeln sollen, bedeutet das auch, sie bezüglich ihrer eigenen Ausbildung und **Lernziele** zu fördern und zu fordern. Auch auf diese Weise lassen sich Kompetenzen darin entwickeln,

- eigenverantwortlich Ausbildungsaufgaben wahrzunehmen und verantwortungsbewusst zu verfolgen,
- Kommunikations- und Kooperationsfähigkeit sowie Konfliktfähigkeit im Umgang mit Ausbildungszielen zu erlangen,

**3**

- Selbstsicherheit, Selbstkritik, Entscheidungsfähigkeit, Zielstrebigkeit zu erwerben und
- überlegtes, systematisches und planvolles Handeln, selbstständige Steuerung von Lehr- und Lernprozessen zu trainieren.

## 3.6.2 Lernbedarfe formulieren

Wie bereits im vorhergehenden Kapitel deutlich wurde, sollten Lernziele nicht ausschließlich nach dem in Ausbildungsdokumenten formulierten Bedarf festgelegt werden, sondern Praxisanleiter haben die Aufgabe, im Rahmen von Bedingungsanalysen für Anleitungssituationen (▶ Kap. 5), den persönlichen **Lernbedarf** und die individuellen **Lernvoraussetzungen** von Auszubildenden zu ermitteln und zu dokumentieren (▶ Abschn. 7.4). Im Einzelnen bedeutet das wahrzunehmen, was eine Lernende ganz individuell an Lernvoraussetzungen in die Praxis mitbringt. Dazu gehören z. B.:

- Persönlicher Ausbildungs- und Lernstand
- Haltung und Motivation zur Ausbildung und zum Beruf
- Neigungen und Interessen
- Bisherige berufliche Erfahrungen
- Mögliche Ängste und Belastungen
- Physische und psychische Belastbarkeit

Sie alle wissen, dass in einer Gruppe von zehn Auszubildenden, bzw. Menschen, alle sehr unterschiedliche Lernvoraussetzungen mitbringen, die den individuellen Ausbildungsprozess positiv oder negativ beeinflussen können. Je bewusster Sie diese Bedingungen wahrnehmen und im Ausbildungsprozess, d. h. auch bei der Festlegung von Lernzielen, berücksichtigen, desto zielgerichteter kann Ausbildung erfolgen. Praxisanleiter sollten also bei Beginn eines neuen Praxiseinsatzes von Auszubildenden deren Lernbedingungen und Lernbedarfe analysieren können (▶ Abschn. 7.4 und ▶ Abschn. 5.1.3).

Differenziertes Wissen zum Lernbedarf von Auszubildenden erfährt ein Praxisanleiter bereits durch Ausbildungsdokumente wie die Lernbegleitmappe bzw. Praxisbegleitmappe (▶ Abschn. 4.5.4). In diesen Dokumenten finden Sie individuelle Information im Überblick zu:

- Ausbildungsstand
- Theoretischen Grundlagen, die ein Auszubildender mitbringen sollte
- Richt- und Grobzielen für den Abschnitt des Praxiseinsatzes
- Bisherigen Praktika und erreichten Lernzielen

> ❯ **Das Führen eines Ausbildungsnachweises wird Auszubildenden mit dem PflBG § 17, Abs. 3 zur Pflicht gemacht.**

Weitere Informationen zum Lernbedarf von Auszubildende sind im **Erstgespräch** durch aufmerksames Befragen zu bekommen. Hierbei lassen sich bereits die individuellen Bedarfe und Wünsche der Lernenden ermitteln (▶ Abschn. 9.4). Schließlich erfahren Sie den Lernbedarf durch zielgerichtete **Beobachtung** im Arbeitsfeld. Das heißt, Praxisanleiter beobachten zielgerichtet nicht nur Tätigkeiten, sondern auch das Verhalten von Auszubildenden, um affektive, kognitive und psychomotorische Lernziele zu erkennen und auswählen zu können. Den **individuellen Lernbedarf** eines Lernenden nimmt ein Praxisanleiter beispielsweise folgendermaßen wahr:

**Praxisbeispiel**

Analyse zu Frank M.: Frank befindet sich am Ende des 2. Ausbildungsjahres und hat seine bisherigen Praktika erfolgreich auf chirurgischen und internen Stationen absolviert. Ein Sondereinsatz erfolgte in der Sozialstation und Beratungsstelle für MS-Kranke. Frank ist hochmotiviert und sehr bemüht, den Anforderungen der Schule und der Abteilung gerecht zu werden. Für den Beruf hat er sich bewusst entschieden, weil er gern mit alten Menschen arbeitet. Er hat an sich sehr hohe Erwartungen und überfordert sich häufig durch zusätzliche Übernahme von Aufgaben und Diensten. Er befindet sich oft unter

Leistungsdruck und mag gern beweisen, dass er „viel kann". Sein Lernbedarf liegt hauptsächlich in sozialen Kompetenzen wie Kooperationsfähigkeit, Selbsteinschätzungsvermögen, Kritikfähigkeit.

Aus der Analyse im Beispiel lassen sich weiterhin künftige Lernbedarfe und Lernziele erkennen, z. B.:
- Eigene Überforderungen erkennen und Wege finden, sich zu entlasten
- Eigene pflegerische Grenzen erkennen und frühzeitig um Unterstützung bitten
- Pflegeanforderungen kooperativ in Teamstrukturen wahrnehmen und realisieren
- Konstruktiv mit Kompetenzen und Hinweisen umgehen
- Das Interesse zielgerichtet auf Wesentliches konzentrieren
- Sich nicht für alles verantwortlich fühlen

### 3.6.3 Lernbedarfe von Auszubildenden formulieren lassen

Um Lernenden eine Struktur bei der Formulierung individueller Lernbedarfe und Lernziele zu geben, ist es zweckmäßig, dass sie sich vor dem Start in ein unbekanntes Praxisfeld mit dem Lernangebotskatalog des Praxisbereichs mit den Fragen auseinander setzen, die in der folgenden Übersicht aufgelistet sind.

**Hilfreiche Fragen für Lernende zur Formulierung individueller Lernbedarfe**
- Wie ist meine Ausgangssituation?
- Was kann ich bereits, welche Fähigkeiten habe ich?
- Was sollte ich aus dem theoretischen Unterricht in die Praxis mitbringen können?
- Welches Problem kann mich behindern?

- Was sind **meine** Ziele?
- Wie will ich sie erreichen?
- In welchen Schritten will ich sie erreichen?
- Was muss ich zuerst tun?

Diese Fragen können eine günstige Standortbestimmung und Ausgangssituation für das **Erstgespräch** (▶ Abschn. 7.4) in der Praxis sein. Für weitere Gespräche können sie den Auszubildenden mit konkreten Zielstellungen in der Lernbegleitmappe (▶ Abschn. 4.5.4) zur Verfügung stehen.

Eine andere Möglichkeit, Lernende zur aktiven Zusammenarbeit beim Erkennen von Lernbedarfen und der Erstellung von Lernzielen zu gewinnen, lässt sich **prozessorientiert** wiederum am Beispiel des Pflegeprozesses deutlich machen. Dabei lassen sich Schrittfolgen im Rahmen der Praxisausbildung ebenso dokumentieren wie im **Regelkreismodell** des Pflegeprozesses:
- Informationen sammeln
- Probleme und Ressourcen benennen
- Ziel festlegen
- Maßnahmen planen
- Maßnahmen durchführen
- (Ausbildungs-)Prozess evaluieren

Folgendes Beispiel für die Struktur einer Dokumentation in der Praxis soll zeigen, wie Lernende angeregt werden können, ihre Ausbildung prozessorientiert wahrzunehmen, eigene Lernbedarfe zu erkennen und an Lernzielen mitzuarbeiten (◘ Abb. 3.1).

Im Verlauf des Beispiels (◘ Abb. 3.1) einer **prozessorientierten Praxiseinsatzplanung**, die Lernende selbst mit Unterstützung durch Praxisanleiter und auf der Basis von Lernzielen durchführen sollen, steht als letzter Schritt das Abschlussgespräch zur Evaluation des Praxisverlaufs. Hierfür lassen sich wiederum einige vorbereitende Fragen für die Auszubildenden entwickeln (▶ Abschn. 5.2.3), die die folgende Übersicht zeigt.

**3**

---

Begrüßungskatalog für Lernende im Pflegebereich:
Datum: .................. Name: ............................................. Einsatzzeit: ..........................

**Blatt 1**
Wir haben für Sie folgende **Lernangebote:**
1.
2.
3.
4.
usw.

**Lernbedarf/Lernziele:** Wir möchten von Ihnen wissen, **was** Sie im Rahmen unserer Lernangebote **im ersten Monat** Ihres Praktikums hier

| Wissen möchten | Können möchten | Erleben/beobachten möchten | Erfahren möchten | Reflektieren möchten |
|---|---|---|---|---|
|  |  |  |  |  |

**Blatt 2** (Weitere Lernziele)
Nun möchten wir von Ihnen wissen, was Sie im Rahmen unserer Lernangebote **im weiteren Verlauf** Ihres Praktikums hier

| Wissen möchten | Können möchten | Erleben/beobachten möchten | Erfahren möchten | Reflektieren möchten |
|---|---|---|---|---|
|  |  |  |  |  |

Bitte machen Sie sich auch bewusst, was Sie aus den vorhergehenden Praktika **zusätzlich** an **Zielen** und Aufgaben für sich mitgebracht haben, und vervollständigen Sie bitte die folgende Tabelle:

Aus den vorhergehenden Praktika und den theoretischen Unterrichten möchte ich **zusätzlich**

| **Wnelohredei** | **Vnefeitre** | **Vnressebre** |
|---|---|---|
|  |  |  |

**Blatt 3**
Wir möchten Ihre **Ausbildung** ebenso wie die Pflege mit Ihrer Unterstützung **prozessorientiert** planen und durchführen. Dazu gehört, wie oben bereits geschehen, **1. Informationen zu sammeln** und 2. **Ziele festzulegen** (Nahziele für die ersten vier Wochen und Fernziele für den weiteren Verlauf Ihres Praktikums).
Sie sollten nun mithilfe Ihres Praxisleiters/Mentors Ihre oben genannten **Ziele** überprüfen. Im folgenden Blatt können Sie die nächsten Schritte prozessorientiert dokumentieren:

**Blatt 4**

| Folgende **Maßnahmen** werden im Rahmen meines Praktikums geplant: | Maßnahmen wurden durchgeführt/Bemerkung Handzeichen PA: |
|---|---|
|  |  |

**Blatt 5**
**Evaluation** des Praktikumsverlaufs (Abschlussgespräch):

---

◻ **Abb. 3.1**    Prozessorientierte Praxisplanung auf Lernzielbasis

- **Vorbereitende Fragen für Lernende für das Abschlussgespräch**
– Welche Erfolge hat mir der Praxiseinsatz gebracht?
– Welchen meiner Ziele bin ich näher gekommen?
– Was konnte ich noch nicht realisieren?
– Worauf sollte ich in Zukunft achten?
– Was sind meine nächsten Schritte?
– Welche Rückmeldung kann ich der Station/dem Arbeitsbereich geben?

Auf diese Weise kann ein Auszubildender motiviert werden, zielorientiert zu planen **und** zu handeln, d. h. mit Unterstützung auch **eigene Lernziele** zu entwickeln und zu verfolgen.

## Literatur

1. Bundesgesetzblatt (2017) Teil 1 Nr.49, Bonn 24.7. 2017: Gesetz zur Reform der Pflegeberufe (Pflegeberufereformgesetz – PflBRefG)
2. KMK (Hrsg) (2000) Handreichung für die Erarbeitung von Rahmenlehrplänen für den berufsbezogenen Unterricht in der Berufsschule und ihre Abstimmung mit Ausbildungsordnungen des Bundes für anerkannte Ausbildungsberufe. Fassung 15.09.2000. Berufsbildung 8/2003
3. Mamerow R (1983) Möglichkeiten und Grenzen des Einsatzes von Methoden des berufspraktischen Unterrichts in der Krankenpflege. Diplomarbeit, Humboldt-Universität Berlin, Bereich Medizin (Charité), Fachrichtung Medizinpädagogik
4. Norddeutsches Zentrum zur Weiterentwicklung der Pflege (Hrsg) (2004) Norddeutsche Handreichung zur Umsetzung des neuen Krankenpflegegesetzes. NDZ, Kiel

# Grundlagen der Pflegepädagogik verstehen und anwenden

© Springer-Verlag Berlin Heidelberg 2018
R. Mamerow, *Praxisanleitung in der Pflege*,
https://doi.org/10.1007/978-3-662-57285-6_4

## Lernziele

Sie wissen nach diesem Kapitel, welche pflegepädagogischen Fachbezeichnungen in Ihrer Tätigkeit üblich sind und wie Sie pflegepädagogischen Anforderungen gerecht werden. Sie verstehen didaktische Entscheidungen und wie handlungsorientiertes Lernen in der Pflegepraxis möglich wird. Sie erkennen die Möglichkeiten und die Notwendigkeit stufigen Lernens in der Praxis an Beispielen aus dem Pflegealltag und erwerben Kenntnisse, wie Sie Lernende praxisrelevant, individuell und handlungsorientiert befähigen, Pflegekompetenz zu erwerben. Sie finden Informationen, welche Lernstrategien für das Lernen in der Praxis maßgebend sind und wie Sie Methoden des Lernens in der Praxis zweckmäßig gestalten. Sie finden Empfehlungen, wie Sie mit Auszubildenden lernmotivierend und lernfördernd in unterschiedlichen Arbeitsfeldern der Pflegepraxis tätig sein können.

## 4.1 Welche berufspädagogischen Fachbezeichnungen sollte ich kennen und anwenden können?

### Praxisbeispiel

Dem Altenpfleger Thomas ist seit kurzem die Aufgabe der Praxisanleitung für Schüler im Altenheim „Herbstzeit" übertragen worden, in dem er seit fünf Jahren tätig ist. In der Funktion des Praxisanleiters nimmt er regelmäßig an Arbeitsbesprechungen mit Lehrern der Altenpflegeschule teil. Bei der ersten Besprechung, zu der er anwesend ist, wird über die Lernfeldstruktur in der Pflegeausbildung diskutiert und der Beschluss gefasst, eine Arbeitsgruppe zu gründen, die ein bereits vorliegendes Curriculum auf seine Umsetzbarkeit bezüglich handlungsorientierter Lernfelder prüfen soll. Thomas schwirrt der Kopf von vielen pädagogischen Begriffen, die ihm fremd sind. Er meint, das Thema betreffe ihn und die Praxisausbildung nicht und denkt, „damit muss ich mich glücklicherweise nicht auseinander setzen, in der Praxis haben wir ganz andere Probleme".

**?** **Wieso irrt sich der Praxisanleiter?**

### 4.1.1 Pädagogik

Pädagogik wird in der Regel mit dem Begriff „Erziehungswissenschaft" gleichgesetzt. Als „Kunst des Erziehens" bildet Pädagogik den Hintergrund für erzieherisches und lehrendes Handeln. Es klingt seltsam, in der Ausbildung von Erwachsenen von Pädagogik, also von Erziehung zu sprechen. Statt Erziehung meint Pädagogik jedoch ein umfassenderes Anliegen als nur Lehren oder Anleiten.

**›** **Pädagogik versteht sich als die zielgerichtete Einflussnahme auf Entwicklungsprozesse eines Menschen.**

Auch in der Berufspädagogik von Pflegeausbildungen geht es grundsätzlich statt um Erziehung um die zielgerichtete Förderung von Prozessen der
– Bildung und
– Persönlichkeitsentwicklung von Auszubildenden.

Allgemeinpädagogische Kenntnisse sind deshalb für Praxisanleiter unverzichtbar, sie prägen die Gestaltung von Lernprozessen in der Pflege im Sinne von Bildung. Doch das Lernen in der Pflegepraxis ist immer auch Persönlichkeitsbildung von Menschen, die pflegen lernen. Der Anspruch an Praxisanleiter, auch Pädagoge zu sein, ist deshalb durchaus gerechtfertigt:
– Praxisanleiter vernetzen die Theorie- und Praxisausbildung und sorgen in der Praxis für lernfördernde Bedingungen.
– Sie unterstützen Prozesse, in denen Auszubildende individuelle Kenntnisse am Lernort Praxis erwerben.
– Sie übernehmen persönlichkeitsbildende Aufgaben und fördern Auszubildende individuell nach ihren Voraussetzungen.

**4**

Pädagogik, auch in der Pflegeausbildung, basiert auf Gesetzmäßigkeiten des Lernens, deshalb nutzen Pädagogen auch Elemente aus anderen Bezugswissenschaften, um Lernprozesse individuell gestalten zu können. Zu den Bezugswissenschaften gehören z. B. Psychologie, Soziologie, Informationstechnologien, Pflegewissenschaft und Medizin.

Praxisanleiter treffen didaktische und methodische Entscheidungen und binden diese in den pädagogischen Kontext der Pflegeausbildung ein, um das Lernen in der Praxis zu ermöglichen und zu fördern. Sie sollten demzufolge auch wissen, was aus fachlicher Sicht unter den Begriffen „Lernen" und „Didaktik" verstanden wird.

## 4.1.2 Lernen

Lernen bezeichnet den Erwerb von Wissen und Erfahrungen im Prozess der Wechselbeziehung zwischen einem Individuum und seiner Umwelt.

❯ **Erst dadurch, dass sich ein Mensch nicht nur das vermittelte Wissen, sondern auch die Erfahrungen, Denk- und Verhaltensweisen aneignet, wird er befähigt, am Arbeitsprozess aktiv und produktiv teilzunehmen ([5], S. 484 ff.). Lernen, das nicht nur als Wissenserwerb verstanden wird, führt zu Verhaltensänderungen.**

Lernen im o. g. Sinn betrifft die Formung einer Persönlichkeit und ist damit die Grundvoraussetzung zur Persönlichkeitsentwicklung in Pflegeberufen. Das Ziel von Erziehungswissenschaft bzw. Pädagogik bezieht sich immer auf Lernprozesse. Lernen, wie es auch in der Pflegepädagogik verstanden wird, soll zur Entwicklung neuer bzw. zur Änderung oder Vermeidung bisheriger Verhaltensweisen führen. „Lernen ist […] verhaltensändernd und erfahrungsbedingt" ([5], S. 483). Das folgende Beispiel soll diese Aussage untermauern:

**Praxisbeispiel**

Die Praxisanleiterin Andrea hat mit der Auszubildenden Silke einen Termin zur Praxisanleitung geplant. Silke hatte um den Termin gebeten, weil sie Fragen zur Pflegedokumentation, die sie in der Schule vorlegen soll, klären möchte. Als Andrea zum geplanten Termin auf die Station kommt, erfährt sie, dass Silke frei hat. Die Praxisanleiterin erfährt im späteren Gespräch mit Silke, dass diese vergessen hat, ihr Bescheid zu geben. Silke musste ihre Unterlagen inzwischen in der Schule unvollständig abgeben und wurde dort aufgefordert, eine zweite Planung anzufertigen. Andrea ist bereit, sich zu einem neuen Termin mit Silke zu treffen, um gemeinsam an einer neuen Pflegedokumentation zu arbeiten. Diesen Termin nimmt Silke nun problemlos wahr.

Die Auszubildende im o. g. Beispiel hat ihr Verhalten geändert und nunmehr erfahren:
- Wenn ich mich selbst korrekt verhalte, bekomme ich auch Unterstützung.
- Ich muss doppelt so viel tun, wenn ich mich nicht an Absprachen halte.
- Verlässliches Verhalten hat Erfolg.

Grundsätzlich gibt es vielfältige Arten des Lernens. Eine allgemein gültige Theorie zur Erklärung aller dieser Arten gibt es nicht. Entscheidet man sich in der Ausbildung von Schülern für eine bestimmte Methode (▶ Abschn. 4.5), die Lernen möglich macht, so sollten Lerntheorien (▶ Abschn. 4.4) diese Methode begründen können.

Lernen in der Pflegepraxis beruht in der Regel auf der Methode „praktische Anleitung" (▶ Kap. 5). Dabei beinhaltet Lernen immer auch einen Vorgang, der Verhaltensänderungen bzw. den Erwerb von Kompetenzen und Fähigkeiten bei Schülern zum Ziel hat (▶ Abschn. 4.1.2). Für alles, was lernbar sein sollte, ist in diesem Sinne schließlich die Entwicklung von Lernzielen (▶ Abschn. 3.5) auch in der Pflegepädagogik von entscheidender Bedeutung.

### 4.1.3 Didaktik

Didaktik ist die Wissenschaft vom planvollen Lehren und Lernen. Sie befasst sich mit der Theorie und Praxis der Gestaltung von Unterricht, Anleitung und Beratung. Das aus dem Griechischen stammende Wort versteht sich als „Lehrkunst".

> Didaktik ist die Theorie von der aktiven Steuerung von Lernprozessen und umfasst alle Formen des Lehrens und Lernens. Didaktik berücksichtigt die pädagogischen Absichten und Ziele, die Mittel und Methoden und die individuelle Bedeutung des Unterrichts [4].

Didaktik beinhaltet dementsprechend folgende Aspekte, die in Fragen ausgedrückt werden können:
- Was soll gelernt werden? (Inhalt)
- Wie soll gelernt werden? (Methode)
- Warum soll gelernt werden? (Ziel)
- Wann soll gelernt werden? (Zeitplan)
- Wo soll gelernt werden? (Ort)
- Womit soll gelernt werden? (Medien)

Außerdem gehört der Aspekt der Beziehung zum didaktischen Denken (das wird leider in Pflegeausbildungen oft noch vernachlässigt). Damit ist gemeint, dass die Beziehungen der am Ausbildungsprozess beteiligten Personen untereinander das Lernen stark beeinflussen. Didaktische Entscheidungen werden erst getroffen, wenn das Handlungsziel (▶ Abschn. 3.5) im Lernprozess feststeht. Damit ist die Didaktik abhängig vom Ausbildungsplan bzw. Curriculum.

### 4.1.4 Was ist ein Curriculum?

Praxisanleiter brauchen eine didaktische Strukturierung. Das Instrument dafür ist das (Praxis-)Curriculum.

> Curriculum (lat.): Lehrplan, Lehrprogramm. Auf einer Theorie des Lernens und Lehrens aufbauender Plan, in diesem Fall Ausbildungsplan.

Ein Curriculum in der Pflege ist ein Lehrplan, in dem Inhalt und Struktur der Ausbildung konkret festlegt sind. Die **Schule** entwickelt diesen **Ausbildungsplan** möglichst in Zusammenarbeit mit Praxisanleitern. Nach den Richtlinien der Kultusministerkonferenz (KMK) von 1996 [6] ist das Curriculum erstmals nicht mehr in Unterrichtsfächer gegliedert, sondern nach **Lernfeldern** der Praxis und nach Kompetenzbereichen. Die Entwicklung eines Praxiscurriculums ist dabei vorrangig auf das Engagement und die Fachkompetenz der Praxisanleiter angewiesen.

Zum jetzigen Zeitpunkt arbeiten viele Pflegeschulen an der Entwicklung eines Curriculums, das den Anforderungen des neuen Pflegeberufegesetzes gerecht wird und auch für die praktische Ausbildung in der Pflege Gültigkeit bekommt. Diese Situation sollten Praxisanleiter als Chance nutzen, ihre eigenen Vorstellungen zu den Inhalten und Strukturen von Lernsituationen in der Praxis einzubringen und gemeinsam mit den Beteiligten ihrer Ausbildungseinrichtung ein einrichtungsinternes Curriculum zu entwickeln (▶ Abschn. 7.4.2).

Ein Curriculum beschreibt:
- Lernbereiche bzw. Lernfelder (▶ Abschn. 4.3) und den entsprechenden Stundenumfang für den theoretischen und praktischen Unterricht (Welche Inhalte sollen vermittelt werden?)
- Richtziele (Was soll bezüglich der Handlungskompetenz der Lernenden erreicht werden?)

Ein Curriculum, das auch bereits mit einem Ausbildungsplan die Praxisausbildung berücksichtigt, benennt zusätzlich konkret, zu welchen Lernfeldern im theoretischen Unterricht die Anleitungssituationen in der Praxis zu planen sind (▶ Kap. 6).

**4**

Praxisanleiter entwickeln auf der Basis eines Ausbildungscurriculums der Schule
- individuelle Lernziele (▶ Abschn. 3.5) der Lernenden (Was soll erreicht werden, welche inhaltlichen Aspekte sind dafür von besonderer Bedeutung, welche Lernvoraussetzungen können dafür genutzt werden?),
- die Analyse der Rahmenbedingungen unterschiedlicher Praxisbereiche (▶ Abschn. 3.1.2) (Wie ist die Situation innerhalb des Pflegebereichs mit den Vorgaben des Curriculums zu verknüpfen?),
- die Lern- bzw. Anleitungssituationen in der Praxis nach prozessorientierten Anleitungsstandards (▶ Abschn. 5.5) mit
  - Zeitplänen (▶ Kap. 5 und ▶ Kap. 6) für Anleitungen,
  - Inhalten und Strukturen des methodischen Handelns (▶ Kap. 5) (Wer tut was in der Rolle des Anleiters und der des Lernenden?) und
  - Handlungsschritten innerhalb von Anleitungen (▶ Kap. 5).

Der Ausbildungsplan der Schule und Unterrichtskonzepte sind die Basis aller didaktischen Entscheidungen. Praxisausbildung kann nicht auf die Anwendung dieser didaktischen Instrumente verzichten. Erste vollständige, von Pflegeschulen erarbeitete Curricula, die die Anforderungen des PflBG berücksichtigen, stehen der Fachöffentlichkeit bereits zur Diskussion zur Verfügung.

Sie finden das Beispiel eines handlungsorientierten Curriculums für eine **zweijährige integrierte Pflegehilfeausbildung (IPH)**, das die unterschiedlichen beruflichen Arbeitsfelder von Pflegehilfe in eine Pflegehilfeausbildung zusammenfasst, in einem der folgenden Kapitel (▶ Abschn. 4.3.3) beschrieben und tabellarisch dargestellt (◘ Abb. 4.1 und ◘ Abb. 4.2). Das Curriculumbeispiel fasst die Kranken- und Altenpflegehelferausbildung für stationäre und ambulante Pflege als zweijährige Ausbildung zusammen, wie es auch bereits in den dreijährigen Ausbildungsmodellen der generalistischen

und integrierten Pflegeausbildungen erprobt wurde (▶ Abschn. 2.3).

## 4.2 Welche grundsätzlichen pflegepädagogischen Aufgaben habe ich als Praxisanleiter?

Der Begriff „**Pflegepädagogik**" hat sich auf der Basis der beruflichen Bildung in der Pflege entwickelt. Er spiegelt nicht nur den Weg des Lehrfachs Pflege wider, sondern auch des gesamten Berufsbilds Pflege als pädagogischen Bereich (▶ Abschn. 2.2). Anfangs wurde im Rahmen der beruflichen Entwicklung in der Pflege lediglich geklärt, was gelehrt werden sollte und wie es im Fach Pflege gelehrt werden sollte. Dies war durch eine inhaltliche Auswahl in Lehrbüchern und den Berufsgesetzen bestimmt. Inzwischen hat sich Pflegepädagogik zu einem eigenständigen Wissenschaftszweig etabliert.

### 4.2.1 Didaktische Entscheidungen treffen

❯ Praxisanleiter entscheiden, wie und mit welchen Zielen Auszubildende in der Praxis lernen können und wo und in welchen Bezügen dieses Lernen individuell möglich werden kann. Sie ermöglichen den Lernenden, spezifische Aufgaben und Probleme der Pflege kennenzulernen. Damit übernehmen sie regelmäßig didaktische Entscheidungen.

Im Rahmen der berufspädagogischen Aufgaben von Praxisanleitung steht demnach nicht allein die Vermittlung von Kenntnissen und Fertigkeiten im Vordergrund (Wissen ändert sich schließlich sehr schnell innerhalb kürzester Zeit). Praxisanleitung übernimmt als pädagogische Aufgabe innerhalb von Lernsituationen (▶ Kap. 5 und ▶ Kap. 6) in der

| Entwurf eines Ausbildungsplans für zweijährige Pflegeassistenzausbildungen | | | |
| --- | --- | --- | --- |
| **1. Ausbildungsjahr** (600 Std. Theorie, 1.000 Std. Praxis) | | | |
| **Lernbereiche**<br><br>Stundenzahl<br>Theorie +<br>zusätzl.<br>Förderunterricht<br>(FÖ) | **Lernfelder** | **Fachbereiche**<br><br>**Praxisausbildung** | **Empfehlungen für Praxisanleitungen**<br><br>**(PA)** |
| **Pflegeassistenz als Beruf reflektieren**<br><br>**(60 + 20)** | **Aufgabenfelder und -strukturen im Pflegebereich (20 Std.)**<br><br>– Berufsbilder und -bereiche im Pflegebereich<br>– Aufbau und Pflegeorganisation im Krankenhaus<br>– Berufliches Selbstverständnis als Pflegehilfe, Assistenzberuf der Pflege<br>– Ethische Grundlagen ganzheitlicher Pflege<br>– Pflege als Prozessmodell (Pflegeplanung,- dokumentation)<br>– Pflege von Menschen in Strukturen nach AEDL planen und dokumentieren<br>**Lernen lernen (20 Std.)**<br><br>**Theoretische Grundlagen in das Pflegehandeln einbeziehen (20 Std.)** | Erstes Ausbildungsjahr Praxisausbildung im **Krankenhaus** (einschl. 3 Monate Probezeit):<br>– 4 Monate Krankenstation chirurgischer Bereich<br>– 4 Monate Krankenstation medizinischer Bereich<br>– 4 Monate Krankenstation med. Bereich bzw. Geriatrie | Erste Woche vollständige Zusammenarbeit mit einem Mentor bzw. Praxisanleiter<br><br>In der weiteren Einsatzzeit arbeiten Mentor oder PA mindestens 60% im gleichen Arbeitszeitraum mit IPH-Auszubildenden gemeinsam<br><br>Zusätzlich eine PA/Monat zu **Lernsituationen:**<br><br>– Kennenlernen prozessorientierter Pflegestrukturen einschl. der Dokumentation<br>– Kennenlernen und Wahrnehmen unterschiedlicher Aufgabenbereiche von Pflegehilfe |
| **Als Pflegeassistenz für Mitarbeiter und kranke Menschen unterstützend tätig sein**<br><br>**(100 + 40)** | **Mit Mitarbeitern und kranken Menschen kommunizieren (20 Std.)**<br><br>– Menschen wahrnehmen und beobachten<br>– Gespräche führen, berichten, anleiten, beraten<br>– Lesen und schreiben<br>**Mobilität erhalten und fördern (10 Std.)**<br><br>– Rückenschonendes Arbeiten<br>– Mobilisation von Kranken<br>**Bei Verrichtungen des täglichen Lebens unterstützen (40 Std.)**<br><br>Hilfe und Betreuung beim<br><br>– Essen und Trinken<br>– Bewegen<br>– Ruhen und Schlafen<br>– Waschen und Kleiden<br>– Ausscheiden<br>**Hygienevorschriften im Umgang mit kranken Menschen berücksichtigen (20 Std.)**<br><br>– Persönliche Hygiene<br>– Krankenhaushygiene<br>– Schutz vor Infektionen<br>– Umgang mit:<br>  – Nahrungsmitteln<br>  – Wäsche<br>  – Ausscheidungen | | Monatlich eine PA:<br><br>– Pflegende bei Verrichtungen im Rahmen der AEDL unterstützen<br>– Pflegebedürftige wahrnehmen und über Beobachtungen berichten<br>– Maßnahmen der Hygiene erfassen und realisieren |

◻ **Abb. 4.1**    Entwurf eines Ausbildungsplans für zweijährige Pflegeassistenzausbildungen 1. Ausbildungsjahr

**4**

| | Theoretische Grundlagen in dasPflegehandeln einbeziehen (10 Std.) | | |
|---|---|---|---|
| Als Pflegeassistenz präventiv tätig sein (170 + 60) | **Eigene Gesundheit erhalten und fördern (30Std.)**<br>– Umgang mit beruflichen Belastungen physischer Art<br>– Psychische Belastungen<br>– Selbstpflege<br>**Gesundheit bei Pflegebedürftigen fördern (30Std.)**<br>– Ernährung<br>– Mobilität<br>– Kommunikation<br>**Zusätzliche Erkrankungen bei pflegebedürftigen Menschen vermeiden (60 Std.)**<br>– Dekubitus<br>– Pneumonie<br>– Harnwegsinfektionen<br>– Obstipation<br>– Thrombose<br>– Kontrakturen und Frakturen (Sturzprävention)<br>– Erkrankungen der Mundhöhle<br>**Theoretische Grundlagen in das Pflegehandeln einbeziehen (50 Std.)**<br>– Haut<br>– Harnsystem<br>– Atmungs- und Kreislaufsystem<br>– Erkrankungen der Harnorgane, Lunge, Gefäße | | Monatlich eine PA:<br>– Pflegebedürftige unterstützen:<br>  – bei der Ernährung<br>  – in der Mobilität<br>  – bei Verrichtungen des täglichen Lebens<br>– Mit Pflegebedürftigen kommunizieren<br>– Pflegebedürftige vor zusätzlichen Erkrankungen und Schäden schützen |
| Als Pflegeassistenz in speziellen Situationen und bei ausgewählten Krankheiten tätig sein (100 + 50) | **Vitalfunktionen überwachen, messen und dokumentieren, aufrechterhalten (30 Std.)**<br>– Atmung, Puls, Blutdruck<br>– Körpertemperatur und Fieber<br>**Menschen mit Erkrankungen des Kreislaufs und Atmungssystems überwachen und pflegen (20Std.)**<br>**Theoretische Grundlagen in das Pflegehandeln einbeziehen (50 Std.)**<br>– Lebensbedrohliche Herz-und Kreislauferkrankungen<br>– Lebensbedrohliche Atemwegserkrankungen<br>– Umgang mit Medikamenten<br>– Maßnahmen der ersten Hilfe | | Monatlich eine PA:<br>Vitalfunktionen bei Pflegebedürftigen beobachten, messen, dokumentieren |

◘ Abb. 4.1   (Fortsetzung)

Praxis für folgende Ziele die anleitende und begleitende Verantwortung:
— Förderung von Kompetenzen wie Selbstständigkeit und Eigenverantwortung
— Förderung der Persönlichkeitsentwicklung
— Förderung von Berufserfahrung

Pflegepädagogik und in diesem Sinn auch Praxisanleitung in der Pflege kann nie nur die Vermittlung von Wissen und Techniken zum Ziel haben. In erster Linie sollte es Praxisanleitern darum gehen, bei Lernenden Einstellungen, Haltungen und Verhaltensweisen im Sinne eines allgemein gültigen Pflegeverständnisses zu fördern.

| Entwurf eines Ausbildungsplans für zweijährige Pflegeassistenzausbildungen | | | |
|---|---|---|---|
| **2. Ausbildungsjahr** (600 Std. Theorie, 1.000 Std. Praxis) | | | |
| **Lernbereiche**<br><br>Stundenzahl Theorie + zusätzl. Förderunterricht (FÖ) | **Lernfelder** | **Fachbereiche**<br><br>**Praxisausbildung** | **Empfehlungen für Praxisanleitungen**<br><br>**(PA)** |
| **Alte Menschen situationsbezogen und personenbezogen pflegen und betreuen**<br><br>(100 + 50) | **Lebenswelten und soziale Netzwerke alter Menschen kennen lernen**<br><br>– Zu Hause leben<br>– Leben im Heim<br>– Obdachlosigkeit<br>– Leben als Migrant<br>**In ausgewählten ADEL pflegen und betreuen**<br><br>– Für Sicherheit sorgen<br>– Intimsphäre und Sexualität respektieren und schützen<br>– Mit existenziellen Erfahrungen des Lebens umgehen<br>– Sterbende und Trauernde betreuen<br>– Pflege und Betreuung in Altenpflegeeinrichtungen planen und dokumentieren<br>**Theoretische Grundlagen in das Pflegehandeln einbeziehen**<br><br>**Umgang mit**<br><br>– Krisen und Gewalt<br>– Schmerzen<br>– Drogenkonsum<br>**Medikamentenverabreichung**<br><br>**Nach Hygienevorschriften arbeiten** | 3 Monate Altenpflegeheim bzw. geriatrische Abteilung im Krankenhaus (zusätzl. Exkursionen in unterschiedl. Einrichtungen der Altenpflege) | Monatlich eine PA:<br><br>– Pflegende bei Verrichtungen im Rahmen der AEDL unterstützen<br>– Pflegebedürftige wahrnehmen und über Beobachtungen berichten<br>– Maßnahmen der Hygiene erfassen und realisieren<br>– Pflegende bei der Verabreichung von Medikamenten unterstützen |
| **Pflege alter Menschen bei gerontopsychiatrischen Erkrankungen planen, durchführen und dokumentieren**<br><br>(100 + 50) | **Pflege bei gerontopsychiatrischen Krankheiten**<br><br>– Apoplex<br>– Demenz<br>– Multiple Sklerose<br>– Parkinson<br>**Pflege und Betreuung bei Behinderungen**<br><br>– Seh- und Hörbehinderungen<br>– Körperbehinderungen | 3 Monate Praktikum in Tagesstätten<br><br>3 Monate Praktikum in Einrichtungen ambulanter Pflege<br><br>(Exkursionen in Einrichtungen der Behindertenhilfe)<br><br>3 Monate Wahlpraktikum | Monatlich eine PA:<br><br>– Pflegende bei Verrichtungen im Rahmen der AEDL unterstützen<br>– Pflegebedürftige unterstützen:<br>  – bei der Ernährung<br>  – bei der Einnahme von Medikamenten<br>  – in der Mobilität<br>  – bei Verrichtungen des täglichen Lebens<br>– Mit Pflegebedürftigen kommunizieren<br>– Pflegebedürftige vor zusätzlichen Erkrankungen und Schäden schützen |
| **Pflege alter Menschen in der häuslichen Umgebung** | **Möglichkeiten zur Betreuung alter Menschen in Tagesstätten und durch Einrichtungen der häuslichen Pflege**<br><br>– Tagesstrukturierung<br>– Milieugestaltung<br>– Musiktherapie | | |

◘ **Abb. 4.2** Entwurf eines Ausbildungsplans für zweijährige Pflegeassistenzausbildungen 2. Ausbildungsjahr

**4**

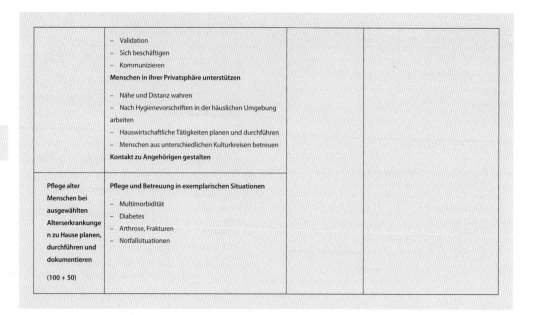

| | Validation | |
| | – Validation | |
| | – Sich beschäftigen | |
| | – Kommunizieren | |
| | **Menschen in ihrer Privatsphäre unterstützen** | |
| | – Nähe und Distanz wahren | |
| | – Nach Hygienevorschriften in der häuslichen Umgebung arbeiten | |
| | – Hauswirtschaftliche Tätigkeiten planen und durchführen | |
| | – Menschen aus unterschiedlichen Kulturkreisen betreuen | |
| | **Kontakt zu Angehörigen gestalten** | |
| **Pflege alter Menschen bei ausgewählten Alterserkrankunge n zu Hause planen, durchführen und dokumentieren** | **Pflege und Betreuung in exemplarischen Situationen** | |
| | – Multimorbidität | |
| | – Diabetes | |
| | – Arthrose, Frakturen | |
| (100 + 50) | – Notfallsituationen | |

◖ Abb. 4.2   (Fortsetzung)

### Praxisbeispiel

Die Praxisanleiterin Ute möchte mit einem Auszubildenden gemeinsam für einen Patienten das Bett richten. Der Auszubildende Jan im ersten Ausbildungsjahr sagt daraufhin: „Das kann ich längst, ich habe schon eine ganze Woche lang morgens mit einem Pfleger in fünf Zimmern die Betten gerichtet. Kann ich nicht schon etwas anderes lernen?" Der Auszubildende hatte eine fest umgrenzte Aufgabe mit übernommen und dabei kaum Entscheidungsspielräume erlebt. Er war sich sicher, das Richten der Betten nicht mehr lernen zu müssen. Die Praxisanleiterin macht ihm daraufhin deutlich, dass die „Tätigkeit" des Bettenmachens ihm jetzt sicher keine Schwierigkeiten mehr mache, doch das Wesentliche jeder Tätigkeit in der Pflege sei, diese im Umgang mit pflegebedürftigen Menschen ganz individuell zu gestalten. Um dies zu erlernen, sei er ein Lernender und könne drei Jahre lernen. Als Jan ungläubig schweigt, erklärt sie weiter: „Du wirst bald selbst merken, es kommt in erster Linie nicht darauf an, dass du Handgriffe richtig erledigst, sondern **wie** du etwas tust. Ob du das Bett des Patienten lediglich „versorgst", um rasch fertig zu werden, und dabei der Patient kaum von Bedeutung ist, oder ob du dich bemühst, einem „Menschen" das Bett zu richten und diesen selbst so viel wie möglich einzubeziehen. Ob du z. B. wortlos deine Arbeit verrichtest oder was und wie du mit dem Patienten sprichst, ihm vielleicht Mut machst oder ihn anleitest – das alles bestimmt das **Wie** beim Richten der Betten. Dein Umgang mit Menschen bei einer Tätigkeit ist dein ganz selbstständiger Verantwortungsbereich. Damit du dafür Kompetenzen erwerben kannst, werden wir viele Tätigkeiten bei Pflegebedürftigen immer neu gemeinsam übernehmen."

Mit dem bisher Gesagten bekommen Lernsituationen (▶ Kap. 6) in der Praxis mindestens den gleichen Stellenwert wie die in der Schule. Deshalb kann der Anspruch an Praxisanleitung nicht allein auf der Basis einer professionellen Pflegespezialistin erfüllt werden. Als ihre typische Aufgabe nennen Praxisanleiter häufig die Begleitung und Beratung von Lernenden. Diese Aufgabe wird meist selbstverständlich und nicht selten spontan von

Praxisanleitern wahrgenommen. Begleitung und Beratung auf der Basis pädagogischen Handelns dagegen erfolgt nicht nur spontan, sondern ist
- planvoll,
- zielgerichtet und
- individuell.

> **Praxistipp**
>
> Eine Beratung sollte beispielsweise bewusst die Persönlichkeitsentwicklung eines Lernenden zum Ziel haben. Praxisanleiter nutzen demzufolge die Beratung auch als Anleitung zur Selbstreflexion.

Für den oben formulierten pädagogischen Anspruch an Anleitungen benötigen Praxisanleiter fundierte pflegepädagogische Kenntnisse und Erfahrungen. Dazu gehören auch didaktische Grundkenntnisse sowie Wissen und Können im Rahmen der Methodik (▶ Abschn. 4.5.3).

## 4.2.2 Pflegerelevante Kompetenzen fördern

Im Rahmen von Kompetenzbeschreibungen gibt es viele wissenschaftliche Definitionen, die hier nicht im Einzelnen verglichen werden können. Folgende Beschreibungen fassen verkürzt Begriffe zusammen [4], mit denen Sie z. B. im Zusammenhang von Beurteilungen arbeiten:
- **Kompetenz** (allgemein): Sachverstand; Zuständigkeit. In der Psychologie die Fähigkeit zur erfolgreichen Problemlösung. Das Vermögen zur Anwendung von Verhaltensweisen, Fähigkeiten und Einstellungen.
- **Fähigkeit**: Alle angeborenen und erworbenen psychischen Bedingungen, die zur Erbringung einer Leistung notwendig

sind. Fähigkeiten finden Eingang in unterschiedliche Kompetenzen.
- **Fertigkeit** (Skills): Eine aufgrund der jeweiligen Begabung durch Übung und Gebrauch ausgebildete und verfügbare spezielle manuelle, technische oder geistige Fähigkeit.

Vorrangig sind in Pflegeberufen die pflegerelevanten Kompetenzen, die in einer Tabelle (◘ Tab. 4.1) beschrieben sind, stufenweise (▶ Abschn. 3.5) durch „Lernen" zu entwickeln ([10], S. 12).

> ❯❯ In der Berufsausbildung Pflegender geht es in erster Linie um deren Befähigung zum Handeln bzw. darum, Handlungskompetenz als Pflegefachkraft zu erwerben. Eine einseitige Ausrichtung der Ausbildung auf funktionale Qualifikationen wird der Komplexität pflegerischer Arbeit nicht mehr gerecht.

Professionelles berufliches Handeln Pflegender ist nicht mehr von der Übernahme ärztlicher Aufgaben und pflegerischer Teilhandlungen bestimmt, sondern Pflege benötigt Kompetenz für individuelle, prozesshafte Pflege und Betreuung. Lernende sollen im Ausbildungsprozess im Rahmen beruflicher Handlungskompetenz viele Fähigkeiten und Fertigkeiten erwerben. Ihre pädagogischen Aufgaben als Praxisanleiter sind es, diesen Prozess zielgerichtet zu gestalten (▶ Abschn. 2.1.3) und Auszubildende individuell beim Erweben von Fähigkeiten (◘ Tab. 4.2) zu unterstützen [2].

Die in der Tabelle (◘ Tab. 4.2) genannten Einstellungen, Haltungen und Verhaltensweisen sind nicht unmittelbar durch Praxisanleiter vermittelbar, jedoch im Prozess einer Ausbildung lernbar. Erst im Laufe ihrer Ausbildung erwerben Lernende zunehmend Fähigkeiten und Erfahrungen, Pflege prozessorientiert und individuell zu planen, durchzuführen und zu evaluieren. Die Begriffe

**4**

**◻ Tab. 4.1**    Pflegerelevante Kompetenzen

**Berufliche Handlungskompetenz: Sie ist die Summe aller Fertigkeiten, Wissensbestände und Erfahrungen, die zur Bewältigung beruflicher Aufgaben erforderlich ist.** Handlungskompetenz entfaltet sich in den Dimensionen von Fachkompetenz, Personalkompetenz und Sozialkompetenz. Methoden-und Lernkompetenz erwachsen aus einer ausgewogenen Entwicklung dieser drei Dimensionen

| | |
|---|---|
| Fachkompetenz | Bezeichnet die Bereitschaft und Fähigkeit zu beruflichem Handeln auf der Grundlage erworbener Qualifikationen, um Aufgaben zielorientiert, sachgerecht, methodengeleitet und selbstständig zu lösen und das Ergebnis beurteilen und verantworten zu können |
| Personalkompetenz | Bezeichnet die Bereitschaft und Fähigkeit, als individuelle Persönlichkeit die Entwicklungschancen, Anforderungen und Einschränkungen in Familie und Beruf zu klären, zu durchdenken und zu beurteilen, sich mit Strukturen und Denkmustern auseinander zu setzen, den eigenen Standpunkt zu reflektieren, Bedürfnisse zu erkennen und zu vertreten. Sie umfasst personale Eigenschaften wie Selbstständigkeit, Lernkompetenz Kritikfähigkeit, Selbstvertrauen, Zuverlässigkeit, Verantwortungs- und Pflichtgefühl |
| Sozialkompetenz | Bezeichnet die Bereitschaft und Fähigkeit, soziale Beziehungen zu leben und zu gestalten, sie umfasst Eigenschaften wie interkulturelle und ethische Kompetenz, emotionale Kompetenz, die Fähigkeit zur Reflexion von Nähe und Distanz sowie Spannungen zu erfassen, zu verstehen und sich damit rational auseinander zu setzen. Hierzu gehören auch die Entwicklung sozialer Verantwortung, Solidarität und Toleranz. Soziale Kompetenz schließt die Fähigkeit ein, empatisch, effektiv und bewusst zu kommunizieren |
| Methodenkompetenz | Bezeichnet die Fähigkeit und den Sachverstand, bestimmte Pflegeziele durch eine systematische und konsequente Vorgehens- bzw. Verfahrensweise zu erreichen sowie die Fähigkeit und Bereitschaft zur ökonomischen und ökologischen Gestaltung von Tätigkeiten |

**◻ Tab. 4.2**    Ausgewählte, für den Pflegeprozess benötigte Fähigkeiten

| Gruppe | Beispiele |
|---|---|
| Kognitive (intellektuelle) Fähigkeiten | Systematisches Denken, verantwortliches Handeln, Lernfähigkeit, Allgemeinbildung, kritisches Denken, Urteilsvermögen, Verständnis, Anwendung von Fachwissen |
| Affektive (zwischenmenschliche) Fähigkeiten | Kontakt- und Beziehungsfähigkeit, Kommunikationsfähigkeit, Empathie, Akzeptanz, Fürsorgefähigkeit, emotionale Kompetenz, Kreativität, Anpassungsfähigkeit, Kritikfähigkeit, Kooperationsfähigkeit, Beobachtungsfähigkeit, Beratungsfähigkeit |
| Psychomotorische (technische) Fertigkeiten | Geschicklichkeit, Fähigkeit, Techniken und Verfahrensweisen zu nutzen, Umgang mit Geräten und Instrumenten und Hilfsmitteln |

„Handlungskompetenz" und „handlungsorientiertes Lernen" sind demnach besonders in der Praxisausbildung relevant und in Anleitungsprozessen inhaltlich zu füllen (▶ Abschn. 2.1.5).

Wie es Ihnen gelingen kann, Schüler zu fördern, damit sie die genannten Fähigkeiten und Kompetenzen in der Pflegeausbildung handlungsorientiert und stufig erwerben, finden Sie in den folgenden Kapiteln beschrieben.

## 4.2.3 Handlungsorientiertes Lernen ermöglichen

In der Berufsausbildung Pflegender geht es in erster Linie um deren Befähigung zum Handeln bzw. um Handlungskompetenz als Pflegefachkraft. Im aktuellen Pflegeberufegesetz [2] weisen differenzierte Kompetenzfomulierungen auf erweiterte Zielstellungen in der generalistischen Ausbildung hin (▶ Abschn. 2.1.3. Neuerungen konkret).

Das PflBG beschreibt dies folgendermaßen: „Die Ausbildung zur Pflegefachfrau oder zum Pflegefachmann vermittelt die für die **selbstständige**, **umfassende** und **prozessorientierte Pflege** von Menschen aller Altersstufen in akut und dauerhaft stationären sowie ambulanten Pflegesituationen erforderlichen **fachlichen und personalen Kompetenzen** einschließlich der der zugrunde liegenden **methodischen**, **sozialen**, **interkulturellen und kommunikativen Kompetenzen** und der zugrunde liegenden **Lernkompetenzen** sowie der **Fähigkeit zum Wissenstransfer und zur Selbstreflexion**" (§ 5 PflBG). Pflege im Sinne der genannten Ziele umfasst lt. § 5 Absatz 2 „präventive, kurative, rehabilitative, palliative und **sozialpflegerische** Maßnahmen …"

**Neu** ist in diesem Zusammenhang die Erweiterung auf den Begriff **sozialpflegerische** Maßnahmen.

Die Merkmale, die als maßgebende Richtlinien (oder als „didaktische Prinzipien") deshalb für Pflegeausbildungen gelten, sind:

- Handlungsorientierung und Handlungsbefähigung
- Situationsbezogenheit
- Wissenschaftlichkeit

**Handlungsorientiertes Lernen** geht von folgenden Gesichtspunkten aus [17]:
- Nicht mehr der stoffliche Inhalt bildet den Schwerpunkt, sondern Lernende mit ihren individuellen Fähigkeiten, Interessen und Erfahrungen stehen im Mittelpunkt.
- Statt Unterrichtsfächer bestimmen Lernfelder (▶ Abschn. 4.3.2), in denen später gehandelt werden soll, das Lernen.
- Handlungsfähigkeit soll der Komplexität der beruflichen Situation gerecht werden. Lernen ist nicht mehr auf die Vermittlung von Wissen konzentriert, sondern hat konstruktives Handeln zum Ziel.

**Situationsbezogenes Lernen** bedeutet, dass im Vordergrund des Lernens der Transfer des Gelernten in Praxissituationen steht, in denen Lernende individuell handeln. Schüler lernen, dass Handlungen in unterschiedlichen Situationen auch unterschiedlich verlaufen können, erst so wird die Komplexität pflegerischen Handelns deutlich.

Um das geforderte didaktische Prinzip der **Wissenschaftlichkeit** auch in der Praxisausbildung zu sichern, benötigen Praxisanleiter regelmäßige Fortbildung und Aktualisierung ihres Wissens bezüglich pflegewissenschaftlicher Erkenntnisse und wichtiger Bezugswissenschaften. Nur so können sie diese aktuell in die Ausbildung integrieren.

Praxisanleiter sollten auch **problemorientiertes und erfahrungsorientiertes Lernen** (▶ Abschn. 2.1.5) als didaktische Prinzipien realisieren können. Das bedeutet, praxisrelevante Probleme zur Basis des Lernens zu machen und die individuellen Erfahrungen von Schülern mit Lernaufgaben zu verbinden. Bei der Praxisanleitung in der Pflege muss es primär darum gehen, Einstellungen, Haltungen und Verhaltensweisen im Sinne eines allgemein gültigen Pflegeverständnisses zu fördern.

**4**

**Praxisbeispiel**

Die Praxisanleiterin Marion hat mit sechs Altenpflegeschülern des Pflegeheims eine Gruppenübung zum Thema „Hilfsmittel zur Fortbewegung" geplant. Sie hat jeden Schüler beauftragt, ein übliches Hilfsmittel seines Arbeitsbereichs zum Gruppentermin mitzubringen und dessen Anwendung vorzustellen. Eine Schülerin hat den Auftrag, einen speziellen Rollstuhl, der nur in diesem Arbeitsbereich genutzt wird, in seiner Handhabung zu demonstrieren. Ziel der Anleitung ist es, dass alle Schüler Sicherheit im Umgang mit Rollstühlen bekommen. Zum Abschluss der Gruppenübung bereitet die Praxisanleiterin einen Ausflug vor. Dabei begleiten die Schüler mehrere, von Marion ausgewählte rollstuhlpflichtige Bewohner der Einrichtung bei einem Stadtausflug zum Kräutergarten in den nahe gelegenen Stadtpark.

Ihre Zielsetzung im Rahmen didaktischen Denkens bezüglich der Pflegeausbildung wird immer die bestmögliche berufliche Befähigung der Lernenden sein. Deshalb orientiert sich Pflegeausbildung stets an der Realität der Pflegewelt und schafft Lernenden Möglichkeiten zu aktivem, erfahrungs- und situationsorientiertem Lernen. Praxisausbildung hat stets auch zum Ziel, Schüler im Denken und Handeln auf die Pflegepraxis vorzubereiten. Das bedeutet, Lernsituationen zu ermöglichen, die als komplexe Pflegesituationen die Motivation der Lernenden (▶ Abschn. 4.4.4) und selbstständiges Lernen fördern (▶ Abschn. 2.1.3).

### 4.2.4 Stufiges Lernen unterstützen

Patricia Benner, US-amerikanische Pflegewissenschaftlerin, beschreibt fünf Stufen der Kompetenzen, die Pflegende in ihrer Entwicklung vom unerfahrenen Neuling bis hin zur erfahrenen Pflegeexpertin durchlaufen [1]. Ähnliche Schritte machen auch Lernende in ihrer Entwicklung zwischen dem ersten und dritten Ausbildungsjahr. Eine

konkrete Beschreibung bereits praxiserprobter stufiger Pflegeausbildung findet sich im Modellprojekt „Integrierte Pflegeausbildung" (▶ Abschn. 2.3) im Saarland [8]. Das Saarländer Curriculum ist in seiner didaktischen Struktur stufig aufgebaut. Es geht davon aus, dass sich Qualifikation stufig entwickelt. Die Lernenden werden demnach auch in der Praxis stufig unterrichtet bzw. angeleitet. Diese Stufigkeit des Saarländer Beispiels zeichnet sich nach Schewior-Popp durch vier Phasen der Ausbildung aus und wird in ◻ Tab. 4.3 deutlich.

Praxisausbildung ist nicht die zufällige Sammlung von Qualifikationen im Verlauf ungeplanter praktischer Pflegetätigkeiten, sondern das Anliegen von Pflegeausbildungen ist es, Lernende schrittweise an Handlungskompetenz in der Pflege heranzuführen. Praxisanleiter müssen dazu notwendigerweise die Ist-Situation des Lernenden ebenso wie die zu erreichenden Zielstellungen und Lernangebote kennen, um praktische Ausbildung zielgerichtet und stufig realisieren zu können.

Stufigkeit bedeutet, die Ausbildungsanforderungen gestaffelt nach Ausbildungsjahren und individuellen Voraussetzungen der Schüler zu gestalten: In der Regel wird die Phase der Probezeit genutzt, um Lernenden Überblickswissen und -können zu ermöglichen. Sie sollen die Möglichkeit bekommen, zu überprüfen, ob sie ihre beruflichen Vorstellungen mit dem Arbeitsalltag in Einklang bringen können. Anleiter tragen eine besondere Verantwortung in der Begleitung der noch unerfahrenen Lernenden im Arbeitsalltag.

❯ Die „unerfahrenen Neulinge", wie sie von Benner [1] bezeichnet werden, lernen Regeln, nach denen sie ihr Handeln ausrichten. Ihr Verhalten ist regelgelenkt und daher unflexibel.

Für Lernende in der ersten Phase ihrer Ausbildung scheint beispielsweise das selbstständige Austeilen des Frühstücks für eine kleine Bewohnergruppe auf einer geriatrischen Station auf den ersten Blick keine Überforderung zu sein. Doch am folgenden Beispiel soll

**◼ Tab. 4.3**    Beispiel stufiger Pflegeausbildung im Modellprojekt „Integrierte Pflegeausbildung"

| Stufen der Ausbildung | Inhalte |
|---|---|
| Orientierungsphase | Erstes Halbjahr, um Überblickswissen und -können zu erlangen |
| 1. Stufe | |
| Qualifikationsphasen | |
| 2. Stufe | Zusammenhangwissen und -können erlangen: Mit Schülern planmäßig und systematisch Arbeitsaufgaben erarbeiten, z. B. grundlegende Techniken und Standards erlernen und danach üben |
| 3. Stufe | Detail- bzw. Funktionswissen und -können erlernen: Lösung problemhafter, spezieller Aufgaben, die mit Regeln und Standards nicht vollständig zu erfassen sind, Nutzung erfahrungsbezogener Elemente |
| 4. Stufe | Vertiefungswissen und -können: Bewältigung unvorhergesehener Situationen und Aufgaben (z. B. auch in Projektform) |

deutlich werden, wie schnell Schüler anfangs mit dieser Situation überfordert sein können:

**Praxisbeispiel**

Fabian teilt nach drei Wochen auf der Station das Frühstück erstmals allein aus. Er erlebt dabei unterschiedliche Situationen und Anforderungen, auf die er nicht vorbereitet ist: Frau B. ist nicht im Zimmer, Fabian fragt sich, ob er den Kaffee trotzdem für sie bereitstellen soll und ob der dann nicht kalt wird. Herr N. möchte nichts essen, nur Wasser trinken, weil ihm übel ist. Fabian fragt sich, ob das in Ordnung ist oder ob er andere Maßnahmen einleiten sollte. Frau S. möchte erst einmal auf das Steckbecken und dann zum Essen in den Sessel gesetzt werden. Das hat Fabian allein noch nie gemacht, denn Frau S. ist halbseitig gelähmt. Außerdem hat die Nachbarin von Frau S. schon ihr Frühstück bekommen. Herr K. beschwert sich, dass das Frühstück mit Fabian so spät kommt. Doch Fabian hat sich beeilt. Aber es verging Zeit, weil er auch die Milch in der Küche nicht unbeaufsichtigt anwärmen wollte, die Frau S. zu ihrem Kaffee wünschte.

In dem Fallbeispiel wird deutlich, wie schnell Lernende zu Beginn ihrer Ausbildung überfordert sind, wenn sie nicht begleitend mit jemandem arbeiten können, der zumindest selbst in die Stufe der kompetenten Pflegenden einzuordnen ist. Nur wenn Auszubildende sich in der ersten Stufe ihrer Ausbildung in der Praxis regelmäßig an fachkompetenten Mitarbeitern orientieren können und Anleitungssituationen in Form von kurzen Einheiten wie Demonstrationen, Fall- und Situationsbesprechungen oder Teilübungen (► Abschn. 4.5.3 und ► Kap. 5) gestaltet werden, ist gezieltes Lernen ohne Überforderung und Motivationsverlust möglich.

**Praxistipp**

In der ersten Stufe der Ausbildung erfolgt die Weichenstellung für Lernende. Sie werden entweder motiviert, den Weg zu kompetenten Pflegenden einzuschlagen (auch mit den Hürden, die ihnen deutlich werden), oder wichtige Impulse für ihre berufliche Entwicklung und ihr Berufsverständnis gehen verloren. Keinesfalls sollte es deshalb anderen Schülern aus höheren Ausbildungsstufen überlassen werden, Anfänger einzuarbeiten.

In weiteren Stufen erwerben Lernende in Zusammenhängen von Pflegesituationen

**4**

nicht nur Wissen und Können, sondern lernen auch, sich in unterschiedlichen Pflegesituationen zu verhalten. Das bedeutet für die Praxisanleitung, mit Schülern planmäßig und systematisch Aufgaben mit grundlegenden Techniken und Standards wahrzunehmen, diese unter Simulationsbedingungen (▶ Abschn. 4.5.3) zu üben und erst danach in der Praxis gemeinsam anzuwenden (▶ Kap. 5).

In einer nächsten Stufe der Praxisanleitung sollte es schließlich um die Lösung problemhafter spezieller Aufgaben gehen [8], die mit Regeln und Standards nicht vollständig zu erfassen sind. Schüler können bereits in dieser Ausbildungsphase ihre Erfahrungen nutzen. Es geht also bei Anleitungen um individuelle, situationsgerechte Pflege und Betreuung von Menschen bereits nach dem Pflegeprozessmodell (▶ Abschn. 5.4).

---

**Praxistipp**

Wichtig ist in allen Stufen der Ausbildung, dass Lernende die Möglichkeit und Chance bekommen, Lösungen unter Anleitung zu entwickeln und deren Realisierung in Anleitungssituationen zu üben.

---

Das bedeutet nicht, dass Lernende diese Anforderungen bereits voll erfüllen müssen und schon kompetente Pflegende sind, wie es in manchen Beurteilungsvorlagen oder -gesprächen bereits eingefordert wird. Stufiges Lernen bedeutet auch, dieses stufig zu beurteilen (▶ Abschn. 8.2).

Auch in der letzten Stufe der Ausbildung, also kurz vor der Abschlussprüfung, sind Lernende längst nicht als kompetente Pflegende zu sehen, die bereits volle Verantwortung für den Pflegeprozess übernehmen können [8]. Es geht in dieser Phase der Ausbildung darum, sie mit der Bewältigung unvorhergesehener Situationen wie z. B. mit Notfallsituationen vertraut zu machen und Aufgaben im Rahmen von Beratungsgesprächen oder interdisziplinärer

Zusammenarbeit zu übertragen, die auch in Projektform oder in vielfältigen Praktika übernommen werden können (▶ Kap. 6).

## 4.3 Was sind Lernfelder und Handlungsfelder innerhalb eines Ausbildungsplans?

### 4.3.1 Handlungsfelder

Ausbildung in der Pflege erfolgt immer auf dem Weg vom **Handlungsfeld** [14] zum **Lernfeld**. Mit **pflegerischen Handlungsfeldern** werden in der pflegewissenschaftlichen Literatur [13] typische und komplexe Aufgabenstellungen in pflegerischen Bereichen bezeichnet. Diese Aufgaben beziehen sich auf den Zustand der Pflegebedürftigen. Mit der Beschreibung dieser zustandsorientierten Handlungsfelder in der Pflege wird die medizinorientierte, krankheitsbezogene Beschreibung von Pflege verlassen, bei der Pflege stets als Tätigkeit in Zusammenhang mit Krankheiten beschrieben wurde, wie z. B. als Pflege bei Herzkrankheiten, Pflege bei Apoplex, Pflege bei chirurgischen Erkrankungen oder auch altersbezogen, z. B. als Altenpflege oder Kinderkrankenpflege. Die Beschreibung von pflegerischen Handlungsfeldern macht stattdessen eine generalisierte Pflegeorientierung möglich. Die auf den Zustand des Patienten bezogenen fünf **Handlungsfelder der Pflege** sind dann auch folgerichtig benannt ([3], S. 14):

- Gesundsein und -bleiben
- Abhängigsein
- Behindertsein
- Chronisch-Kranksein
- Teil-der-Gesellschaft-Sein

In diesen unterschiedlichen Handlungsfeldern der Pflege sind Lernende mit pflegebedürftigen Menschen konfrontiert. Der Zustand des Abhängigseins tritt beispielsweise in den stationären Arbeitsfeldern des Krankenhauses bei jungen und alten Menschen ebenso auf wie in der ambulanten Pflege. Pflege und demzufolge

125 **4**

4.3 · Was sind Lernfelder und Handlungsfelder innerhalb eines Ausbildungsplans?

auch Pflegeausbildung sowie Praxisanleitung erfolgen nach der beschriebenen Einteilung nach Benner ([3], S. 14) jeweils in einem der fünf Handlungsfelder.

### 4.3.2 Lernfelder

Ein **Lernfeld** ist eine fächerverbindende Unterrichtseinheit im berufsbezogenen Unterricht. Nicht mehr einzelne, voneinander abgegrenzte Unterrichtsfächer prägen die Ausbildungsstruktur, sondern fächerübergreifende Lerneinheiten [11]. Diese Lernfelder oder -einheiten bestimmen somit auch die Inhalte von Lernsituationen in der Praxisausbildung (► Kap. 6). Lernfelder sind, anders gesagt, thematische Einheiten innerhalb eines Handlungsfelds, die sich an konkreten beruflichen Aufgabenstellungen und Handlungsabläufen ([3], S. 18) orientieren. Sie lassen sich auf der Basis von Handlungsfeldern und Kompetenzbereichen definieren. Ein Beispiel für die Strukturierung von Handlungsfeldern hin zu Lernfeldern machte das KDA (Kuratorium Deutsche Altenpflege) bereits 2002 für den Altenpflegeberuf (◘ Tab. 4.4).

Praxisanleiter orientieren sich bei der Planung von Lernsituationen (► Kap. 6) an den im Ausbildungsplan bzw. Curriculum (► Abschn. 4.1.4) der ausbildenden Schule festgelegten Lernfeldern. Sie ermöglichen auf der Basis eines lernfeldorientierten Curriculums auch im praktischen Ausbildungsprozess eine Ausbildung in Lernfeldstrukturen.

#### Beispiele aus einem lernfeldorientierten Curriculum

Einzelne Ausbildungsabschnitte (Module) der generalisierten Pflegeausbildung der Albertinen Schule Hamburg sind unterteilt in handlungsorientierte **Lernfelder**. Zur Veranschaulichung der Lernfeldstruktur sind einige ausgewählte lernfeldorientierte Module dieses Curriculums hier gekürzt beispielhaft aufgelistet.

— **Basismodul**
  - In den Pflegeberuf eintreten
  - In unterschiedlichen Pflegebereichen handeln
  - Wahrnehmen und beobachten
  - Beziehungen zu Menschen aufnehmen, gestalten und aufgeben
  - Biografieorientiert pflegen
— **Zentralmodul**
  - Sich und andere bewegen
  - Schmerzen vorbeugen, lindern und bewältigen helfen
  - Menschen mit Verletzungen und operativen Eingriffen pflegen
  - Menschen mit geistigen und körperlichen Behinderungen pflegen
  - Zeit gestalten
  - Wohnen/Umgebung gestalten
— **Projektmodule**
  - Fragestellungen zu einem pflegerelevanten Forschungsthema entwickeln
  - Qualitative Erhebungsmethoden einsetzen und reflektieren
— **Schwerpunktmodule**
  - Frühgeborene pflegen und deren Angehörige begleiten
  - Menschen im Alter begegnen und pflegen
— **Vertiefungshalbjahr**
  - Gesundheitsförderung in Gruppen initiieren und gestalten

### 4.3.3 Beispiel eines Ausbildungsplans für eine integrierte Pflegeassistenzausbildung

#### Didaktische Grundlagen

Pflegehelferberufe unterliegen auch mit dem neuen Pflegeberufegesetz der gesetzgebenden Zuständigkeit der Länder. Es bleibt in Hoheit der Länder, Ausbildungspläne für das im Folgenden beschriebene Beispiel einer Pflegeassistenztausbildung zu verabschieden. Das Beispiel basiert auf Richtlinien zur

**4**

**◘ Tab. 4.4**    Lernbereiche und Lernfelder am Beispiel der Altenpflegeausbildung

| Lernbereiche (nach AltPflAPrV) | | | |
|---|---|---|---|
| Aufgaben und Konzepte in der Altenpflege | Unterstützung alter Menschen bei der Lebensgestaltung | Rechtliche und institutionelle Rahmenbedingungen altenpflegerischer Arbeit | Altenpflege als Beruf |
| **Lernfelder (nach KDA Strukturierungsvorschlag) ([7], S. 20)** | | | |
| Theoretische Grundlagen in das altenpflegerische Handeln einbeziehen | Lebenswelten und soziale Netzwerke alter Menschen beim altenpflegerischen Handeln berücksichtigen | Institutionelle und rechtliche Rahmenbedingungen beim altenpflegerischen Handeln berücksichtigen | Berufliches Selbstverständnis entwickeln |
| Pflege alter Menschen planen, durchführen, dokumentieren, evaluieren | | | Lernen lernen |
| Alte Menschen personen- und situationsbezogen pflegen | Alte Menschen bei der Wohnraum- und Wohnumfeldgestaltung unterstützen | An qualitätssichernden Maßnahmen der Altenpflege mitwirken | Mit Krisen und schwierigen Situationen umgehen können |
| Anleiten, beraten, Gespräche führen | Alte Menschen bei der Tagesgestaltung und bei selbstorganisierten Aktivitäten unterstützen | | Eigene Gesundheit erhalten |
| Mitwirken bei der med. Diagnostik und Therapie | | | |

Berufsfelddidaktik nach Lernfeldern, eingeführt durch die KMK [6] und dem AltPflG, Materialien für die Umsetzung einer Stundentafel in der Altenpflege [7] sowie Modellkonzepten zur Erprobung von Ausbildungsmodellen für Haus- und Familienpflege. Der Entwurf ist als Konzeptvorschlag für einen Ausbildungsplan gedacht, der modellhaft eine zweijährige integrierte **Pflegeassistenzausbildung** in der Theorie- und Praxisausbildung strukturiert. Die theoretische als auch praktische Ausbildung findet dabei in Lernfeldern statt, ein theoretischer Unterricht in der Struktur von Unterrichtsfächern ist obsolet. Folgende Kriterien sind ausschlaggebend:

— Es handelt sich um eine zweijährige Berufsausbildung für **Pflegeassistenz** in **stationären** sowie **ambulanten** Aufgabenfeldern der Kranken- **und** Altenpflege.
— Als Zugangsvoraussetzung gilt der Hauptschulabschluss einschließlich Kompetenzfeststellungs- und

Kompetenzförderungsmaßnahmen, wobei die Förderung benachteiligter Jugendlicher ermöglicht wird.
— Der Förderunterricht erfolgt in Regie sowohl von pflegepädagogisch als auch pflegefachlich qualifizierten Mitarbeitern und Sozialpädagogen.
— Die Integration folgender drei Arbeitsfelder der Pflege in eine Ausbildung betrifft:
    — Kranken- und Altenpflegehilfe im stationären Bereich
    — Kranken- und Altenpflegehilfe in der ambulanten Pflege und Tagespflege
    — Haus- und Familienpflege

Der Unterricht wird möglichst handlungsorientiert nach Lernsituationen gestaltet. Dementsprechend ist das schulische Lernen grundsätzlich auf konkretes berufliches Handeln sowie das gedankliche Nachvollziehen von Handlungen ausgerichtet. Lernen geschieht in diesem Sinne nicht in herkömmlichen Unterrichtsfächern, sondern in Lernfeldern. Die Ausbildungszeit beträgt zwei Jahre mit einem Gesamtstundenumfang von 3.200 Stunden. Davon entfallen auf die

— Theorie 1.200 Stunden und auf die
— Praxis 2.000 Stunden.

Die Erprobung neuer Ausbildungsstrukturen könnte es weiterhin möglich machen, Bildungsgänge unterhalb der Pflegefachausbildung einzurichten, die insbesondere motivierten, aber bildungsbenachteiligten Frauen einen Einstieg in eine Berufsausbildung für den Pflegeberuf mit weiteren Qualifizierungschancen ermöglichen. Mit der Realisierung von Bildungsgängen für Pflegeassistenz würde vor allem in der stationären und ambulanten Altenpflege der Tendenz vorgebeugt, dass unqualifizierte Haushaltshilfen als Pflegekräfte beschäftigt werden.

Es soll an dieser Stelle außerdem darauf hingewiesen werden, dass die Ausbildung in der Krankenpflegehilfe (KPH) weder im KrPflG noch im PflBG vom Bundesministerium gestrichen wurde, sondern aus **rechtlichen Gründen** (in Angleichung an EU-Recht und das AltPflG) in Länderhoheit gegeben wurde.

Die Pflegehelferausbildungen wurden sowohl von der Deutschen Krankenhausgesellschaft, dem Dachverband aller Krankeneinrichtungen, als auch von Gesundheitsministerien einzelner Bundesländer befürwortet, wo Ausbildungen in der Pflegehilfe seit Sommer 2003 neu strukturiert fortgesetzt wurden, weil der steigende Bedarf an ausgebildeten pflegerischen Assistenzkräften erkannt wurde.

## Ausbildungsplan für zwei Ausbildungsjahre

Der beispielhafte Ausbildungsplan ist in Anlehnung an die Lernfelder der dreijährigen Alten- und Krankenpflegeausbildung strukturiert und enthält zusätzliche Empfehlungen für Förderunterricht sowie Empfehlungen für die Praxisausbildung bzw. für Anleitungen in

der Praxis (◼ Abb. 4.1 und ◼ Abb. 4.2). Das Konzept stellt eine **Empfehlung** dar, die Ausbildung in der **Pflegehilfe** im Umbruch der Pflegeausbildungen nicht aus den Augen zu verlieren und bei Akademisierungsbestrebungen für die Pflegeerstausbildung nicht auf diese Ausbildungsstufe zu verzichten.

Die **integrierte Pflegeassistenzausbildung** könnte eine sinnvolle und gefragte Alternative und Ausgangsbasis zu Pflegefachausbildungen (▶ Abschn. 2.1.2) sein, weil sie gute Berufschancen sowohl in Altenpflegeeinrichtungen als auch in stationären und ambulanten Einrichtungen in der Krankenpflege, in Reha-Kliniken und Tagesstätten der Pflege ermöglicht. Sie ist einzig aus berufspolitischer bzw. pflegepolitischer Sicht nicht gewollt, weil Hilfskräfte in der Pflege problematisch sind, doch hat sie sich über Jahrzehnte aufgrund des Bedarfs an pflegerisch ausgebildeten Hilfen stets wieder durchgesetzt.

## 4.4 Welche Lern- und Motivationstheorien kann ich nutzen?

**Praxisbeispiel**

Susanne, Auszubildende im ersten Ausbildungsjahr, ist seit einer Woche auf der Altenpflegestation eingesetzt und wird vom Mentor Rainer angeleitet. Rainer will ihr zeigen, wie er bei einem apoplexkranken, bettlägerigen Bewohner, der halbseitig gelähmt ist, die Körperpflege durchführt und wie dieser nach Bobath-Richtlinien mobilisiert wird. Außerdem soll Susanne darauf achten, wie die Kommunikation mit dem Bewohner erfolgt, der selbst nicht sprechen kann. Susanne hat bisher auf einer chirurgischen Station gearbeitet und keine Kenntnisse zum Krankheitsbild Apoplex. Nachdem sie eine Stunde lang im Patientenzimmer mit Rainer gearbeitet hat, soll sie ihre Beobachtungen systematisch zusammenfassen und Fragen stellen. Susanne wiederholt ziemlich wirr, was ihr aufgefallen ist und hat keine Fragen.

**4**

❓ **Was hat der Mentor im Beispiel bei der Erstanleitung übersehen? Warum war es der Auszubildenden nach der Anleitung nicht möglich, Fragen zu stellen?**

### 4.4.1 Lerntheorien

Anleiter in der Pflege sind damit beschäftigt, Lernende praxisorientiert beim Lernen zu unterstützen und zu motivieren. Wie bereits im ▶ Abschn. 4.1.2 beschrieben wurde, ist Lernen die Formung einer ganzen Persönlichkeit und damit die Grundvoraussetzung zur Persönlichkeitsentwicklung und zur **Verhaltensänderung**. Unterschiedliche **Lerntheorien** beschreiben diesen Prozess des Lernens. Sie liefern Ansatzpunkte, wie auch in der Praxisausbildung Lernen zu gestalten und zu fördern ist, damit ein nachhaltiger Lernerfolg möglich wird.

Carl Rogers (amerikanischer Psychotherapeut, 1902–1987), Begründer der Gesprächspsychotherapie, formulierte **Prinzipien des Lernens**, die auch für das Lernen in der Pflege Gültigkeit haben können. Die folgende Übersicht zeigt, auf was er u. a. hinweist.

---

**Lernprinzipien nach Rogers [12]**
- Sehr viel Lernen von Bedeutung findet durch **Handeln** statt
- Lernen ist leichter, wenn Auszubildende Verantwortung für den Lernprozess übernehmen
- Selbsttätiges Lernen, das die ganze Persönlichkeit (sowohl die Gefühle als auch den Intellekt) einbezieht, ist am längsten anhaltend und umfassend
- Unabhängigkeit, Kreativität, und Selbstvertrauen sind einfacher zu erreichen, wenn Selbstkritik und Selbsteinschätzung von größerer Wichtigkeit sind als die Bewertung durch andere
- Lernen von Bedeutung findet statt, wenn ein Lernender glaubt, dass der Lernstoff wichtig ist für ihn und seine Interessen (▶ Abschn. 2.1.5).

---

Diese ermutigenden Hinweise machen u. a. deutlich, dass Praxisanleiter günstige Ausgangsbedingungen für ihre Aufgabe vorfinden, denn Lernen in der Praxis hat oft nachhaltigen Lernerfolg, weil die Schüler handeln können, dabei Verantwortung übernehmen und sich auch selbst einschätzen lernen.

❯ **Praxislernen ist nicht vorwiegend kognitives (intellektuelles) Lernen durch Denken und Anhäufung von Wissen, sondern Lernen am Modell (Lernen durch Nachahmung) sowie Erfahrungslernen.**

Albert Bandura (geb. 1925 in Alberta, Kolumbien, klin. Psychologe) wies nach, dass neue Verhaltensweisen und Fähigkeiten hauptsächlich durch Imitation entstehen [4]. Vor allem Personen in exponierter Position fungieren dabei als soziale Modelle, von denen Handeln abgeschaut wird (soziales Lernen). Moderne Lerntheorien betonen inzwischen die Bedeutung der **sozialen Komponente** für das Lernen. Diese Komponente kann z. B. beim Lernen in Gruppen und bei Projektarbeit (▶ Abschn. 4.5.4) kommunikations- und kooperationsfördernd genutzt werden. Bandura versteht soziales Lernen als **Integration von Informationen über bestimmte Verhaltensweisen**, die durch Beobachten erworben wurden. Der Lernende wird dabei **Beobachter** genannt, der Beobachtete ist das **Modell** oder **Leitbild**.

Das Lernen am Modell wird in vier Abschnitte unterteilt:
- Aufmerksamkeitszuwendung
- Gedächtnisleistung
- Motorische Reproduktion
- Verstärkung

Praxisanleiter sollten im Sinne dieser vier Abschnitte des Modelllernens Folgendes berücksichtigen:

**Aufmerksamkeitszuwendung:** Damit ein Modell als solches angenommen wird, muss es bestimmte Charakteristika haben, die es in den Augen des Beobachters als Modell geeignet erscheinen lassen. So kann z. B. in einer

Lerngruppe für einige der Gruppenführer das Modell sein, für andere ein Außenseiter. Am Beginn des Lernprozesses ist das visuelle Gedächtnis vorrangig.

> **Praxistipp**
>
> Ein Modell, auch eine Tätigkeit, wird erst durch bewusstes Hinschauen wahrgenommen und beobachtet, nicht durch unstrukturiertes „Nebenherlaufen" in der Praxis.

**Gedächtnisleistung**   Im Gehirn des Beobachtenden erfolgt die Speicherung des Beobachteten. Ein Verhalten wird nur dann zur Ausführung gelangen, wenn es dem Beobachter sinnvoll erscheint.

**Motorische Reproduktion**   In diesem Schritt des Modelllernens werden Tätigkeiten und Verhalten in der Regel nachgeahmt.

**Verstärkung**   Die Ausführung einer Aufgabe kann abhängig von der Erwartung sein, die der Beobachter an das neue Verhalten knüpft (Lernziele). Damit gewinnt der äußere Ansporn für das Beobachtungslernen große Bedeutung. Beispielsweise wirken als Verstärker Belobigungen stärker als Bestrafung. Auch Selbstansporn und Selbsteinschätzung haben nach Bandura großen motivierenden, lernfördernden Einfluss.

**Praxisbeispiel**
Altenpflegeschülerin Beate nimmt sich viel Zeit für die psychosoziale Betreuung. Während ihre Kolleginnen Pause machen, bleibt Beate längere Zeit bei einer Bewohnerin, die sich sehr einsam fühlt, weil der Ehemann verstorben ist. Beate ist jedoch verunsichert, ob die anderen Pflegenden ihr Verhalten verstehen oder ob sie nun als Außenseiterin gesehen wird, die sich lieber bei den Bewohnern aufhält. Doch sie wird für ihr Verhalten von den Kolleginnen gelobt. Deshalb bemüht sie sich auch in Zukunft weiter um das Wohlbefinden

der von ihr betreuten alten Menschen und misst diesem Bereich große Bedeutung bei.

Wie Modelllernen **in der Praxis** strukturiert werden kann, ist in späteren Kapiteln (▶ Kap. 5 und ▶ Kap. 6) genauer beschrieben. Grundsätzlich können Praxisanleiter Lernen in der Praxis fördern, indem sie (im Sinne der obigen Aussagen zum Modelllernen) beispielsweise:

- die konkrete, gezielte Wahrnehmung bei Lernenden fördern und einfordern (z. B. durch Lernziele und Beobachtungsaufgaben) (▶ Abschn. 3.5.2),
- die Lernenden zum Mitdenken und Mitentscheiden anregen (▶ Abschn. 9.4),
- Mitarbeiter in der Pflege auf ihre Vorbildfunktion hinweisen und diese für die Ausbildung nicht unterschätzen,
- Möglichkeiten zum Nachahmen schaffen,
- zum Lernen motivieren durch Hervorheben des Erreichten im Feedback (▶ Abschn. 9.4.4).

## 4.4.2 Lernstrategien und Gedächtnis

Die Erkenntnisse der traditionellen Gedächtnispsychologie sind auch heute für die Praxisanleitung in der Pflege von Bedeutung, denn die Theorien vom Gedächtnis sagen etwas über die Vorgänge aus, die zum Einprägen, Behalten oder Vergessen führen. Unser Gedächtnis ist die Instanz, die Informationen aufnimmt, speichert und weiterverarbeitet. In der Flut von Informationen, die täglich auf uns einwirken, haben wir Filter eingerichtet, damit nicht alle Außenreize unser Bewusstsein erreichen. Sonst wäre das Gehirn mit Informationen überlastet. Die Auswahl bzw. Filterung von Informationen ist subjektiv und hängt ab von den eigenen

- Interessen,
- Vorerfahrungen und
- aktuellen Bedürfnissen.

Dieses Wissen können Praxisanleiter nutzen.

**4**

❯ Lernende machen sich das Wissen und Können anderer zu eigen und speichern es in eigene Strukturen, wenn ihr Interesse am Lerninhalt geweckt wird, wenn ihre Erfahrungen berücksichtigt und genutzt werden und ihre Bedürfnisse (z. B. nach Erfolg und Anerkennung) beim Lernen berücksichtigt werden (Abschn. 2.1.4).

Wissen und Können sind nicht übertragbar, Fähigkeiten müssen im Gehirn jedes Einzelnen neu entwickelt werden. Schon der Philosoph und Aufklärer Johann Gottfried Herder (1744–1803) wusste zu sagen: „Es sind nicht mehr seine (des Lehrers) Gedanken, sondern meine (des Schülers), wenn ich etwas gelernt habe."

## Gedächtnisarten

Jeder gesunde Mensch verfügt über ein
- Ultrakurzzeitgedächtnis,
- Kurzzeitgedächtnis und
- Langzeitgedächtnis.

Das **Ultrakurzzeitgedächtnis** ist ein erster Filter der Wahrnehmung über alle Sinne. Hier klingen Reize nach 10–20 Sekunden wieder ab, wenn sie keine Aufmerksamkeit bekommen, d. h. keine Verknüpfung mit bereits bekannten Gedankenverbindungen, also z. B. mit Erfahrungen, stattfindet. Der Filter hat etwas als unwichtig aussortiert, bevor es dem Schüler richtig bewusst wurde.

Das **Kurzzeitgedächtnis** speichert Wahrnehmungen, denen wir Aufmerksamkeit schenken, ca. 20 Minuten. Doch wenn diese Wahrnehmungen nicht weiter verarbeitet werden, gehen sie wieder verloren. Es ist also wichtig, neue Informationen und Fähigkeiten mit bereits vorhandenen zu verknüpfen, damit sie dauerhaft gespeichert werden.

❯ Informationen müssen, um im Langzeitgedächtnis aufgenommen zu werden, durchdacht und verarbeitet, d. h. mit bereits Bekanntem verknüpft werden. Reines Auswendiglernen bringt keinen dauerhaften Lernerfolg.

Im **Langzeitgedächtnis** werden die Informationen gespeichert, die oft wiederholt, durchdacht und angewendet werden. Sie sind fest verankert und immer wieder abrufbar.

**Praxisbeispiel**

Verena hat mit der Auszubildenden Dorit mehrfach die Durchführung der Blutdruckmessung geübt. Dabei haben sie jedes Mal nicht nur den Handlungsablauf der Messung durchgeführt, sondern auch mögliche Fehlerquellen besprochen und die gemessenen Werte mit den von der WHO festgelegten Normalwerten verglichen. Nach einiger Zeit hat Dorit keine Schwierigkeiten, nicht nur die Messung korrekt durchzuführen, sondern die Messergebnisse der Pflegebedürftigen auch korrekt einzuschätzen. Die WHO-Normen, Grenzwerte und Fehlerquellen bei der Messung sind bei ihr jederzeit abrufbar.

## Behalten und Vergessen

Noch immer gilt das **Ebbinghaus-Gesetz** (Hermann Ebbinghaus, 1850–1909) für das Lernen von Erwachsenen ([5], S. 483). Es vergleicht den Lernaufwand mit der Stofffülle und erklärt, wie mit der Masse des Lernstoffs die Anzahl der erforderlichen Wiederholungen steigt. Demnach steigt der **Lernaufwand** unverhältnismäßig stark mit zunehmender Stofffülle. Als **Schlussfolgerung** für die Praxisanleitung ergibt sich:

> **Praxistipp**
>
> Ein Lernstoff soll möglichst einfach aufbereitet sein, auch Praxislernstoff ist dringend in kleinste miteinander verbundene Einheiten (Lernschritte) zu unterteilen.

Ebenso hat die **Vergessenskurve** nach Ebbinghaus Gültigkeit. Sie macht deutlich: Nach Aufnahme eines Lernstoffs fällt die Kurve des Vergessens steil ab und läuft dann flach aus. Der Verlust des Gelernten ist also in der ersten Phase am stärksten. Das danach Behaltene nimmt in der Folgezeit nur noch geringfügig ab. Es geht jedoch nicht ganz verloren, wird nicht ganz „verlernt".

> **Praxistipp**
>
> Dem Vergessen lässt sich durch wiederholtes Üben und Anwenden in anderen Zusammenhängen entgegenwirken. Der Erfolg bzw. Lernzuwachs durch eine Anleitung hängt somit auch von der Anzahl der tatsächlich ausgeführten **Wiederholungen** ab.

Das ist u. a. auch eine Begründung für die regelmäßige Weiterbildung von Mitarbeitern. Die erste Wiederholung hat den größten Lernzuwachs, bei weiteren Wiederholungen ist der Lernzuwachs geringer ([5], S. 483), wenn die Informationen nicht mit Neuem verknüpft werden.

Das Behalten oder Vergessen von Gelerntem ist schließlich auch geprägt von **individuellem Lernverhalten**. Die Erfolge beim kognitiven Lernen lassen sich z. B. steigern, wenn die Arbeitsweise des Gedächtnisses berücksichtigt wird. Um eine optimale Weiterleitung und Speicherung im Langzeitgedächtnis zu sichern, ist es wichtig,

- sich vollständig auf neue Informationen oder Handlungen konzentrieren zu können,
- körperliche Bedürfnisse, wie z. B. Hunger, vor Lernbeginn zu befriedigen und regelmäßig Pausen einzuschalten,
- Lernstress zu vermeiden,
- sich einen möglichst störungsfreien Lernplatz zu sichern und
- die anfallende Lernarbeit sinnvoll zu gestalten und zu planen ([18], S. 44).

**Praxisbeispiel**

Grit wirkt im letzten Vierteljahr vor den Abschlussprüfungen ständig überfordert und nervös. Als ihr Praxisanleiter sie daraufhin anspricht, erzählt sie, dass sie sich ganz kopflos fühle und Angst habe, die Prüfungen bei all dem Lernstress nicht zu schaffen. Als der Praxisanleiter fragt, was denn so viel Stress mache, erzählt sie, sie habe wieder eine Woche Nachtdienst, aber ihr Freund wolle sie auch jeden Tag sehen, zweimal wöchentlich müsse sie zur Sportgruppe und am Nachmittag das Kind der Schwester betreuen. Für die Prüfungsvorbereitung bleibe gar keine Zeit. Der Praxisanleiter nimmt sich Zeit für Grits Sorgen und vereinbart einen Termin, an dem sie gemeinsam einen Lernplan aufstellen. In diesem Plan achten sie darauf, dass Grit planmäßig und ungestört arbeiten kann. Sie prüfen alle weiteren Anforderungen genau und stimmen sie mit dem Lernplan ab. Grit ist froh über diese Hilfe, sie hängt sich den Plan an die Wand und informiert ihre Kontaktpersonen, wann sie Lernzeiten hat und ungestört bleiben möchte.

Die Fähigkeit zum Lernen kann unter bestimmten Voraussetzungen gebremst sein, es kommt zur **Gedächtnishemmung**. Dabei hemmen sich Informationen, die z. B. nicht miteinander harmonieren und in zeitlicher Überlagerung miteinander gelehrt oder gelernt werden, gegenseitig. Auch wenn neu Gelerntes dem Vorhergehenden nicht entspricht oder das Nachfolgende stört, gibt es Gedächtnishemmungen.

**❯ Gehirne laufen in Stresssituationen auf Sparflamme!**

Für das Praxislernen ergibt sich daraus, dass sich Menschen Dinge besser merken, wenn Lerninhalte

- gut strukturiert sind (in kleinen Schritten verabreicht werden),
- praxisnah sind und direktes Erleben möglich machen,
- verständlich sind,
- Bezüge zu vorher Gelerntem oder Erlebtem herstellen,
- nicht belehrend sind,
- nicht zu viele Informationen auf einmal liefern bzw. abfordern,

**4**

- anschaulich sind,
- individualisiert sind, d. h. (wie in Einzelanleitungen) individuelles Lernen möglich wird,
- ohne Druck erfolgen und entspanntes Aufnehmen möglich machen und
- mehrere Wahrnehmungskanäle ansprechen (Sehen, Hören, Anfassen, Riechen, Schmecken, Sichbewegen, Handeln).

Gedächtnishemmungen werden auch vermieden, wenn regelmäßig längere Pausen zwischen Lerneinheiten eingeschaltet werden, die Entspannung und Abschalten (mit unbewusster Gedächtnisspeicherung) möglich machen.

> **Praxistipp**
>
> Nicht nur aus dem Sport ist bekannt, dass erst der Wechsel von Anspannung und Entspannung Leistungssteigerung und dauerhaften Erfolg möglich macht. Überfordern und ermüden Sie Auszubildende nicht durch langwierige Lerneinheiten, sondern gestalten Sie auch Praxislernen abwechslungsreich und in kurzen Einheiten von Anspannung und Entspannung.

Es ist notwendig, in der Praxisausbildung mit **Methoden** (▶ Abschn. 4.5 und ▶ Kap. 5) zu arbeiten, die diese Hinweise berücksichtigen und ein Maximum an Lernerfolg möglich machen. Ob etwas im Gedächtnis haften bleibt, ist davon abhängig, wie viel **Wahrnehmungskanäle** mit einer Information angesprochen werden. Gedächtnisforscher machen darauf aufmerksam, dass

- ca. 20 % von dem, was vermittelt wurde, lediglich im Gedächtnis haften bleiben, wenn etwas **gehört** wird,
- ca. 30 % im Gedächtnis haften bleiben, wenn etwas **gesehen** wird,
- ca. 50 % im Gedächtnis haften bleiben, wenn etwas **gehört und gesehen** wird und

- ca. 70 % und mehr im Gedächtnis haften bleiben, wenn eigenes Handeln und auch ein **Mitentscheiden** bei der Auswahl des Lernstoffs möglich sind.

> **Praxistipp**
>
> Behalten durch praktische Auseinandersetzung mit einem Thema ist sehr hoch einzuschätzen. Praxisanleitungen haben damit sehr gute Chancen für einen hohen Lernerfolg. Zusätzlich fördern selbstverantwortliches Arbeiten und Mitentscheiden nicht nur die Eigenständigkeit der Lernenden wesentlich, sondern auch das Behalten von Gelerntem.

### 4.4.3 Lernfördernde Strategien für die Praxis

Um Auszubildenden das Lernen und Behalten zu erleichtern, ist es sinnvoll, weitere Lernstrategien bzw. Grundregeln zu berücksichtigen:

a. **Anfangs- und Endbetonung**: Die ersten und letzten Teile einer zu lernenden Folge werden besonders schnell eingeprägt. Die Schlussfolgerung ist:

> **Praxistipp**
>
> Besonders wichtige Verhaltensweisen oder Inhalte einer Anleitung sollten zum Beginn einer Anleitung stehen und zum Schluss wiederholt werden.

b. **Assoziation**: Für das Behalten des Gelernten spielt die Verknüpfung der Informationen eine große Rolle. Informationen, die nicht zugeordnet werden können, werden ebenso wie Einzelinformationen nur sehr schwer behalten. Eine Zuordnung kann auch künstlich durch Eselsbrücken geschaffen werden.

**Praxistipp**

Je mehr **Assoziationsbrücken**, Zuordnungsmöglichkeiten und Verbindungen mit bereits Gelerntem bestehen, umso weniger muss „gepaukt" werden.

c. **Ordnung**: Wird Lernstoff geordnet vermittelt, erleichtert das zusätzlich die Lernarbeit. Ein roter Faden ist auch in der Praxisanleitung wichtig und hilfreich. Lernende prägen sich Gelerntes leichter ein, wenn Vermitteln und Lernen systematisch erfolgen bzw. die Systematik **immer** eingehalten wird. Hierzu gehört z. B. eine Lernsystematik, die in der Praxis immer nach den folgenden **Arbeitsschritten** (▶ Kap. 5) gestaltet werden kann:

━ **Vorbereitung** einer Pflegesituation (bezogen auf die Dokumentation bzw. Information, auf den Pflegebedürftigen, auf die Materialien und Geräte),
━ **Durchführung** (bezogen auf den Pflegebedürftigen, auf den Tätigkeitsablauf, auf die Sicherheit/Hygiene),
━ **Nachbereitung** (bezogen auf den Pflegebedürftigen, auf die Materialien und Geräte, auf die Sicherheit/Hygiene und auf die Dokumentation).

Ebenso sinnvoll ist eine Auswertung bzw. ein Feedback nach **immer gleichen** Kriterien (▶ Abschn. 5.2.3).

d. **Behalten von Erlerntem**: Gelerntes wird leicht behalten, wenn es an Erlebnisse geknüpft ist (das macht das Lernen in der Praxis so „leicht" und auch interessant). Oft genügt ein einmaliges Erlebnis, um es in das Langzeitgedächtnis aufzunehmen. Je dramatischer ein Erlebnis, umso stärker prägt es sich im Gedächtnis ein. In der Praxis gibt es häufig den Bezug zu Beispielen, also zu Pflegesituationen, an die man sich möglicherweise leicht

erinnert, wenn es um das Erlernen bestimmter Beobachtungsmerkmale, Pflegeaufgaben oder Verhaltensweisen geht.

e. **Situationen „durchspielen"**: Gelerntes wird oft „spielend" leicht behalten, weil es selbst erlebt und „simuliert" wurde. Folgerichtig ist es, eine typische Methode unter Simulationsbedingungen im Demonstrationsraum oder auch in der realen Praxis zu üben (▶ Abschn. 4.5.3). Der Behaltenseffekt ist ein weit höherer, als wenn Lernen nur über Informationen erfolgt, die gehört oder gelesen werden.

f. **Wiederholung**: Ohne Wiederholung, die im Verknüpfen neuer Informationen mit alten stattfinden sollte, erfolgt kein Behalten.
Kurzfristiges Wiederholen in der Art des Auswendiglernens ist bei Erwachsenen weniger wirkungsvoll als erneutes Verarbeiten und Durchdenken. Wiederholen, das sich in gleicher Weise abspielt, wird langweilig und ist wenig wirkungsvoll.

**Praxistipp**

In jeder Wiederholung sollten Abwechslung und Verknüpfung von Inhalten den Schwerpunkt bilden.

g. **Erfahrungen nutzen**: Erwachsene lernen motivierter, wenn sie ihr vorhandenes Wissen mit Neuem verknüpfen können. Auch Auszubildende verfügen sehr schnell über einen großen Schatz an Erfahrungen, den es zu nutzen und abzurufen gilt. Lernende sollen dort „abgeholt werden", wo sie sind in ihrem Wissen und Können. Das Anknüpfen an ihren Erfahrungshorizont verhindert Unterforderung (mit Langeweile) ebenso wie Überforderung (mit Lernängsten).

h. **Lernziele und -angebote schaffen**: Wer nicht genau weiß, „wohin man mit ihm will", kann nur in geringem Maße Inte-

**4**

resse und Aufmerksamkeit entwickeln (▶ Abschn. 3.5).

Lernziele und -angebote geben die Richtung und das Maß vor, an denen sich Lernende orientieren und Lernerfolge wahrnehmen können. Wenn sie nicht einsehen, warum ein Thema oder eine Tätigkeit wichtig sind, können sie kaum motiviert werden, sich damit auseinander zu setzen (▶ Abschn. 3.5).

i.  **Soziales Lernen ermöglichen**: Gruppenarbeit fördert die Selbstständigkeit und Motivation.
    Sie ist auch in der Praxis möglich. Lernen in Gruppen fördert soziale Kompetenz, die Kommunikation und Kooperation.

j.  **Für ein positives Lernklima sorgen**: Ein entspanntes Lernklima fördert das Lernen ebenso, wie Angst, Druck und Aggression blockieren.
    Lernende brauchen Zeit, Zuwendung und Ruhe. Gruppenkonflikte, Lernwiderstände o. Ä. sollten mithilfe der themenzentrierten Interaktion (TZI) und helfender Gespräche (▶ Abschn. 9.1 und ▶ Abschn. 9.3) geklärt werden.

k.  **Lernphasen gestalten**: Sinnvoll ist es, in kleinen „Portionen" zu lernen und Lernstoff anzubieten.
    Je besser ein Lerninhalt auf kleine bzw. mehrere Lernphasen verteilt wird, desto weniger ist ein Auszubildender überfordert und desto geringer ist sein Aufwand an Konzentration, Aufmerksamkeit und innerer Bereitschaft. Aufmerksamkeit verläuft wellenförmig. Auch bei Erwachsenen, die nach der Arbeit lernen müssen, schweifen Gedanken nach 20 Minuten häufig ab. Es ist also in jeder Situation sinnvoll, Lernstoff in kleine Portionen aufzuteilen und dazwischen Lernpausen mit anderen Tätigkeiten einzulegen.

**Praxisbeispiel**

Lina ist Auszubildende im zweiten Ausbildungsjahr und seit drei Monaten im Praxiseinsatz auf einer chirurgischen Station. Sie ist völlig überfordert, als die Praxisanleiterin mit ihr gemeinsam die Mobilisation einer frischoperierten, bettlägerigen Patientin durchführen möchte, um Linas grundsätzliche Pflegekompetenz einzuschätzen. Lina hat zwar bereits Erfahrungen bei der Unterstützung von Patienten gesammelt. Jetzt soll sie aber die komplexe Betreuung der Patientin selbstständig übernehmen. Das bedeutet für sie u. a., das Gespräch mit der Patientin zu führen, die Arbeitsorganisation situations- und patientenbezogen zu gestalten sowie die Patientin sinnvoll bei der Mobilisation zu unterstützen. Natürlich weiß Lina auch, dass sie „nebenbei" auf das Befinden der Patientin zu achten hat, deren Lagerung fachgerecht durchführen muss und hygienische Grundsätze zu berücksichtigen hat. Lina überlegt, wie sie präventive Maßnahmen zur Verhütung von Folgeschäden wie Pneumonie oder Thrombose berücksichtigen soll, als ihr einfällt, dass auch der ökonomische Umgang mit Materialien wichtig ist. Am Ende der Anleitung kann Lina der Auswertung durch die Praxisanleiterin kaum folgen. Die Praxisanleiterin überlegt, die Situation noch einmal mit Lina zu planen und dabei lediglich als eingegrenztes Lernziel die „fachgerechte Mobilisation eines Patienten am ersten postoperativen Tag vom Bett in den Stuhl" zu benennen. Sie hat verstanden, das Lina durch die Fülle der Aufgaben und Anforderungen überfordert war und für die nächste Anleitung wenig motiviert ist.

### 4.4.4  Lernmotivation

Lernende, die eine positive Beziehung zu einem Lernstoff haben, lassen sich leicht motivieren, etwas zu lernen. Sie lernen aus **Interesse** (▶ Abschn. 2.1.5). Auch **Neugier** und **Wissensdrang**, aber auch der Drang, etwas zu vollenden, sind lernmotivierend. Sie sollten also nicht auf die Chance verzichten, Auszubildende selbst Lernziele formulieren zu lassen und sie durch gezielte Fragestellungen an der Lernzielformulierung zu beteiligen (▶ Abschn. 3.6).

**Praxistipp**

Wenn Auszubildende über ihre Lernbedarfe und -ziele mitentscheiden können, fördert dies nicht nur die Eigenständigkeit der Lernenden, sondern auch selbstverantwortliches Arbeiten und das Behalten von Gelerntem.

Selbstverständlich ist es grundsätzlich wichtig, dass Lernende nicht strukturlos Lernziele entwickeln. Erst die Analyse von Lernbedarfen und -angeboten machen Lernziele möglich (▶ Abschn. 3.4 und ▶ Abschn. 3.6).

Wer nicht genau weiß, wohin man mit ihm will, kann nur in geringem Maße Interesse und Aufmerksamkeit entwickeln. Auch wenn Lernende nicht einsehen, warum ein Thema, ein Verhalten oder eine Tätigkeit wichtig sind, können sie kaum motiviert werden, sich damit auseinander zu setzen. Wer jedoch die Chance hat, auf der Basis von Lernangeboten eines Praxisbereichs eigene Lernziele zu entwickeln, fühlt sich motiviert, seine Ausbildung „selbst in die Hand zu nehmen". Die folgende Übersicht zeigt weitere motivationsfördernde Maßnahmen in der Praxis.

**Motivationsfördernde Maßnahmen in der Praxis**

- **Anknüpfen** an Erfahrungen, individuelle Interessen und Fähigkeiten. Lernende bekommen auch die Möglichkeit, Schwerpunkte des Lernstoffs (Lerninhalte) selbstbestimmt zu wählen. Es verhindert Unlust und Desinteresse, aber auch Unterforderung (und Langeweile) ebenso wie Überforderung (mit Lernängsten) (▶ Abschn. 2.1.5).
- Durch **Strukturierung** erkennen Lernende Teilaufgaben, die zu bewältigen sind, und erfahren an Zwischenergebnissen und -meldungen, dass sie auf dem richtigen Weg sind.
- **Leistungseinschätzungen durch persönliches Feedback** (▶ Abschn. 9.4.4) und **Anerkennung** sind zwei wichtige Lernmotive (durch Lernerfolg). **Verstärkung** durch äußeren Ansporn macht es leichter, Ziele zu entwickeln und zu verfolgen, z. B wirken **Belobigungen** stärker als Bestrafungen.
- Lernen in **Gruppen** fördert die Selbstständigkeit und Motivation ebenso wie die soziale Kompetenz, die Kommunikation und Kooperation.
- Selbstansporn und **Selbsteinschätzung** haben motivierenden, lernfördernden Einfluss.

Lernende in der Berufsausbildung ([18], S. 265) bewerten Aufgaben vor allem dann positiv, wenn es dabei Handlungsspielraum gibt für

- eigenständiges Verhalten,
- selbstständige Mitarbeit,
- Anerkennung und Unterstützung durch ausgebildete Fachkräfte und
- Lernerfolgserlebnisse.

Um zu erreichen, dass Lernende Lernziele selbst entwickeln, Lernaufgaben annehmen und ihre Aufmerksamkeit auf den Inhalt der Anleitung richten, macht schließlich Holder zum Thema **Motivation** auf Folgendes aufmerksam: „[…] der Lehrende muss bewirken, dass der Lernende einen Mangel erkennt, ein Problem sieht, Fragen stellt, Lösungen sucht, sich Ziele setzt" ([5], S. 483 ff.).

**Praxistipp**

Die wichtigste Lernmotivation ist jedoch die eigene Begeisterung des Anleiters!

## 4.5 Welche Methoden des Lernens und Lehrens kann ich nutzen?

**Praxisbeispiel**
Die PDL im ambulanten Dienst ist ungehalten über die Art und Weise, wie die Praxisanleiterin mit den Auszubildenden arbeitet. Sie versucht ihr klarzumachen, dass Lernende „härter" angefasst werden müssten und sagt: „Du musst die Schüler nicht mit Samthandschuhen anfassen und sie nicht für jede Aufgabe anleiten. Wieso kann die Neue nicht selbstständig eine Klientin pflegen, wenn ich es ihr einmal gezeigt habe? Das muss doch reichen. Mehr habe ich in meiner Ausbildung auch nie gezeigt bekommen!"

Hat die PDL recht? Ist Lernen in der Praxis am erfolgreichsten, wenn es durch Zeigen und Nachmachen erfolgt?

### 4.5.1 Begriffserklärungen

In ► Abschn. 4.1.1 wurden bereits Begriffe im Rahmen der Berufspädagogik erläutert. Ergänzend dazu finden Sie hier einige Informationen zu den Begriffen „Methodik" und „Methode".

**Methodik** ist die Wissenschaft der Methoden und Verfahren. Als Teil der Pflegedidaktik befasst sie sich mit der direkten Gestaltung von Unterricht, Anleitung und Beratung in der Pflegeausbildung. Die **Methode** sagt grundsätzlich etwas darüber aus, wie jemand etwas erlernen soll. Das betrifft auch die Methoden der Praxisausbildung. Unter **Unterrichtsmethoden** versteht man allgemein planmäßig angewandte Verfahren, die dazu dienen, Lernziele zu erreichen.

Zwischen Didaktik und Methodik besteht demnach ein untrennbarer Zusammenhang: Die allgemeine Didaktik befasst sich vereinfacht zusammengefasst:

- als Fachdidaktik mit
  - Lernzielen (Was soll erreicht werden?),
  - Lerninhalten (Was soll gelernt werden?),
- im Rahmen der Methodik mit
  - Lehrformen (Wie soll etwas gelernt werden?),
  - Lehrmitteln (Womit soll etwas gelehrt werden?).

Jedoch sind Methoden kein Zauberstab, um Lernerfolge zu erreichen, sondern bilden lediglich die **Struktur** bzw. **Arbeitsform**, in der Lehren und Lernen zweckmäßig erfolgen können.

Eine Vielzahl von Klassifikationssystemen machen es auch Pädagogen nicht leicht, Methoden des Lernens zu systematisieren. Meyer unterteilt drei **Dimensionen methodischen Handelns** ([9], S. 235). Im Rahmen dieses Handelns berücksichtigt er Sozialformen, Handlungsmuster und Handlungsschritte (❏ Tab. 4.5) innerhalb des Unterrichts bzw. der Anleitung:

- Die **Sozialformen** bzw. Organisationsformen des Unterrichts/der Anleitung regeln die Raumstruktur und die Kommunikationsstruktur.
- Unter **Handlungsmuster** oder **Methoden** werden in der Regel die **Arbeits- oder Aktionsformen** zusammengefasst.
- Die **Handlungsschritte** des Unterrichts/der Anleitung, die den Prozess des Unterrichts/der Anleitung im zeitlichen und methodischen Ablauf kennzeichnen.

❯ **Praxisanleiter treffen keine willkürlichen Entscheidungen, um Auszubildende darin zu befähigen, praxisrelevante Lernziele zu erreichen, sondern handeln methodisch.**

Ausgewählte Methoden des Lernens, die derzeit in der Pflege üblich sind, finden Sie deshalb in ► Abschn. 4.5.3 zusammengestellt. Doch es soll nicht unerwähnt bleiben, dass es bislang sehr wenig veröffentlichte konzeptionelle Modelle gibt, die sich fundiert mit

**◘ Tab. 4.5** Methodisches Handeln [9]

| Dimensionen | Beispiele für die praktische Anwendung |
|---|---|
| **Sozialformen** (auch Unterrichtsformen genannt) | Einzelarbeit<br>Partnerarbeit<br>Gruppenarbeit<br>Plenararbeit<br>Frontalunterweisung |
| **Arbeitsform** (Handlungsmuster) | Vortrag, Schülerreferat, Gespräch, Diskussion, Textarbeit, Rollenspiel, Projektmethode, Leittext, Lernaufgabe (Praxisaufgabe), Lerntagebuch, Lerninsel, Demonstration, Simulation, praktische Übung/Anleitung/Unterweisung |
| **Handlungsschritte** des Unterrichts bzw. der Anleitung | Beispielsweise in der Praxisanleitung: Einführung/Einleitung (Vorgespräch)<br>Durchführung (Erarbeitung, Vertiefung, Problemlösung)<br>Auswertung (Ergebnissicherung, Zusammenfassung, Feedback)<br>Wiederholung (Übung, Anwendung, Kontrolle) |

**Methoden der Praxisausbildung in der Pflege** auseinandersetzen. Praxisanleiter sollten sich auch dessen bewusst sein, dass Theoriewissen zu Methoden der Ausbildung allein nicht ausreicht, sondern ein **Training** der vorgestellten Methoden nur im unmittelbaren Lernumfeld, also in der Praxis erfolgen kann.

> **Praxistipp**
>
> Es ist unbedingt erforderlich, theoretische Kenntnisse zu Arbeitsformen mit Lernenden in der Praxis nicht nur anzuwenden, sondern Erfahrungen auch mit Fachkollegen zu evaluieren, um Sicherheit und Verständnis im Umgang mit Ausbildungsmethoden zu gewinnen.

### 4.5.2 Obsolete Methoden in der Pflegeausbildung

**Unterweisung**

So genannte **vorpädagogische Verfahren** beruflicher Ausbildung reden von Unterweisung, wenn es um die praktische Ausbildung von Lernenden geht. Die Methode der **Arbeitsunterweisung** hat eine lange Tradition. Sie gehört zu den klassischen Methoden in der beruflichen Bildung und ist heute noch oft als Lehrunterweisung in der beruflichen

Bildung anzutreffen. Ebenso wie die Unterweisung sind ähnliche Verfahren in der **pflegepraktischen Ausbildung** durchaus noch nicht unbekannt. Zu ihnen gehören:

- „Absehenlassen" oder so genanntes Stehlen mit den Augen
- Ungeplantes, unsystematisches Lernen und Lehren während des Arbeitsprozesses (sogenanntes Nebenherlaufen)
- Nachmachen ohne geplantes Vormachen

Wesentlich geplanter wurde bereits 1919 die **Vier-Stufen-Methode der Unterweisung** von dem Amerikaner Ch. Allen zur Unterweisung am Arbeitsplatz entwickelt. Es wird in der heutigen Berufspädagogik deutlich, dass der Begriff „Unterweisung" aus dem Sprachgebrauch verschwindet (Lernende sollen endlich nicht mehr als „empfangende Objekte" betrachtet werden). Statt des Begriffs Unterweisung haben sich Begriffe wie „Praxisausbildung" oder „Anleitung" durchgesetzt.

### Vier-Stufen-Methode der Unterweisung

Trotzdem soll hier die typische Vier-Stufen-Methode praktischer Pflegeunterweisung vorgestellt werden, denn sie ist allgemein bekannt [14] und in vielen Einrichtungen noch üblich. Sie basiert auf vier Schritten: Vorbereiten, Erklären und Vormachen,

**4**

**◘ Tab. 4.6**   Vier-Stufen-Methode der Unterweisung

| Vorbereiten | Erklären und Vormachen | Ausführen lassen (Nachmachen) | Auswerten/Abschließen |
|---|---|---|---|
| Sich selbst vorbereiten Lernsituation vorbereiten Schüler vorbereiten | Arbeit vormachen: – Im Zusammenhang ohne Unterbrechung – In Teilschritten mit Erklärungen – Im Zusammenhang mit Erklärung wesentlicher Punkte Wenn nötig wiederholen Gezielte Kontrollfragen | Im Anschluss an das Vormachen: Nachmachen unter Aufsicht – Erste Ausführung: Aufgabe ohne Erklärungen versuchen – Zweite Ausführung: Aufgabe ausführen und dabei erläutern lassen, fragen und fragen lassen, Ausführung beobachten und notfalls korrigieren – Dritte Ausführung: Arbeit ausführen lassen, Lernschritte und Begründungen benennen lassen, Fortsetzung, bis keine Fehler vorkommen | Gelerntes selbstständig üben lassen und in der Arbeit vertiefen (aber noch unter Kontrolle des Lehrenden) – Selbstständig üben lassen – Übungsaufgaben geben – Stichproben machen, anfangs helfen – Wenn nötig, zu Stufe drei zurückkehren – Übungsfortschritte beobachten und benennen – Bei Erfordernis korrigieren – Loben |

Nachmachen, Auswerten. Wie diese Schritte inhaltlich gefüllt sind, macht ◘ Tab. 4.6 deutlich.

Es wird schon beim flüchtigen Lesen der ◘ Tab. 4.6 deutlich, dass mit der Vier-Stufen-Methode entscheidende Hinweise zum handlungsorientierten Lernen und zu einem Verständnis von Pflege als Problemlösungs- und Beziehungsprozess nicht realisierbar sind. Die Methode mag in der Berufsausbildung rein handwerklicher Berufe noch vielfach ihre Berechtigung haben. Doch in der Pflegeausbildung hat diese Form der Unterweisung Grenzen. Diese werden auch deutlich, wenn Sie sich nochmals folgende Hinweise (► Abschn. 4.1.2) vor Augen führen:

**»** Handeln bedeutet nicht unreflektiertes „Tun", sondern schließt den Aspekt der Bewusstheit, der Planbarkeit, der Begründbarkeit und damit der Verantwortung ein. ([9], S. 8).

Praxisanleiter sollten keine Methoden anwenden, bei denen ausschließlich Handlungsabläufe im Vordergrund stehen und trainiert werden. Handlungsorientierung bedeutet immer auch wahrzunehmen, dass zu Arbeitssituationen in der Pflege stets mehrere Aspekte gehören.

**❯** **Pflege ist immer Problemlösungs- und Beziehungsprozess zugleich.**

Deshalb gehören in der Regel zu jeder pflegerischen Aufgabe
— der Problemlösungsprozess mit:
  — fachspezifischen Aspekten (z. B. dem Prozess der Pflegesituation),
  — technischen und sicherheitstechnischen Aspekten (z. B. den Vorschriften und Handlungsanweisungen),
  — ökonomischen und ökologischen Aspekten (z. B. dem Umgang mit Materialien),
— der Beziehungsprozess mit:

4.5 · Welche Methoden des Lernens und Lehrens kann ich nutzen?

139

**4**

- sozialen und emotionalen Aspekten (z. B. den Gefühlen des Pflegebedürftigen),
- ethischen Aspekten (z. B. den Einstellungen und Verhaltenskodexen des Pflegenden),
- kommunikativen Aspekten (z. B. dem verbalen und nonverbalen Kontakt zu Pflegebedürftigen).

Wie bereits erwähnt, gibt es wenig Fachliteratur, die sich mit Methoden der Praxisausbildung in der Pflege auseinander setzt. **Anleitungen** werden in der Regel als generelle Methode des Modelllernens verstanden mit den Stufen:

- Learning by looking:
  - Die Lernende begleitet den Anleiter,
  - beobachtet ihn bei seiner Alltagsarbeit und
  - fragt nach und versucht die Hintergründe der Maßnahme zu verstehen.
- Learning by doing:
  - Die Lernende bekommt Hilfestellungen, wenn nötig,
  - arbeitet zunächst unter Aufsicht mit und
  - gewinnt dabei zunehmend an Sicherheit und Selbstvertrauen.

Diese Sichtweise zum Lernen in der Praxis sollte jedoch, wie bereits begründet, hinterfragt werden.

### 4.5.3 Handlungsorientierte Methoden in der Praxisausbildung

Den Methoden, die im vorhergehenden Kapitel beschrieben wurden und die Auszubildende eher zu Objekten der Ausbildung machen, stehen **aktive Methoden des Lernens** gegenüber. Diese

- bieten den Lernenden verstärkt Kommunikations- und Handlungsmöglichkeiten,
- greifen praxisrelevante Situationen auf,

- sind situations-, problem- und entscheidungsorientiert,
- stellen den Problemlösungs- und Beziehungsprozess im beruflichen Handeln dar und
- ermöglichen berufliche Erfahrungen, indem sie Pflege in ihren komplexen Zusammenhängen ermöglicht und deren Reflexion anstreben.

### Begriffserklärungen zum Lernen in der Praxis

Eine Systematik der Methoden aktiven Lernens fällt auch Pflegepädagogen nicht immer leicht. Noch sind in der praktischen Ausbildung Bezeichnungen üblich wie:

- fachpraktischer Unterricht,
- Unterweisung,
- Übung (mit unterschiedlichen Abstufungen),
- Anleitung, prozessorientierte Anleitung,
- praktisches Lernen,
- praktischer Unterricht,
- Demonstration.

Glücklicherweise haben in diesem Begriffswirrwarr inzwischen auch die Berufsgesetze für etwas mehr Klarheit in der Praxisausbildung gesorgt. Es werden in Anlage 1 A Alt-PflAPV und KrPflAPrV die Anteile für **praktischen Unterricht** als gemeinsame Anteile von Theorie und Praxis genannt, also als Anteile der Schule **und** der Praxis. **Klinischer Unterricht** betrifft danach die Anteile, die im Rahmen des Pflegeunterrichts durch Praxisbegleitung von Lehrern für Pflege geleistet wird. **Praxisanleitungen** oder auch Anleitungen in der Praxis bilden den Schwerpunkt praktischer Ausbildung und erfolgen durch **Praxisanleiter**.

Das **PflBG** [2] fordert zu Praxisanleitungen in § 6 u. a. Folgendes: Wesentlicher Berstandteil der praktischen Ausbildung ist die von Einrichtungen zu gewährleistende **Praxisanleitung** im Umfang von mindestens 10 Prozent der während eines Einsatzes zu leistenden praktischen Ausbildungszeit. Die Pflegeschule

**4**

unterstützt die praktische Ausbildung durch die von ihr in angemessenem Umfang zu gewährliestende **Praxisbegleitung**.

> ❱ Die Begriffe „Übung" oder „Unterweisung" werden dem komplexen Geschehen von Anleitungssituationen in der Pflegepraxis nicht mehr gerecht. Stattdessen wird in der Pflegepädagogik von Anleitungen gesprochen.

**Anleitungssituationen** unterscheiden sich deutlich von der vor Jahren üblichen Lernform „Unterweisung", in der suggeriert wurde, dass Lernen in der Praxis hauptsächlich durch Vormachen und Nachmachen erfolgt (▶ Abschn. 4.5.2). **Praxisanleitungen** können und sollen allerdings Teilschritte, zu der die Demonstration oder Übung von Handlungen gehören, in Anleitungen einbeziehen.

## Demonstration und Simulation

> ❱ Die Demonstration gehört zu den klassischen Methoden (Arbeitsformen) in der Praxisausbildung Pflegender.

Die Demonstration und Simulation dienen der Einübung von Fähigkeiten und Fertigkeiten im Rahmen eines vorgegebenen Handlungsverlaufs. Dabei handelt es sich um vorgegebene Verhaltensmuster, die vom Anleiter bzw. Lehrer schrittweise demonstriert werden und von Lernenden mit gleichem Verhalten simuliert (nachgemacht) werden. Die Demonstration von Handlungsabläufen durch Lehrende und anschließende Simulation durch Lernende ist eine Standardmethode in Lehrkabinetten der Schulen oder so genannten Demonstrationsräumen. Die Demonstration im Rahmen des Lernorts Schule steht als Methode häufig selbstständig für sich oder kann in engem Zusammenhang mit der Simulation genutzt werden, weil es sich nicht um **reale Praxissituationen** handelt. Die Methode ist deshalb **weder patientenorientiert noch situationsbezogen**. Sie ist zweckmäßig und

unverzichtbar, wenn es Ziel ist, eine Tätigkeit schrittweise zu erlernen und zu üben, z. B.:

— Bestimmte Pflege- oder Therapietechniken (z. B. Anlegen eines Unterschenkelverbands, Lagerungsarten, Anwendung von Hilfsmitteln)
— Bestimmte Maßnahmen (z. B. Messen des Blutdrucks, Verabreichen von Sondenkost oder Überwachung von Infusionen)

Der Schwerpunkt der Demonstration liegt im Training von einzuübenden Fertigkeiten (Skills), deshalb gibt es bereits in Pflegeschulen modernerer Ausstattung **Skills-Labs**, d. h. sogenannte Lern-Labore, in denen Fertigkeiten unter Simulationsbedingungen, oft unter hohem Einsatz simulierender Medien, trainiert werden können (▶ Abschn. 4.5.4).

---

**Praxistipp**

Dem gegenüber hat das Rollenspiel am Lernort Schule seinen Schwerpunkt mehr in der Auseinandersetzung mit bestimmten Verhaltensweisen sowie dem Kommunikationsverhalten der Lernenden.

---

Demonstration und Simulation legen den Schwerpunkt bewusst auf die **fachlich korrekte Ausführung** von Pflegehandlungen. Deshalb haben die Demonstration und (in eingeschränktem Maße) auch die anschließende Simulation durch Auszubilde durchaus Berechtigung in der Praxisausbildung. Häufig wird die Demonstration in der Praxis in Anleitungssituationen integriert und existiert **nicht getrennt** von der eigentlichen praktischen Anleitung. Im Rahmen von **Praxisanleitungen** ist der Übergang zwischen Demonstration und Anleitung deshalb oft nahtlos, d. h. fließend. Was Sie bei der Gestaltung von Demonstrationen beachten sollten, fasst die folgende Übersicht zusammen.

4.5 · Welche Methoden des Lernens und Lehrens kann ich nutzen?

141

**4**

**Regeln zur Gestaltung von Demonstrationen ([16], S. 135)**

- Sorgen Sie für genug Platz, damit Lernende frei sehen können und sich nicht bedrängen
- Arbeiten Sie mit Kleingruppen, wechseln Sie dabei die Aufgabenstellungen (während eine Gruppe übt, kann z. B. die andere Gruppe Beobachtungsprotokolle vervollständigen)
- Halten Sie ausreichend Materialien bereit
- Sorgen Sie für ausreichend Zeit, nichts ist schlimmer als eine Demonstration im Schnellverfahren, nach der nicht ausreichend Zeit zur Simulation, Übung und Erklärung bleibt
- Erläutern Sie einzelne Handlungsschritte kurz und prägnant (nicht ausschweifend und theoretisch)
- Gehen Sie in Teilschritten vor und räumen Sie Zeit für Fragen ein
- Lassen Sie nachfolgend Handlungspläne gemeinsam erstellen (auch Standards können als Orientierungshilfe genutzt werden)
- Lassen Sie begleitend Beobachtungsprotokolle mit gezielten Aufgaben erstellen
- Lassen Sie genug Raum und Zeit, damit Schüler schrittweise üben können
- Sorgen Sie für Ruhe und einen gut organisierten Ablauf, in dem sich Schüler nicht gegenseitig stören oder behindern
- Ermöglichen Sie Pausen
- Ermöglichen Sie Übungen am Phantom oder Partner, beachten Sie dabei, dass ein Partnerwechsel möglich wird
- Betreuen Sie die einzelnen Übungssituationen, korrigieren und demonstrieren Sie individuell oder für die ganze Gruppe
- Stellen Sie Bezüge zu realen Situationen her, z. B. zu Gegebenheiten und Standards der Einrichtung
- Integrieren Sie die simulierten Maßnahmen in den persönlichen Lernzielkatalog der Schüler und in Praxisanleitungen
- Ermöglichen Sie Rollenspiele zur Sensibilisierung des Verhaltens gegenüber Pflegebedürftigen
- Planen Sie ausreichend Zeit auch nach der Demonstration und Simulation zur Auswertung und Reflexion des Geschehens ein

Auszubildende haben im Rahmen von Demonstration und Simulation (Übung) vielfältige Möglichkeiten zum

- Verstehen,
- Beobachten,
- Probieren,
- Handeln,
- Bewerten und
- Vernetzen von Aktivitäten.

**Vernetzung von Aktivitäten** Die Möglichkeiten zur schrittweisen Vernetzung der Methoden Demonstration und Anleitung in der **Praxisausbildung** sollen durch ◘ Tab. 4.7 deutlich gemacht werden ([15], S. 10).

## Rollenspiel

Beim Rollenspiel geht es darum, dass Auszubildende unterschiedliche Standpunkte und Sichtweisen einnehmen und kennenlernen, um sich in die Situation anderer Menschen einfühlen zu können. Statt über eine Situation zu reden, gelingt es Lernenden im Rollenspiel häufig spielend, fremde Gefühle oder Sichtweisen wahrzunehmen und aus dieser Sichtweise heraus Argumente zu entwickeln. Ein Beispiel hierfür wäre der Erstkontakt bzw. das Vorstellungsgespräch eines Auszubildenden in einem ihm fremden Pflegeteam. Während ein

**4**

○ **Tab. 4.7**    Vernetzte Aktivitäten bei Demonstrationen und Anleitungen in der Praxis

| Arbeitsform (Methode) | Aktivität des Anleiters | Aktivität des Schülers |
|---|---|---|
| Lernen durch Anleiterdemonstration | Erklären Zeigen Vormachen Handeln Beraten Korrigieren | Zuhören Beobachten Wahrnehmen Dokumentieren Einschätzen |
| Lernen durch Schülerdemonstration | Zuhören Beobachten Wahrnehmen Beraten Dokumentieren Einschätzen | Erklären Zeigen Probieren Handeln Vormachen Einschätzen Reflektieren, Begründen |

Auszubildender den Neuling spielt, übernehmen andere die Rolle von Teammitarbeitern und stellen so unterschiedliche Situationen und Wahrnehmungen dar, in denen z. B.:

- der Auszubildende in die Frühstückspause „hineinplatzt",
- der Auszubildende während der Übergabe stört,
- der Auszubildende nicht weiß, wen er ansprechen soll,
- das Pflegeteam den Auszubildenden nicht wahrnimmt, weil er sich nicht deutlich bemerkbar macht,
- das Pflegeteam keine Zeit für ein Gespräch hat,
- das Pflegeteam den Auszubildenden nicht eingeplant hat,
- das Pflegeteam bestimmte Anforderungen an den Auszubildenden deutlich macht.

Rollenspiele sind mit Gruppen von Lernenden möglich als Einstieg in ein Thema oder auch

zur Klärung einer Situation, die stattgefunden hat. Sie sind zweckmäßig, um Denkweisen zu bestimmten Situationen deutlich zu machen und Verhaltensweisen zu trainieren. Immer gibt es Spieler und Beobachter. Jeder hat eine Funktion, die ihm z. B. mit Karteikarten vom Praxisanleiter zugewiesen wird. Erst die gemeinsame Reflexion zum Schluss vervollständigt schließlich ein Rollenspiel. Anleiter sollten bei der Planung von Rollenspielen berücksichtigen:

- Was soll erreicht werden?
- Welche Rollen gibt es, und was soll in den einzelnen Rollen dargestellt werden (damit das Spiel nicht „ausufert")?
- Wer spielt wen?
- Wer beobachtet nach welchen Gesichtspunkten?
- Wie ist der Zeitrahmen?
- Nach welchen Kriterien findet die Reflexion statt?

Außerdem sollten Anleiter die Dynamik, die sich im Rollenspiel entwickeln kann, stets im Auge behalten und eventuell regulierend eingreifen. Auszubildende lassen sich meist gern für Rollenspiele begeistern, wenn klare Feedbackregeln (▶ Abschn. 9.4.4) beachtet werden und eine Atmosphäre des gegenseitigen Vertrauens, der gegenseitigen Akzeptanz und Toleranz herrscht.

### Praxisanleitung als Methode der Wahl

Nachdem die Begriffe „Anleitung" und „Praxisanleitung" beschrieben sind für das, was die Tätigkeit von Praxisanleitern ausmacht, lernen Sie schrittweise Anleitungsmodelle kennen, um sich mit dem Gerüst vertraut zu machen, an dem Sie Ihre Arbeit ausrichten können. Der Praxisanleitung als **prozessorientierte Methode** des Lernens in der Praxis ist in diesem Buch ein vollständiges Kapitel gewidmet, in dem Handlungsschritte und Praxisbeispiele ausführlich beschrieben sind (▶ Kap. 5).

Pflegeexperten differenzieren die **Schrittfolgen einer Anleitung** folgendermaßen:

- Einführung, Einleitung (Vorgespräch)
- Durchführung (Erarbeitung, Vertiefung, Problemlösung)
- Auswertung (Ergebnissicherung, Zusammenfassung, Feedback)
- Wiederholung (Übung, Anwendung, Kontrolle)

Damit Lernende bei der Bewältigung komplexer Probleme, wie sie in der Pflegepraxis regelmäßig zu lösen sind, in ihrer Handlungsfähigkeit gefördert werden, empfehlen auch Erziehungswissenschaftler, Anleitungen als **Handlungszyklus** zu planen und zu gestalten mit den Schrittfolgen:

Lernende
- **erfahren** eine Problemsituation,
- **beschreiben** und **analysieren** eine Problemsituation,
- **erfassen** und **interpretieren** Bedarfe und Veränderungsmöglichkeiten,
- **planen** Strategien und Maßnahmen,
- **setzen** die Planungen in Handlungen **um**,
- **bewerten** das Handlungsergebnis und
- **beschreiben** erneut …

Mehr und mehr hat sich diese **prozessorientierte** Sichtweise nach dem Modell des Regelkreises vom Pflegeprozess auch als **ablauforganisatorische Hilfe** zur Gestaltung von Ausbildungsabläufen durchgesetzt. Die standardgerechte Anwendung der Methode „prozessorientierte Anleitung" finden Sie mit Beispielen im nächsten Kapitel (▶ Kap. 5) beschrieben.

> **Praxistipp**
>
> Die zielgerichtete Anleitung Lernender soll den heutigen komplexen Anforderungen der Pflegepraxis gerecht werden, indem sie prozesshaft durchgeführt wird.

In der allgemeinen Berufspädagogik findet die prozessorientierte Sichtweise vom Lernen in der Praxis vorwiegend im Rahmen der **Leittextmethode** Anwendung.

### 4.5.4 Ergänzende Methoden und Instrumente zum Lernen in der Pflegepraxis

**Leittextmethode**

Die Leittextmethode ist eine Methode praktischen Lernens, die in der beruflichen Bildung stark favorisiert wird. Diese Methode soll **selbstgesteuertes Lernen** fördern. Sie ist nicht etwas grundlegend Neues, sondern auf der Basis der Projektmethode (◘ Tab. 4.9) und der Vier-Stufen-Methode der Unterweisung (▶ Abschn. 4.5.2) in den 1970er-Jahren von Ausbildern in Betrieben nach dem Modell der **vollständigen Handlung** nach Rotluff ([17], S. 158) weiterentwickelt worden. Sie wurde vom Bundesinstitut für Berufsbildung einer breiten Öffentlichkeit als wesentlichste Methode der beruflichen Bildung zugänglich gemacht und hat auch in der Pflegeausbildung einen wissenschaftlich anerkannten Platz gefunden. Dieser Platz ist jedoch nicht unumstritten, da die besonderen Bedingungen **pflegeberuflicher** Praxis in ihrer Situationsbezogenheit und Prozessorientierung nur bedingt durch diese Methode realisierbar sind.

> ▶ Die Leittextmethode basiert auf dem Gedanken der Handlungsorientierung und des vollständigen Handelns beim Bewältigen einer Aufgabe.

In der Regel geht es in der Pflegepraxis jedoch nicht um eine Aufgabe, sondern um komplexe Vorgänge, die unter realen Bedingungen der Praxis im Rahmen von Beziehungspflege realisiert werden. Damit ist die Leittextmethode bereits stark auf dem Bereich der theoretischen Ausbildung beschränkt. Wie die **Schrittfolgen** der Leittextmethode, die in der Tabelle (◘ Tab. 4.8) beschrieben sind, in der Praxisausbildung Pflegender genutzt werden, finden Sie im Kapitel zu prozessorientierten Anleitungsstrukturen wieder (▶ Abschn. 5.1.3).

**4**

| ◻ **Tab. 4.8**   Schritte der Leittextmethode ([9], S. 155) | |
|---|---|
| **Informieren** | Auszubildende machen sich mit einer (schriftlichen) Aufgabe vertraut und bearbeiten selbstständig die notwendigen **Informationen** |
| **Planen** | **Handlungsvorbereitung.** Auszubildende entwickeln eine Vorstellung der Schritte, die in der konkreten Situation nötig sind und „übersetzen" diese in eine organisierte Folge von Arbeitsschritten. Die Planung des Arbeitsablaufs erfolgt schriftlich |
| **Entscheiden** | In **Zusammenarbeit** mit dem Anleiter und der Lerngruppe wird entschieden, ob die Lösungswege sinnvoll sind. Lücken müssen vom Anleiter erkannt und gemeinsam aufgearbeitet werden |
| **Ausführen** | Durch sorgfältige Vorbereitung kann die Aufgabe von den Lernenden selbstständig oder bei komplexen Aufgaben arbeitsteilig mit dem Anleiter **durchgeführt** werden |
| **Kontrollieren** | Die Kontrolle dient der Selbstbewertung und Reflexion der eigenen Arbeit. Zusätzlich erfolgt die Einschätzung durch den Anleiter. Beide **Beurteilungen** erfolgen schriftlich, getrennt voneinander auf einem vorgefertigten Formular |
| **Auswerten** | Das Protokoll der Auswertung ist Grundlage für ein gemeinsames **Fachgespräch** mit dem Ziel, Ursachen und Folgen der Lernleistung zu erkennen, Kriterien für Arbeitshandlungen zu entwickeln, Handeln zu bewerten und wenn nötig zu verbessern |

Als Instrumente der Leittextmethode (oder, wissenschaftlich ausgedrückt, als **didaktisches Element**) werden so genannte **Leittexte** entwickelt, die sichern sollen, dass beim Lernen alle sechs Schritte der Methode berücksichtigt werden.

❯ **Leittexte sind schriftliche Arbeitsmaterialien, die Lernprozesse gezielt und planmäßig strukturieren.**

Leittexte ([17], S. 158) sind weniger Anleitungstexte, sondern sie bestehen aus **Leitfragen**. In Leittexten werden möglichst keine Sachinformationen gegeben, sondern Lernende sollen selbstständig arbeiten und sich Informationen anhand eines immer gleichen **Leittextsystems** beschaffen. Ein Leittextsystem besteht dementsprechend aus folgenden Elementen:

- Leitfragen zur Strukturierung eines Themas
- Arbeitsbogen mit Hinweisen, wie das Thema zu erarbeiten ist
- Kontrollbogen zur Selbst- und Fremdeinschätzung
- Lernpass, in dem Aufgabenbewältigung und Lernfortschritt festgehalten werden

Die **Grenzen** der Leittextmethode ([17], S. 161) für die Pflegeausbildung in der Praxis werden mit den vorhergehenden Erklärungen bereits deutlich, beispielsweise

- betrifft eine Aufgabe eher Funktionszusammenhänge als soziale Kompetenzen und Bezugspflege,
- gehen die Korrektur und kritische Auseinandersetzung mit erarbeiteten Strukturen leicht verloren,
- wird die Konzeption wesentlich davon bestimmt, welche (pflege)wissenschaftliche Ausbildung die Anleiter haben,
- werden individuelle, patientenorientierte Problemlösungen mit dem Blickwinkel der **Aufgabenstellungen** eher zweitrangig und
- ist der Erfolg sehr abhängig von individuellen Fähigkeiten der Lernenden zu selbstbestimmtem Lernen und von den Informationsquellen, die Auszubildende nutzen bzw. zur Verfügung gestellt bekommen.

Leittexte finden deshalb hauptsächlich Anwendung in Ausbildungsbereichen der beruflichen Bildung, wie z. B. in Handwerksberufen, wo Abfolgen von Tätigkeiten selbstorganisiert erlernt und trainiert werden können. Dagegen gehören neben der Praxisanleitung zu den häufig genutzten Methoden und Instrumenten des Lernens in der Pflegepraxis folgende Möglichkeiten aktiven Lernens:

- Fallbesprechung
- Klinische Visite
- Projektmethode
- Lernbegleitmappe mit Praxisaufgaben bzw. Lernaufgaben im Rahmen des Ausbildungsplans
- Lerntagebuch

Diese Methoden und Instrumente werden im Folgenden vorgestellt, zu ihrem praktischen Einsatz gibt es in weiteren Kapiteln Anwendungsbeispiele (▶ Kap. 5 und ▶ Kap. 6).

## Fallbesprechung

Diese anspruchsvolle Methode in der Praxis setzt einen entsprechenden Ausbildungsstand der Lernenden voraus und erfordert entsprechendes Kommunikations- und Kooperationsvermögen. In Pflegebereichen der Psychiatrie und Psychosomatik gehören Fallbesprechungen zum Arbeitsalltag, deshalb sollten bereits Auszubildende unbedingt mit dieser Methode vertraut gemacht werden. Auch in anderen Fachgebieten ist die Fallbesprechung eine sinnvolle, aktive Methode des Lernens. Im Mittelpunkt der Besprechung steht die Situation eines **Pflegebedürftigen, ohne dass dieser anwesend ist.**

Die **Ziele** für die Lernenden im Rahmen von Fallbesprechungen können sein:

- Situation eines Pflegebedürftigen in ihrer Komplexität wahrnehmen
- Pflegende akzeptieren die Individualität von Pflegebedürftigen und kooperieren mit ihnen
- Pflege wird individuell und prozessorientiert wahrgenommen
- Interdisziplinärer Austausch und Akzeptanz werden möglich
- Eigene Gefühle und Ansprüche können erkannt und reflektiert werden

Die **Struktur** einer Fallbesprechung wird jeweils vom Praxisanleiter bestimmt. Die Schrittfolge innerhalb dieser Besprechung sollte möglichst immer gleich sein. In Absprache mit den Beteiligten werden die Inhalte und der zeitliche Umfang **vorher** festgelegt. Der Praxisanleiter plant im Vorfeld auch die Ziele für die Lernenden sowie die Struktur der Besprechung. Er übernimmt die Auswahl des Pflegebedürftigen und vergisst keinesfalls, sich mit den Mitarbeitern des Pflegeteams über den Fall, die Inhalte und Ziele der Besprechung abzustimmen.

> ❯ Es liegt in der Verantwortung der Praxisanleiter, für Fallbesprechungen mit Auszubildenden entsprechende Rahmenbedingungen zu schaffen. Die Besprechungen können innerhalb einer Lerngruppe stattfinden oder gemeinsam mit anderen Fachpersonen geplant sein. Die inhaltlichen und zeitlichen Grenzen für Fallbesprechungen sind vorher festzulegen.

Der Ablauf einer Fallbesprechung kann folgendermaßen gegliedert sein:

- Vorstellung des Pflegebedürftigen (durch den Praxisanleiter oder einen Auszubildenden, der den Pflegebedürftigen bereits kennt)
- Informationssammlung nach den Daten der Pflegedokumentation in Kooperation mit den Auszubildenden oder beteiligten Mitarbeitern, die den Pflegebedürftigen kennen
- Situationsbeschreibung, Prioritäten setzen zu Zielen der Besprechung
- Problemanalyse zu einem ausgewählten Pflegebereich oder einer AEDL und Ressourcensuche
- Zielformulierungen sammeln und dokumentieren
- Maßnahmen im Pflege- und Betreuungsbereich beraten und festlegen
- Zeitpunkt der nächsten Besprechung und Evaluation festlegen

**4**

Der **zeitliche Rahmen** und die **Teilnehmerzahl** einer Fallbesprechung sollten die Belastbarkeit und Aufnahmefähigkeit der Beteiligten unbedingt berücksichtigen. Deshalb ist jeweils nur ein Fall zu besprechen und ein Zeitrahmen von ca. 45 Minuten bis einenhalb Stunden ist streng einzuhalten. Die **Moderation** übernimmt normalerweise der Praxisanleiter, sie kann aber auch an Auszubildende entsprechend ihres Ausbildungsstandes delegiert werden. Der Verlauf und die formulierten Ziele werden von den beteiligten Lernenden in einem Ergebnisprotokoll dokumentiert. Im Anschluss sorgt der Praxisanleiter für ein Nachgespräch (Reflexion) mit den Beteiligten.

> **Praxistipp**
>
> Die Fallbesprechung kann im theoretischen Teil der Ausbildung ebenso eingesetzt werden wie in der Praxis. Sie ist eine effektive Methode in der Pflegeausbildung.

## Klinische Visite (Pflegevisite)

Im Unterschied zur Fallbesprechung ist der Pflegebedürftige bei der Pflegevisite anwesend. Als sehr anspruchsvolle Methode in der Praxis erfordert die Visite nicht nur einen entsprechenden Ausbildungsstand der Lernenden, sondern auch fundierte kommunikative Kompetenz des Praxisanleiters.

> ⊳ **Die Pflegevisite ist ein geplantes Gespräch mit einem Pflegebedürftigen über den Pflegeprozess zur Optimierung und Sicherung seiner Pflege. Die Visite kann im Rahmen der Praxisausbildung exemplarisch genutzt werden, damit Lernende Pflegebedürftige in ihrer Individualität kennen, verstehen und akzeptieren lernen.**

Die Auszubildenden werden im Rahmen der Visite damit vertraut gemacht, nicht **über**

einen Pflegebedürftigen zu reden, sondern **mit** ihm zu reden. Im Mittelpunkt sollte in dem Gespräch stets der individuelle Pflegeprozess mit vorher eingegrenzten Themen stehen. Praxisanleiter klären deshalb vorher (mit dem Pflegebedürftigen selbst und mit dem zuständigen Pflegeverantwortlichen) den zeitlichen und räumlichen Rahmen sowie die zu besprechenden Inhalte. Diese können sein:

- Bericht über einen Krankheitsverlauf
- Gespräch über die derzeitige Situation
- Wünsche, Probleme und Einschätzungen des Pflegebedürftigen im Rahmen der Pflege
- Beratung eines Pflegebedürftigen zu dessen Fragen

Der zeitliche Rahmen für die Visite bei einer Person ist begrenzt und sollte 20 Minuten keinesfalls übersteigen, um die Belastbarkeit eines alten oder kranken Menschen nicht zu überfordern. Damit begrenzen sich bereits die Themen für ein Gespräch stark. Das **Ziel** der Visite ist es, Pflegebedürftige selbst berichten zu lassen, die Lernenden hören zu, fragen nach und beraten, wenn dies geplant ist.

> ⊳ **Praxisanleiter übernehmen den "Schutz" des Pflegebedürftigen und sorgen dafür, dass dieser nicht zum "Fall" gemacht wird, sondern selbst bestimmen kann, worüber geredet wird und worüber nicht.**

Praxisanleiter sorgen für eine feste Struktur analog der Fallbesprechung. Zum Abschluss der Visite (ohne Beteiligung des Pflegebedürftigen) erfolgt die Dokumentation sowie die Reflexion des Gesprächs durch die Schüler. Gemeinsam mit Schülern informiert der Praxisanleiter abschließend das Pflegeteam über die Inhalte der Visite sowie die Ziele und Maßnahmen, die möglicherweise während der Visite festgelegt wurden.

Von Lernenden ist in direkten Beratungssituationen ein hohes Maß an Konzentration und Aufmerksamkeit gefordert. Die **Ziele** für

Auszubildende im Rahmen einer Visite können wie bei der Fallbesprechung sein:

- Wahrnehmung und Einschätzung der Situation eines Pflegebedürftigen
- Kennenlernen individueller Sichtweisen und Wünsche von Pflegebedürftigen
- Akzeptanz und Kooperation zwischen Pflegebedürftigen und Pflegenden
- Gezielte Kommunikation in Team- und Beratungssituationen
- Grundhaltungen und emotionale Kompetenz im helfenden Gespräch erwerben, z. B. Zuhörenkönnen, akzeptierende Empathie, Zuwendung und Echtheit

## Projektmethode

Die Projektmethode ist eine sehr erfolgreiche Methode des aktiven Lernens in der Praxis, weil Auszubildende selbstbestimmt Probleme lösen können und deshalb ihr Interesse am Lernen sehr hoch ist. Für Anleiter bzw. Lehrer ist der Aufwand zur Planung und Begleitung beim Projektlernen zwar sehr groß, doch der Erfolg rechtfertigt in jedem Fall diesen Aufwand.

> **Praxistipp**
>
> Lernerfolge sind dann am größten, wenn man Auszubildende vor ein Problem stellt, ihnen die selbstständige Problemlösung zumutet und Erfolgserlebnisse ermöglicht.

Das Lernen in Projekten ist mit Beispielen aus der ambulanten Praxis im ▶ Abschn. 6.2.2 beschrieben, deshalb wird die Projektmethode ([19], S. 70) hier lediglich in einer Tabelle vorgestellt (◻ Tab. 4.9).

> **Praxistipp**
>
> Besser ist es, eine kleine Aufgabe mit Erfolg zu beenden, als ein zu großes Projekt aufgeben zu müssen.

## Training nach der Skills-Lab-Methode

Die Methode wurde bereits im Zusammenhang mit Demonstration und Simulation (▶ Abschn. 4.5.3) erwähnt. Sie hat sich über Amerika und über Hochschulen der Niederlande erst seit einigen Jahren in Deutschland bekannt gemacht.

> ❯ Skills (engl.): Geschicklichkeiten, Fertigkeiten, Fähigkeiten. „Skills-Lab" hat sich als Begriff eingebürgert. Es müsste übersetzt sonst wohl „Fertigkeiten-Labor" heißen.

Im Skills-Lab geht es um das **Training pflegerischer Fähigkeiten und Fertigkeiten**, ähnlich wie in den Strukturen eines Demonstrationsraums an Pflegeschulen. Das Ziel dieser Methode ist es, fachtheoretisches Wissen mit fachpraktischem Handeln zu verbinden. Dabei werden Pflegesituationen so realitätsnah wie möglich (durch z. B. Monitoring, Phantome und Simulatoren) einbezogen, was bisher in Demonstrationsräumen üblicher Pflegeschulen häufig nicht möglich war oder schlicht vernachlässigt wurde. Die Skills-Lab-Methode kann das Üben und Erlernen erster pflegerischer Fähigkeiten und Fertigkeiten in angemessener Komplexität ermöglichen, bevor diese in einem Praxisauftrag in der realen Situation bewältigt werden. Skills-Labs sind deshalb mit virtuellen Medien so gut ausgestattet, dass Lernende wie bei einem Simulationstrainer in der Fahrschule die Realität möglichst „echt" erleben.

### Praxisbeispiel

Die Pflegepädagogin demonstriert einer Lerngruppe im Demonstrationsraum die Techniken der ersten Hilfe, z. B. die Herzdruckmassage und das Beatmen, realitätsnah am Phantom. Die Schüler erleben dabei, wie anstrengend es in der Realität ist, so viel Luft einzublasen, dass sich der Thorax wirklich hebt.

**4**

**◻ Tab. 4.9** Projektmethode

| Inhalte | Bedingungen | Chancen | Aufgaben von Anleitern |
|---|---|---|---|
| Auszubildende lösen komplexe Aufgaben gemeinsam in unterschiedlichen, selbstorganisierten Rollen und Verantwortungsbereichen Am Ende wird ein Ergebnis bzw. Produkt (möglichst öffentlich) präsentiert, z. B. die Gestaltung<br>– eines Raumes in einem Pflegeheim<br>– eines Feiertags mit Pflegebedürftigen<br>– eines Informationstags für Mitarbeiter oder Pflegebedürftige bzw. deren Angehörigen<br>– eines Berufsinformationstags in Schulen oder auf Veranstaltungen<br>– eines Sportfestes mit Pflegebedürftigen, Rollstuhlfahrern usw. | – Vorhandensein einer Gruppe<br>– Gemeinsame/s Interesse/n und Motivation für eine Aufgabe<br>– Ausdauer und Kontinuität in der Zusammenarbeit<br>– Bereitschaft zur Kooperation miteinander in allen Phasen der Planung und Gestaltung<br>– Ergebnis muss öffentlich gemacht werden können | – Fächerübergreifendes Lernen<br>– Individuelles Lernen<br>– Freier Unterricht mit eigenem Wissenserwerb und Entwicklung von Kreativität beim Umsetzen von Aufgaben<br>– Erfolgserlebnisse durch eigene Problemlösungen<br>– Hierarchien beim Lernen und Routine werden abgebaut<br>– Es macht Spaß, etwas Neues zu lernen und zu tun<br>– Soziales Lernen wird gefördert<br>– Kompetenzen sind gefordert, z. B:<br>  – Kreativität<br>  – Konfliktfähigkeit<br>  – Zielstrebigkeit<br>  – Kooperationsfähigkeit<br>  – Verantwortungsbewusstsein<br>  – Kritikfähigkeit | – Zielsetzungen sind zu planen und mit allen Beteiligten abzustimmen<br>– Zeitplanung ist zu klären und zu überwachen<br>– Realisierbarkeit ist zu prüfen und zu sichern<br>– Schrittfolgen sind zu klären und deren Einhaltung ist zu sichern<br>– Ziel und Anliegen ist, zu prüfen und zu verantworten<br>– Unterstützung und Begleitung sind in jeder Phase des Projekts zu sichern<br>– Regelmäßig ist Feedback auch in Teilschritten zu geben<br>– Während aller Projektphasen ist moderierende Begleitung und Beratung erforderlich, um den Zusammenhalt der Gruppe und das Ergebnis zu sichern<br>– Präsentation des Ergebnisses ist zu sichern und zu steuern |

## Lernbegleitmappe

Die **Lernbegleitmappe** oder **Praxisbegleitmappe** ist ein wichtiges Instrument, um das Praxislernen übersichtlich zu gestalten. Sie ist auch unter der Bezeichnung „Praxisordner" bekannt. Mit dem Ordner wird dem Auszubildenden ein Dokument in die Hand gegeben, in dem er alle wichtigen praxisrelevanten Informationen eigenverantwortlich sammelt und verwaltet. Die Lernbegleitmappe begleitet durch die gesamte Ausbildung. Sie befindet sich während der theoretischen Ausbildung wechselseitig beim Auszubildenden und Klassenlehrer. In der Zeit der Praxisausbildung wird sie im jeweiligen Praxisbereich des Auszubildenden aufbewahrt und verantwortlich vom Lernenden geführt. Die Unterlagen dienen dem Ausbildungsnachweis und sind inhaltlich zwischen der Schule und Praxiseinrichtungen abzustimmen. In der Regel sind die Inhalte und der Aufbau der Mappe durch Formblätter strukturiert. § 17 PflBG erwähnt unter dem Punkt Pflichten des Auszubildenden im Abs. 3 die Pflicht: „… einen schriftlichen Ausbildungsnachweis zu führen". Wie dieser Ausbildungsnachweis zu gestalten ist, bleibt den Trägern der Ausbildung bzw. Pflegeschulen überlassen.

Die folgende Übersicht zeigt Beispiele, welche Dokumente in einer Lernbegleitmappe enthalten sein können.

### Dokumente der Lernbegleitmappe

- Einsatz- oder Durchlaufplan, mit dem nicht nur jeder Auszubildende darüber informiert ist, wann und wo er welche Praktika absolviert, wann Ferien und wann Schultermine sind, sondern auch jede Ausbildungseinrichtung über die Jahresplanung der Praxiseinsätze informiert wird
- Individuelle Einsatzpläne, aus denen jeder Auszubildende (und Praxisanleiter) entnimmt, in welchen Bereichen die nächsten Praktika erfolgen, aber aus denen Praxisanleiter auch erfahren, in welchen Bereichen eine Auszubildende bereits Praktika absolviert hat
- Mit einer Übersicht über theoretische Lehrinhalte werden die Pflegebereiche und Praxisanleiter durch die Schule informiert, welche Themen in der Zeit vor einem Praktikum bereits schwerpunktmäßig vermittelt wurden (Theorieplan)
- Lernende erhalten vor Einsatzbeginn eine detaillierte Beschreibung des künftigen Einsatzorts mit seinen Lernschwerpunkten (Lernangebote) durch die Pflegebereiche (▶ Abschn. 3.4)
- Dokumentation für Erstgespräch, Zwischengespräche und Abschlussgespräch ist verbindlich vorgegeben (▶ Kap. 7 und ▶ Abschn. 9.4)
- Zum Einsatzbeginn wird ein individueller Plan mit Lernbedarfen und Lernzielen des Auszubildenden in der Praxisbegleitmappe dokumentiert (▶ Abschn. 3.6)
- Praxisanleitungen werden protokollarisch festgehalten (▶ Abschn. 5.5)
- Mit Beurteilungsbögen werden die Kompetenzen des Lernenden eingeschätzt und dokumentiert (▶ Abschn. 8.2)

- Lernende geben am Ende ihres Einsatzes den Arbeitsbereichen ein schriftliches Feedback (▶ Abschn. 9.4.2), das ebenfalls in der Praxisbegleitmappe abgeheftet werden sollte
- Auch die Fehlzeiten und Nachtdienstzeiten werden dokumentiert (▶ Abschn. 7.4)
- Es werden Informationen im Rahmen von betrieblichen Verordnungen, Belehrungen, technischen Einweisungen (z. B. Medizingeräteverordnung) überprüfbar dokumentiert
- Im Aufgabenteil einer Praxisbegleitmappe werden die Lern- und Praxisaufgaben durch Pflegelehrer und Praxisanleiter übersichtlich dokumentiert

## Lernaufgaben und Praxisaufgaben

**Lernaufgaben** sind eine ausgezeichnete Methode, das Lernen an den Lernorten Schule und Praxis zu vernetzen. Sie sind zu jedem Zeitpunkt der Ausbildung einsetzbar und erfordern keinen besonderen Ausbildungsstand der Lernenden. Lernaufgaben für die Praxis können je nach Ausbildungsstand komplex oder in Teilaufgaben strukturiert sein. Das Ziel dieser Aufgaben, die innerhalb von Praktika zu lösen sind, ist es, die Auszubildenden dazu anzuregen, sich mit einem Thema über einen längeren Zeitraum in der Praxis auseinander zu setzen. Die Aufgaben stellen den Praxisbezug her und werden dort von Auszubildenden gelöst, deshalb wird häufig statt von Lernaufgaben von Praxisaufgaben gesprochen.

> Praxisanleiter sollten die Lernaufgaben von Auszubildenden nicht nur kennen, sondern Auszubildende in der Bearbeitung begleiten und unterstützen.

**4**

Praxisanleiter können auch selbst Lernaufgaben formulieren und diese in Anleitungssituationen mit Schülern integrieren. **Inhalte** von Lernaufgaben sind z. B.:

- Beobachtungsaufgaben
- Handlungsaufgaben
- Aufgaben zur Selbstreflexion

Beispielsweise können Auszubildende vorbereitend zu einer Anleitung Aufträge bekommen wie:

- Sich über einen Pflegestandard informieren und Handlungsschritte notieren
- Benutzungshinweise zu Geräten kennen lernen und die Anwendung demonstrieren
- Sich über ein Krankheitsbild informieren und darüber berichten
- Den Hautzustand eines Pflegebedürftigen über einen festgelegten Zeitrahmen beobachten und dokumentieren
- Ein Beratungsgespräch schriftlich vorbereiten
- Die eigenen Gefühle bei Pflegesituationen beschreiben

Zu jeder Lernaufgabe gehört auch eine strukturierte Auswertung der Aufgabe, damit Auszubildende einen Lernerfolg wahrnehmen und durch Erfolgserlebnisse wiederum zu weiterem Lernen motiviert werden. Weil der Aufwand zur Auswertung einer Lernaufgabe oft hoch ist, sollten sich Anleiter und Lehrer jedoch darüber im Klaren sein, dass Zeit für eine kontinuierliche und strukturierte Auswertung von Lernaufgaben eingeplant sein muss. Nur die Würdigung von Ergebnissen aus Lernaufgaben motiviert Auszubildende, neben der praktischen Arbeit in der Pflege zusätzliche Aufgaben in der Praxis zu lösen. In jedem Fall ist für Lernende ein angemessenes Feedback zu Praxisaufgaben erforderlich.

**Praxisbeispiel**

Bereichsspezifische Themen zu Beobachtungs- und Handlungsaufgaben können z. B. sein:

- In der Altenpflege: Informationen aus dem Lebensbuch eines Menschen mit Demenzerkrankung darstellen
- In der ambulanten Pflege: eine Informationssammlung zu einer ausgewählten AEDL anfertigen zu einem Pflegebedürftigen, der schon über Jahre betreut wird
- Im Bereich Kinderkrankenpflege: die Einbeziehung von Eltern in die Pflege eines kranken Kindes dokumentieren
- In der Krankenpflege: die Strukturen und Schritte des Überleitungsmanagements für einen Patienten, der entlassen werden soll, darstellen

## Lerntagebuch

Das Lerntagebuch unterstützt selbstgesteuertes Lernen in der Praxis (▶ Abschn. 2.1.5). Es soll Lernende während des gesamten Lernens in der Praxis als individuelles Instrument begleiten. Die Auszubildenden sollen mithilfe des Lerntagebuchs dazu befähigt werden,

- selbstständig Situationen in der Praxis zu reflektieren,
- Erfahrungen zu beschreiben und
- Fragen und Probleme zu dokumentieren.

> **Auszubildende bekommen ein Lerntagebuch mit der Verpflichtung in die Hand, es selbstständig zum Lernen in der Praxis zu nutzen. Lehrer bzw. Anleiter haben dabei die Aufgabe, regelmäßige Auswertungen bzw. Reflexionen möglich zu machen, in denen Auszubildende Inhalte aus ihrem Lerntagebuch einbringen.**

Im Lerntagebuch können Auszubildende auch Lernschritte dokumentieren, die im Rahmen von Praxisanleitungen reflektiert werden. Dazu gehören beispielsweise:

- Lernaufgaben mit den dazu vermittelten Prinzipien
- Erfahrungen in der Anwendung von Pflegestandards
- Erfahrungen bei individuellen Pflegesituationen

- Offene Fragen und Probleme
- Auswertungsergebnisse nach Anleitungen
- Nächste Lernschritte

> **Praxistipp**
>
> Das Lerntagebuch und die Praxisbe-
> gleitmappe sind eine Basis für
> regelmäßige Gespräche zwischen
> Lehrenden und Schülern, um Lernfort-
> schritte und -defizite zu benennen. Der
> Umgang mit diesen beiden Instrumenten
> erfordert feste Auswertungsstrukturen,
> damit sie von den Lernenden als wichtiges
> Instrument des Praxislernens erfahren
> werden können.

## 4.5.5 Sozial- oder Organisationsformen beim Lernen

Methoden des Lernens in der Praxis können in unterschiedlichen Sozialformen gestaltet werden. Das bedeutet, Auszubildende arbeiten entweder allein (**Einzelarbeit**) an einer Aufgabe bzw. mit der Praxisanleiterin, oder sie können zu zweit (**Partnerarbeit**) bzw. in Gruppen tätig werden.

Praxisanleiter wählen also nicht nur die Methode, mit der sie Auszubildenden etwas vermitteln wollen, sondern auch die Sozial- bzw. Organisationsform in der dies stattfinden soll.

Damit ein nachhaltiger, individueller Lernerfolg auch in unterschiedlichen Organisationsformen des Lernens möglich wird, sind einige Hinweise zu beachten (◘ Tab. 4.10).

### Problemorientiertes Lernen (POL)

Ebenso wie die vorhergehende Methode, die das selbstgesteuerte Lernen fördert, ist die Methode Problemorientiertes Lernen (POL) sehr praxistauglich. Zunehmend hat sich diese Methode, die ursprünglich in Kanada entwickelt und später in Universitäten der Niederlande genutzt wurde, auch in Deutschland ein Feld in der Pflegepraxis erobert. Besonders für an Hochschulen in Medizin- und Jurastudiengängen hat sich POL längst etabliert, weil sie praxisorientiertes Lernen in Kleingruppen ermöglicht.

> ❯ **POL als Methode regt Lernende zu selbstverantwortetem, praxisorientiertem Lernen in Kleingruppen an. Dabei entwickeln die Lernenden die Strategien zur Aneignung von Inhalten in der Regel selbst.**

Im Rahmen von POL entwickeln Praxisanleiter mehrdimensionale, patientenbezogene Fallsituationen, die von Lernenden bearbeitet werden. Die realistischen, komplexen Fallsituationen sind so gewählt, dass sie sich an den Lernzielen des Curriculums, d. h. dem Ausbildungsstand der Lernenden, orientieren und die Problembearbeitungen fächerübergreifend (lernfeldorientiert) erfolgen.

In der Pflegepraxis sind einige Grundvoraussetzungen für die Anwendung dieser Methode erforderlich. Dazu gehören:

- Arbeit in Kleingruppen ist möglich, d. h., Lernende arbeiten z. B. einen Tag lang selbstständig in der Praxis unter Anleitung von Praxisanleitern an einem „Fall" oder Problem.
- Räume zum Lernen in der Praxis sind vorhanden.
- Kooperation mit Arbeitsbereichen in der Praxis, in denen die Lernenden „ihren Fall" bearbeiten, ist gegeben.
- Lernmaterialien und -medien stehen zur Verfügung.

Die Erarbeitung eines komplexen Problems erfolgt in der Regel in deutlich definierten Schritten (◘ Tab. 4.11).

**4**

■ **Tab. 4.10**   Organisationsformen des Lernens

| Sozial- oder Organisationsform | Gestaltungshinweise | Beispiel |
|---|---|---|
| Einzelarbeit/Einzelanleitung | Es ist ein klarer Arbeitsauftrag bzw. eine klare Arbeits- oder Beobachtungsaufgabe nötig. Auszubildende sollten in einer Lernsituation nicht mehr als 1–3 Aufgaben übertragen bekommen. Eine klare Auswertung/Rückmeldung ist erforderlich, dies kann auch in der Gruppe erfolgen, um zum Austausch anzuregen. | Jania hat den Lernauftrag erhalten, die Mobilisation einer Patientin vom Bett in den Stuhl schrittweise zu dokumentieren und die Handlungsschritte am Patientenbeispiel einer Gruppe neuer Schüler im Beisein der Praxisanleiterin zu demonstrieren. |
| Partnerarbeit | Der Auftrag muss ebenso klar sein, die Abstimmung, wer welchen Teil der Aufgabe übernimmt, regeln die Partner selbst. In Partnerarbeit lassen sich gut Aufgaben gestalten, bei der ein Teilnehmer eine Tätigkeit übernimmt, während der Partner beobachtet und anschließend bewertet, was gut war, was zu ergänzen oder anders getan werden könnte. Anschließend sollten die Rollen gewechselt werden. | Die gleiche Aufgabe kann an zwei Schüler übertragen werden, die ein Paar bilden und sich in den Aufgaben abstimmen. |
| Gruppenarbeit | Auszubildende üben sich hier vorwiegend in der Kooperation, Koordination und Kommunikation. Der Zeitbedarf ist groß. Der Lerneffekt ist nachhaltig, wenn die Aufgaben klar strukturiert sind und eine ausführliche Auswertung der Ergebnisse erfolgt. Einschätzungen Gruppe zur individuellen Beteiligung der Mitglieder sollten nicht fehlen. | Gemeinsame Gestaltung von Informationsmaterial zu einem Thema für Patienten bzw. Bewohner (z. B. Hinweismaterial zu Trinkgewohnheiten und Flüssigkeitsbedarfe im Alter oder Gestaltung eine Ausflugs für Pflegeheimbewohner. |
| Plenararbeit | Diese Sozialform findet in der Regel Anwendung in der ausbildenden Einrichtung. In der Praxis ist sie nur mit größeren Gruppen sinnvoll. | Lernende, die z. B. in einer Arbeitsgruppe zusammengearbeitet hatten, bilden ein Plenum mit dem sie ihre Ergebnisse den anderen Teilnehmern vorstellen und Nachfragen beantworten. |
| Frontalunterweisung | Eine Form des Unterrichtens, in der Lehrende selbstständig, „frontal" Schülern einen theoretischen Inhalt vermitteln ohne Beteiligung der Zuhörer. In der Praxisausbildung nicht sinnvoll. | Ein Pflegelehrer fasst z. B. die allgemeinen Ursachen des Dekubitus in einem Vortrag zusammen. |

4.5 · Welche Methoden des Lernens und Lehrens kann ich nutzen?

153

**4**

**□ Tab. 4.11** Fallvorstellung (Patientensituation) z. B. durch PA oder einen Stationsmitarbeiter für die Lerngruppe (Konzept nach Sabine Marx, ▶ www.lehridee.de)

| Schrittfolge | Erklärung | Zeitplan (von PA festgelegt) | Bemerkungen (Wer tut was? Wo? Erforderliche Arbeitsmittel usw.) |
|---|---|---|---|
| 1. Verständnisfragen | Alle lesen das Fallbeispiel erneut und Lernende klären Fragen zum Fall mit der PA (noch keine fachlichen Fragen) | | |
| 2. Problemdefinition | Kleingruppen sammeln mit der PA einige Problemaspekte, die sie erkannt haben, diese werden schriftl. festgehalten. Gemeinsame Formulierung vorrangiger Probleme, die zu bearbeiten wären. Nach Übereinstimmung nächster Schritt | | |
| 3. Sammeln von Vorkenntnissen Thesen, Ideen und Vermutungen | (Brainstorming) Kleingruppen arbeiten selbstständig, sammeln Ideen und Hintergrundinformationen zum Fall auf Flipchart oder Karteikarten | | |
| 4. Ordnen von Thesen, Ideen und Vermutungen nach realen Zielen | Kleingruppen arbeiten selbstständig, ordnen und wählen die Aspekte aus, die bearbeitet werden sollen | | |
| 5. Formulierung eigener Lernziele | Kleingruppen formulieren selbstständig, was bereits bekannt ist und welche Ziele zur Wissenserweiterung bearbeitet werden sollen. | | |
| 6. Erarbeitung der Lerninhalte | Entscheidung, was in welchen Untergruppen zu erarbeiten ist | | Z. B. Nutzung der Bibliothek, Internet, sowie Stationsunterlagen und Expertenwissen, Gespräch mit Pat. |
| 7. Synthese | Sammeln von Ergebnissen, Diskussion und Präsentation von Ergebnissen in der Kleingruppe. Wichtige Informationen werden schriftl. Festhalten | | |
| 8. Reflexion | Vorstellung der Ergebnisse und gemeinsame Auswertung mit PA im Gruppenprozess. Evaluation des Praxistages und Einschätzung der einzelner Gruppenprozesse | | |

> **Problemorientiertes Lernen (POL)**
> **ist eine Methode zur Erarbeitung**
> **von praxisrelevanten Themen in**
> **Kleingruppen, d. h. eine Methode zum**
> **selbstgesteuerten Lernen. POL ist bei**
> **entsprechendem Ausbildungsstand**
> **der Lernenden ähnlich wie die**
> **Fallbesprechung (▶ Abschn. 4.5.4**
> **Fallbesprechung) oder die Pflegevisite**
> **(▶ Abschn. 4.5.4 Klinische Visite) für die**
> **Praxisausbildung gut geeignet.**

### Praxisbeispiel

Die Praxisanleiterin liest den Lernenden im dritten Ausbildungsjahr folgenden Fall zur Bearbeitung vor: „Herr B. ist 69 Jahre alt, vor einem Jahr ist bei ihm eine Demenz Stadium I diagnostiziert worden. Er ist vor vier Tagen in seiner Wohnung gestürzt und wurde wegen einer Unterarmfraktur chirurgisch versorgt und für einige Tage zur Kontrolle auf die Geriatriestation eingewiesen. Seine 71-jährige Ehefrau, die ihn täglich besucht, hat gegenüber dem Stationsarzt besorgt geäußert, dass sie sich mit seiner Betreuung zu Hause zunehmend überfordert fühlt. Ihr Mann sei in letzter Zeit so aggressiv geworden, ob man da nichts machen könne."

Die Lernenden versuchen anschließend, mit Verständnisfragen den Sachverhalt für sich zu klären, um dann zunächst Probleme, Fragen und Ideen zum Fall herauszuarbeiten. Anschließend erfolgt die Bearbeitung in den, in der Tabelle genannten Schritten (ohne den Anspruch auf Vollständigkeit).

Die nicht geringen Anforderungen an Praxisanleiter im Rahmen von POL werden bereits in der Übersicht der Schrittfolgen von POL deutlich.

**Praxisanleiter können**

- einen komplexen Fall formulieren und in das Curriculum einordnen,
- im Team mehrerer Praxisanleiter arbeiten,
- Lernziele formulieren,
- Lernende mit der Methode umfassend vertraut machen,
- die Gruppenveranstaltung im benötigten Zeitrahmen planen und organisieren,
- die Gestaltung der Abläufe an die Gruppenmitglieder abgeben,
- beteiligte Mitarbeiter in Arbeitsbereichen angemessen informieren,
- die Evaluation der Ergebnisse und des Gruppenprozesses zielgerichtet planen und steuern,
- die Verantwortung für den gesamten Bearbeitungsprozess übernehmen und im Auge behalten (denn der Bearbeitungsprozess kann z. B. auch über einen Ausbildungstag hinaus gehen und in mehreren Veranstaltungen erfolgen).

## Literatur

1. Benner P (2000) Stufen zur Pflegekompetenz, 3. Aufl. Huber, Bern
2. Bundesgesetzblatt (2017) Teil 1 Nr. 49, Bonn 24.09.2017: Bonn Gesetz zur Reform der Pflegeberufe (Pflegeberufereformgesetz –PflBRefG) (24. September)
3. Caritas Gemeinschaft für Pflege- und Sozialberufe, Katholischer Berufsverband für Pflegeberufe, Katholischer Krankenhausverband (Hrsg) (2003) Denkanstöße für die praktische Pflegeausbildung. Freiburg

4. Gudermann E et al (1995) Psychologie Lexikon. Bertelsmann, Gütersloh

5. Holder M (1988) Lernen durch Unterweisung. Schwester Pfleger 6:483 ff.

6. KMK (Hrsg) (2000) Handreichung für die Erarbeitung von Rahmenlehrplänen für den berufsbezogenen Unterricht in der Berufsschule und ihre Abstimmung mit Ausbildungsordnungen des Bundes für anerkannte Ausbildungsberufe. Fassung 15.09.2000. Berufsbildung 8/2003

7. Kuratorium Deutsche Altenpflege (KDA) (Hrsg) (2002) Bundeseinheitliche Altenpflegeausbildung. Material für die Stundenumsetzung. Köln

8. Mamerow R (2001) Selbstbewusst mit neuer Ausbildung. Heilberufe 11:62

9. Meyer H (1987) Unterrichtsmethoden I. Theorieband, 6., Aufl. Scriptor, Frankfurt a. M.

10. Norddeutsches Zentrum zur Weiterentwicklung der Pflege (Hrsg) (2004) Norddeutsche Handreichung zur Umsetzung des neuen Krankenpflegegesetzes. NDZ, Kiel

11. Panke-Kochinke B (2002) Lernfelder gestalten – Ein neues didaktisches Konzept. Pflegemagazin 5:35–44

12. Rogers C (2002) Entwicklung der Persönlichkeit. Klett-Cotta, Stuttgart

13. Roper N et al (1987) Elemente der Krankenpflege. Huber, Bern

14. Ruschel A (1999) Arbeits- und Berufspädagogik für Ausbilder in Handlungsfeldern. Kiehl, Ludwigshafen

15. Sander K (1997) Fachpraktischer Unterricht. Unterr Pflege 2:4–15

16. Schewior-Popp S (1998) Handlungsorientiertes Lehren und Lernen. Thieme, Stuttgart

17. Sieger M (2001) Pflegepädagogik Handbuch zur pflegeberuflichen Bildung. Huber, Bern

18. Stanjek K (1998) Altenpflege konkret Sozialwissenschaften. Fischer, Stuttgart

19. Süß M (2001) Gestaltung der praktischen Ausbildung in den Pflegeberufen, 3. Aufl. Kunz, Hage

# Prozessorientiert anleiten

© Springer-Verlag Berlin Heidelberg 2018
R. Mamerow, *Praxisanleitung in der Pflege*,
https://doi.org/10.1007/978-3-662-57285-6_5

## Lernziele

Sie lernen in diesem Kapitel die Handlungsschritte zur Planung einer Anleitung kennen und didaktisch zweckmäßig auf Ihren Tätigkeitsbereich zu übertragen. Sie erfahren, wie Sie Anleitungssituationen in der Praxis planmäßig und unter besonderer Berücksichtigung des Handlungsschritts „Durchführung" schrittweise gestalten können. Sie aktualisieren Ihr Wissen zu prozessorientierter Arbeitsweise im Vergleich zwischen Pflege- und Anleitungspraxis. Sie lernen Anleitungsprotokolle kennen, die Sie in unterschiedlichen Praxissituationen zur Dokumentation aller Arbeitsschritte zweckmäßig einsetzen können und bekommen Hinweise zur Auswertung von Anleitungen. Sie lernen ein Standardprotokoll kennen, das Sie in Ihrem Tätigkeitsbereich nutzen und nach dessen Struktur Sie Anleitungen in unterschiedlichsten Praxisbereichen prozessorientiert planen und einbinden können.

## 5.1 Welche Handlungsschritte sollte ich berücksichtigen?

### Praxisbeispiel

Marita ist kürzlich für die Praxisanleitung der Auszubildenden im Altenheim benannt worden. Sie arbeitet dort schon lange und gilt als qualifizierte Fachkraft. Den Auftrag hat sie gern angenommen, weil es ihr Freude macht, mit Schülern zu arbeiten. Sie blättert mit Astrid, einer Schülerin im ersten Ausbildungsjahr, in deren Lernbegleitmappe und sagt: „Oh, da steht: „Alte Menschen situationsbezogen pflegen" in deinen Aufgaben. Dann werden wir morgen bei Herrn K. die Ganzkörperpflege und Betreuung durchführen. Hast du schon mal jemanden gewaschen?" Astrid bejaht dies und erklärt gleichzeitig: „Das ist aber schwierig, Herr K. ist Diabetiker und wurde kürzlich am Bein amputiert, da habe ich noch keine Erfahrung, was ich machen muss." Marita überlegt kurz und erwidert dann: „Ach, das macht nichts, ich bin ja dabei. Wir sehen uns dann morgen um sieben Uhr bei Herrn K."

Versetzen Sie sich nach diesem Gespräch bitte in die Situation bzw. Sichtweise der Auszubildenden im ersten Ausbildungsjahr, aber auch in die Situation der Praxisanleiterin und des Bewohners. Sie können sich dazu folgende Fragen stellen:

Aus der Sicht der Auszubildenden:
- Mit welchen Gefühlen würden Sie in diese Anleitungssituation gehen?
- Was würden Sie vor der Anleitung von der Praxisanleiterin erwarten?

Aus der Sicht des Bewohners:
- Was würden Sie sich für die Anleitungssituation wünschen?

Aus der Sicht der Praxisanleiterin:
- Was sollte die Praxisanleiterin im Rahmen der Anleitung berücksichtigen, damit diese für alle Beteiligten stressfrei und zufriedenstellend verläuft?
- Was muss sie nach ihrer „Planung" verantwortlich überschauen?

### 5.1.1 Merkmale und Handlungshinweise für Praxisanleitungen

Eine Praxisanleitung sollte nicht planlos nur nebenher erfolgen. Es gibt eine Fülle zu berücksichtigen und vorzubereiten, wenn Praxisanleitung nicht nur „abgehakt", sondern auch lernfördernd gelingen soll. Praxisanleitung hat mit den Berufsgesetzen [5] seit 2004 qualitätsmäßig den gleichen Stellenwert wie die theoretische Ausbildung bekommen. Pflegende benötigen klare Strukturen, um die Vorbereitung, Durchführung und Nachbereitung von Anleitungen planvoll gestalten zu können. Diesem Anspruch müssen auch Pflegeeinrichtungen [2, 3] durch angemessene Rahmenbedingungen für Anleiter Rechnung tragen.

> Anleitungssituationen in der Praxis
> werden von Ihnen ebenso wie
> Unterricht in der Schule

- geplant,
- strukturiert,
- gestaltet und
- verantwortet.

Grundsätzlich können Praxisanleiter aus den Vorgaben der Ausbildungs- und Prüfungsverordnungen für die Heilberufe (Alt-PflAPrV und KrPflAPrV) [5] und künftig aus der APrV [2] zum Pflegeberufegesetz [3] ableiten, zu welchen Themen Anleitungen in der Theorie und Praxis zu planen sind. Diese Anleitungen orientieren sich inhaltlich am jeweiligen Ausbildungsstand der Lernenden. Ausbildungspläne der Schulen geben Ihnen dazu schließlich differenzierte Informationen (► Kap. 6). Üblicherweise werden auf der Basis von Ausbildungsplänen der Schule auch die Themen für Anleitungssituationen festgelegt und in der Praxis in den folgenden drei logisch aufeinander folgenden Schritten realisiert:

- Vorbereitung (Planung) der Anleitung
- Durchführung der Anleitung
- Reflexion (Auswertung) der Anleitung

Diese Groborientierung in drei Schritten ist für die Planung und Durchführung jeder Anleitungssituation unerlässlich. Wie die Schritte schließlich inhaltlich zu füllen sind, finden Sie in den folgenden Kapiteln (► Abschn. 5.2 und ► Abschn. 5.3) sowie in der Beispieltabelle (◘ Tab. 5.1).

---

### Praxistipp

Achten Sie bei der Gestaltung von Anleitungssituationen auch regelmäßig darauf, dass das, was gelernt und geübt wurde, auch regelmäßig wiederholt, angewendet und vertieft wird.

---

Die Wiederholung und Vertiefung ist in den folgenden Darstellungen zwar nicht immer

erwähnt, weil sie zeitlich entfernt von der eigentlichen Anleitung stattfindet, doch nur in dieser Vollständigkeit wird Gelerntes schließlich auch in unser Langzeitgedächtnis eingespeichert und behalten (► Abschn. 4.2)

## 5.1.2 Fragen zur Anleitungsplanung

Die **Durchführung** ist der wichtigste Schritt, sozusagen der Kern der Anleitung. In der meisten Literatur wird die Durchführung jedoch noch zu wenig geplant, vorbereitet und dokumentiert. Die ◘ Tab. 5.1 zeigt Ihnen beispielhaft Schritte und Fragen zur Planung einer Anleitung [8]. Die Fragen, die sich zur Gestaltung ergeben, sind auf jede Anleitungssituation übertragbar.

Um die **Durchführung** der Anleitung in ihrem Ablauf nicht dem Zufall zu überlassen, sollten Sie die einzelnen Schritte konkret vordenken und genauer planen, als es im Beispiel (► Abschn. 5.1) erfolgt. Aus Ihrer Planung sollte klar hervorgehen, wann Anleiter und wann Auszubildende handeln, demonstrieren, die Gesprächsführung übernehmen, beobachten oder auch dokumentieren. Sie können an dem Beispiel (► Abschn. 5.1) erkennen, dass nicht ausreichend klar wird, wer wann im Rahmen der Durchführung, also in der pflegerischen Situation, mit dem Pflegebedürftigen wirklich

- handelt (vorbereitet, durchführt, nachbereitet),
- zeigt, demonstriert,
- redet (erklärt, berät, begründet),
- zuhört,
- beobachtet und/oder
- dokumentiert.

Diese Fragen sollten vor einer Anleitung unbedingt von Ihnen geklärt werden. Einen differenzierten Anleitungsplan, der dies berücksichtigt, finden Sie deshalb in ► Abschn. 5.2. Vor der Lernsituation sollte ebenfalls geplant werden, in welcher Sozialform (ob als Einzel- oder Gruppenanleitung) die Anleitung stattfindet.

**◻ Tab. 5.1**    Planungsfragen vor einer Anleitung

| Schritte | Fragen zur Gestaltung der Anleitung |
|---|---|
| **1 Vorbereitung** | |
| **1.1 Planung eine Woche vorher** | In welchen Lernfeldern soll die Anleitungssituation stattfinden? In welcher Pflegesituation soll die Anleitung stattfinden? Welche Voraussetzungen hat der Lernende? Welche individuellen Lernbedarfe hat der Lernende? Welche Voraussetzungen hat der Pflegebedürftige? Welche Voraussetzungen bringe ich als Anleiter mit? Wie informiere ich mich und bereite mich vor? Welche theoretischen Themen sollen einbezogen werden? Wie erfolgen die Informationen und Vorbereitungen gegenüber – dem Pflegeteam – dem Pflegebedürftigen – dem Lernenden? Welche organisatorischen Absprachen sind erforderlich? |
| **1.2 Planung der Handlungen (mind. einen Tag vorher)** | Welche Lernziele können mit dem Lernenden vereinbart werden? Welche Wünsche, Probleme und Ziele sind bezüglich des Pflegebedürftigen zu berücksichtigen? Welche Anforderungen des Pflegebereichs sind zu berücksichtigen? Durch welche Aufgaben sollen die Ziele erreicht werden? Wie lässt sich das, was zu tun ist, genau benennen? Welche Arbeitsschritte bzw. Methoden sollen angewendet werden? Welche Aufgaben und Tätigkeiten ergeben sich? |
| **2 Planung der Durchführung** | Wer übernimmt welche Aufgaben? Wie wird die Durchführung reflektiert und dokumentiert? Welche fachlichen Kriterien muss der Schüler berücksichtigen? |
| **3 Planung der Auswertung/Reflexion** | Wurden die Pflegeziele erreicht? Hat der Lernende seine Ziele erreicht? Was ist lobenswert? Was sollte verändert werden? Welche neuen Lernaufgaben ergeben sich? |

> ❯ Besonders der Handlungsschritt „Durchführung" ist so zu differenzieren, dass klar vorgeplant ist, wer in welcher Situation etwas zu tun bzw. nicht zu tun hat.

## 5.1.3 Vorbereitung einer Anleitung

Die Vorbereitung von Anleitungen ist hier in Anlehnung an das **Modell der vollständigen**

**Handlung** nach Rotluff [10] strukturiert. Eine (auch in der Pflegeausbildung) nach dem Modell der vollständigen Handlung gestaltete Methode ist die **Leittextmethode** (▶ Abschn. 4.5.4). Nach ihr setzt sich der Handlungsschritt „Vorbereitung" aus folgenden Einzelschritten [7] zusammen:

— Informieren
— Schaffen günstiger Lernbedingungen
— Entscheiden
— Planen

Für den Praxisanleiter beinhalten diese Schritte, die in der Praxis häufig fließend ineinander übergehen, folgende Aktivitäten:

- **Informieren**
— Situationsanalyse der aktuellen Rahmenbedingungen (▶ Abschn. 3.1 und ▶ Abschn. 7.4.2) im Arbeitsbereich
— Ermittlung des Kenntnisstands, der Lernvoraussetzungen und Lernbedarfe der Lernenden (▶ Abschn. 3.6)

- **Schaffen günstiger Lernbedingungen**
— Kontaktgespräche im Team und mit den Lernenden führen
— Rechtzeitige Festlegungen der Lern- und Arbeitsbedingungen
— Rechtzeitiges Festlegen des Zeitpunkts der Anleitung und des Zeitplans

- **Entscheiden**
— Lernsituation bestimmen (▶ Abschn. 5.4)
— Im Kontaktgespräch mit Lernenden gemeinsam Lernziele bestimmen (▶ Abschn. 3.5.2) und Sozialform der Anleitung festlegen (▶ Abschn. 4.2.1)
— Aufgaben während der Anleitung und vorbereitende Aufgaben festlegen
— Auswahl der Pflegebedürftigen und Vorgespräch mit diesen zum Verlauf der Anleitung

- **Planen**
— Handlungsvorbereitung. Anleiter und Lernender entwickeln jeweils schriftlich eine

Planung des Arbeitsablaufs in Handlungsschritten einer Handlungskette

Die inhaltliche Gestaltung der einzelnen Schritte ist von Maßnahmen bestimmt, die in den folgenden Fallbeispielen beschrieben werden.

## Hinweise zur Schrittfolge „Vorbereitung"

### Praxisbeispiel
**Handlungsschritte: Informieren und Schaffen günstiger Lernbedingungen**
Die Praxisanleiterin Jessica hat mit dem Auszubildenden Andreas für die kommende Woche eine Anleitung geplant. Sie kennt die aktuellen Rahmenbedingungen jeder Abteilung, auf der sie mit Auszubildenden tätig ist. Diese hat sie in einer allgemeinen **Situationsanalyse** ihres Arbeitsbereichs (▶ Abschn. 7.4.2) dokumentiert. Sie braucht diese, bezogen auf die geriatrische Abteilung B, nur noch einmal auf ihre Aktualität hin zu überprüfen. Dabei stellt sie fest, dass es ungünstig ist, montags umfangreiche Anleitungen zu planen, da dann mehrere Mitarbeiter noch frei haben. Ebenso hat sie grundsätzliche Informationen zu jedem Auszubildenden im Rahmen ihrer Dokumentation zu Einsatzplanungen. Nach dem Ausbildungsplan der Schule sind für die Lerngruppe, zu der Andreas gehört, im Lernbereich 1 (Aufgaben und Konzepte der Altenpflege) u. a. Kompetenzen im Lernfeld „Alte Menschen personen- und situationsbezogen pflegen" zu erwerben. Die Praxisanleiterin hat außerdem Lernbedarfe, Probleme und Ressourcen von Andreas im Erstgespräch mit ihm erfasst und dokumentiert (▶ Abschn. 7.4.2).

Praxisanleiter benötigen bereits **vor** dem Festlegen genauer Planungsschritte viele **Informationen**, um günstige Lernbedingungen für Auszubildende zu schaffen und Bedingungen des Bereichs, in dem die Anleitung stattfinden soll, lernfördernd nutzen zu können. Erst nachdem die vollständigen Informationen vorhanden sind, ist es möglich und erforderlich, zu **entscheiden**, wie und **mit wem** Lernsituationen gestaltet werden.

Im folgenden Fallbeispiel findet die Praxisanleiterin für den Mittwoch günstige Arbeitsbedingungen vor, die wiederum günstige Lernbedingungen ermöglichen. Es werden genügend Mitarbeiter im Dienst sein, dadurch wird es möglich, mehrere alte Menschen bei der Selbstpflege nicht nur zu unterstützen, sondern sie gezielt darin anzuleiten.

**Praxisbeispiel**

**Handlungsschritt: Entscheiden**

Die Praxisanleiterin Jessica legt im Pflegeteam gemeinsam mit Andreas eine Anleitung für den kommenden Mittwoch fest. Sie spricht mit der Mentorin und Andreas die geplante Lernsituation „Unterstützung und Anleitung eines körperbehinderten Menschen bei der Selbstpflege und im Gebrauch von Hilfsmitteln zum Bewegen" ab, die sich wiederum aus den Lernangeboten der Station ergibt. Jessica entscheidet sich für die Sozialform der Einzelanleitung, da sie den pflegebedürftigen Menschen mit der Anleitungssituation nicht überfordern will. Gemeinsam mit Andreas formuliert sie seine Lernziele (► Abschn. 3.2.5) für die Anleitungssituation. Sie wählt mit ihm einen Pflegebedürftigen für die Anleitung aus und formuliert konkrete Lernaufgaben. Dazu gehören:

- Eigenaktivität des Pflegebedürftigen beobachten und einschätzen
- Sich handlungsbezogen zur Pflegeplanung des alten Menschen informieren
- Handlungsschritte beim Anziehen, Aufstehen und Transfer des Pflegebedürftigen in den Rollstuhl selbstständig planen und realisieren (anleiten und unterstützen)
- Den alten Menschen im Umgang mit dem Rollstuhl anleiten und mit ihm üben

Nach diesen **Entscheidungen** bleibt Zeit, den eigenen Kenntnisstand zu aktualisieren und die konkrete **Planung** mit dem Schüler vorzunehmen.

Geben Sie Auszubildenden möglichst regelmäßig den Auftrag, Informationen und Planungsschritte auch schriftlich zu formulieren. Auf diese Weise vermeiden Sie nicht nur Missverständnisse, sondern helfen dem Lernenden, eigene Denkprozesse zu strukturieren und zu überprüfen. Die Praxisbegleitmappe (► Abschn. 4.5.4) ist ein Instrument, das Auszubildende für die Dokumentation solcher individuellen Aufträge nutzen sollten. Als Vorlagen für eine Aufgabenplanung bietet sich die gleiche Übersicht an, die Sie für die Ablaufplanung benutzen (◘ Abb. 5.2). Auch Schüler merken auf diese Weise: Je gründlicher sie selbst eine Anleitungssituation vorplanen, desto spannungsfreier und unkomplizierter lässt sich diese gestalten und mit der Situation pflegebedürftiger Menschen in Einklang bringen (► Abschn. 5.5).

**Praxisbeispiel**

**Handlungsschritt: Planen**

Am Dienstag treffen sich Andreas und Jessica, um die Pflegedokumentation einzusehen und mit dem Pflegebedürftigen die geplante Praxisanleitung zu besprechen. In diesem Gespräch hat Andreas Gelegenheit, seine Planungsunterlagen vorzulegen und mit Jessica abzustimmen. Gemeinsam besprechen sie schließlich den zeitlichen Ablauf, der für die Durchführung der Anleitung (Realisierung) ca. 30 Minuten betragen soll. Sie stimmen die einzelnen Handlungsschritte miteinander und mit dem Verantwortlichen im Pflegeteam ab.

Es wird deutlich, dass Anleitungen als komplexes Geschehen und anspruchsvolle Arbeitsleistung wahrgenommen werden müssen, die von Praxisanleitern nicht ohne Vorbereitung und Planung geleistet werden können. Positive Lernbedingungen können Sie nur schaffen, wenn Sie eine Anleitung nicht nebenher planen, sondern gründlich vorbereiten.

## Beispiel eines Vorbereitungsprotokolls

Um sich die Dokumentation der immer wiederkehrenden gleichen Handlungsschritte im Rahmen der Vorbereitung von Anleitungen zu vereinfachen, bietet sich ein Vorbereitungsprotokoll an (◘ Tab. 5.2).

> **Praxistipp**
>
> Die Vorbereitung soll eine lernfördernde Basis für die Anleitung schaffen und benötigt deshalb entsprechende Zeit. Vermeiden Sie unbedingt Absprachen „zwischen Tür und Angel".

**◘ Tab. 5.2**  Blatt 1 Vorbereitungsprotokoll

Auszubildende:
Ausbildungsjahr:

| **Kontaktgespräch Team** | **Kontaktgespräch Auszubildende** |
|---|---|
| Datum: | Datum: |
| Station/Bereich: | Informationen, spezielle Hinweise: |
| Kontaktperson: | |
| Informationen, spezielle Hinweise: | |

Lernangebot:
Lernfeld:
Lernsituation:

Lernbedarfe:

Lernziele:

Lernaufgaben:

Zeitplan:

**Sozialform der Anleitung** (bei mehreren Lernenden):

Informationen bei mehreren Lernenden:

| Name/Ausbildungsjahr | Informationen zum Lernenden | Lernaufgaben | Lernbedarfe/ Lernziele |
|---|---|---|---|
| Auszubildende A | | | |
| Auszubildende B | | | |

**Informationen zum Pflegebedürftigen**

| Kontaktgespräch Datum: | Name | Alter | Bemerkungen |
|---|---|---|---|
| Krankheitsbild/Pflegediagnosen Soziale Situation Weitere anleitungsrelevanten Informationen | | | |
| Anleitungsrelevanter Pflege- und Betreuungsbedarf (nach ATL bzw. AEDL) | Probleme | | Ressourcen, Ziele, Wünsche |
| Bemerkungen: | | | |

Die Vorgespräche sollten nach immer gleichen, vorgegebenen Kriterien stattfinden. So unterstützen Sie nicht nur Auszubildende in ihren Denkabläufen, sondern schützen sich in der Hektik des Alltags selbst vor Informationsverlusten. Damit jedoch der Aufwand der Dokumentation nicht größer wird als die eigentlichen vorbereitenden Maßnahmen, lassen sich die Informationen günstig in Form eines Vordrucks (◘ Tab. 5.2) dokumentieren. Dieses Vorbereitungsprotokoll kann dann gleichzeitig auch zur Auswertung im abschließenden Gespräch dienen.

## Zusatzinformationen

Es gehört zur Profession von Anleitern, Lernsituationen im täglichen Arbeitsablauf der Ausbildungsbereiche zu planen und zu gestalten und gleichzeitig den Ausbildungsprozess eindeutig vom Arbeitsprozess des ausbildenden Bereichs abzugrenzen (▶ Abschn. 3.1).

> ❯ **Praktische Anleitungen bekommen zunehmend, wie an den bereits dargestellten Handlungsschritten deutlich wird, eine Stellung, die ihrer pädagogischen Bedeutung entspricht.**

Als Praxisanleiter sind Sie in erster Linie dafür verantwortlich, lernfördernde Bedingungen (▶ Kap. 3) für Anleitungssituationen innerhalb der Pflegebereiche zu schaffen. Bevor Anleitungen geplant werden, sollten Sie sich deshalb grundsätzlich fragen, was Sie aus der Sicht des Pflegebereichs, in dem Sie anleiten, berücksichtigen müssen, damit die Anleitung für alle Beteiligten störungsfrei und lernfördernd stattfinden kann (▶ Abschn. 3.2). Dazu gehört natürlich auch, Termine und Aufgaben, die im Rahmen der Pflege übernommen werden, rechtzeitig festzulegen und Ihre Ziele mit den Anliegen der Pflegeteams und den Bedürfnissen der pflegebedürftigen Menschen abzustimmen.

**Entscheidungen**, die Sie schließlich treffen müssen, berücksichtigen natürlich auch schülerbezogene Informationen. Es kann nicht ausreichen, den Ausbildungsplan zu kennen.

Vorbereitend brauchen Sie immer auch den individuellen Kenntnis- und Erfahrungsstand des Lernenden. Nur wenn Sie „Ihre" Auszubildenden wirklich „kennen", können Sie

- motivieren,
- fordern und
- fördern, ohne zu überfordern.

Je nach Situation und Kenntnissen des Lernenden planen Sie schließlich die Situation der Anleitung und konkretisieren die **Ziele** und **Inhalte** der Anleitung in Form von Lernaufgaben.

> ❯ **Grundsätzlich sind Anleiter verantwortlich für die Vorbereitung einer Lernsituation und für die damit verbundenen Absprachen. Dies sind nicht die Aufgaben von Auszubildenden.**

In Absprache mit der Teamleitung können Sie zwar an Auszubildende die Aufgabe delegieren, sich einen Pflegebedürftigen für eine Anleitungssituation auszuwählen. Das entbindet Sie jedoch nicht von der Verantwortung zu prüfen, ob Lernende diese Vorgespräche angemessen und verantwortungsvoll führen. Wenn Sie sich nicht sicher sind, ob Lernende vorbereitende Gespräche zuverlässig erledigen, sollten Sie diese Aufgabe nicht delegieren.

Bedenken Sie bitte auch, dass Planung zwar notwendig ist, Pflegesituationen jedoch grundsätzlich durch viele äußeren Einflüsse und unvorhergesehene Ereignisse bestimmt werden. Es liegt in Ihrer Verantwortung und gehört wiederum zu Ihrer Professionalität, die Planung im Sinne einer patientenorientierten Pflege situationsorientiert und mit Umsicht umzustellen, wenn dies erforderlich wird (▶ Abschn. 3.2.2).

---

**Praxistipp**

Lassen Sie sich auch eine Rückmeldung bzw. Zusammenfassung dessen geben, was Sie im Vorgespräch mit Auszubildenden besprochen haben bzw. was diese von dem verstanden haben, was Sie ihnen gesagt haben. Es ist erstaunlich, wie unterschiedlich oft die Wahrnehmungen von dem sind, was gesagt, und dem, was gehört wurde.

## 5.2 Wie kann ich den Handlungsschritt „Durchführung" planen und vorstrukturieren?

Die direkte **Durchführung** lässt sich zur besseren Überschaubarkeit wiederum in drei Schritte unterteilen, die in der Praxis natürlich nahtlos ineinander übergehen. Gedanklich lassen sich voneinander abgrenzen:

- Einführung
- Realisierung
- Abschluss

Diese einzelnen Schrittfolgen der **Durchführung** sollen Ihnen wiederum an weiterführenden Fallbeispielen mit der Praxisanleiterin Jessica und dem Auszubildenden Andreas deutlich werden.

**Praxisbeispiel**

**Erster Schritt im Rahmen der Durchführung: Einführung**

Die Anleitung beginnt am Mittwoch nochmals mit einem Kontaktgespräch. Dazu treffen sich Jessica und Andreas um 7 Uhr. Um 7.30 Uhr ist der Beginn der eigentlichen Anleitung bei Herrn B. geplant. Im Team informiert sich Jessica zur aktuellen Situation von Herrn B. und ob es Besonderheiten zu beachten gibt. Sie überzeugt sich direkt bei Herrn B., ob dieser auf die Pflegesituation vorbereitet ist und sein Befinden durch die Anleitung nicht beeinträchtigt wird. Mit Andreas bespricht sie die aktuelle Situation von Herrn B. anhand der Pflegedokumentation. Dann vergleichen sie die Planung der einzelnen Arbeitsschritte. Jessica fasst schließlich nochmals die Lernziele für Andreas zusammen und lässt ihn erläutern, was er zum Krankheitsbild von Herrn B. weiß.

Abschließend erklärt Jessica, dass sie Andreas jederzeit unterstützt, er aber diesen Bedarf selbstständig deutlich machen soll. Sie macht auch deutlich, dass sie unaufgefordert eingreift, wenn sie dies zum Wohl von Herrn B. für erforderlich hält.

? Welche Dinge hat die Praxisanleiterin bereits einführend im Rahmen der Durchführung berücksichtigt?

Wie Sie im Fallbeispiel erkannt haben, ist die Praxisanleiterin nicht unvorbereitet in die Anleitungssituation „hineingestolpert", sondern hat in einem ersten „vorgeschobenen" wichtigen Schritt, der Einführung der Anleitung (direkt vor Beginn der geplanten Tätigkeiten), Informationen aktualisiert und ausgetauscht. Dabei sind nochmals einige Punkte verantwortlich durch die Praxisanleiterin (nicht etwa durch den Auszubildenden) geklärt worden.

## 5.2.1 Hinweise für die Durchführung: Einführung

Die Einführung beinhaltet

- das unmittelbare Kontaktgespräch im Team, die angemessene Information aller Beteiligten zur aktuellen Situation und zur Befindlichkeit des Pflegebedürftigen sowie den konkreten organisatorischen Ablauf der Anleitung und Möglichkeiten zur Vermeidung von Störungen von außen,
- das unmittelbare Kontaktgespräch mit dem Klienten zu dessen aktueller Befindlichkeit sowie zum konkreten organisatorischen Ablauf der Anleitung,
- das unmittelbare Vorgespräch mit dem Lernenden zum Austausch von Informationen, Überprüfung von Kenntnissen und für letzte Klärungen
    - zur aktuellen Situation/Pflegeplanung des Pflegebedürftigen,
    - zur Zeitplanung,
    - zur Zielformulierung,

zu Aufgaben und Zuständigkeiten (Wer übernimmt welche Aktivität?),

zum Umgang miteinander sowie zu unvorhergesehenen Ereignissen; hierzu gehören auch die klare Rollenverteilung, notwendige spontane Veränderungen der Rollen bei „Notsignalen" der Lernenden oder bei veränderten Pflegesituationen sowie bei Gefährdungen des zu pflegenden Menschen.

## Beispiel Durchführungsprotokoll: Einführung

Um diese Informationen weiterhin verfügbar zu haben, bietet sich ein differenziertes **Durchführungsprotokoll** an, in dem Absprachen nach vorgegebenen Kriterien dokumentiert werden. Im dargestellten Protokoll (◘ Tab. 5.3) wird zunächst nur der erste Teil der Durchführung, die **Einführung**, demonstriert. Das vollständige Protokoll der Durchführung (Blatt 1, 2 und 3) wird am Ende des Kapitels (◘ Abb. 5.2) zusammengefasst.

## 5.2.2 Hinweise für die Durchführung: Realisierung und Abschluss

**Praxisbeispiel**

**Zweiter Schritt im Rahmen der Durchführung: Realisierung**

Andreas prüft im Anschluss an das Gespräch mit Jessica seine schriftlichae Planung, bereitet einen Pflegewagen vor, der mit Bettwäsche benötigt wird, und holt den Rollstuhl, den Herr B. kennen und nutzen lernen möchte. Andreas sorgt dafür, dass er und Jessica sich die Hände situationsgerecht desinfizieren können und begrüßt und informiert eigenverantwortlich den pflegebedürftigen Herrn B. Jessica demonstriert anschließend, wie sie Herrn B., der oberschenkelamputiert ist, zur Eigenaktivität beim Ankleiden und beim Transfer vom Bett in den Sessel anleitet. Andreas unterstützt sie dabei nach Anweisung. Andreas richtet mit Unterstützung der Praxisanleiterin das Bett des Patienten und demonstriert Herrn B. schließlich

**◘ Tab. 5.3**   Blatt 2 Durchführungsprotokoll

| Datum:<br>Auszubildender: | |
|---|---|
| **2.1 Einführung** | |
| | Aktuelle Hinweise/Informationen |
| Kontaktgespräch im Team und mit dem Pflegebedürftigen | |
| Unmittelbares Vorgespräch mit Lernenden: (Ergänzungen und Zusammenfassung zur Zeitplanung, Ablaufplanung Blatt 3 und Wiederholung der Lernziele Blatt 1) | Besprochen/gemeinsam abgestimmt (bitte ankreuzen) |
| | Aktuelle Situation des Pflegebedürftigen |
| | Lernziele |
| | Aufgaben |
| | Planung der Handlungsschritte |
| | Zeitplan |
| | Weitere Themen (z. B. theoretisches Wissen) |
| | Zusätzliche Hinweise |

die Funktionsweise und Benutzung des Rollstuhls. Diese Handlungsschritte werden von Jessica beobachtet, sie macht sich kurze Notizen. Gemeinsam übernehmen nun Jessica und Andreas unter dessen Anleitung den Transfer von Herrn B. in den Rollstuhl. Herr B. wird durch Andreas zu einem ersten Training mit dem Rollstuhl angeleitet und bei der Fahrt in den Speiseraum begleitet. Schließlich fragt er den Patienten nach eventuellen Wünschen und erledigt diese. Jessica und Andreas verabschieden sich von einem zufriedenen Patienten. Im Zimmer von Herrn B. sorgt Andreas abschließend für das fachgerechte Entsorgen und Aufräumen aller Materialien. Gemeinsam beenden Andreas und Jessica die geplanten Maßnahmen, indem sie ihre Beobachtungen und Tätigkeiten in die Pflegedokumentation unter der Anleitung von Jessica eintragen, das Pflegeteam informieren und die weiterführende Betreuung von Herrn B. übergeben.

❓ In welche Schrittfolgen lässt sich, wie Sie im Fallbeispiel erkannt haben, der zweite Schritt der eigentlichen Durchführung, d. h. die Realisierung, untergliedern?

Die Realisierung ist nicht so leicht überschaubar wie die Vorbereitungen der Anleitung. Es ist sicher nicht grundsätzlich problematisch, wenn Planungsschritte durcheinander kommen, doch der rote Faden sollte allein schon deshalb als Realisierungsplan existieren, damit bei der Gleichzeitigkeit vieler Anforderungen nichts verloren geht. Es reicht für Auszubildende in Anleitungssituationen nicht, die Durchführung nur im Kopf zu planen. Die Realisierung lässt sich klarer durchschauen und im Blick behalten, wenn sie gedanklich und im Plan in folgende Abschnitte gegliedert ist:

- **Begrüßung** des pflegebedürftigen Menschen und gegenseitige Information zum Ablauf der Handlungen
- **Vorbereitende Maßnahmen**
- Patientenorientiertes **Handeln, Kommunizieren, Beobachten, Dokumentieren**
  Hierzu gehören die Möglichkeit der Demonstration durch den Anleiter und

die anschließende Tätigkeitsübernahme durch den Auszubildenden bzw. der Wechsel der Rollen. Die Aufgaben können von dem Lernenden selbstständig oder bei komplexen Aufgaben arbeitsteilig mit dem Anleiter durchgeführt werden. In allen Situationen erfolgt patientenorientiertes **Entscheiden** durch den Anleiter ebenso wie durch den Auszubildenden
- Zum **Abschluss** der Lernsituation gehören
  - das **Beenden** der Tätigkeiten und der Beobachtungen,
  - das Herstellen der vom Pflegebedürftigen gewünschten **Ordnung**,
  - **das Erfüllen abschließender Wünsche**,
  - die **Verabschiedung** vom Pflegebedürftigen sowie ebenso
  - die **Nachsorge** durch hygienisches Entsorgen und Aufräumen von Materialien und Geräten,
  - die **Übergabe** an nachfolgend zuständige Mitarbeiter und
  - die aktuelle **Dokumentation** in die Pflegeplanung des Pflegebedürftigen.

## Beispieldokument Durchführungsprotokoll mit Realisierung und Abschluss

Um die o. g. Informationen zu den Einzelschritten der Realisierung auch verfügbar zu haben, bietet sich ein **Durchführungsprotokoll** an, in das die geplanten Handlungsschritte und Absprachen dokumentiert sind, die während der Anleitung durch Bemerkungen ergänzt werden können. Diese Dokumentation ist eine wichtige Arbeitshilfe auch für Auszubildende, um Sicherheit in Abläufen zu bekommen und in der Gleichzeitigkeit von Gesprächen, Tätigkeiten und Beobachtungen nicht die Übersicht zu verlieren. Als Protokoll bietet sich hierfür Blatt 2 der Durchführung (❑ Tab. 5.4) an.

Das vollständige Protokoll der Durchführung, bestehend aus Blatt 1, 2 und 3, wird zu besserer Übersicht am Ende des Kapitels (❑ Abb. 5.2) nochmals vorgestellt.

**◘ Tab. 5.4**    Blatt 2 Durchführungsprotokoll

**Auszubildender:**

**Datum:**

**2.2 Realisierung und Abschluss (vorgeplant durch Auszubildenden und Anleiter)**

| Handlungssch ritte | Zuständigkeiten/Aktivitäten: Anleiter (PA) Auszubildender (S) (Wer macht was?) | | | | Bemerkungen |
|---|---|---|---|---|---|
| | Handeln | Demonstrieren | Beobachten | Dokumentieren | |
| | | | | | |

**2.3 Abschluss (vorgeplant durch Auszubildenden und Anleiter**

| Handlungssch ritte | Zuständigkeiten/Aktivitäten: Anleiter (PA) Auszubildender (S) (Wer macht was?) | | | | Bemerkungen |
|---|---|---|---|---|---|
| | Handeln | Demonstrieren | Beobachten | Dokumentieren | |
| | | | | | |

## Zusatzinformationen zum Abschluss im Rahmen der Durchführung

Der Abschluss (◘ Tab. 5.5), also der abschließende Schritt der Durchführung, umfasst alle **beendeten Aufgaben innerhalb des Pflegebereichs**. Als letzte Handlung innerhalb dieses Schritts ergänzen und vervollständigen der Anleiter und der Auszubildende das eigene Protokoll.

❯❯ Es ist selbstverständlich, dass Bedürfnisse von pflegebedürftigen Menschen Vorrang vor Anleitungserfordernissen haben. Sie müssen entscheiden, wann Sie zum Schutz und Wohl eines Pflegebedürftigen in Situationen eingreifen, selbst Aufgaben übernehmen oder Hilfe benötigen.

Diese Verantwortung tragen weder Auszubildende noch Außenstehende oder Pflegebedürftige selbst.

Zusammenfassend finden Sie nochmals das vollständige Protokollblatt zum Handlungsschritt „Durchführung" (◘ Tab. 5.5), bevor Sie sich über den abschließenden Schritt einer Anleitung (Reflexion/Auswertung) informieren können.

## 5.2.3   Hinweise für den dritten Schritt der Anleitung: Reflexion und Auswertung

### Erstauswertung

**Praxisbeispiel**

Nachdem sich Jessica und Andreas von Herrn B. verabschiedet haben, treffen sie sich im Aufenthaltsraum der Station zu einem kurzen Reflexionsgespräch. Andreas erklärt, dass er zufrieden sei, alle Schritte schriftlich geplant zu haben. Er schätzt ein, dass er die Mobilisation von Herrn B. nun auch selbstständig übernehmen könne. Nur in der Gesprächsführung und Beratung fehlten ihm angemessene Ausdrucksformen. Insgesamt habe er in der Zusammenarbeit mit Jessica ein sicheres Gefühl. Diese bestätigt ihm, dass er sorgfältig geplant habe und die Mobilisation des Patienten fachgerecht erfolgt sei. Sie lobt, dass Andreas die Zeitplanung eingehalten hat und für Herrn B. trotzdem genügend Zeit für alle Gespräche und Aufgaben zur Verfügung stand. Sie erinnert an Unsicherheiten von Andreas nicht nur in der Beratung und Anleitung, sondern auch darin, dass Andreas die Pflegeprobleme und -ziele nicht klar benennen konnte. Vollständig will sie die

| ■ Tab. 5.5 | Blatt 2 Durchführungsprotokoll (vollständig in drei Schritten) | | | |
|---|---|---|---|---|
| **Datum:** | | | | |
| **Auszubildende:** | | | | |
| **2.1 Einführung** | | | | |
| | Aktuelle Hinweise/Informationen | | | |
| Kontaktgespräch im Team und mit dem Pflegebedürftigen | | | | |
| Unmittelbares Vorgespräch mit Lernenden | | | | |
| **2.2 Realisierung und Abschluss (vorgeplant durch Auszubildende und Anleiter)** | | | | |
| Handlungsschritte | Zuständigkeiten/Aktivitäten: Anleiter (PA) Auszubildende (S) (Wer macht was?) | | | Bemerkungen |
| | Handeln | Demonstrieren | Beobachten | Dokumentieren |
| **2.3 Abschluss (vorgeplant durch Auszubildende und Anleiter)** | | | | |
| Handlungsschritte | Zuständigkeiten/Aktivitäten: Anleiter (PA) Auszubildende (S) (Wer macht was?) | | | Bemerkungen |
| | Handeln | Demonstrieren | Beobachten | Dokumentieren |

Anleitung am nächsten Tag in ihrem Büro mit Andreas auswerten.

Die **kurze Erstauswertung** in Form einer Reflexion der Anleitungssituation findet möglichst sofort und in ruhiger, ungestörter Atmosphäre (nicht auf dem Flur) statt und schließt sich nach einer kleinen Erholungspause direkt an die Anleitungssituation an. Diese Reflexion sollte nur kurz sein und eine erste Einschätzung der Pflegesituation beinhalten. Der Auszubildende bekommt die Möglichkeit, frische Eindrücke und mögliche Fragen zu formulieren. Die Reflexion erfolgt zuerst durch den Lernenden und dann durch den Anleiter nach möglichst immer gleichen Gesichtspunkten. Sie können den Schülern vorbereitend zur Erstauswertung auf Karteikärtchen Fragen übergeben (■ Tab. 5.6). Feedbackregeln (► Abschn. 9.4.4) sollten in diesem Gespräch unbedingt berücksichtigt werden.

| ■ Tab. 5.6 | Fragen zur Erstauswertung | |
|---|---|---|
| **Fragestellung** | | **Bitte in Stichworten knapp beantworten** |
| Was ist mir gut gelungen? | | |
| Welche Gefühle bewegen mich? | | |
| Was würde ich künftig anders machen? | | |

**5**

Geben Sie Lernenden anschließend an deren Auswertung Ihre **Rückmeldung** [11]. Diese sollte grundsätzlich

- klar,
- kurz und
- wertschätzend sein.

Mit umfangreicheren Einschätzungen und detaillierten Informationen sind Lernende nach Anleitungen erfahrungsgemäß überfordert. Nicht alles wird deshalb sofort gesagt. Besser ist es, eine vorsichtige Einschätzung dessen vorzunehmen, was sofort gesagt werden soll. Bemühen Sie sich, weder den Ärger sofort herauszulassen noch pauschal zu loben. Sinnvoller ist es, einzelne Kriterien herauszugreifen und auf das zu verweisen, was noch zu besprechen ist.

> **Praxistipp**
>
> Weniger ist mehr! Dies betrifft auch die Rückmeldungen an Lernende unmittelbar nach Anleitungssituationen. Mit vielen Informationen und Erklärungen sind Lernende direkt nach Anleitungssituationen häufig überfordert.

Nehmen Sie sich stattdessen Zeit und Raum für eine spätere differenzierte Auswertung an einem der folgenden Tage nach der Anleitung.

## Eigentliche Auswertung

Die komplexe Auswertung einer Praxisanleitung ist, wie im Fallbeispiel deutlich wird, der letzte, abschließende Schritt einer Anleitung. Mit diesem Schritt leiten Sie wiederum neue Planungen ein.

**Praxisbeispiel**

Am nächsten Tag erfolgt die gemeinsame gezielte Reflexion der Anleitung in ungestörter Atmosphäre im Büro der Praxisanleiter. Jessica bittet Andreas, seine einzelnen Lernziele nochmals zu überprüfen und einzuschätzen, was er erreicht habe, was ihm gut gelungen sei und woran er weiter arbeiten wolle.

**Praxisbeispiel**

Die Auswertung hat das Ziel, die zurückliegende Anleitungssituation schrittweise zu reflektieren sowie offen gebliebene Fragen oder andere Probleme zu besprechen [11]. Sie sollten deshalb eine Anleitung nicht ohne diese differenzierte Reflexion beenden. Auszubildende bekommen durch das Gespräch eine wertvolle, sehr individuelle Rückmeldung und Möglichkeit des Lernens. Planen Sie das gemeinsame Nachgespräch möglichst in der gleichen Woche, d. h. zu einem Zeitpunkt, der nicht zu weit entfernt ist von der eigentlichen Anleitungssituation. Grundsätzlich achten Sie bei allen Gesprächen wie auch in dieser Auswertung darauf, Feedbackregeln zu berücksichtigen (▶ Abschn. 9.4.4).

> **Praxistipp**
>
> Sorgen Sie für eine ungestörte Auswertung. Um Unterbrechungen bei Gesprächen zu vermeiden, scheuen Sie sich nicht, ein Schild an die Tür zu hängen mit dem Hinweis „Besprechung, bitte nicht stören". Sie können für Anleitungssituationen in der Praxis ein ähnliches Türschild vorbereiten: „Anleitung, bitte nur in dringenden Fällen stören". Auf diese Weise ist jeder informiert und vermeidet es sicherlich, unnötig zu stören.

Um eine entspannte, empathische Gesprächsatmosphäre zu schaffen, sollten Sie vor der eigentlichen Auswertung positive, **lobenswerte Wahrnehmungen** mitteilen. Das weitere Vorgehen bei Auswertungen kann sinnvoll anhand eines **Auswertungsprotokolls** erfolgen. Dabei nehmen Sie bestimmte, **vorher** ausgewählte Kriterien in die Bewertung hinein. Das Protokoll dieser Einschätzung dient zusätzlich der späteren Dokumentation der Anleitung und sollte auch dem Auszubildenden für die Praxisbegleitmappe ausgehändigt werden. Geben Sie in der abschließenden Auswertung zuerst dem Lernenden die Möglichkeit zu einer **Selbsteinschätzung** und **Reflexion**. Dabei geben Sie die **Kriterien der Auswertung** vor, die sich an den vorher festgelegten **Lernzielen** orientieren (◘ Tab. 5.7).

**Praxisbeispiel**
**Beispielprotokoll**
In der Übersicht der Lernziele, die Jessica als Tabelle (◘ Tab. 5.7) zusammengefasst hat, wird in der gemeinsamen Einschätzung deutlich, was Andreas bereits erreicht hat und wo weitere Lernbedarfe bestehen. Jessica und Andreas benutzen zum Ausfüllen der Auswertungstabelle ihre Dokumentation der Anleitungssituation als Gedächtnisstütze. In der abschließenden Planung weiterer Schritte legen sie gemeinsam weitere Ziele und Aufgaben für die kommenden Wochen für Andreas fest. Dazu gehören z. B.:

— Selbstständig Beratungs- und Anleitungsgespräche unter Anleitung führen
— Prinzipien der Händedesinfektion fachgerecht anwenden

Das Protokoll zur Auswertung einer Anleitung kann wiederum eine feste Struktur haben (◘ Tab. 5.8). Es ist Gesprächsgrundlage für die Auswertung mit dem Ziel, die Planung und den Verlauf einer Anleitung systematisch einzuschätzen, die Ursachen und Folgen von Verhaltensweisen zu erkennen und auf künftige Ziele hinzuweisen. Lassen Sie sich deshalb auch im Rahmen der Auswertung eine mündliche Zusammenfassung vom Auszubildenden geben.

## Ergänzende Hinweise

**Praxistipp**

Es ist hilfreich, wenn die Einschätzungen einer Anleitungssituation durch den Auszubildenden und den Anleiter in Kurzform schriftlich vor dem Gespräch und getrennt voneinander erfolgen.

Als letzter Schritt innerhalb der Auswertung und damit ersten neuen Schritt im Prozess von Anleitungen ergibt sich schließlich die weitere **Planung.** Hierbei sollten **Lernfortschritte** hervorgehoben werden, um dann gemeinsam weitere Lernziele zu vereinbaren. Sie haben damit den letzten Schritt der Anleitung abgeschlossen und befinden sich bereits wieder im Regelkreis einer neuen Planung.

Doch bevor Sie sich voller Tatendrang mit neuen Zielen auseinander setzen, sollten Sie die Reflexion der **eigenen** Tätigkeit nicht vergessen. Lehrer (und Anleiter) fühlen sich häufig als „Einzelkämpfer" und verzichten deshalb nicht selten auf die wichtige Chance der Rückmeldung durch Kollegen und andere Mitarbeiter. Achten Sie deshalb bewusst darauf, die eigene Arbeit zu reflektieren. Die Reflexion wird bereits möglich, wenn Sie sich ein Anleitungsprotokoll nochmals vornehmen und für sich klären:

— Was ist gut gelungen, und warum war das so?
— Was war nicht gut und warum?

**Praxistipp**

Um nicht „betriebsblind" zu werden, nehmen Sie sich bitte regelmäßig Zeit und Ruhe, eine Anleitungssituation zu reflektieren. Nutzen Sie dazu auch die Chance der kollegialen Supervision.

Die Anleitung als komplexes Geschehen fordert Ihren vollen Einsatz. Die Checkliste (◘ Tab. 5.9) kann eine Unterstützung für Sie darin sein, die Handlungsschritte Ihrer Anleitungsplanung und -vorbereitung nicht aus den Augen zu verlieren. Mit dieser Checkliste verschaffen Sie sich schnell einen Überblick zu dem, was grundsätzlich zu erledigen ist, welche Aufgaben Sie noch im Auge behalten müssen und was Sie bereits „abhaken" können.

## Wiederholung, Vertiefung, Training
**Praxisbeispiel**
Corinna ist Mentorin, sie hat ihre Tour zu drei Kunden im ambulanten Dienst gemeinsam mit Sandy geplant, die ihr Praktikum in dem

**Tab. 5.7** Auswertungsbeispiel nach Lernzielen

| Lernziele | Einschätzung durch Andreas | Einschätzung durch die Praxisanleiterin Jessica |
|---|---|---|
| Kennt die Pflegeplanung von Herrn B. und ist informiert über den pflegerischen Ablauf am Tag der Anleitung | War ganz gut so | A. war über die Pflegeplanung gut informiert, konnte die Maßnahmen erklären und begründen, dabei fiel es ihm jedoch schwer, Pflegeprobleme und -ziele zu erklären Der pflegerische Ablauf nach dem Pflegestandard war bekannt |
| Plant Handlungsschritte zu Anleitungssituationen selbstständig und beschafft sich die nötigen Informationen | Jetzt kenne ich die Handlungsschritte zur Mobilisation nach Beinamputation und entsprechende Beobachtungskriterien | Die Planung der Handlungsschritte erfolgte situations- und fachgerecht, die Informationen waren vollständig |
| Sorgt selbstständig für die situations- und fachgerechte Händedesinfektion im Rahmen aller Maßnahmen | Habe sehr häufig die Hände desinfiziert | Die Händedesinfektion erfolgte zu häufig und nicht immer situationsgerecht. Prinzipien hierzu müssen geklärt und in kommenden Anleitungen bewusst angewendet werden |
| Bereitet geplante Handlungsschritte umfassend vor und führt auch die Demonstration von Hilfsmitteln und Anleitung im Umgang mit diesen selbstständig durch | Alle Handlungsschritte waren mir klar, ich kann diese selbstständig planen | Die Anleitung und Demonstration aller Maßnahmen erfolgte planvoll und verständlich für den Patienten |
| Erkennt Mobilisationsmöglichkeiten für einen Menschen mit Körperbehinderung beim Verlassen des Bettes und kann diesen zur Eigenaktivität anleiten und ihn unterstützen | Die Mobilisation habe ich nun gelernt, aber ganz sicher und selbstständig bin ich darin noch nicht | Die Mobilisation wurde schrittweise erlernt und erfolgte unter Anleitung fachgerecht. Der Selbstpflegebedarf sowie die Wünsche und Bedürfnisse des Patienten sollten noch deutlicher wahrgenommen werden. Weitere Anleitungssituationen zur Festigung des Gelernten festlegen |
| Nimmt den Unterstützungsbedarf eines Menschen mit Behinderung selbstständig wahr und kann bei der Mobilisation fachgerecht anleiten | Ich habe selbstständig erkannt, wann der Patient Unterstützung brauchte und kann diese anbieten. Ich muss noch besser anleiten, damit der Patient selbst sicher wird, das muss ich noch üben | Der Unterstützungsbedarf des Patienten wurde wahrgenommen und berücksichtigt. Die fachgerechte Anleitung im Umgang mit Hilfsmitteln erfolgte unsicher und ist wiederholungsbedürftig |
| Ist in der Lage, einen Menschen in seiner Selbstpflege gezielt zu beobachten, die Beobachtungen einzuschätzen und mit Unterstützung zu dokumentieren | Muss ich weiter üben | Die Beobachtung und Einschätzung der Selbstpflegeaktivität des Pflegebedürftigen konnte nicht klar mit Pflegeproblemen und -zielen benannt werden. Das situationsgerechte Dokumentieren von Beobachtungen sollte an anderen Beispielen weiter gefestigt werden |

| ☐ **Tab. 5.8** | Blatt 3 Auswertungsprotokoll | |
|---|---|---|
| **Datum:** **Auszubildender:** | | |
| **Erstauswertung (Datum):** **Hinweise und Bemerkungen:** | | |
| Lernziele (☐ Tab. 5.7) | Einschätzung Auszubildender | Einschätzung Anleiter |
| 1. | | |
| 2. | | |
| 3. | | |
| 4. | | |
| 5. | | |
| Weitere Informationen: | | |
| Planung nächster Schritte: | | |
| Unterschriften: | | |
| Auszubildender | Anleiter | |
| Datum: | | |

Bereich erst kürzlich begonnen hat. Aus dem Gespräch mit Sandy und aus deren Praxisordner hat Corinna erfahren, dass Sandy im Pflegeheim Erfahrungen in tagesstrukturierenden Maßnahmen gesammelt hat, die sie anwenden und vertiefen soll. Sie plant deshalb mit Sandy Folgendes: Während der ersten zwei Besuche wird Sandy sich bewusst auf folgende Kriterien konzentrieren:

— Soziale Situation, Symptome und Pflegediagnosen und Pflegebedarfe der drei Kunden kennenlernen und einschätzen sowie die Anleiterin darüber informieren.

Ab dem dritten Tag wird Sandy auf der Basis ihrer Informationen die Kunden zu einer „10-Minuten-Aktivierung" anregen. Diese wird sie mit den Kunden planen und durchführen. Die Aufgabe wird jeweils im Anschluss an den Kundenbesuch mit Corinna reflektiert unter den Gesichtspunkten:

— War die Kommunikation angemessen?
— Gelingt die Aktivierung kundenorientiert und unterstützt sie bei der Selbstaktivierung?

Sandy freut sich über diese Herausforderung und geht mit Eifer an ihre Aufgabe.

Im Rahmen der Auswertung von Anleitungen (▶ Abschn. 5.2.3) wurde bereits darauf hingewiesen, dass unmittelbar **nach** einer Anleitung schon die Planung nächster Schritte erfolgt, damit Auszubildende sich weiterhin bewusst mit dem Gelernten bzw. einer Pflegesituation auseinander setzen. Auszubildende brauchen Aufforderungen und Anregungen, damit sie gezielt wiederholen und trainieren, um schließlich Handlungskompetenz für komplexe Pflegesituationen zu erwerben. Handlungen müssen unter wechselnden Bedingungen erfolgen und wiederholt werden, damit Pflege situationsgerecht und patientenorientiert gelingen kann [6].

**◘ Tab. 5.9** Checkliste Anleitungsplanung

**Anleitung durch:**

**Thema/Lernsituation:**
**Auszubildende:**
**Station/Arbeitsbereich:**
**Datum/Zeitplan für die Anleitung:**

| Vorbereitung erfolgt zu (bitte ankreuzen) | Kontaktgespräch mit Pflegeteam (Name) | Kontaktgespräch mit Auszubildendem | Kontaktgespräch mit Pflegebedürftigen |
|---|---|---|---|
| – Termin besprochen | ☐ | ☐ | ☐ |
| – Lernangebote eingeholt | ☐ | | |
| – Pflegesituation festgelegt | ☐ | ☐ | |
| – Grobziele/-bedarfe besprochen | | ☐ | |
| – Kenntnisstand/Voraussetzungen des Azubi erfasst | | ☐ | |
| – Rahmenbedingungen/ Sozialform festgelegt | ☐ | ☐ | |
| – Informationen zum Pflegebedürftigen eingeholt | ☐ | ☐ | ☐ |
| Entwurf Anleitungsplanung | | | |
| Lernsituation festgelegt | ☐ | ☐ | ☐ |
| Lernbedarfe geklärt | | ☐ | |
| Lernziele festgelegt | | ☐ | |
| Lernaufgaben festgelegt | ☐ | ☐ | |
| Handlungsschritte geplant | | ☐ | |
| Aufgabenverteilung festgelegt | | ☐ | |
| Zeitplan festgelegt | ☐ | ☐ | ☐ |
| Vorbereitende Aufträge und Maßnahmen besprochen | | ☐ | |
| Planung des Azubi geprüft und abgestimmt | | ☐ | ☐ |
| Auswertung geplant | | | |
| Ort u. Termin festgelegt | | ☐ | |
| Auswertungsprotokoll vorbereitet und Azubi übergeben | | ☐ | |
| Arbeitsbereich informiert | ☐ | | |

(Fortsetzung)

| ❏ **Tab. 5.9**    (Fortsetzung) | | | |
|---|---|---|---|
| **Anleitung durch:** | | | |
| **Thema/Lernsituation:**<br>**Auszubildende:**<br>**Station/Arbeitsbereich:**<br>**Datum/Zeitplan für die Anleitung:** | | | |
| **Vorbereitung erfolgt zu<br>(bitte ankreuzen)** | **Kontaktgespräch mit<br>Pflegeteam (Name)** | **Kontaktgespräch<br>mit Auszubildendem** | **Kontaktgespräch mit<br>Pflegebedürftigen** |
| Schule informiert | ☐ | | |
| Weitere Planung | | ☐ | |
| PA Dokumentation abgeschlossen: ☐ | | | |

---

> **Praxistipp**
>
> Das Training von Teilhandlungen ist in
> der Praxis gezielt, kurz und intensiv mit
> regelmäßiger Möglichkeit zur Reflexion
> möglich. Es bedarf nicht mehr Zeit,
> sondern vielmehr klarer Vorgaben, damit
> Gelerntes bewusst umgesetzt, trainiert
> und reflektiert werden kann.

Geben Sie deshalb im Nachgespräch nach Anleitungssituationen Lernenden auch regelmäßig Anregungen zu Themen, an denen diese ganz individuell weiterarbeiten können. Solche Anregungen können in der Auswertung einer Anleitung ihren festen Platz finden. Beispielsweise lassen sich

— Themen vertiefen durch Praxisaufträge/Lernaufträge (Fallbeispiel im ▶ Abschn. 5.5, ❏ Abb. 5.3, Aufträge im Rahmen weiterer Planung: „Übersicht zu behindertengerechter Kleidung zur Information für Herrn N. und seine Frau zusammenstellen und beiden erklären"),

— Verhaltensweisen und Aufgaben anregen, die bewusst trainiert werden sollen, z. B. Kommunikation mit sprachbehinderten Menschen (▶ Abschn. 5.5), Empathie im Umgang mit Demenzkranken,

— Wahrnehmungen benennen und dokumentieren (z. B. die verbalen und nonverbalen Äußerungen eines Kranken beobachten und beurteilen),

— Gefühle reflektieren im Gespräch mit einem Mentor bzw. einem kompetenten Pflegenden (z. B. Scham, Ekel in Pflegesituationen),

— Teilaufgaben unter Anleitung trainieren (z. B. Seitenlagerung eines Apoplexkranken),

— Lerninhalte in komplexen Zusammenhängen trainieren (z. B. einen apoplexkranken Menschen zu Eigenaktivitäten im Rahmen von Pflegesituationen anleiten) und

— Gelerntes mit neuen Herausforderungen verbinden (z. B. Angehörige beraten und anleiten, einen Kurzvortrag für Mitarbeiter des Arbeitsbereichs halten).

❯ **Wiederholen Sie Lerninhalte mit Auszubildenden nicht monoton in gleichen Schrittfolgen, sondern lassen Sie Auszubildende Gelerntes und Erfahrenes in neuer Form anwenden. Hierzu bieten sich in der Praxis viele Möglichkeiten mit steigenden Herausforderungen.**

Auch die Wiederholung einer immer gleichen Pflegesituation lässt sich mit

**5**

unterschiedlichsten Anforderungen an Auszubildende formulieren. Beispielsweise können Sie die regelmäßige Mobilisation eines Menschen eine ganze Woche lang mit differenzierten Lernaufgaben unter verschiedenen Blickwinkeln gestalten wie:

- Sicherheit gewährleisten
- Selbstpflegeaktivität anregen
- Hilfsmittelbedarf klären und im Umgang damit anleiten
- Übungen zur Rehabilitation kennen lernen
- Transfer in den Rollstuhl üben
- Soziale Kontakte fördern

---

**Praxistipp**

Erst wenn Auszubildende Gelerntes situationsorientiert anwenden können, wird Handlungsfähigkeit in der Pflege deutlich.

---

## 5.3  Wie kann ich Anleitungssituationen prozessorientiert gestalten?

Sie haben Glück, denn spätestens an dieser Stelle sollte Ihnen deutlich werden, dass dem **Pflegeprozess** und dem **Anleitungsprozess** ähnlichen Strukturen unterliegen. Sie können also mit diesem Kapitel an Ihre Erfahrungen aus der Pflegetätigkeit anknüpfen. Schließlich werden Abfolgen des Regelkreismodells vom Pflegeprozess, die ja prozesshaft gestaltete Pflege ausmachen, nicht nur in der Pflege schrittweise realisiert, sondern es handelt sich um ein **allgemein gültiges Handlungskonzept**. Dieses ist auf geplante Handlungen in vielen Arbeitsbereichen übertragbar. Natürlich sollte es auch auf den Anleitungsprozess übertragbar sein. Deshalb wird allgemein von **prozessorientierten Anleitungen** gesprochen. Wir werden die Übertragungsmöglichkeiten von Handlungsschritten des Pflegeprozesses

auf Anleitungssituationen in den folgenden Abschnitten überprüfen.

Doch zuvor Hand auf Herz, wer war nicht schon einmal enttäuscht, wenn es um die Anwendung des Pflegeprozesses in der Praxis ging? Nicht selten ist ein Teufelskreis negativer Erfahrungen entstanden, weil die Umsetzung des Modells vom Pflegeprozess in die Praxis durch viele bürokratische Hürden mit hohem Dokumentationsaufwand behindert wurde. Die Folge war, dass viele Mitarbeiter in der Anwendung des Pflegeprozesses nur eine Belastung sahen.

Ähnlich ist die Situation bei der Einbindung von Anleitungsprozessen in die Praxis. Hartnäckige Vorurteile entwickelten sich nicht selten durch Erfahrungen mit der eigenen Ausbildung. Häufig „funktionierten" dort Anleitungen leider oft planlos und zufällig nebenher, und geplante Anleitungen machten einen hohen Dokumentationsaufwand erforderlich.

Doch Praxisanleitungen müssen weder bürokratisch, dokumentationsaufwändig noch störend für den Pflegeablauf sein. Sie lassen sich sinnvoll integrieren, wenn eine Struktur der Handlungsschritte existiert, wie sie auch für den Pflegeprozess entwickelt wurde. Auf der Basis dieses Regelkreises lassen sich Anleitungen ebenso wie die Betreuung pflegebedürftiger Menschen planen und dokumentieren. Mit dieser vorgegebenen Struktur werden auch Protokolle und Checklisten mit weniger Dokumentationsaufwand möglich.

Die **Schrittfolgen** der Praxisanleitung, wie sie im vorhergehenden Kapitel (▶ Abschn. 5.2) dargestellt wurden, werden in einer Tabelle (◘ Tab. 5.10) nochmals zusammengefasst, um deutlich zu machen, dass es möglich und zweckmäßig ist, Anleitungen prozesshaft nach immer gleichem Muster zu gestalten.

Die Schrittfolgen prozesshafter Anleitung [4] lassen sich problemlos mit den bisher erläuterten Handlungsschritten (◘ Tab. 5.10) auf das Regelkreismodell des Pflegeprozesses übertragen (◘ Abb. 5.1).

| **◻ Tab. 5.10** Handlungsschritte prozesshafter Anleitung | | |
|---|---|---|
| 1 Vorbereitung (mit den Schritten) | 2 Durchführung (mit den Schritten) | 3 Auswertung (mit den Schritten) |
| Information | Einführung | Nachgespräch |
| Schaffen günstiger Lernbedingungen | Realisierung | Planung weiterer Maßnahmen |
| Entscheiden | Abschluss | – |
| Planen | – | – |

## 5.4 Wie arbeite ich mit einem Anleitungsstandard?

**Praxisbeispiel**

Astrid ist Krankenschwester und seit einigen Jahren auf ihrer Station hochmotiviert als Mentorin zusätzlich für Lernende tätig. Eine Mentorenfortbildung hat sie vor drei Jahren erfolgreich abgeschlossen. Dass Schüleranleitungen auf ihrer Station so gut eingebunden sind, liegt vorwiegend an ihrem persönlichen Engagement, denn für die Planung ihrer Arbeit mit Auszubildenden bleibt ihr im Stationsablauf selten Zeit. Von einer Kollegin wird sie gefragt, warum sie sich immer wieder neu auf Anleitungssituationen vorbereiten müsse. Sie könne doch viel Zeit sparen, wenn sie mit Standardunterlagen arbeiten würde. Schließlich sei auf dieser Station immer zu den gleichen Pflegesituationen anzuleiten.

❓ Wie denken Sie darüber? Hat die Kollegin Recht? Sollte die Mentorin besser mit einem Anleitungsstandard arbeiten, um sich viel Aufwand zu ersparen?

### 5.4.1 Merkmale und Handlungshinweise

Sie haben die Planung von Anleitungssituationen nach der Struktur des Pflegeprozesses in ▶ Abschn. 5.3 mit folgenden **Handlungsschritten** kennen gelernt ([10], S. 7):

— Informieren
— Schaffen günstiger Lernbedingungen
— Entscheiden
— Planen
— Ausführen
— Einschätzen
— Auswerten

Diese Schrittfolgen sind im Rahmen der Anleitungsgestaltung immer gleich, lediglich die Bedingungen und Themen für Anleitungs- und Lernsituationen ändern sich. Längst nutzen Praxisanleiter deshalb einrichtungsinterne Anleitungsstandards, die grundsätzliche Handlungsschritte für Anleitungen verbindlich festlegen, sodass alle Anleiter einer Einrichtung nach einheitlichen Kriterien arbeiten können. Die Dokumentation von Anleitungen als prozesshafte Handlungskette innerhalb eines Standards kann die Aufgaben von Praxisanleitern im Kontext von Anleitungssituationen außerdem nachvollziehbar darstellen und das Anliegen unterstützen, Ausbildungsleistungen nicht nur anzuerkennen, sondern als umfassende Leistung einzuplanen und aufzuwerten.

▶ Der Anleitungsstandard ist ebenso wie ein Pflegestandard eine verbindlich einzuhaltende berufliche Norm, mit der sich anleitende Arbeit in Handlungsschritten strukturieren lässt. Ein Standard basiert auf allgemein gültigen Kriterien, die die Qualität von Anleitungen transparent und überprüfbar machen.

Ein Anleitungsstandard ist mit Sicherheit ein qualitätssicherndes, entlastendes und hilfreiches Gerüst für Ihre Arbeit, auf das Sie nicht

**5**

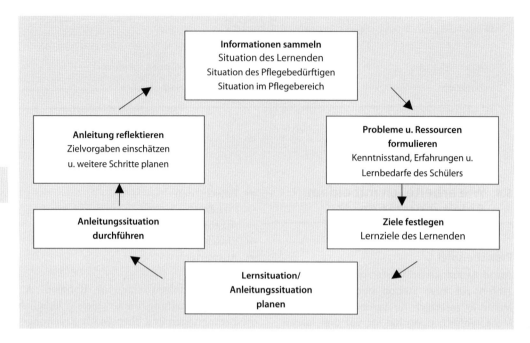

○ **Abb. 5.1**    Regelkreis prozesshafter Anleitungen

verzichten sollten. Weil jedoch keine Situation der anderen gleicht und Lernende sowie pflegebedürftige Menschen nicht auswechselbar sind, müssen Anleitungssituationen im Rahmen eines Standards immer auch situationsbezogen geplant werden.

Der Standard entbindet Sie nicht von der ganz individuellen Planung. Sie benötigen ebenso wie in Pflegesituationen regelmäßig neue Informationen, müssen individuell entscheiden, planen und situationsgerecht, d. h. orientiert an den Bedingungen und Bedürfnissen von Pflegebedürftigen und Lernenden, handeln [8]. Ein Standard kann dafür das Instrument sein, das Ihnen die Struktur vorgibt. Wie dieser Standard allgemein gültig aufgebaut sein kann, fasst eine Tabelle (○ Abb. 5.2) zusammen. Die Tabelle als Entwurf eines Anleitungsstandards macht den **Anspruch** an praktische Anleitungen und deren **Umfang** deutlich, wie dies in ▶ Abschn. 5.1.3 bis ▶ Abschn. 5.2.3 bereits dargestellt wurde. Sie erkennen in dem Entwurf die überschaubaren **prozessorientierten Handlungsschritte** wieder,

zu denen Sie sich bereits einzeln in den vorhergehenden Kapiteln informieren konnten.

> **Die prozesshafte Sichtweise und Darstellung von Praxisanleitungen kann die anleitende Arbeit als anspruchsvolle Arbeitsleistung mit stets wechselnden Bedingungen untermauern. Anleitungen prozesshaft zu gestalten bedeutet, Lernsituationen in der Praxis als planbare Handlungskette zu realisieren. Das Instrument hierfür ist der Anleitungsstandard.**

Der Anleitungsstandard (○ Abb. 5.2) entspricht zusammenfassend den Protokollen (Blatt 1–3) der ▶ Abschn. 5.1 und ▶ Abschn. 5.2, die Sie ebenso für Ihren Bedarf zur Strukturierung von Praxisanleitungen nutzen und ergänzen können. Wichtig ist lediglich, Handlungsschritte standardgerecht, d. h. verbindlich und nachvollziehbar, zu planen, zu realisieren und zusammenfassend zu dokumentieren.

5.4 · Wie arbeite ich mit einem Anleitungsstandard?

| Entwurf: Anleitungsstandard in drei Protokollen | |
|---|---|
| **Handlungsschritte der praktischen Anleitung** | |
| **Blatt 1 Vorbereitungsprotokoll**<br>Auszubildender:<br>Ausbildungsjahr: | |
| **Handlungsschr itte** | **Maßnahmen** |
| Informieren | Situationsanalyse aktueller Rahmenbedingungen (einschl. Lernangebote): |
| Schaffen günstiger Lernbedingun gen | **Kontaktgespräch mit Team**  **Kontaktgespräch mit Auszubildendem**<br><br>Datum:  Datum:<br><br>Station/Bereich:  Informationen, spezielle Hinweise:<br><br>Kontaktperson:<br><br>Informationen, spezielle Hinweise (Lernbedingungen schaffen, Zeitplan festlegen): |
| Entscheiden | Lernangebot:<br>Lernfeld:<br>Lernsituation:<br>Lernbedarfe:<br>Lernziele: |
|  | Lernaufgaben: |
|  | Zeitplan: |
|  | Sozialform: |
|  | Pflegebedürftige: |
| Informieren | **Informationen zum Pflegebedürftigen** |

| | Kontaktgespräch<br>Datum: | Name: | Alter: | Bemerkungen: |
|---|---|---|---|---|
| | Krankheitsbild/Pflegediagnosen | | | |
| | Soziale Situation | | | |

◘ **Abb. 5.2**   Anleitungsstandard in drei Protokollen

**5**

| | Weitere anleitungsrelevante Informationen | | | |
|---|---|---|---|---|
| | Anleitungsrelevanter Pflege- und Betreuungsbedarf | Probleme | Ressourcen, Ziele, Wünsche | |
| | Bemerkungen: | | | |
| Planen | Handlungsschritte nach Lernaufgaben (PA und **Auszubildender**): | | | |
| | Gemeinsame Abstimmung der Handlungskette bezogen auf Aufgabenverteilung und Zeitplan (s. Blatt 2) sowie vorbereitende Aufgaben | | | |

**Blatt 2 Durchführungsprotokoll (Planung und Realisierung)**

**Auszubildender:**

**Ausbildungsjahr:**

**Datum:**

**2.1 Einführung**

| | **Aktuelle Hinweise/Informationen** |
|---|---|
| Kontaktgespräch/Informationsaustausch im Team Informationen zum Pflegebedürftigen | |

| Inhalte unmittelbares Vorgespräch mit **Auszubildendem** | Besprochen/gemeinsam abgestimmt (bitte ankreuzen) | |
|---|---|---|
| | Aktuelle Situation des Pflegebedürftigen | |
| | Lernziele/Lernaufgaben | |
| | Planung der Handlungsschritte | |
| | Zeitplan | |
| | Weitere Themen: | |
| | Zusätzliche Hinweise/Ergänzungen: | |

**2.2 Realisierung** (Planung durch **Auszubildenden** bzw. Anleiter)

| Handlungsschritte Aufgabenverteilung (Wer macht was?) | Zuständigkeiten/Aktivitäten: Anleiter (PA), Auszubildender (A) **(Wer macht was?)** | | | | |
|---|---|---|---|---|---|
| | Handeln | Kommunizieren | Beobachten | Dokumen | Bemerkungen |

◼ Abb. 5.2    (Fortsetzung)

| | | | | tieren | |
|---|---|---|---|---|---|
| | | | | | |

**2.3 Abschluss**

| Handlungsschritte<br><br>Aufgabenverteilung (Wer macht was?) | Handeln | Kommunizieren | Beobachten | Dokumentieren | Bemerkungen |
|---|---|---|---|---|---|
| Verabschiedung | | | | | |
| Nachsorge | | | | | |
| Übergabe | | | | | |
| Dokumentation | | | | | |
| Weiteres | | | | | |

**Blatt 3 Auswertungsprotokoll**

**Auszubildender:**

Erstauswertung; Hinweise, Bemerkungen am Anleitungstag:

**Nachgespräch/Reflexion** am (Datum):

| **Lernziele** (s. Vorbereitungsprotokoll, Blatt 1) | **Einschätzung durch Auszubildenden** | **Einschätzung durch Anleiter** |
|---|---|---|
| | | |
| | | |

**Bemerkungen:**

**Planung nächster Schritte:**

**Unterschriften:**

**Auszubildender**                                   **Anleiter**

**Datum:**

◘ Abb. 5.2    (Fortsetzung)

## 5.4.2 Zusatzinformationen zum Thema

In der Ausbildungspraxis werden häufig noch so genannte Ausbildungsnachweise bzw. Lernzielkataloge von Schulen für die Information und Strukturierung der Praxisausbildung genutzt [12]. Diese Nachweise listen fachbezogene Tätigkeiten und zu erwerbende Kompetenzen für ausgewählte Zeitabschnitte auf und reduzieren Praxisanleitungen dabei ungewollt auf die Schrittfolgen:

- Vormachen
- Nachmachen
- Üben unter Anleitung
- Selbstständiges Üben

Häufig wurde Ausbildung in der Praxis lediglich nach der Struktur solcher Nachweise in vier Schritten dokumentiert (◘ Tab. 5.11). Diese Form der Dokumentation kann jedoch keine Anleitungsplanung und -dokumentation ersetzen.

An dem tabellarischen Beispiel (◘ Tab. 5.11) wird deutlich, dass lediglich Themen dokumentiert bzw. Tätigkeiten aufgelistet werden, die demonstriert oder unter Aufsicht bzw. Anleitung erledigt wurden. Auffällig ist an dieser Dokumentation die Beschränkung auf **Tätigkeiten**, d. h., es wird nur das **Handling** zu vorgegebenen Themen dokumentiert. Diese Sichtweise von Anleitungen schränkt Pflege auf Tätigkeiten und Teilhandlungen ein. Die Anregung, komplexe Pflegesituationen zu gestalten oder soziale Kompetenzen durch Bezugspflege zu erwerben, findet wenig oder keine Berücksichtigung [9]. Außerdem macht ein Nachweis durchgeführter Tätigkeiten keine Aussagen dazu, wie die Tätigkeiten erledigt wurden, denn Einschätzungen werden nicht dokumentiert. Eine Anleitungsdokumentation nach dem Beispiel (◘ Tab. 5.11) entspricht deshalb weder den Anforderungen an prozesshafte Pflege noch an prozesshafte Ausbildung. Ausbildungsnachweise in Form tabellarischer Listen können als **Übersicht** aktuell vermittelter Ausbildungsinhalte für die Praxis nützlich sein. Die Übersichten können jedoch keinesfalls die Planung und den Nachweis von Anleitungen ersetzen.

◘ **Tab. 5.11** Bisher häufig verwendete Ausbildungsnachweise in der Praxis

| Name des Auszubildenden: Ausbildungsjahr: Praxisbereich: Ausbildungsabschnitt von ............. bis ............. | | | | |
|---|---|---|---|---|
| Geplante Ausbildungsinhalte in der Praxis | | | | |
| Tätigkeiten (Beispiele) | Handzeichen zum Nachweis | | | |
| | Unterrichtet | Gesehen | Unter Anleitung durchgeführt | Selbstständig durchgeführt |
| Hilfeleistung bei der Einnahme von Nahrung | | | | |
| Anwendung von Lagerungshilfsmitteln | | | | |
| Umgang mit Ausscheidungen | | | | |
| Umgang mit der Pflegedokumentation | | | | |

> Praxisanleitung in der Pflege kann nie ausschließlich die Vermittlung von Wissen und Techniken zum Ziel haben. In erster Linie sollte es deshalb darum gehen, Einstellungen, Haltungen und Verhaltensweisen im Sinne eines allgemein gültigen Pflegeverständnisses zu fördern.

Dies lässt ein Ausbildungsnachweis nach dem gezeigten Muster (◘ Tab. 5.11) nicht erkennen.

Sie sollten keine Aufgaben planen, bei denen nur etwas trainiert wird. Handlungsorientierung (▶ Abschn. 4.2.3) bedeutet immer auch wahrzunehmen, dass bei Arbeitssituationen in der Pflege stets mehrere Aspekte zu beachten sind. Es gibt innerhalb jeder pflegerischen Aufgabe

— die fachspezifische Seite (z. B. Verlauf einer Pflegesituation),
— die technische Seite (z. B. Handgriffe oder Bedienungsanleitungen von Geräten),
— die soziale und emotionale Seite (z. B. Situation eines Pflegebedürftigen),
— die kommunikative Seite (z. B. Kontakt zu anderen Pflegenden) und
— die ökonomische und ökologische Seite (z. B. Umgang mit Materialien)

zu berücksichtigen. Die Einschätzung von Aufgaben nach solchen unterschiedlichen Gesichtspunkten können Sie innerhalb Ihrer Planung mit einem Anleitungsstandard deutlich machen.

**Praxisbeispiel**

Kevin hat mit seiner Anleiterin vereinbart, mit ihrer Unterstützung selbstständig das Frühstück für die Patienten seiner Station zu verteilen. Er sieht seine Aufgabe zunächst lediglich darin, die Verteilung der Mahlzeit korrekt nach den Vorgaben des Essenplans zügig und hygienisch durchzuführen. Die Praxisanleiterin macht ihn jedoch darauf aufmerksam, dass es ihr wichtiger ist einzuschätzen, wie er einzelnen Patienten das Frühstück reicht, ob er sie „abfüttert", um rasch fertig zu werden, ob er sich bemüht, individuelle

Wünsche wahrzunehmen und Geduld zeigen kann, ob es ihm gelingt, Pflegebedürftige zur Einnahme der Mahlzeit anzuregen und wie er mit den Patienten spricht. Kevin versteht in dem Gespräch mit ihr, dass sein Verantwortungsbereich beim Austeilen der Mahlzeit sehr viel umfangreicher ist, als er ursprünglich wahrgenommen hatte [9].

Grundsätzlich sollten Praxisanleiter für jede Anleitungssituation bedenken, dass Auszubildende nicht ausschließlich für **Tätigkeiten** ausgebildet werden, sondern **Verhaltensweisen** im Umgang mit pflegebedürftigen Menschen erlernen sollen. In der Ausbildung stehen deshalb **affektive Lernziele** im Vordergrund. Das bedeutet, in der Arbeit mit pflegebedürftigen Menschen Persönlichkeitsmerkmale zu fördern, z. B. Einfühlungsvermögen (Empathie), Interesse und Motivation (▶ Kap. 4 und ▶ Kap. 8).

> Praxisanleiter können die patientenorientierte Handlungsfähigkeit der Lernenden durch Lernsituationen fördern, in denen soziale Kompetenz erworben werden kann. Ein Instrument für Praxisausbildung in diesem Sinne ist der prozessorientierte Anleitungsstandard (◘ Abb. 5.2 und ◘ Abb. 5.3).

## 5.5 Beispiel eines standardgerechten Anleitungsentwurfs

Wie eine Anleitungssituation vollständig und prozessorientiert in immer gleichen Schrittfolgen geplant und dokumentiert werden kann, wird Ihnen am Beispiel von drei standardgerechten Anleitungsprotokollen (◘ Abb. 5.3) nochmals gezeigt.

Das Beispiel der vollständigen Anleitung in Handlungsschritten und deren Dokumentation nach einer standardisierten Struktur (◘ Abb. 5.3) demonstriert, dass

**5**

---

**Planung einer Praxisanleitung**

---

**Ablaufplanung einer Anleitung**

---

**Blatt 1 Vorbereitungsprotokoll**

**Auszubildender:** Sabine S.

**Ausbildungsjahr:** II. (generalisierte Ausbildung)

**Praxisanleiter:** Frank K.

---

| Kontaktgespräch mit Team | Kontaktgespräch Auszubildender |
|---|---|
| Datum: 12.12. | Datum: 12.12. |
| **Station/Bereich:** Station B, neurolog. Abteilung | **Informationen, spezielle Hinweise:** |
| **Kontaktperson:** Katja K. (Mentorin) | S. ist längere Zeit krank gewesen, hat Nachholbedarf, arbeitet in dem Bereich erst seit 1 Wo. |
| **Informationen, spezielle Hinweise** Stat. ist in der kommendenWo. mit 4 Schü. im Frühdienst besetzt, Anleitung gut möglich am Do. | |

---

**Lernangebot:** Pflege und Betreuung von Menschen mit neurolog. Erkrankungen einschl. Standard Sturzprophylaxe

**Lernfeld:** Beraten und Betreuen von Menschen im Zustand des Chronisch-Krankseins

**Lernsituation:** Unterstützung eines Parkinsonkranken bei der Selbstpflege durch Hilfe und Anleitung beim Ankleiden und bei der Zubereitung/Einnahme des Frühstücks

---

**Lernbedarfe:**

**Möchte**

- – **wissen:** Standard Stutzprophylaxe, Standard Pflege bei M. Parkinson
- – **können:** Anleitung und Beratung bei M. Parkinson
- – **reflektieren:** Kommunikation/eigene Emotionen

---

**Lernziele:**

- – Individuelle Probleme und Ressourcen eines Patienten mit Krankheitsbild M. Parkinson kennen und wahrnehmen
- – Symptome des Krankheitsbildes M. Parkinson kennen
- – Einen parkinsonkranken Menschen bei der Selbstpflege anleiten und unterstützen
- – Standard Sturzprophylaxe kennen und Sturzgefahren einschätzen
- – Persönliche Emotionen (z. B. Scham, Ekel, Angst) wahrnehmen und gemeinsam mit dem Anleiter darüber sprechen
- – Unterstützung beim Ankleiden und Zubereiten des Frühstücks eines parkinsonkranken Menschen planen, durchführen und evaluieren
- – Geeignete Hilfsmittel kennen, einsetzen und zu ihrer Anwendung anleiten
- – Wertschätzend und patientengerecht kommunizieren

---

**Lernaufgaben:**

- – **Sich informieren über:** Standard Sturzprophylaxe und Sturzgefahr einschätzen, Krankheitsbild und Pflege bei M. Parkinson, Pflegeplanung Herr N.
- – **Vorbereiten:** Handlungskette Ankleiden und Unterstützen beim Frühstück
- – **Durchführen:**
  - – Herrn N. beim Ankleiden und bei der Zubereitung des Frühstücks helfen und anleiten
  - – Symptome beobachten und dokumentieren
  - – Entsprechend der Sprachstörung angemessen kommunizieren
- – **Beraten:** Die Anwendung von geeigneten Hilfsmitteln erklären und demonstrieren
- – **Auswerten:** s. Lernziele

---

�’ **Abb. 5.3** Planung einer Praxisanleitung

**Zeitplan:**

30 Min. Einführung, 60 Min. Realisierung, 30 Min. Abschluss

**Sozialform** der Anleitung (bei mehreren Lernenden):

Einzelanleitung

**Informationen zum Pflegebedürftigen**

| Kontaktgespräch | Name | Alter | Bemerkungen |
|---|---|---|---|
| Datum: 13.12. | Herr N. | 76 Jahre | Im Zweibettzimmer zu betreuen, seine Frau hat ihm bisher viel geholfen |

| Krankheitsbild/ Pflegediagnosen | Morbus Parkinson mit den Pflegediagnosen: Eingeschränkte Beweglichkeit, Selbstversorgungsdefizit beim An- und Auskleiden, Sprachstörung, Sturzgefahr |
|---|---|
| Soziale Situation | Wird von der Ehefrau täglich besucht und unterstützt |
| Weitere anleitungsrelevante Informationen | Ist vor ca. drei Jahren erkrankt, war sehr hilfebedürftig |

| Anleitungsrelevanter Pflege- und Betreuungsbedarf (nach ATL) | Probleme | Ressourcen, Ziele, Wünsche |
|---|---|---|
| | Akinese, Tremor, Rigor, Gleichgewichtsstörungen, verlangsamtes Schlucken, leises und monotones Sprechen | Klare Bewusstseinslage<br><br>Möchte selbstständiger werden, geeignete Hilfsmittel kennen lernen und diese selbstständig nutzen können |

Bemerkungen: Zimmernachbarn möglichst in Kommunikation einbeziehen!

**Ablaufplanung einer Anleitung**

**Blatt 2 Durchführungsprotokoll**

**Datum**: 17.12.

**Auszubildender**: Sabine S.

**2.1 Einführung (30 Min.)**

| | Aktuelle Hinweise/Informationen | |
|---|---|---|
| Kontaktgespräch im Team und mit dem Pflegebedürftigen | Keine Veränderungen, Frau kommt nachmittags, Herr N. ist auf die Anleitungssituation vorbereitet | |
| Unmittelbares Vorgespräch mit dem Auszubildenden | Besprochen/gemeinsam abgestimmt (bitte ankreuzen): | |
| | Aktuelle Sit. des Pat.: | |
| | Lernziele/Lernaufgaben: | |

◻ Abb. 5.3    (Fortsetzung)

**5**

| | Planung der Handlungsschritte: | |
|---|---|---|
| | Zeitplan: | |
| | **Weitere Themen:**<br><br>S. gibt Informationen zu:<br><br>- – Pflegeplanung Pat. N.<br>- – Symptome bei M. Parkinson<br>- – Standard Sturzprophylaxe<br><br>S. erklärt Hilfsmittel, die sie einsetzen will | |
| | **Zusätzliche Hinweise/Ergänzungen:**<br><br>Kommunikation mit Zimmernachbar übernimmt PA | |

**2.2 Realisierung** (vorgeplant durch Auszubildenden/Anleiter) **(60 Min.)**

| Handlungsschritte | Zuständigkeiten/Aktivitäten: PA/S (Wer macht was?) | | | | Bemerkungen |
|---|---|---|---|---|---|
| | Handeln | Demonstrieren | Beobachten | Dokumentieren | |
| Begrüßung und Information | S | | PA | PA | |
| Beratung bei der Kleidungauswahl, Kleidung und Ankleidehilfen bereitlegen | S | | PA | PA | |
| Helfen und Anleiten beim Ankleiden | S | | PA | PA | |
| Anleiten im Gebrauch von Hilfsmitteln´ zum Ankleiden (Anziehhilfe f. Socken, Schuhlöffel, Knöpfhilfe, Greifzange) | | PA | S | S | |
| Symptome und Selbstpflegedefizite beobachten | S | | S/PA | S | |
| Beobachten, anleiten/unterstützen beim Gehen zum Tisch, Sturzgefahr einschätzen | S | | S/PA | PA | |
| Hinweise zur Sturzprophylaxe geben | S | | PA | PA | |
| Anleiten im Gebrauch von Hilfsmitteln zum Zubereiten der Nahrung (Spezialbesteck, Spezialgeschirr Kleiderschutz, Antirutschmatte) | S | S | PA | PA | |
| Helfen und Anleiten beim Zubereiten des Frühstücks | S | S | PA | PA | |
| Symptome und Selbstpflegedefizite beobachten und dokumentieren | | | S/PA | S/PA | |

**2.3 Abschlussphase** (vorgeplant durch Auszubildenden/Anleiter) **(30 Min.)**

■ Abb. 5.3  (Fortsetzung)

**5.5 · Beispiel eines standardgerechten Anleitungsentwurfs**

| Handlungsschritte | Zuständigkeiten/Aktivitäten: PA/S (Wer macht was?) | | | | Bemerkungen |
|---|---|---|---|---|---|
| | Handeln | Demonstrieren | Beobachten | Dokumentieren | |
| Ordnung im Zimmer herstellen | S | | PA | | |
| Abschließendes Gespräch mit Herrn N. | S | | PA | PA | |
| Verabschiedung | S/PA | | PA | | |
| Entsorgen/Aufräumen | S | | PA | | |
| Übergabe an Koll. Dokumentation | S/PA | | | S/PA | |

**Blatt 3 Auswertungsprotokoll**

Datum: 18.12.

Auszubildender: S.

Erstauswertung; Hinweise, Bemerkungen am Anleitungstag:

Zeitplanung eingehalten, Handlungsschritte patientenorientiert geplant und realisiert, vorbereitende Aufgaben korrekt erledigt, Unsicherheiten in der Kommunikation und Beratung

Nachgespräch/Reflexion am (Datum):

| Lernziele (s. Blatt 1 Vorbereitungsprotokoll) | Einschätzung Auszubildender | Einschätzung Anleiter |
|---|---|---|
| Individuelle Probleme und Ressourcen eines Pat. mit M. Parkinson kennen und wahrnehmen<br><br>Symptome des Krankheitsbildes M. Parkinson kennen | Bei der Formulierung habe ich noch Probleme<br><br><br><br><br>Kenne ich jetzt | War gut vorbereitet, handlungsbezogene Kenntnisse, Formulierungen sind noch nicht kurz und präzise genug |
| Einen parkinsonkranken Menschen bei der Selbstpflege anleiten und unterstützen | Gut gelungen, Pat. war zufrieden | Anleitung und Unterstützung war planvoll und patientenorientiert |
| Standard Sturzprophylaxe kennen und Sturzgefahren einschätzen | Kann ich jetzt anwenden | Gute Kenntnisse, Einschätzung richtig |
| Persönliche Emotionen (z. B. Scham, Ekel, Angst) wahrnehmen und gemeinsam mit der Anleiterin darüber sprechen | Fiel mir noch schwer | Gespräch dazu war möglich, Wahrnehmungen und Reflexion der Sit. werden noch sehr unsicher formuliert |
| Unterstützung beim Ankleiden und Zubereiten des Frühstücks eines zu pflegenden Menschen planen, durchführen und evaluieren | Hat geklappt | Anleitung und Unterstützung war patientengerecht und planvoll<br>Anleitung erfolgte z. T. nur verbal, zu |

□ Abb. 5.3 (Fortsetzung)

5

| | | |
|---|---|---|
| | | viele Erklärungen, besser mehr zeigen |
| Geeignete Hilfsmittel kennen, einsetzen und zu ihrer Anwendung anleiten | Kenne ich jetzt und kann sie anwenden | Sinnvoller Einsatz, Erklärungen und Anleitung zum Gebrauch haben den Pat. z. T. überfordert<br>Weniger erklären, mehr zeigen! |
| Wertschätzend und patientengerecht kommunizieren | Bin noch unsicher, Herr N. war manchmal schwer zu verstehen, dann habe ich zu laut geantwortet | Grundsätzlich angemessen, jedoch wurden viele nonverbalen Hinweise des Pat. noch übersehen<br>Weniger reden, langsamer reden! Nicht lauter werden, immer gleiche Aufforderungen (»Kommandos«) verwenden! |
| **Bemerkungen:**<br>Lernziele wurden erreicht, Lernaufgaben wurden vollständig erledigt, Zeitplan eingehalten<br>Herr N. wurde individuell wahrgenommen, angeleitet und unterstützt und fühlte sich gut betreut | | |
| **Planung nächster Schritte:**<br>Schwerpunkte nä. Anleitungen:<br>Anwendung des Standards Sturzprophylaxe bei der Mobilisation von chron. kranken Menschen der Station. Hilfsmittel zur Bewegung kennen und Patienten bei deren Anwendung anleiten<br>Vertiefen und Wiederholen der Kenntnisse zum Krankheitsbild M. Parkinson<br>Unterschiedliche Sprachstörungen wahrnehmen und in der Lernbegleitmappe dokumentieren<br>Gespräche und Anleitungssituationen mit sprachbehinderten Menschen üben<br>**Praxisauftrag:** Übersicht zu behindertengerechter Kleidung zur Information für Herrn N. und seine Frau zusammenstellen und beiden erklären (Termin: ..........) | | |
| **Unterschriften:**<br>**Auszubildender**      **Anleiter**<br>**Datum:** | | |

■ Abb. 5.3 (Fortsetzung)

Lernende auf diese Weise nicht mit Teilaufgaben vertraut gemacht und funktional angeleitet werden, sondern dass sie zum **Handeln** in Pflegesituationen befähigt werden bzw. **Handlungskompetenz** als Pflegefachkraft erwerben. Diese Kompetenz kann ein Auszubildender nur erwerben, wenn er Bereiche kompetenten Handelns in der Pflege [1] in Anleitungssituationen übernehmen kann. Im Beispiel (■ Abb. 5.3) werden einige dieser Bereiche an den Aufgaben des Auszubildenden deutlich:

- Einschätzen, Planen
- Unterstützen, Helfen
- Anleiten und Beraten
- Organisieren und Zusammenarbeiten

Eine einseitige Ausrichtung der Ausbildung auf funktionale Qualifikationen wird der Komplexität pflegerischer Arbeit nicht mehr gerecht.

> **Praxisanleitung in der Pflege hat nicht vordergründig die Vermittlung von Wissen und Techniken zum Ziel. In erster Linie sollte es Praxisanleitern darum gehen, Einstellungen, Haltungen und Verhaltensweisen im Sinne eines allgemein gültigen Pflegeverständnisses zu fördern.**

Dazu gehört die Förderung von Handlungsfähigkeit der Lernenden durch geplante Lernsituationen, in denen Handlungskompetenz auf der Basis kognitiver, affektiver und psychomotorischer Fähigkeiten und Lernziele entwickelt und entfaltet werden kann (► Abschn. 4.2 und ► Abschn. 2.1.4).

## Literatur

1. Benner P (2000) Stufen zur Pflegekompetenz, 3. Aufl. Huber, Bern
2. BMG, BMFSFJ (Hrsg) (2016) Eckpunkte zur Ausbildungs- und Prüfungsverordnung zum Pflegeberufsgesetz. ► www.bmg.bund.de/ministerium/meldungen//2016/ausbildungs-und-pruefungsverordnung-zum-pflegeberufsgesetz.html
3. Bundesgesetzblatt (2017) Teil 1 Nr. 49, Bonn 24.07.2017: Gesetz zur Reform der Pflegeberufe (Pflegeberufereformgesetz –PflBRefG)
4. Caritas Gemeinschaft für Pflege- und Sozialberufe, Katholischer Berufsverband für Pflegeberufe, Katholischer Krankenhausverband (Hrsg) (2003) Denkanstöße für die praktische Pflegeausbildung. Caritas Gemeinschaft für Pflege- und Sozialberufe, Katholischer Berufsverband für Pflegeberufe, Katholischer Krankenhausverband, Freiburg
5. Deutscher Berufsverband für Pflegeberufe (DBfK) (Hrsg) (2004) Gesetze über die Berufe in der Altenpflege und Krankenpflege. DBfK, Bad Soden
6. Quernheim G (2004) Spielend anleiten und beraten, 2. Aufl. Urban & Fischer bei Elsevier, München
7. Ruschel A (1999) Arbeits- und Berufspädagogik für Ausbilder in Handlungsfeldern. Kiehl, Ludwigshafen
8. Sander K (1997) Fachpraktischer Unterricht. Unterr Pflege 2:4–15
9. Schewior-Popp S (1998) Handlungsorientiertes Lehren und Lernen. Thieme, Stuttgart
10. Sieger M (2001) Pflegepädagogik Handbuch zur pflegeberuflichen Bildung. Huber, Bern
11. Süß M (2001) Gestaltung der praktischer Ausbildung in den Pflegeberufen, 3. Aufl. Kunz, Hagen
12. Völkel I (2005) Praxisanleitung in der stationären und ambulanten Altenpflege. Urban & Fischer bei Elsevier, München

# Lernangebote und Anleitungssituationen in unterschiedlichen Praxisfeldern verwirklichen

© Springer-Verlag Berlin Heidelberg 2018
R. Mamerow, *Praxisanleitung in der Pflege*,
https://doi.org/10.1007/978-3-662-57285-6_6

**6**

**Lernziele**

Sie wissen nach diesem Kapitel, wie Lernsituationen geplant und mit der Praxisausbildung vernetzt werden. Sie erfahren, wie und zu welchen Themen Sie Lern- und Anleitungssituationen für die Praxis entwickeln können. Sie lernen Beispiele für Lern- und Anleitungssituationen aus unterschiedlichen Bereichen der stationären und ambulanten Pflege kennen, die Sie für Ihre Planung nutzen und in der Praxisausbildung Ihres Pflegebereichs auf der Basis von Ausbildungsplänen der Schule realisieren können.

## 6.1 Wie entwickle ich Lernangebote und schaffe Lernsituationen?

**Praxisbeispiel**

Die Praxisanleiter und Mentoren des Krankenhauses in M. haben von der Krankenpflegeschule eine Einladung zum Arbeitstreffen bekommen. Das Thema des Treffens soll die gemeinsame Entwicklung von Lernsituationen auf der Basis von Lernfeldern sein. Als die Einladung bei der Arbeitsberatung der Praxisanleiter besprochen wird, fragen einige Anleiter, ob so ein Treffen sinnvoll sei. Sie sind der Meinung, die Schule kann Lernsituationen in der Praxis nicht einschätzen und entwickeln. Ein Anleiter meint, in der Praxis würden sich Lernsituationen ganz von selbst ergeben. Anleiter hätten die Aufgabe, die individuellen Bedingungen und Anforderungen der Pflegebereiche als Lernsituationen zu gestalten.

❓ Halten Sie die Argumente der Anleiter für stichhaltig und berechtigt? Auf welcher Basis sollten Anleiter Lernsituationen in der Pflegeausbildung gestalten?

### 6.1.1 Merkmale und Handlungshinweise

Einzelne Ausbildungsabschnitte für Auszubildende werden im Ausbildungsplan nach dem **Lernfeldkonzept** (▶ Abschn. 4.3)

festgelegt. Auf der Basis der im Konzept beschriebenen Lernfelder haben Lehrende und Anleiter gemeinsam die Verantwortung und auch Freiheit, exemplarische Lern- und Anleitungssituationen zu entwickeln, die die fachspezifischen Anforderungen der unterschiedlichen Pflegebereiche berücksichtigen.

Die Lernsituationen werden in der Regel einleitend an der Schule als **exemplarische Pflegesituationen** unterrichtet. Sie verbinden theoretische Lerninhalte mit konkreten praxisrelevanten Situationen, damit Lernende Kompetenzen in Theorie **und** Praxis nicht getrennt voneinander, sondern miteinander vernetzt erwerben [3]. In enger Kooperation mit Lehrern geben Anleiter am Lernort Praxis Auszubildenden deshalb begleitend die Möglichkeit, ihre Kenntnisse und Erfahrungen aus Lernsituationen in konkreten Pflegesituationen anzuwenden, zu vertiefen und zu erweitern.

> ⟩ Lernsituationen in der Schule machen typische Probleme und Konstellationen der Pflege zum Gegenstand des Lernens und schließen das Lernen in der Praxis ein.

Bei der Entwicklung und Planung von Lernsituationen gilt es häufig, Kompromisse zwischen den Erfordernissen und dem Machbaren zu finden. Deshalb sollten Sie selbstverständlich daran beteiligt sein, Lernsituationen zu planen und zu systematisieren. Die Zusammenarbeit mit der Schule ermöglicht Ihnen, Lernsituationen nicht nur zielgerichtet nach praxisrelevanten Kriterien zu ergänzen oder zu vertiefen, sondern direkten Einfluss auf Prioritäten für die Praxis zu nehmen. In Kooperation mit der Schule wird es Ihnen nicht schwer fallen, die Lernangebote der Arbeitsbereiche ganz individuell mit Lernsituationen der schulischen Ausbildung zu vernetzen. Beispielsweise lassen sich im ambulanten Dienst für das in einer Schule unterrichtete Lernfeld „Beraten und Betreuen im Zustand des Chronisch-Krankseins" [3] viele weiterführende Lernsituationen für die Praxis formulieren, zu denen z. B. auch die exemplarische Lernsituation gehören könnte:

„Diabetiker bei der selbstständigen Beobachtung und Pflege der Füße anleiten".

> ❯ Lernsituationen haben exemplarischen Charakter. Üblicherweise entwickeln Praxisanleiter exemplarische Lernsituationen in Kooperation mit Lehrenden am Lernort Schule.

Auf der Basis exemplarischer schulischer Lernsituationen planen Anleiter gemeinsam mit Auszubildenden entsprechende **Praxisanleitungen** (▶ Kap. 5) Dabei betrachten sie die Lernangebote ihrer Arbeitsbereiche: **Lernangebote** (▶ Abschn. 3.4) sind also spezielle Angebote eines Arbeitsbereiches, die benennen, was dort in typischen Pflegesituationen erlernt werden kann.

Die Gestaltung und Formulierung von Lernsituationen wird für Sie einfach, wenn Sie sich dabei von **typischen** Pflegesituationen und -anforderungen leiten lassen und sich folgende Fragen stellen [3]: Welches sind für die Gestaltung schulischer Lernsituationen in meinem Arbeitsbereich

- typische Aufgaben bzw. Anforderungen,
- typische Erlebnisse und Konfliktsituationen,
- typische Situationen, um Kompetenzen zu erwerben?

---

**Praxistipp**

Prüfen Sie die Lernangebote (▶ Abschn. 3.4) Ihres Arbeitsbereichs, um aus typischen Pflegesituationen exemplarische Lernsituationen für Auszubildende zu entwickeln. Fragen Sie sich dabei, welche Lernangebote mit allgemein gültigem Charakter den Zielen handlungsorientierter Ausbildung in besonderer Weise gerecht werden.

---

### 6.1.2 Anwendungsbeispiel Rehabilitationsklinik

In den Ausbildungs- und Prüfungsverordnungen für die Alten- und Krankenpflege wird als Aufgabe von Auszubildenden **„Fachkundige Anleitung in gesundheits- und pflegerelevanten Fragen"** genannt. Wie sich diese Anforderung realisieren lässt, zeigt das folgende Beispiel.

**Praxisbeispiel**

In der Rehabilitationsklinik „Waldfrieden" hat die Station B für den Auszubildenden das Lernangebot „Betreuung von Menschen nach Totaldoprothese des Hüftgelenks" formuliert. In der Schule lernten die Auszubildenden im dritten Ausbildungsjahr im Rahmen von Lernfeld 4 („Bei der Entwicklung und Umsetzung von Rehabilitationskonzepten mitwirken") die Strukturen und Aufgaben innerhalb der Rehabilitation in verschiedenen Lernsituationen kennen und übten sich in der Kommunikation und Beratung. Der Praxisauftrag zur Ergänzung lautet: „Einen chronisch kranken Menschen bei der Entwicklung von Eigenaktivität unterstützen und beraten". Die Anleiterin legt in Abstimmung mit der Schule ergänzend und vertiefend zum Praxisauftrag folgende typische Aufgaben für Anleitungssituationen im Pflegebereich der Rehabilitation fest:

- Pflegebedürftige im Rahmen der Sturzprävention beraten und anleiten
- Expertenstandard Sturzprophylaxe in Zusammenarbeit mit Krankengymnasten in die Pflegeplanung eines Pflegebedürftigen integrieren
- Pflegebedürftige im Umgang mit individuellen Hilfsmitteln zum Bewegen anleiten
- Menschen mit Osteoporose zur gesunden Ernährung beraten

Jeder Anleiter benötigt aktuelle Informationen zu den Themen, die am Lernort Schule vermittelt wurden, damit ein Auszubildender sein aktuelles Wissen aus schulischen Lernsituationen nicht nur sporadisch, sondern gezielt in unterschiedlichsten Pflegebereichen anwenden und vertiefen kann. Darüber hinaus brauchen Anleiter die Möglichkeit zu regelmäßiger Fortbildung und Aktualisierung des eigenen Fachwissens und -könnens, damit

**6**

sie exemplarische Pflegesituationen in Kooperation mit der Schule pflegewissenschaftlich fundiert gestalten und vertiefen können.

> **Praxistipp**
>
> Es ist hilfreich, sich auf der Basis von Lernangeboten eines Pflegebereichs einen Fundus an möglichen Lernsituationen zu erarbeiten, die individuell nach dem Ausbildungsstand der Lernenden und der Situation von Pflegebedürftigen realisiert werden können (▶ Abschn. 3.4.2).

Die Lernangebote eines Pflegebereichs sind zwar für alle Auszubildenden gleich, das bedeutet jedoch nicht, gleiche Lernsituationen für Lernende, die sich in unterschiedlichen Ausbildungsabschnitten befinden, zu entwickeln [7]. Beispielsweise wäre es unangemessen und unpädagogisch, Auszubildende im dritten Ausbildungsjahr mit gleichen Lernsituationen wie im zweiten Ausbildungsjahr zu konfrontieren, nur weil sich das Lernangebot eines Arbeitsbereichs nicht verändert hat. Stattdessen lässt sich eine Steigerung der Anforderungen bei gleichen Lernangeboten allein schon durch die Verteilung von Aufgaben zwischen Lehrern, Anleitern und Auszubildenden erreichen. Während der Anleiter im ersten Ausbildungsjahr häufiger Tätigkeiten übernimmt oder Verhaltensweisen demonstriert und Auszubildende beobachten oder Teilaufgaben übernehmen, lässt sich diese Verteilung mit wachsender Kompetenz der Lernenden in weiteren Lernsituationen wahlweise variieren. Auch der Umfang einer Aufgabe lässt sich stufig eingrenzen bzw. erweitern (▶ Abschn. 8.1).

**Praxisbeispiel**

Die Anleiterin gestaltet für das gleiche Lernangebot wie im Beispiel des dritten Ausbildungsjahres zum Kapitelbeginn (▶ Abschn. 6.1.2) „Betreuung von Menschen

nach Totalendoprothese des Hüftgelenks" für Auszubildende im zweiten Ausbildungsjahr folgende Lernsituationen als Anleitung:

- Den Standard Pflege und Betreuung nach Totalendoprothese kennen und anwenden lernen
- Den Expertenstandard Sturzprophylaxe anwenden
- Einem Pflegebedürftigen beim Lagern und Bewegen helfen
- Einem Pflegebedürftigen bei der Selbstpflege im Rahmen der Mobilisation helfen

## 6.2 Zu welchen Themen kann ich Lern- und Anleitungssituationen in der ambulanten Pflege gestalten?

**Praxisbeispiel**

Im ambulanten Dienst „Lindenstraße" informiert die PDL ihre Mitarbeiterinnen darüber, dass künftig Auszubildende im zweiten Ausbildungsjahr der generalisierten Ausbildung Praxiseinsätze in diesem Bereich absolvieren werden. Altenpfleger Lars bekommt den Auftrag, für die zu erwartenden Auszubildenden Lernsituationen zu planen und entsprechende Anleitungen durchzuführen. Die PDL erklärt, die Schule habe bereits um Kooperation bei der Entwicklung von Lernsituationen gebeten. Eine Mitarbeiterin fragt daraufhin, ob dies nicht zu weit ginge, die Aufgaben bei den ambulanten Kunden seien doch immer gleich. Lars müsse doch das Hausrecht eines Kunden im Auge behalten und könne keine Lernsituationen nach den Ausbildungsanforderungen erfinden und gestalten.

❓ Ist das Argument der Kollegin berechtigt? Was sollte Lars berücksichtigen und der Kollegin zu Lernsituationen in der Pflegeausbildung erklären können?

## 6.2.1 Merkmale und Handlungshinweise

Es gibt vielfältige Versorgungsstrukturen außerhalb von Krankenhäusern oder Altenpflegeeinrichtungen, die Auszubildende kennen lernen können [5]. Auf diese Weise entwickeln sie auch einen „überinstitutionellen Blick" und erkennen den wachsenden Bedarf an Pflege und Betreuung außerhalb stationärer Einrichtungen.

Obwohl ambulante Pflegebereiche zunehmend an Bedeutung für die Pflege gewinnen, waren sie bisher nur sporadisch in die Praxisausbildung einbezogen. Dies hat sich inzwischen geändert. Die Ausbildungsgesetze [2] fordern zu Recht Praxiseinsätze auch in präventiven, kurativen, rehabilitativen und palliativen Einrichtungen (▶ Abschn. 2.1.3 Praxiseinsätze). Auszubildende absolvieren seitdem verstärkt auch Praktika außerhalb von Krankenhäusern und Altenpflegeeinrichtungen und sind auch dort nach Maßgabe der Ausbildungsgesetze durch Anleiter zu begleiten. Die gesetzliche Forderung, „in allen Einrichtungen der praktischen Ausbildung ist Praxisanleitung durch geeignete Fachkräfte sicherzustellen, die die Auszubildenden an die Wahrnehmung der beruflichen Aufgaben heranführen" (§ 2 Abs. 2 KrPflAPrV), wies bereits 2004 auf den gewachsenen Anspruch an Praxisausbildung hin.

Auch in ambulanten Einrichtungen, in denen Auszubildende Praxiseinsätze absolvieren, sind deshalb kompetente Fachkräfte zu benennen, die die Praxisanleitung übernehmen. Mentoren oder Praxisanleiter, die über die gesetzlich geforderte pädagogische Zusatzqualifikation verfügen, gibt es derzeit noch nicht in jeder ausbildenden Pflegeeinrichtung. Behördliche Übergangsregelungen machen es diesen Einrichtungen jedoch möglich, ebenfalls Lernende praktisch auszubilden, wenn geeignete Fachkräfte dafür zur Verfügung stehen. In Zukunft werden also auch in ambulanten Pflegediensten zunehmend Praxisanleiter tätig sein.

> **Praxistipp**
>
> Anleiter in der ambulanten Praxis können auf eine Vielfalt an Themen für Lern- und Anleitungssituationen zurückgreifen und diese für die Ausbildung von Lernenden in der ambulanten Pflege nutzen.

## 6.2.2 Beispiele für Lernangebote in der ambulanten Pflege

Die Ausbildungsgesetze [2] ermöglichen es, dass Pflegeausbildung unter unterschiedlichsten Rahmenbedingungen der Praxis stattfinden kann. Zu einer entscheidenden Rahmenbedingung in der ambulanten Pflege gehört es, dass Pflege meist in der Wohnung eines Pflegebedürftigen erfolgt. Stärker als im stationären Bereich ist dabei das Hausrecht des Kunden zu berücksichtigen. Allein diese Tatsache ist eine charakteristische und bedeutungsvolle **Lern- und Ausbildungssituation** für Auszubildende, die bisher häufig nur in stationären Pflegeeinrichtungen ausgebildet wurden. Für sie ist Pflege außerhalb von Pflegeeinrichtungen eine völlig neue Erfahrung. Anleiter im ambulanten Dienst sollten deshalb die Rahmenbedingungen der ambulanten Pflege bewusst zum Thema praktischer Ausbildung machen. Auch die Möglichkeiten, Schüler mit unterschiedlichen organisatorischen Strukturen und Lernorten in der ambulanten Pflege vertraut zu machen, sind wiederum sehr vielfältig (▶ Abschn. 6.2.3) und damit bereits als sinnvolle Lernaufgabe anzusehen.

### Strukturen kennen lernen

Auszubildende erleben in der ambulanten Pflege eine Fülle organisatorischer Strukturen, Rahmenbedingungen und Anforderungen, nach denen Pflege in der häuslichen Umgebung eines Menschen personenbezogen erfolgt. Diese Vielfalt kann von Praxisanleitern bewusst als Lernangebot wahrgenommen und gestaltet werden, indem Auszubildende innerhalb dieser Strukturen nicht nur tätig werden, sondern sie auch beschreiben, vergleichen und einschätzen lernen, wie die folgende Übersicht zeigt.

---

**Lernangebote aus ambulanten Strukturen kennenlernen und mitgestalten**

— Pflegebedürftige werden von gemeinnützigen und kommunalen ambulanten Diensten (Sozialstationen) oder privaten ambulanten Diensten versorgt.

— Ergänzende Dienste organisieren Mahlzeiten, hauswirtschaftliche Versorgung und Besuchsdienste, um die selbstständige Lebensführung von Pflegebedürftigen zu erhalten.

— Statt Patienten werden Kunden oder Klienten betreut.

— In der teilstationären Pflege (Tageskliniken) werden Menschen für einen begrenzten Zeitraum als Besucher erlebt und betreut; Entlastung und Beratung der Angehörigen sind hier eine wichtige Anforderung.

— Qualitätsanforderungen werden vom MDK überprüft und haben entscheidenden Einfluss auf den finanziellen Rahmen der Pflegeleistungen.

— Ambulante Dienste müssen von zuständigen Pflegekassen anerkannt sein, damit sie Leistungen abrechnen können.

— Das Pflegeversicherungsgesetz (SGB XI) definiert Pflegebedürftigkeit, und vom MDK werden Pflegebedürftige in Pflegestufen eingestuft. Für Pflegeleistungen, die im Rahmen des SGB V erfolgen, ist eine schriftliche Verordnung des Hausarztes erforderlich.

— Pflegende finden sich in der Rolle als Dienstleister.

— Die Rolle als Pflegende zwischen Dienstleister und „Familienmitglied" sowie Distanz und Nähe im Umgang mit Menschen in ihrem häuslichen Umfeld ist nicht unproblematisch und erfordert Fähigkeiten und Möglichkeiten zur Reflexion des eigenen Verhaltens, um nicht in Konflikte zu geraten.

— Pflegende werden mit Zeitkonflikten, Kulturkonflikten, Suchtstrukturen und Krisensituationen konfrontiert und brauchen Strategien im Umgang damit.

---

Alle diese Rahmenbedingungen prägen Pflegesituationen und Handlungskompetenz in der ambulanten Pflege [5]. Anleiter können die besonderen Anforderungen und Voraussetzungen bewusst auch als Lern- und Anleitungssituationen z. B. durch Praxisaufträge (▶ Abschn. 4.5.4 und ▶ Abschn. 6.2.3) in individuelle Pflegesituationen integrieren.

Ambulante Pflege kooperiert längst mit vielen Einrichtungen, es bietet sich an, auch Auszubildende an dieser Zusammenarbeit teilhaben zu lassen, damit sie die Vielfalt gesundheitlicher Versorgungsstrukturen kennen lernen, Kompetenzen im Umgang mit interdisziplinären Teams erwerben und an der „Aushandlung gemeinsamer Betreuungskonzepte mitwirken" (Anlage 1 Punkt 12 KrPflAPrV). Das Lernangebot ambulanter Pflege entspricht in allen seinen Strukturen der Forderung des PflBG sowie der KrPflAPrV:

» Pflegehandeln personenbezogen ausrichten: Die Schüler sind zu befähigen, in ihrem Pflegehandeln insbesondere das Selbstbestimmungsrecht und die individuelle Situation der zu pflegenden Person zu berücksichtigen und in ihr Pflegehandeln das soziale Umfeld von zu pflegenden Personen einzubeziehen (zu § 1 Abs. 1 Anlage 1 Punkt 5).

Diesen Anspruch nach personenbezogener Pflege realisiert ambulante Praxisanleitung in besonderer Weise unter ständig wechselnden Rahmenbedingungen.

Typisch für Lernsituationen in ambulanten Einrichtungen ist:

- Anleitungen erfolgen fallbezogen, d. h. **patientenbezogen** und **situationsbezogen**, statt funktional einzelne Tätigkeiten zu üben.
- Praxisanleitung findet im häuslichen Umfeld von Pflegebedürftigen in engem Kontakt mit Angehörigen und Bezugspersonen statt.
- Stärker als im stationären Bereich ist das Hausrecht der Pflegebedürftigen zu beachten.
- Lernen und Handeln erfolgen zunehmend selbstständiger und verantwortlicher in Kooperation mit anderen Mitarbeitern innerhalb eines multiprofessionellen Teams.

> Berufliche Handlungskompetenz für ambulante Pflege zu erwerben, bedeutet, Pflegekompetenz auf der Grundlage bisheriger Kenntnisse und Erfahrungen, Fähigkeiten und Fertigkeiten zu vertiefen und unter den veränderten Bedingungen ambulanter Tätigkeit anzuwenden.

## Kompetenzen im Umgang mit Pflegestandards in der ambulanten Pflege erwerben

Auszubildende können berufliche **Handlungskompetenz** für den Bereich der ambulanten Pflege nur bedingt in stationären Einrichtungen erwerben. Sie haben zwar in der Regel Kenntnisse zu vielen beruflichen Anforderungen und Rahmenbedingungen der häuslichen Pflege, doch erst in der Praxis können sie durch persönliche Erfahrung in diesem Bereich auch die erforderlichen Kompetenzen erwerben.

> Ziel des Lernens in der ambulanten Praxis sollte es deshalb sein, Pflegesituationen unter wechselnden häuslichen Bedingungen patientenorientiert zu realisieren.

Die ambulante Pflege verfügt über spezielle Lernangebote, die sich nur in diesem Bereich in Lern- und Anleitungssituationen vermitteln lassen. Hierzu gehört es, spezifische Pflegestandards für die häusliche Pflege kennenzulernen und nach deren Vorgaben zu arbeiten. Solche Standards, die andere Anforderungen als im stationären Bereich erfassen, betreffen z. B.:

- Durchführung eines Dusch- oder Vollbades
- Haarpflege
- Hilfen bei der Nahrungsaufnahme
- Umgang mit Betäubungsmitteln
- Medikamentengaben
- Umgang mit Schluckstörungen
- Umgang mit Hilfsmitteln
- Technische Überprüfung und Sicherheit von Geräten und Hilfsmitteln

**Praxisbeispiel**

Am Beispiel eines Standards vermittelt der Praxisanleiter Lars schrittweise der Auszubildenden Grit den Umgang mit Betäubungsmitteln im Pflegedienst „Senior" folgendermaßen:

- Ziel
- Verantwortlichkeit
- Verordnungsabfolge, Beschaffung
- Lagerung, Aufbewahrung
- Verabreichungsformen
- Patientenbeobachtung
- Dokumentation
- Entsorgung

## 6.2.3 Themen für Lern- und Anleitungssituationen

**Projektthemen im ambulanten Dienst**

**Projektunterricht** (▶ Abschn. 4.5.4) ist bei Auszubildenden eine beliebte Form des Lernens, weil sie im Rahmen von Projekten eigene Ideen kreativ, eigenverantwortlich und frei von festen Lernstrukturen verwirklichen können. Unabhängig von der Beliebtheit dieser Methode sollten Lernprojekte in keiner Praxisausbildung fehlen. Projektunterricht

**6**

bekommt in der Praxis einen besonderen Stellenwert, weil er Auszubildenden Anforderungen der Praxis realitätsbezogen vermittelt und verantwortliches Handeln in Teamstrukturen einfordert. Nicht verschwiegen werden soll, dass der Aufwand für die Planung von Projekten und die Begleitung von Auszubildenden dabei für Lehrer und Anleiter sehr umfangreich sind. Für die ambulante Pflege lassen sich beispielsweise von den Lehrern für Pflege in Kooperation mit Praxisanleitern Projekte planen, in denen Auszubildende

- Checklisten entwickeln,
- Kundenbefragungen durchführen,
- Tage der offenen Tür planen und gestalten,
- Ausstellungen gestalten,
- besondere Tage oder Veranstaltungen für bzw. mit Klienten gestalten oder
- Beratungen für Pflegebedürftige und deren Kontaktpersonen durchführen.

Um Projektunterricht bzw. -arbeit möglich zu machen, sind einige Voraussetzungen (▶ Abschn. 4.5.4) erforderlich [8], u. a. gehört dazu, dass die Lernenden für Projektarbeit vom Pflegedienst freigestellt sein müssen, denn meist finden Projekte über einen längeren Zeitraum statt. Die Gruppe braucht außerdem einen Ansprechpartner, der gleichzeitig den Prozess des Projekts betreut und prüft. Das Ergebnis muss öffentlich gemacht werden können. Ihre Aufgabe als Praxisanleiter betrifft die kontinuierliche Begleitung des Vorhabens und Unterstützung der Schüler.

## Lernaufgaben in Kooperation mit dem Pflegeteam

Orientiert an den Themenbereichen, die die Ausbildungsgesetze für die Ausbildung in Theorie und Praxis benennen, bietet die ambulante Pflege ebenso viele praktische Lernangebote, die sich in Anleitungssituationen mit Lernaufgaben umsetzen lassen, wie die stationäre Pflege. Zum Beispiel fordert die KrPflAPrV von der praktischen Ausbildung:

》 Pflegehandeln an Qualitätskriterien, rechtlichen Rahmenbestimmungen

sowie wirtschaftlichen und ökologischen Prinzipien ausrichten: Die Schüler sind zu befähigen, an der Entwicklung und Umsetzung von Qualitätskonzepten mitzuwirken und rechtliche Rahmenbestimmungen zu reflektieren und diese bei ihrem Pflegehandeln zu berücksichtigen (zu § 1 Abs. 19 Anlage 1 KrPflAPrV).

Ebenso ist in der AltPflAPrV im Lernfeld 3.2 formuliert: „An qualitätssichernden Maßnahmen in der Altenpflege mitwirken." Dazu gehören (zu § 1 Abs. 1 Anlage 1 AltPflAPrV):

- rechtliche Grundlagen,
- Konzepte und Methoden der Qualitätsentwicklung,
- Fachaufsicht.

Für Auszubildende im ambulanten Dienst lassen sich, den o. g. Anforderungen entsprechend, z. B. Aufgaben planen, in denen sie die Arbeit von Qualitätsbeauftragten und Qualitätszirkeln sowie die Umsetzung von Qualitätskonzepten der Einrichtung erleben und mitgestalten. Auf diese Weise werden Lernende gefordert, ihr theoretisches Wissen unter den besonderen Bedingungen ambulanter Pflege einzusetzen und in Kooperation mit anderen Mitarbeitern Lösungswege z. B. für die Arbeit mit Pflegestandards oder mit der Pflegedokumentation zu entwickeln. Auszubildende lernen dabei, ihre Erfahrungen aus der stationären Pflege und dem theoretischen Unterricht einzubringen, sich mit den Qualitätskonzepten der Einrichtung vertraut zu machen und diese individuell für Klienten zu nutzen.

### Praxisbeispiel

Elke, Auszubildende im zweiten Ausbildungsjahr, ist seit einer Woche im Praxiseinsatz der ambulanten Einrichtung. Sie hat gemeinsam mit ihrer Mentorin eine Klientin in deren Wohnung betreut. Diese Frau wurde auf Veranlassung des Pflegedienstes am Wochenende in ein Krankenhaus eingeliefert. Elke erfährt im Pflegeteam, dass aus dem Krankenhaus

verärgert telefoniert wurde, weil der Pflegedienst bei der Einweisung der Frau außer der
Chipkarte keine Informationen mitgegeben
hatte.

Elke ist anwesend, als das Pflegeteam
den Vorfall auswertet und sich darüber verständigt, dass die Informationsweitergabe
innerhalb des Teams und nach außen hin verbessert werden muss. Das Team beschließt,
im Qualitätszirkel (QZ) ein Verfahren zum
Bereich „Überleitung" zu erarbeiten, damit
Abläufe bei stationären Einweisungen künftig verbessert werden. Die Mentorin schlägt
in Absprache mit dem Team vor, dass Elke
am QZ teilnimmt, um sich mit Anforderungen
der „Überleitungspflege" vertraut zu machen.
Elke bekommt den Auftrag, gemeinsam mit
den Teilnehmern des QZ einen Verlegungs-
bogen zu entwickeln, den sie für einen bereits
geplanten Umzug eines Klienten in das Alten-
pflegeheim erstmals einsetzen kann.

## Praxisaufträge zu Rahmenbedingungen ambulanter Pflege

Die ambulante Pflege wird im theoretischen
Unterricht der Pflegeausbildungen breit gefä-
chert unterrichtet. Entsprechende Unterrichtsinhalte werden durch Ausbildungspläne der
Schulen vorgegeben, die wiederum auf der
Basis der in den Ausbildungsgesetzen benannten Lernfelder entwickelt werden.

Für die Altenpflegeausbildung sind z. B.
viele Lernfelder (▶ Abschn. 4.3) beschrieben,
aus denen parallel Themen und Aufgaben
für Anleitungssituationen in der Praxis der
ambulanten Pflege entwickelt werden können
(▶ Abschn. 6.3). Im Lernfeld 3.1 AltPflAPrV
(„Institutionelle und rechtliche Rahmenbedingungen beim altenpflegerischen Handeln
berücksichtigen") lernen Auszubildende im
theoretischen Unterricht u. a. die Organisation, den Aufbau und die Finanzierung ambulanter Dienste kennen. Praxisanleiter oder
auch Lehrer für Pflege können dieses Thema
in der ambulanten Pflege durch Praxisaufträge

(▶ Abschn. 4.5.4) vertiefen. Qualitätsbezogene
Aufträge könnten z. B. lauten:
- Strukturqualität der Einrichtung beschreiben
- An einer Pflegevisite teilnehmen und
diese nach vorher bestimmten Kriterien
auswerten
- Notwendigkeit und Kriterien der
MDK-Einstufung am Beispiel eines Pflege-
bedürftigen reflektieren

Wesentlich umfangreichere Praxisaufträge
können die Finanzierung ambulanter Pflegeleistungen betreffen, z. B.:
- Finanzierung ambulanter Pflege und
Betreuung am Beispiel eines Klienten
darstellen
- Zeitaufwand einer Betreuung über einen
längeren Zeitraum berechnen

### Praxisbeispiel

Elvira ist Auszubildende im zweiten Ausbildungsjahr. Sie betreut seit zwei Wochen täglich gemeinsam mit ihrer Mentorin Frau M. in
deren Wohnung. Elvira hat sich während einer
Anleitungssituation bereits gründlich mit der
Pflegedokumentation von Frau M. vertraut
gemacht. Die Mentorin weiß, dass die Finanzierung ambulanter Pflegeleistungen und der
damit verbundene Zeitdruck für Lernende
schwer nachvollziehbar ist. Sie gibt deshalb
Elvira den Praxisauftrag (▶ Abschn. 4.5.4), aus-
zurechnen, wie viel Zeit sie für die tägliche
Betreuung von Frau M. innerhalb einer Woche
benötigen und wie viel die Pflegekassen dem
Pflegedienst dafür vergütet. Gemeinsam mit
Elvira erarbeitet sie, welche Informationen
erforderlich sind, damit die Auszubildende die
vollständige Vergütungssumme berechnen
kann.

Im Beispiel gelang es der Mentorin geschickt,
eine Auszubildende mit den Rahmenbedingungen von ambulanter Pflege [6, 7]
vertraut zu machen. Die Auszubildende übernimmt aufgrund des Praxisauftrags nicht
nur Pflege- und Betreuungsaufgaben, sondern setzt sich situationsorientiert mit den

**6**

Rahmenbedingungen ambulanter Pflege auseinander, indem sie folgende Informationen kundenbezogen erfasst:

- Vergütungsvereinbarungen nach Einzelleistungen durch die Pflegeversicherungen, die je nach Bundesland in unterschiedlichen Leistungskomplexen zusammengefasst sind
- Punktzahlen, die von den Pflegekassen je Leistungskomplex angerechnet werden
- Umrechnung der Punktzahlen in vergütete Betreuungszeiten
- Summe, die tatsächlich für einen bestimmten Zeitraum von der Pflegekasse vergütet wird
- Vergleich der tatsächlich benötigten Zeiten mit der vergüteten Zeit

Damit Auszubildende ihre eigenen Pflegeleistungen im ambulanten Dienst beispielhaft errechnen können, benötigen sie eine Leistungsvereinbarung mit einem Pflegebedürftigen und eine Vergütungsvereinbarung zwischen den Pflegekassen und den ambulanten Diensten. Diese Dokumente müssen aus Gründen des Datenschutzes nicht mit den aktuellen Vereinbarungen übereinstimmen, sondern können beispielhaft entwickelt werden, um Lernenden zur Verfügung zu stehen. Eine exemplarische Vergütungsvereinbarung (◘ Tab. 6.1), die durch eigene Berechnungen ergänzt werden kann, lässt sich auch für den theoretischen Unterricht nutzen.

> **Praxistipp**
>
> Eine ähnliche Praxisaufgabe für Auszubildende im Zusammenhang mit Leistungen der Pflegekassen kann darin bestehen, für einen Klienten, dessen Pflege nach dem Pflegeversicherungsgesetz erfolgt, den Pflegebedarf zu ermitteln, Pflegeleistungen abzustimmen und einen (fiktiven) schriftlichen Pflegevertrag einschließlich der geplanten Vergütung abzuschließen.

Leistungs- und Vergütungsvereinbarungen haben ganz entscheidenden Einfluss auf ambulante Pflege. Weil Pflegende ihren Klienten diese komplizierten Sachverhalte erklären müssen, brauchen auch Schüler Übung darin. Lernende verstehen finanzielle Rahmenbedingungen am Beispiel von Pflegebedürftigen, die sie persönlich betreuen, viel besser als im theoretischen Unterricht, wo sie im Rahmen der folgenden Lernbereiche Grundkenntnisse zur Finanzierung dieser ambulanten Leistungen erwerben:

- „Rechtliche und institutionelle Rahmenbedingungen altenpflegerischer Arbeit" (Anlage 1 Abs. 3 AltPflAPrV),
- „Pflegehandeln an Qualitätskriterien, rechtlichen Rahmenbestimmungen sowie wirtschaftlichen und ökologischen Prinzipien ausrichten" (Anlage 1 Abs. 7 KrPflAPrV).

Lernende brauchen die ambulante Praxis, um das komplizierte Berechnungs- und Anerkennungssystem pflegerischer Arbeit erleben und erlernen zu können. Sie brauchen beispielhafte Erfahrungen dazu,

- dass Verrichtungen, die sie im Bereich Körperpflege, Ernährung, Mobilität und hauswirtschaftlicher Versorgung durchführen, zu den Leistungen gehören, die durch die Pflegeversicherung nach Feststellung einer Pflegebedürftigkeit (§ 14 SGB XI) vergütet werden,
- jedoch ambulante Pflegeleistungen, die aufgrund einer Erkrankung erforderlich sind, durch die Krankenversicherung nach schriftlicher Verordnung durch den Hausarzt auf Grundlage des SGB V finanziert werden.

Auszubildende können in der ambulanten Pflege situationsbezogen bei ihrer Pflegetätigkeit Rahmenbedingungen kennen lernen.

▶ **Dazu gehört es auch zu lernen, wie eigene Leistungen durch die Pflegekasse vergütet werden oder dass die Anerkennung der Pflegebedürftigkeit eines Klienten durch die**

□ **Tab. 6.1** Beispiel einer Vergütungsvereinbarung zwischen Pflegekassen und ambulanten Diensten für Berechnungsübungen durch Schüler (ein Leistungspunkt entspricht 0,04 €; eine Stunde Leistung entspricht ca. 650 Punkten bzw. 26,00 €)

| Leistungs-komplex-Nr. | Inhalte | Punktzahl je Komplex | Vergütung pro Komplex in € | Statistikbeispiel/Eintrag durch Schüler | | | |
|---|---|---|---|---|---|---|---|
| | | | | Erbrachte Leistung (angekreuzt) mit beschriebenen Ergänzungen | Vergütete Zeit | Tatsächlich benötigte Zeit | Differenz zw. bezahlter und unbezahlter Zeit |
| 1 | **Kleine Morgen- und Abendtoilette**<br>1. Hilfe beim Aufsuchen und/oder Verlassen des Bettes<br>2. An- und Auskleiden<br>3. Teilwaschen<br>4. Mund- und Zahnpflege<br>5. Kämmen | 270 | 10,80 | | | | |
| 2 | **Kleine Morgen- und Abendtoilette**<br>1. An- und Auskleiden<br>2. Teilwaschen<br>3. Mund- und Zahnpflege<br>Kämmen | 250 | 10,– | | | | |
| 3 | **Große Morgen- und Abendtoilette**<br>1. Hilfe beim Aufsuchen und/oder Verlassen des Bettes<br>2. An- und Auskleiden<br>3. Waschen/Duschen/Baden<br>4. Rasieren<br>5. Mund- und Zahnpflege<br>6. Kämmen | 480 | 19,20 | | | | |
| 4 | **Große Morgen- und Abendtoilette**<br>1. An- und Auskleiden<br>2. Waschen/Duschen/Baden<br>3. Rasieren<br>4. Mund- und Zahnpflege<br>5. Kämmen | 460 | 18,40 | | | | |

(Fortsetzung)

6

■ Tab. 6.1   (Fortsetzung)

| Leistungs-komplex-Nr. | Inhalte | Punktzahl je Komplex | Vergütung pro Komplex in € | Statistikbeispiel/Eintrag durch Schüler | | | |
|---|---|---|---|---|---|---|---|
| | | | | Erbrachte Leistung (angekreuzt) mit beschriebenen Ergänzungen | Vergütete Zeit | Tatsächlich benötigte Zeit | Differenz zw. bezahlter und unbezahlter Zeit |
| 5 | **Lagern/Betten/Mobilisieren** 1. Bett machen/richten 2. Lagern/Mobilisieren/Bewegungs-aktivitäten | 80 | 3,20 | | | | |
| 6 | **Hilfe bei der Nahrungsaufnahme** 1. Mundgerechtes Zubereiten der Nahrung 2. Hilfe beim Essen/Trinken 3. Hygienemaßnahmen bei der Nahrungsaufnahme | 260 | 10,40 | | | | |
| 7 | **Sondenkost bei implantierter Magensonde** 1. Aufbereitung der Kost 2. Verabreichung der Kost | 240 | 9,60 | | | | |
| 8.1 | **Darm- und Blasenentleerung** in Verbindung mit LK 1–4, Hilfe/Unterstützung bei der Dar-mund/oder Blasenentleerung | 60 | 2,40 | | | | |
| 8.2 | 1. An- und Auskleiden 2. Hilfe/Unterstützung bei der Entleerung 3. Teilwaschung | 130 | 5,20 | | | | |
| 9 | Hilfestellung beim Verlassen und/oder Wiederaufsuchen der Wohnung 1. An- und Auskleiden 2. Treppensteigen | 100 | 4,00 | | | | |

(Fortsetzung)

□ Tab. 6.1    (Fortsetzung)

| Leistungs-komplex-Nr. | Inhalte | Punktzahl je Komplex | Vergütung pro Komplex in € | Statistikbeispiel/Eintrag durch Schüler | | | |
|---|---|---|---|---|---|---|---|
| | | | | Erbrachte Leistung (angekreuzt) mit beschriebenen Ergänzungen | Vergütete Zeit | Tatsächlich benötigte Zeit | Differenz zw. bezahlter und unbezahlter Zeit |
| 10 | **Hilfestellung beim Verlassen und/ oder Wiederaufsuchen der Wohnung** Begleitung von Aktivitäten, bei denen persönliches Erscheinen erforderlich und ein Hausbesuch nicht möglich ist, bis zu 3-mal monatlich (keine Spaziergänge o. Ä.) | 640 | 25,60 | | | | |
| 11 | **Beheizen der Wohnung** (bei Ofenheizung) 1. Beschaffen und Entsorgen von Heizmaterial 2. Heizen | 120 | 4,80 | | | | |
| 12 | **Reinigen der Wohnung** 1. Reinigen des allgemein üblichen Lebensbereichs 2. Trennen und Entsorgen von Abfall je Einsatz (max. 500 Punkte pro Wo.) | 120 500 | 4,80 20,– | | | | |
| 13 | **Wechseln und Waschen von Wäsche und Kleidung** 1. Wäschewechsel 2. Wäschepflege (auch Bügeln und Instandhalten) 3. Einräumen der Wäsche 1-mal wöchentlich; bei hochgradiger Verwirrtheit mit absoluter Harn- oder Stuhlinkontinenz max. 1-mal täglich | 500 | 20,– | | | | |

(Fortsetzung)

**6**

■ Tab. 6.1 (Fortsetzung)

| Leistungs-komplex-Nr. | Inhalte | Punktzahl je Komplex | Vergütung pro Komplex in € | Statistikbeispiel/Eintrag durch Schüler | | | |
|---|---|---|---|---|---|---|---|
| | | | | Erbrachte Leistung (angekreuzt) mit beschriebenen Ergänzungen | Vergütete Zeit | Tatsächlich benötigte Zeit | Differenz zw. bezahlter und unbezahlter Zeit |
| 13.1 | **Wechseln der Bettwäsche** Wechseln der Wäsche (nicht in Verbindung mit 13) | 120 | 4,80 | | | | |
| 14 | **Einkaufen** 1. Einkaufs- und 3Speiseplan erstellen 2. Einkaufen von Lebensmitteln und Bedarfsgegenständen (z. B. Pflegemittel) 3. Unterbringung eingekaufter Gegenstände bis max. 3-mal wöchentlich | 160 | 6,40 | | | | |
| 15 | **Zubereiten einer warmen Mahlzeit in der Wohnung** (nicht Essen auf Rädern) 1. Kochen 2. Spülen 3. Reinigen des Arbeitsbereichs 1-mal täglich | 260 | 10,40 | | | | |

(Fortsetzung)

**◘ Tab. 6.1** (Fortsetzung)

| Leistungs-komplex-Nr. | Inhalte | Punktzahl je Komplex | Vergütung pro Komplex in € | Statistikbeispiel/Eintrag durch Schüler | | | |
|---|---|---|---|---|---|---|---|
| | | | | Erbrachte Leistung (angekreuzt) mit beschriebenen Ergänzungen | Vergütete Zeit | Tatsächlich benötigte Zeit | Differenz zw. bezahlter und unbezahlter Zeit |
| 16 | **Zubereiten einer sonstigen Mahlzeit in der Wohnung** 1. 15. Kochen 2. Spülen 3. Reinigen des Arbeitsbereichs | 90 | 3,60 | | | | |
| 17 | **Erstbesuch** 1. Anamnese 2. Pflegeplanung | 600 | 24,– | | | | |
| 18 | **Wegepauschale** je Hausbesuch (nicht bei Seniorenanlagen o. Ä.) | | 2,30 | | | | |
| 19 | **Zuschläge** für Wochenende/Feiertage/Nacht (von 22–6 Uhr) | 11 % | | | | | |
| 20 | **Bericht** | 160 | 6,40 | | | | |
| | Investitionskostenzuschuss gem. § 82 Abs. 3 SGB XI je Pflegetag | | 0,90 | | | | |

Pflegeversicherung erforderlich ist, um Pflegeleistungen vergütet zu bekommen.

## Lernsituationen der ambulanten Pflege im Kontext der Gesundheits- und Krankenpflegeausbildung

Ebenso wie in der Altenpflegeausbildung sind die Ausbildung in der Gesundheits- und Krankenpflege durch die KrPflAPrV und die generalistische Ausbildung nach dem PflBG nach dem Lernfeldkonzept strukturiert und werden durch Pflegeschulen im Ausbildungsplan für die Theorie und Praxis thematisch verbindlich festgelegt. Ambulante Pflege wird in der KrPflAPrV nicht als gesondertes Lernfeld thematisiert, sondern ist in die zwölf durch die KrPflAPrV benannten Lernfelder integriert. Das macht es möglich, Themen ambulanter Pflege in vielen Unterrichts- und Ausbildungssituationen der Gesundheits- und Krankenpflege inhaltlich aufzugreifen und entsprechende Lern- und Anleitungssituationen in der Praxis zu planen (❏ Tab. 6.2). Dies betrifft ebenso die generalistische Pflegeausbildung (▶ Abschn. 2.3).

Anleiter in der ambulanten Pflege sollten mit den Lernfeldern und Themen des Ausbildungsplans, die die Praxis ambulanter Pflege betreffen, vertraut sein, um entsprechende Lern- und Anleitungssituationen planen und gestalten zu können. Empfehlenswert ist es, dass Anleiter die Lernfelder des Ausbildungsplans nicht nur kennen, sondern selbst fachbezogen an der Entwicklung praxisrelevanter Lern- und Anleitungsinhalte beteiligt sind. Der Hinweis auf Praxisanleitungen im Ausbildungsplan einer Schule (❏ Tab. 6.2) macht am Beispiel deutlich, dass sich auch für die ambulante Pflege differenzierte Lern- und Anleitungssituationen nach Lernfeldern planen lassen.

## 6.3 Zu welchen Themen kann ich Lern- und Anleitungssituationen in der stationären Pflege gestalten?

### 6.3.1 Merkmale und Handlungshinweise

Grundsätzlich geben die Ausbildungs- und Prüfungsverordnungen für die Ausbildungen in der Altenpflege (AltPflAPrV), der Gesundheits- und Krankenpflege (KrPflAPrV) sowie der Gesundheits- und Kinderkrankenpflege (KrPflAPrV) ebenso wie für die generalistische Pflegeausbildung (PflBG) vor, welche Themen Auszubildende nach dem Lernfeldkonzept zu vermitteln sind (▶ Abschn. 6.1). Die differenzierte Strukturierung für stationäre Pflegebereiche nach diesen Vorgaben erfolgt durch die ausbildenden Schulen in Kooperation mit den Trägern der praktischen Ausbildung. In diesem Rahmen sind Sie als Praxisanleiter an der Themenplanung für praxisrelevante Lernsituationen beteiligt.

> ❭ Praxisanleiter benötigen Kenntnisse zur Ausbildungs- und Prüfungsverordnung des Berufsfeldes, in dem sie anleiten, um gemeinsam mit den Lehrern der Schule differenzierte Themen und Inhalte für die praktische Ausbildung entwickeln zu können.

In den folgenden Abschnitten (▶ Abschn. 6.3.2 und ▶ Abschn. 6.3.3) sind für die Ausbildungen in der Altenpflege sowie der Gesundheits- und Krankenpflege die Inhalte der Ausbildungs- und Prüfungsverordnungen in Verbindung mit Themen für Lernsituationen in der stationären Praxis ergänzt. Ihnen als Praxisanleiter bleibt die Aufgabe, die Themen bezogen auf den Ausbildungs- und Kenntnisstand der Lernenden in Anleitungssituationen der Praxis umzusetzen (▶ Kap. 5).

▪ **Tab. 6.2** Beispiel eines Ausbildungsplans im Kontext von Lernfeldern der Gesundheits- und Krankenpflegeausbildung (bzw. der generalistischen Pflegeausbildung) im 3. Ausbildungsjahr mit Hinweisen zu Lern- und Anleitungssituationen in der ambulanten Pflege (Empfehlung in Anlehnung an die KrPflAPrV)

| Lernfeld-Nr. nach KrPflAPrV | Inhalte | Stundenzahl Unterricht (jeweils nach Empfehlung der Schule) | Zahl geplanter Lern- und Anleitungssituationen pro Schüler im Bereich ambulanter Pflege im genannten Lernfeld (Empfehlung durch PA/Schule) | Check/Handzeichen (PA und anleitende Personen) |
|---|---|---|---|---|
| 3 | **Unterstützung, Beratung, und Anleitung in gesundheits- und pflegerelevanten Fragen fachkundig gewährleisten** | | 5 | |
| | Entsprechende **Lern- und Anleitungssituationen in der Praxis ambulanter Pflege zu Lernfeld 3** (nach Auswahl aus der KrPflAPrV): <br>– Pflegebedürftige aller Altersgruppen bei der Bewältigung vitaler oder existenziell bedrohlicher Situationen, die aus Krankheit, Unfall, Behinderung oder im Zusammenhang mit Lebens- oder Entwicklungsphasen entstehen, unterstützen <br>– Zu Maßnahmen der Gesundheitsvorsorge, zur Erhaltung, Förderung und Wiederherstellung von Gesundheit anregen und hierfür angemessene Hilfen und Begleitung anbieten <br>– Angehörige und Bezugspersonen beraten, anleiten und in das Pflegehandeln integrieren | | | |
| 4 | **Bei der Entwicklung und Umsetzung von Rehabilitationskonzepten mitwirken und diese in das Pflegehandeln integrieren** | | 2 | |
| | Entsprechende **Lern- und Anleitungssituationen in der Praxis ambulanter Pflege zu Lernfeld 4** (nach Auswahl aus der KrPflAPrV): <br>– Den Bedarf an pflegefachlichen Angeboten zur Erhaltung, Verbesserung und Wiedererlangung der Gesundheit systematisch ermitteln und zielgerichtet handeln <br>– Betroffene in ihrer Selbstständigkeit fördern und zur gesellschaftlichen Teilhabe befähigen | | | |
| 5 | **Pflegehandeln personenbezogen ausrichten** | | 5 (in Verbindung mit Lernfeld 3) | |
| | Entsprechende **Lern- und Anleitungssituationen in der Praxis ambulanter Pflege zu Lernfeld 5** (nach Auswahl aus der KrPflAPrV): <br>– Das Selbstbestimmungsrecht und die individuelle Situation der zu pflegenden Person berücksichtigen <br>– Das soziale Umfeld in Pflegehandlungen einbeziehen, ethnische, interkulturelle, religiöse und andere gruppenspezifische Aspekte sowie ethische Grundfragen beachten | | | |
| 7 | **Pflegehandeln an Qualitätskriterien, rechtlichen Rahmenbestimmungen sowie wirtschaftlichen und ökologischen Prinzipien ausrichten** | | 2 | |
| | Entsprechende **Lern- und Anleitungssituationen in der Praxis ambulanter Pflege zu Lernfeld 7** (nach Auswahl aus der KrPflAPrV): <br>– An der Entwicklung und Umsetzung von Qualitätskonzepten mitwirken <br>– Rechtliche Rahmenbestimmungen reflektieren und diese beim Pflegehandeln berücksichtigen | | | |

## 6.3.2 Beispiel: Stationäre Altenpflegeausbildung/ Generalistische Ausbildung

In der Altenpflege-Ausbildungs- und Prüfungsverordnung (▶ Kap. 2) sind vier Lernbereiche in Lernfelder für den theoretischen und praktischen Unterricht differenziert (zu § 1 Abs. 1 Anlage 1 Alt-PflAPrV):

1. Aufgaben und Konzepte in der Altenpflege:
   - Theoretische Grundlagen in das altenpflegerische Handeln einbeziehen
   - Pflege alter Menschen planen, durchführen, dokumentieren und evaluieren
   - Alte Menschen personen- und situationsbezogen pflegen
   - Anleiten, beraten und Gespräche führen
   - Bei der medizinischen Diagnostik und Therapie mitwirken
2. Unterstützung alter Menschen bei der Lebensgestaltung:
   - Lebenswelten und soziale Netzwerke alter Menschen beim altenpflegerischen Handeln berücksichtigen
   - Alte Menschen bei der Wohnraum- und Wohnumfeldgestaltung unterstützen
   - Alte Menschen bei der Tagesgestaltung und bei selbst organisierten Aktivitäten unterstützen
3. Rechtliche und institutionelle Rahmenbedingungen altenpflegerischer Arbeit:
   - Institutionelle und rechtliche Rahmenbedingungen beim altenpflegerischen Handeln berücksichtigen
   - An qualitätssichernden Maßnahmen der Altenpflege mitwirken
4. Altenpflege als Beruf:
   - Berufliches Selbstverständnis entwickeln
   - Lernen lernen
   - Mit Krisen und schwierigen Situationen umgehen
   - Die eigene Gesundheit erhalten und fördern

Zusätzlich zu den o. g. Themen, die von Lehrern der Schule im theoretischen und praktischen Unterricht sowie durch Anleiter in der Praxis vermittelt werden, sind in den Berufsgesetzen erstmals auch Inhalte zur **praktischen Ausbildung** gesondert hervorgehoben. Im Teil B der Anlage 1 der AltPflAPrV werden Bereiche der Praxisausbildung mit einer Gesamtstundenzahl von 2.500 Praxisstunden genannt (▶ Abschn. 2.5.2).

Nach welchen Gesichtspunkten die Themen für Lern- und Anleitungssituationen in der Praxis im Ausbildungsplan einer Einrichtung verbindlich festgelegt werden können, ist am Beispiel einer Altenpflegeschule für das dritte Ausbildungsjahr dargestellt (◘ Tab. 6.3), in dem die Vorgaben der AltPflAPrV berücksichtigt sind. Diese Übersicht macht deutlich, dass aus Lernbereichen und Lernfeldern, die in der AltPflAPrV inhaltlich beschrieben werden, für den Ausbildungsplan Praxis Themen ausgewählt wurden, die in Anleitungssituationen besondere Berücksichtigung finden sollen. Auch die Anzahl der Lern- und Anleitungssituationen zu den für Praxisanleitungen ausgewählten Themen ist in der Übersicht als Empfehlung für Anleiter benannt.

## 6.3.3 Beispiele für Lernsituationen in der Kranken- und Kinderkrankenpflegeausbildung sowie für generalistische Ausbildungen

**Themen in der stationären Pflege am Beispiel der Ausbildungs- und Prüfungsverordnung**

In der Ausbildungs- und Prüfungsverordnung für die Berufe der Krankenpflege (▶ Kap. 2) sind zwölf Lernbereiche genannt, in denen theoretischer und praktischer Unterricht erfolgt (zu § 1 Abs. 1 Anlage 1 KrPflAPrV). Die folgende Übersicht fasst die Lernbereiche zusammen.

**Tab. 6.3** Beispiel: Ausbildungsplan für die Praxis nach Lernfeldern in der Altenpflege bzw. in der generalistischen Ausbildung mit Hinweisen für Anleitungssituationen in der stationären Pflege

### 3. Ausbildungsjahr Altenpflege

| Lernfeld-Nr. nach Alt-PflAPrV | Inhalt | Stundenzahl Unterricht (nach Empfehlung des KDA) | Zahl geplanter praktischer Anleitungen pro Schüler mit Lernsituationen in diesem Lernfeld (Empfehlung durch PA/Schule) | Check/Handzeichen (PA bzw. anleitende Personen) |
|---|---|---|---|---|
| 1.3 | Alte Menschen personen- und situationsbezogen pflegen im Rahmen der AEDL | 270 | 3 | |
| | **Entsprechende Lerninhalte zu 1.3 (aus der AltPflAPrV)/Lernsituationen für Praxisanleitungen**<br>– Unterstützung bei der Selbstpflege<br>– Unterstützung bei präventiven und rehabilitativen Maßnahmen<br>– Mitwirkung bei geriatrischen und gerontopsychiatrischen Rehabilitationskonzepten<br>– Umgang mit Hilfsmitteln und Prothesen<br>– Handeln in Notfällen<br>– Überleitungspflege, Casemanagement<br>**Pflege alter Menschen**<br>– mit eingeschränkter Funktion der Sinnesorgane<br>– mit Behinderungen<br>– mit akuten und chronischen Erkrankungen<br>– mit chronischen Schmerzen<br>– in existenziellen Krisensituationen<br>– mit Suchterkrankungen<br>**Pflege**<br>– infektionsmorbider alter Menschen<br>– dementer und gerontopsychiatrisch veränderter alter Menschen<br>– schwerstkranker alter Menschen<br>– sterbender alter Menschen | | | |
| 1.5 | **Bei der medizinischen Diagnostik und Therapie mitwirken** | 100 | 2 (verbunden mit Lernfeld 1.3) | |

(Fortsetzung)

**6**

**◘ Tab. 6.3** (Fortsetzung)

**3. Ausbildungsjahr Altenpflege**

| Lernfeld-Nr. nach Alt-PflAPrV | Inhalt | Stundenzahl Unterricht (nach Empfehlung des KDA) | Zahl geplanter praktischer Anleitungen pro Schüler mit Lernsituationen in diesem Lernfeld (Empfehlung durch PA/Schule) | Check/Handzeichen (PA bzw. anleitende Personen) |
|---|---|---|---|---|
| **Entsprechende Lerninhalte zu 1.5 (Auswahl aus der AltPflAPrV)/Lernsituationen für Praxisanleitungen**<br>– Durchführung ärztlicher Verordnungen<br>– Zusammenarbeit mit Ärztinnen und Ärzten<br>– Interdisziplinäre Zusammenarbeit, Mitwirkung im therapeutischen Team<br>– Mitwirkung an Rehabilitationskonzepten | | | | |
| 3.1 | Institutionelle und rechtliche Rahmenbedingungen beim altenpflegerischen Handeln berücksichtigen | 40 | 2 (verbunden mit Lernfeld 1.3) | |
| **Entsprechende Lerninhalte zu 3.1 (Auswahl aus der AltPflAPrV)/Lernsituationen für Praxisanleitungen**<br>– Vernetzung, Koordination und Kooperation im Gesundheits- und Sozialwesen<br>– Mitwirkung an Pflegeüberleitung, Schnittstellenmanagement | | | | |
| 3.2 | An qualitätssichernden Maßnahmen in der Altenpflege mitwirken | 40 | 2 (verbunden mit Lernfeld 1.3) | |
| **Entsprechende Lerninhalte zu 3.2 (Auswahl aus der AltPflAPrV)/Lernsituationen für Praxisanleitungen**<br>– Mitwirkung an Konzepten und Methoden der Qualitätsentwicklung | | | | |
| 4.1 | Berufliches Selbstverständnis entwickeln | 20 | – | |
| 4.3 | Mit Krisen und schwierigen sozialen Situationen umgehen | 80 | 3 | |
| **Entsprechende Lerninhalte zu 4.3 (Auswahl aus der AltPflAPrV)/Lernsituationen für Praxisanleitungen**<br>– Mit Spannungen in der Pflegebeziehung umgehen<br>– Mit Gewalt in der Pflege umgehen | | | | |
| 4.4 | Die eigene Gesundheit erhalten und fördern | 50 | | |

**Gesamtzahl der Anleitungen für Auszubildende im 3. Ausbildungsjahr: 6**

**Lernbereiche für die Berufe der Krankenpflege**

1. Pflegesituationen bei Menschen aller Altersgruppen erkennen, erfassen und bewerten
2. Pflegemaßnahmen auswählen, durchführen und auswerten
3. Unterstützung, Beratung und Anleitung in gesundheits- und pflegerelevanten Fragen fachkundig gewährleisten
4. Bei der Entwicklung und Umsetzung von Rehabilitationskonzepten mitwirken und diese in das Pflegehandeln integrieren
5. Pflegehandeln personenbezogen ausrichten
6. Pflegehandeln an wissenschaftlichen Erkenntnissen ausrichten
7. Pflegehandeln an Qualitätskriterien, rechtlichen Rahmenbestimmungen sowie wirtschaftlichen und ökologischen Prinzipien ausrichten
8. Bei der medizinischen Diagnostik und Therapie mitwirken
9. Lebenserhaltende Sofortmaßnahmen bis zum Eintreffen der Ärztin oder des Arztes einleiten
10. Berufliches Selbstverständnis entwickeln und lernen, berufliche Anforderungen zu bewältigen
11. Auf die Entwicklung des Pflegeberufs im gesellschaftlichen Kontext Einfluss nehmen
12. In Gruppen und Teams zusammenarbeiten

Zusätzlich wird in der KrPflAPrV zu jedem Lernbereich differenziert benannt, wozu Auszubildende innerhalb der genannten Themen zu befähigen sind [4].

Die **praktische Ausbildung** wird im Teil B Anlage 1 KrPflAPrV grundsätzlich in zwei Bereiche untergliedert, es werden jedoch keine thematischen Angaben gemacht. Mit der Differenzierung in einen allgemeinen und einen differenzierten Teil praktischer Ausbildung (◐ Tab. 6.4) wird den Modellen der integrierten bzw. generalistischen Pflegeausbildungen (▶ Abschn. 2.3) entsprochen, wie sie künftig in der generalistischen Ausbildung nach dem PflBG (§ 7) geplant sind [2].

Wiederum am Beispiel für das dritte Ausbildungsjahr sind im Folgenden die Themen für Lern- und Anleitungssituationen in der Praxis ausgewählt (◐ Tab. 6.5), die in Verbindung mit den Vorgaben der KrPflAPrV festgelegt wurden. Diese Übersicht macht deutlich, dass aus Lernfeldern, die in der KrPflAPrV inhaltlich beschrieben werden, für den Ausbildungsplan Praxis Themen ausgewählt wurden, die für Anleitungssituationen besonders relevant sind. Die Anzahl der Lern- und Anleitungssituationen, die zu ausgewählten Themen realisiert werden sollen, ist in der Übersicht als Empfehlung für Anleiter benannt.

## Themenbereiche für Lernsituationen innerhalb von Handlungsfeldern

Die in der Anlage 1 KrPflAPrV genannten Themenbereiche für den theoretischen und praktischen Unterricht und für Lernsituationen in der Praxis sind in den Ausbildungsplänen der Schulen, die inzwischen entwickelt wurden, sehr unterschiedlich gewichtet und nach Handlungs- bzw. Lernfeldern strukturiert. Ein Beispiel, das **fünf Handlungsfelder der Pflege** (▶ Abschn. 4.3) formuliert, die auf den **Zustand des Patienten** bezogen sind, ist von der Caritasgemeinschaft für Pflege und Sozialberufe e. V., dem Katholischen Berufsverband für Pflegeberufe e. V. und dem Katholischen Krankenhausverband Deutschlands e. V. entwickelt worden [3]. Es werden dort folgende Handlungsfelder der Pflege vorgestellt, in denen Unterricht in Theorie und Praxis stattfindet:

- Gesundsein und -bleiben
- Abhängigsein
- Behindertsein
- Chronisch-Kranksein
- Teil-der-Gesellschaft-Sein

◘ **Tab. 6.4**    Themenbereiche der praktischen Ausbildung in der Gesundheits- und Krankenpflege sowie Gesundheits- und Kinderkrankenpflege sowie in bisherigen Modellen generalistischer Pflegeausbildungen

| I Allgemeiner Bereich | Std.-Zahl | II Differenzierungsbereich | Std.-Zahl |
|---|---|---|---|
| 1. Gesundheits- und Krankenpflege von Menschen aller Altersgruppen in der stationären Versorgung in kurativen Gebieten in den Fächern Innere Medizin, Geriatrie, Neurologie, Chirurgie, Gynäkologie, Pädiatrie, Wochen- und Neugeborenenpflege sowie in mindestens zwei dieser Fächer in rehabilitativen und palliativen Gebieten | 800 | 1. Gesundheits- und Krankenpflege Stationäre Pflege in den Fächern Innere Medizin, Chirurgie, Psychiatrie oder | |
| 2. Gesundheits- und Krankenpflege von Menschen aller Altersgruppen in der ambulanten Versorgung in präventiven, kurativen, rehabilitativen und palliativen Gebieten | 500 | 2. Gesundheits- und Kinderkrankenpflege Stationäre Pflege in den Fächern Pädiatrie, Neonatologie, Kinderchirurgie, Neuropädiatrie, Kinder- und Jugendpsychiatrie | |

III: Zur Verteilung auf die Bereiche I und II: 500 Stunden
**Stundenzahl insgesamt: 2.500**

Lernende begegnen Menschen in diesen unterschiedlichen Handlungsfeldern in allen Bereichen der Pflege ([3], S. 5). Praxisanleitung erfolgt nach dieser Sichtweise jeweils in einem dieser Handlungsfelder, die Benner [1] auf den Zustand von Pflegebedürftigen bezogen beschreibt:
- Helfen
- Beraten und Betreuen
- Diagnostik und Patientenüberwachung
- Wirkungsvolles Handeln bei Notfällen
- Durchführung und Überwachung von Behandlungen
- Überwachung und Sicherstellung der Qualität der medizinischen Versorgung
- Organisation und Zusammenarbeit

Diese Bereiche lassen sich im Rahmen der o. g. fünf Handlungsfelder der Pflege als Lernfelder in **Theorie und Praxis** für Pflegesituationen entwickeln ([3], S. 17). Wie Praxisanleiter innerhalb dieser Lernfelder inhaltlich Aufgaben und Lernsituationen formulieren können, ist im folgenden Beispiel dargestellt ([3], S. 28).

**Praxisbeispiel**
Patienten mit der Diagnose Diabetes mellitus benötigen nach der Diagnosestellung Hilfe, um sich mit der Diagnose arrangieren zu können. Das kann Beratung bedeuten, aber auch konkretes Helfen. Im Rahmen des Lernfeldes „Helfen" plant die Praxisanleiterin auf einer medizinischen Abteilung folgende Lernsituationen mit einer Schülerin:
- Einem Patienten beim Umgang mit dem Pen beim korrekten Aufziehen von Insulin und Wechseln von Insulinampullen helfen
- Einem Patienten helfen, die Selbsttherapie mit Insulin zu erlernen
- Einem Patienten bei der selbstständigen Blutzuckermessung helfen

Im Rahmen des Lernfeldes „Beraten und Betreuen" [1] plant sie später folgende Lernsituationen:
- Beratung und Anleitung zur Beobachtung und Pflege der Füße
- Beratung zur angemessenen Lebensweise und Ernährung

**Tab. 6.5** Beispiel: Ausbildungsplan für die Praxis nach Lernfeldern in der Gesundheits- und Krankenpflege sowie in der generalistischen Pflegeausbildung mit Hinweisen zu Anleitungssituationen in der stationären Pflege

**3. Ausbildungsjahr Gesundheits- und Krankenpflege**

| Lernfeld-Nr. nach KrPflAPrV | Inhalte (Empfehlungen der Zuordnung für das 3. Ausbildungsjahr sind fett gedruckt) | Kompetenzbereiche ([2], S. 64 ff.) | Stundenzahl Unterricht (jeweils nach Empfehlung der ausbildenden Schule) | Zahl geplanter praktischer Anleitungen pro Schüler zu Lernsituationen in diesem Lernfeld (Empfehlung durch PA/Schule) | Check/ Handzeichen (PA und anleitende Personen) |
| --- | --- | --- | --- | --- | --- |
| 1. | Pflegesituationen bei Menschen aller Altersgruppen erkennen, erfassen und bewerten | – Diagnostik und Patientenüberwachung | | s. 1. u. 2. Ausbildungsjahr | |
| 3. | Unterstützung, Beratung, und Anleitung in gesundheits- und pflegerelevanten Fragen fachkundig gewährleisten | – Helfen – Beraten und Betreuen | | 2 | |

**Entsprechende Lerninhalte zu 3. (Auswahl aus der KrPflAPrV)/Lernsituationen für Praxisanleitungen**
– Pflegebedürftige aller Altersgruppen bei der Bewältigung vitaler oder existenziell bedrohlicher Situationen, die aus Krankheit, Unfall, Behinderung oder im Zusammenhang mit Lebens- oder Entwicklungsphasen entstehen, unterstützen
– Zu Maßnahmen der Gesundheitsvorsorge, zur Erhaltung, Förderung und Wiederherstellung von Gesundheit anregen und hierfür angemessene Hilfe und Begleitung anbieten
– Angehörige und Bezugspersonen beraten, anleiten und in das Pflegehandeln integrieren

| | | | | | |
| --- | --- | --- | --- | --- | --- |
| 4. | Bei der Entwicklung und Umsetzung von Rehabilitationskonzepten mitwirken und diese in das Pflegehandeln integrieren | – Durchführung und Überwachung von Behandlungen – Überwachung und Sicherstellung der Qualität der medizinischen Versorgung | | 2 | |

**Entsprechende Lerninhalte zu 4. (Auswahl aus der KrPflAPrV)/Lernsituationen für Praxisanleitungen**
– Den Bedarf an pflegefachlichen Angeboten zur Erhaltung, Verbesserung und Wiedererlangung der Gesundheit systematisch ermitteln und zielgerichtet handeln
– Betroffene in ihrer Selbstständigkeit fördern und zur gesellschaftlichen Teilhabe befähigen

(Fortsetzung)

**◻ Tab. 6.5** (Fortsetzung)

## 3. Ausbildungsjahr Gesundheits- und Krankenpflege

| Lernfeld-Nr. nach KrPflAPrV | Inhalte (Empfehlungen der Zuordnung für das 3. Ausbildungsjahr sind fett gedruckt) | Kompetenzbereiche ([2], S. 64 ff.) | Stundenzahl Unterricht (jeweils nach Empfehlung der ausbildenden Schule) | Zahl geplanter praktischer Anleitungen pro Schüler zu Lernsituationen in diesem Lernfeld (Empfehlung durch PA/Schule) | Check/ Handzeichen (PA und anleitende Personen) |
|---|---|---|---|---|---|
| 5. | Pflegehandeln personenbezogen ausrichten | – Helfen<br>– Diagnostik und Patientenüberwachung | | 3 | |
| Entsprechende Lerninhalte zu 5. (Auswahl aus der KrPflAPrV)/Lernsituationen für Praxisanleitungen<br>– Das Selbstbestimmungsrecht und die individuelle Situation der zu pflegenden Person berücksichtigen<br>– Das soziale Umfeld in Pflegehandlungen einbeziehen, ethnische, interkulturelle, religiöse und andere gruppenspezifischen Aspekte sowie ethische Grundfragen beachten | | | | | |
| 6. | Pflegehandeln an pflegewissenschaftlichen Erkenntnissen ausrichten | – Helfen<br>– Durchführung und Überwachung von Behandlungen | | 3 | |
| Entsprechende Lerninhalte zu 6. (Auswahl aus der KrPflAPrV)/Lernsituationen für Praxisanleitungen<br>– Pflegehandeln mithilfe von pflegetheoretischen Konzepten erklären, kritisch reflektieren und Themenbereiche auf den Kenntnisstand der Pflegewissenschaft beziehen | | | | | |
| 7. | Pflegehandeln an Qualitätskriterien rechtlichen Rahmenbestimmungen sowie wirtschaftlichen und ökonomischen Prinzipien ausrichten | – Überwachung und Sicherstellung der Qualität der medizinischen Versorgung | | 2 (verbunden mit Lernfeld 6) | |
| Entsprechende Lerninhalte zu 7. (Auswahl aus der KrPflAPrV)/Lernsituationen für Praxisanleitungen<br>– An der Entwicklung von Qualitätskonzepten mitwirken<br>– Rechtliche Rahmenbestimmungen reflektieren und beim Pflegehandeln berücksichtigen<br>– Mit materiellen und personalen Ressourcen ökonomisch und ökologisch umgehen | | | | | |
| 8 | Bei der medizinischen Diagnostik und Therapie mitwirken | – Durchführung und Überwachung von Behandlungen | | 3 (verbunden mit Lernfeld 5) | |

(Fortsetzung)

**Tab. 6.5** (Fortsetzung)

**3. Ausbildungsjahr Gesundheits- und Krankenpflege**

| Lernfeld-Nr. nach KrPflAPrV | Inhalte (Empfehlungen der Zuordnung für das 3. Ausbildungsjahr sind fett gedruckt) | Kompetenzbereiche ([2], S. 64 ff.) | Stundenzahl Unterricht (jeweils nach Empfehlung der ausbildenden Schule) | Zahl geplanter praktischer Anleitungen pro Schüler zu Lernsituationen in diesem Lernfeld (Empfehlung durch PA/Schule) | Check/ Handzeichen (PA und anleitende Personen) |
|---|---|---|---|---|---|
| | **Entsprechende Lerninhalte zu 8. (Auswahl aus der KrPflAPrV)/Lernsituationen für Praxisanleitungen**<br>– In Zusammenarbeit mit Ärztinnen und Ärzten sowie den Angehörigen anderer Gesundheitsberufe die für die jeweiligen medizinischen Maßnahmen erforderlichen Vor- und Nachbereitungen treffen und bei der Durchführung der Maßnahmen mitwirken<br>– Patienten bei Maßnahmen der medizinischen Diagnostik und Therapie unterstützen<br>Ärztlich veranlasste Maßnahmen im Pflegekontext eigenständig durchführen und die dabei relevanten rechtlichen Aspekte berücksichtigen | | | | |
| 9. | Lebenserhaltende Sofortmaßnahmen bis zum Eintreffen der Ärztin oder des Arztes einleiten | – Wirkungsvolles Handeln bei Notfällen | | | |
| 10. | Berufliches Selbstverständnis entwickeln und lernen, berufliche Anforderungen zu bewältigen | – Organisation und Zusammenarbeit | | 2 (verbunden mit Lernfeld 8) | |
| | **Entsprechende Lerninhalte zu 10. (Auswahl aus der KrPflAPrV)/Lernsituationen für Praxisanleitungen**<br>– Zur eigenen Gesundheitsvorsorge beitragen<br>– Mit Krisen- und Konfliktsituationen konstruktiv umgehen | | | | |
| 11. | Auf die Entwicklung des Pflegeberufs im gesellschaftlichen Kontext Einfluss nehmen | – Organisation und Zusammenarbeit | | | |
| 12. | In Gruppen und Teams zusammenarbeiten | – Organisation und Zusammenarbeit | | 2 (verbunden mit Lernfeld 6) | |
| | **Entsprechende Lerninhalte zu 12. (Auswahl aus der KrPflAPrV)/Lernsituationen für Praxisanleitungen**<br>– Pflegerische Erfordernisse in einem intra- sowie interdisziplinären Team erklären, angemessen und sicher vertreten sowie an der Aushandlung gemeinsamer Betreuungskonzepte mitwirken<br>– Grenzen des eigenen Verantwortungsbereichs beachten und im Bedarfsfall die Unterstützung und Mitwirkung durch andere Experten im Gesundheitswesen einfordern und organisieren<br>– Im Rahmen von Konzepten der integrierten Versorgung mitarbeiten | | | | |

Bereits zum Kapitelanfang wurde deutlich, dass die fachkundige **Anleitung in gesundheits- und pflegerelevanten Fragen** in den Ausbildungs- und Prüfungsverordnungen für die Altenpflege und Krankenpflege sowie der generalistischen Ausbildung gleichermaßen betont wird. Das Beispiel zeigt, wie diese Anforderung aus einem anderen Blickwinkel individuell realisiert werden kann: Der Themenbereich der Ausbildungs- und Prüfungsverordnungen wird inhaltlich aufgenommen und unter dem Gesichtspunkt „Helfen" sowie „Beraten und Betreuen" ([2], S. 7) dem Handlungsfeld „Chronisch-Kranksein" zugeordnet und praktisch realisiert.

**Praxisbeispiel**

In der Schule ist bereits das Lernfeld „Pflegehandeln personenbezogen ausrichten" vermittelt worden. Als Sonja im 2. Ausbildungsjahr ihr Praktikum im ambulanten Pflegedienst absolviert, lautet die erste Lernaufgabe für sie, sich mit dem Pflegestandard „Vollbad in der häuslichen Umgebung" vertraut zu machen mit den folgenden Handlungsschritten:

- Ziel
- Individuelle Situation und Bedürfnisse der Klienten
- Vorbereitung
- Kontraindikationen
- Durchführung
- Beobachtungskriterien
- Nachsorge
- Dokumentation

Praxisanleiterin Jana stimmt auf der Basis dieses Standards dann eine individuelle Lernaufgabe für eine häusliche Pflegesituation ab, in der die Auszubildende nach den Vorgaben des Standards mit Unterstützung der Praxisanleiterin eine Patientin badet.

**Praxisbeispiel**

Lernsituationen innerhalb von Handlungsfeldern in der Fachambulanz
Innerhalb des **Handlungsfeldes**, „Chronisch Kranksein", wurden Auszubildenden in ihrer

ausbildende Schule folgende **Lernfeldern** im Rahmen des Curriculums für die generalisierte Pflegeausbildung vermittelt:

- Beraten und Betreuen
- Diagnostik und Einhalten von Verordnungen
- Organisation und Zusammenarbeit

Sven, der Praxisanleiter einer Ambulanz für alkohol- und medikamentenabhängige Menschen ist, hat auf dieser Basis für Auszubildende, die im 2. Ausbildungsjahr ihren Praxiseinsatz in der Ambulanz absolvieren, folgende **Lernangebote** für individuelle Lernsituationen entwickelt:

- Für das Lernfeld Beraten und Betreuen:
- Einen Klienten zu alkoholhaltigen Produkten und Medikamenten beraten
- Einen Klienten im Kontakt zu einer Selbsthilfegruppe unterstützen

Für das Lernfeld **Diagnostik** und **Einhalten medizinischer Verordnungen:**

- Erkennen, Messen und Beurteilen von Entzugssymptomen (Atemkontrolle, Tremor, Puls, RR)
- Beobachtungen bei einem pflegerisch-diagnostischen Hausbesuch dokumentieren (z. B. äußeres Erscheinungsbild, Affekte, süchtiges Verhalten von Klienten erkennen)

Für das Lernfeld **Organisation und Zusammenarbeit:**

- Teilnahme an Fallbesprechungen im multiprofessionellen Team. Reflexion und schriftliche Zusammenfassung der Inhalte
- Zusammenarbeit mit Betreuern und Bewährungshelfern (z. B. Berichterstattung zu pflegerischen Maßnahmen, Alkoholkontrollen, Gruppenbesuchen von Klienten)

**Praxisbeispiel**

**Lernsituationen innerhalb von Lernfeldern in der Gesundheits- und Kinderkrankenpflege**
Johanna, die **Kinderkrankenschwester** werden möchte, absolviert ihr zweites Praktikum

im dritten Ausbildungsjahr auf einer Wöchnerinnenstation. Sie soll laut Auftrag der Schule im Lernfeld „**Beraten und Betreuen**" Praxiskompetenz erwerben. Die Praxisanleiterin wählt auf dieser Basis entsprechende Lernsituationen aus und stimmt **stufig** folgende Lernaufgaben mit Johanna nach deren individuellen Lernstand und Lernbedarfen ab:

— Sämtliche Handlungsschritte der Praxisanleiterin beim Baden eines Neugeborenen beobachten, dokumentieren, sowie Beobachtungskriterien dokumentieren und einschätzen
— Die Vorbereitung und Nachbereitung eines Bades selbstständig übernehmen
— Neugeborene mit Hilfestellung der Praxisanleiterin selbstständig baden und wickeln
— Eine Wöchnerin beim Baden und Wickeln des Säuglings anleiten
— Eine Wöchnerin beim Stillen und Abpumpen anleiten und beraten

## Literatur

1. Benner P (2000) Stufen zur Pflegekompetenz, 3. Aufl. Huber, Bern
2. Bundesgesetzblatt (2017) Teil 1 Nr. 49, Bonn 24.7. 2017: Gesetz zur Reform der Pflegeberufe (Pflegeberufereformgesetz – PflBRefG)
3. Caritas Gemeinschaft für Pflege- und Sozialberufe, Katholischer Berufsverband für Pflegeberufe, Katholischer Krankenhausverband (Hrsg) (2003) Denkanstöße für die praktische Pflegeausbildung. Freiburg
4. Deutscher Berufsverband für Pflegeberufe (DBfK) (Hrsg) (2004) Gesetze über die Berufe in der Altenpflege und Krankenpflege. DBfK, Bad Soden
5. Hackmann M (Hrsg) (2005) Lehren und Lernen in der ambulanten Pflege. Kunz, Hagen
6. Kuratorium Deutsche Altenpflege (KDA) (Hrsg) (2002) Bundeseinheitliche Altenpflegeausbildung. Material für die Stundenumsetzung. Köln
7. Schewior-Popp S (1998) Handlungsorientiertes Lehren und Lernen. Thieme, Stuttgart
8. Süß M (2001) Gestaltung der praktischer Ausbildung in den Pflegeberufen, 3. Aufl. Kunz, Hagen

# Qualität praktischer Ausbildung sichern

© Springer-Verlag Berlin Heidelberg 2018
R. Mamerow, *Praxisanleitung in der Pflege*,
https://doi.org/10.1007/978-3-662-57285-6_7

**Lernziele**

In diesem Kapitel bekommen Sie Informationen dazu, was die Qualität praktischer Ausbildung ausmacht und wie Sie dazu beitragen können, diese zu sichern. Sie erfahren, welche rechtlichen Ansprüche an die Qualität praktischer Ausbildung bestehen und wie Qualität in Konzepten praktischer Ausbildung deutlich wird. Sie können Ihr Wissen zum Qualitätsmanagement in Pflegeeinrichtungen aktualisieren und Qualitätsrichtlinien Ihrer Einrichtung mit Ausbildungserfordernissen verknüpfen. Sie finden Beispiele zur Prozessqualität und zur Qualitätssicherung durch Dokumentation praktischer Ausbildung, die Sie auf die Pflegebereiche übertragen können, in denen Sie tätig sind.

**Praxisbeispiel**

Im Krankenhaus K. ist für jede der fünf Abteilungen ein Praxisanleiter freigestellt worden. Sie sind nicht nur die Ansprechpartner für die Auszubildenden und Mitarbeiter bei Ausbildungsfragen, sondern auch für die Anleitung und Beratung von Mentoren zuständig, die auf jeder Station zusätzlich benannt wurden. Jeder Praxisanleiter betreut die Praxisausbildung von ca. 20 Auszubildenden gemeinsam mit fünf Mentoren.

Im Klinikum M. sind von der Geschäftsleitung auf jeder Station zwei Anleiter benannt worden, die die Anleitung von Auszubildenden zusätzlich zu ihrer Tätigkeit als Pflegende wahrnehmen. Sie werden von Lehrern der Schule beraten. In beiden Einrichtungen absolvieren Schüler der gleichen Krankenpflegeschule ihre Praxiseinsätze.

? In welcher der beiden Pflegeeinrichtungen würden Sie gern Auszubildende anleiten? Für welches Krankenhaus würden sich Auszubildende entscheiden, wenn sie die Wahl bei Praxiseinsätzen hätten? Woran würden Sie die Qualität praktischer Ausbildung messen?

## 7.1 Merkmale nach Qualitätsdimensionen

Die KrPflAPrV fordert in Anlage 1 Teil A Pkt. 7 vom theoretischen und praktischen Unterricht für die Gesundheits- und Krankenpflege:

» Pflegehandeln an Qualitätskriterien, rechtlichen Rahmenbedingungen sowie wirtschaftlichen und ökologischen Prinzipien ausrichten.

Ähnlich formuliert die AltPflAPrV in Anlage 1 Teil A Pkt. 3.2:

» An qualitätssichernden Maßnahmen der Altenpflege mitwirken.

Ähnliche Anforderungen sind in den Eckpunkten der Ausbildungs- und Prüfungsverordnung [1] für die künftige, generalistische Ausbildung nach dem Pflegeberufegesetz [2] formuliert (► Abschn. 2.1).

Die Berufsgesetze fordern Anleitende und Lehrer zwar auf, sich bei Pflegetätigkeiten an Qualitätskriterien der Einrichtung zu orientieren, jedoch werden Qualitätsmaßstäbe für die Ausbildung selbst nicht konkret benannt. Es liegt demnach in der Verantwortung der ausbildenden Schulen und Pflegeeinrichtungen, wie sie Ausbildungsqualität definieren.

> **Die Qualität von Ausbildung ist geprägt vom methodischen Vorgehen in der Organisation, Planung und Durchführung praktischer Ausbildung einschließlich des Interaktionsprozesses zwischen Pflegenden und Ausbildenden nach verbindlich festgelegten Merkmalen.**

Was eine gute oder schlechte Qualität ist, hängt häufig von der subjektiven Bewertung ab. Dabei spielen die unterschiedlichen Ansichten und Situationen der bewertenden Personen sowie gesellschaftliche und wirtschaftliche Umstände eine entscheidende Rolle. Der Begriff „Qualität" ist demnach kein statischer, sondern ein dynamischer Begriff, der immer wieder in seinen verschiedenen Ausprägungsgraden neu definiert werden muss. Um Qualität jedoch unabhängig vom Standpunkt und Betrachtungswinkel in allen Bereichen objektivierbarer zu machen, lässt sie sich grundsätzlich nach drei Dimensionen einschätzen:

- Strukturqualität
- Prozessqualität
- Ergebnisqualität

Die **Strukturqualität** praktischer Ausbildung betrifft die Rahmenbedingungen, unter denen die (praktische) Ausbildung stattfindet. Dazu gehören:

- Organisatorische Grundlagen, z. B.:
  - Gesetzliche Grundlagen, wie Rahmenverträge, Kooperationsverträge, Regelungen des Arbeitsschutzes und Jugendschutzgesetzes
  - Leitlinien und Konzepte zur Ausbildung
  - Kooperation mit anderen Einrichtungen
  - Lage der Einrichtung und dessen Umgebung, Erreichbarkeit
- Personelle Grundlagen, z. B.:
  - Qualifikation und Anzahl der Mitarbeiter
  - Anzahl der auszubildenden Schüler
  - Stellenbeschreibungen, Aufgabenabgrenzungen innerhalb verschiedener Berufsgruppen
  - Führungskultur und Beratungskultur
  - Rückmeldungskultur und Supervision
  - Personalentwicklung mit Beurteilungssystem, Fortbildungsangebote, Vergütungssystem
- Sachliche Grundlagen, z. B.:
  - Räume
  - Ausstattung mit Arbeitsmaterial und Medien
  - Schutzkleidung
  - Dokumentationssysteme

Optimale Strukturen, wie sie im Rahmen von Strukturqualität nachgewiesen werden,

schaffen günstige Voraussetzungen, um Ausbildungsprozesse optimal gestalten zu können. Doch optimale Strukturen sichern keinesfalls automatisch auch die angestrebten Ergebnisse. Entscheidend für gute Ergebnisse ist häufig die Qualität der Ausbildungs**prozesse** (Prozessqualität), sie kann trotz dürftiger Strukturen die Ausbildungsergebnisse wesentlich beeinflussen.

Die **Prozessqualität** betrifft die Inhalte und die **Organisation** (praktischer) Ausbildung, z. B.:

- Ausbildung auf der Grundlage eines pflegetheoretischen Modells (z. B. das Rahmenmodell ganzheitlich fördernder Prozesspflege von M. Krohwinkel)
- Beschreibung des Ausbildungsprozesses mit Ausbildungsstandards
- Zusammenarbeit zwischen Anleitern, Lehrern und Auszubildenden
- Zusammenarbeit zwischen Lernorten in der Praxis und dem Lernort Schule
- Zusammenarbeit innerhalb der Pflegeeinrichtung und Kooperation mit anderen an der Ausbildung beteiligten Einrichtungen (z. B. Gesundheitsbehörde)
- Vorstellungen von Zielen, vom Menschenbild, von Aufgaben und Vorgehensweisen professioneller Ausbildung

Die Prozessqualität lässt sich am schwierigsten von außen darstellen. Sie kann häufig nur durch teilnehmende Beobachtung erfasst werden. Möglichkeiten dazu gibt es beispielsweise durch regelmäßige Gruppentreffen mit Schülern, Teilnahme an Ausbildungssituationen oder Teamberatungen.

Im Rahmen von **Ergebnisqualität** beschreiben Sie die gewünschten Ergebnisse der praktischen Ausbildung hinsichtlich von:

- Direkte ausbildende Leistung bezogen auf den Kompetenzerwerb der Auszubildenden und die Verbesserung von deren Pflegequalität durch Lernen in Anleitungssituationen und Lernen im täglichen Pflegeprozess
- Schülerzufriedenheit

**7**

— Zufriedenheit der Mitarbeiter und Kooperationspartner
— Wirtschaftlichkeit der Leistungserbringung

Doch die Ausbildungsergebnisse werden von zahlreichen Faktoren beeinflusst, die Anleiter und Lehrer nicht zu verantworten haben bzw. nicht oder nur wenig beeinflussen können. Allerdings können Praxisanleiter wesentlich zur Qualität praktischer Ausbildung beitragen, indem sie, pädagogisch und fachlich fundiert, Einfluss auf die Organisation und den Ablauf praktischer Ausbildung nehmen und die Qualität von Anleitungen sichern (▶ Kap. 5).

## 7.2 Prozessqualität praktischer Ausbildung

**Praxisbeispiel**

Auf dem Weg in die Mittagspause treffen die beiden Anleiterinnen Anja und Lena den Azubi Ronald im Flur. Anja ist seit einigen Wochen für die praktische Anleitung von Auszubildenden auf der geriatrischen Abteilung mit drei Stationen verantwortlich. Als sie Ronald sieht, spricht sie ihn an: „Morgen früh habe ich Zeit, da komme ich zu dir auf die Station zur Anleitung. Du hast ja einigen Nachholbedarf. Beim letzten Mal ging ja einiges daneben." Als Ronald fragt, worum es denn bei der Anleitung ginge, antwortet sie: „Mal sehen, du kannst dir ja einen Pflegebedürftigen aussuchen, wir sehen dann weiter, was sich so ergibt."

❓ Welche Hinweise würden Sie der Kollegin geben?

Für die Qualität von Ausbildungsprozessen in der Praxis übernehmen Sie bereits Verantwortung allein durch Ihre pädagogische Grundhaltung. Ihr Auftreten gegenüber Auszubildenden, Mitarbeitern und Pflegebedürftigen wird von Lernenden sehr bewusst wahrgenommen und prägt maßgeblich nicht nur deren Verhalten, sondern auch Ausbildungsergebnisse. Empathie und Wertschätzung sollten Merkmale dieser Grundhaltung ebenso sein, wie Ihre innere Haltung in Einklang mit dem stehen sollte, was Sie vermitteln (Kongruenz). Zu Merkmalen dieses Verhaltens, das in der Sprache und im Zuhören, in Ausbildungs- sowie in Pflegesituationen oder im Umgang mit Mitarbeitern zum Ausdruck kommt, finden Sie an anderer Stelle ausführliche Hinweise und Handlungsbeispiele (▶ Kap. 8). Auch die Vorbereitung und Planung von Anleitungssituationen ist an anderer Stelle schrittweise erklärt (▶ Kap. 5) und sollte nicht wie im o. g. Beispiel erfolgen.

Aus der Fülle der Dinge, die die Qualität der Ausbildung täglich beeinflussen, werden in den folgenden Kapiteln beispielhaft die Organisation und Dokumentation praktischer Ausbildung sowie Merkmale aus rechtlicher Sicht dargestellt.

### 7.2.1 Qualitätsmerkmale aus rechtlicher Sicht

**Praxisbeispiel**

Astrid möchte künftig die Aufgaben der Praxisanleitung im ambulanten Dienst „Herzlich" übernehmen. Im nächsten Halbjahr soll sie im Auftrag der Einrichtung an einer Weiterbildung als Praxisanleiterin teilnehmen. Sie hat jedoch bereits den Auftrag, Schüler in ihrem Arbeitsbereich anzuleiten. Als sie den Qualitätsbeauftragten fragt, wer sie in ihre Aufgaben einweist, antwortet dieser: „Eine Einweisung brauchst du nicht, du bist doch in der Pflege fit, das packst du doch. Im Fernlehrgang erfährst du dann schon alles."

❓ Welche Qualifikation ist für Praxisanleiter erforderlich, und worüber sollten diese sich zu Beginn ihrer Tätigkeit informieren?

Der **Gesetzgeber** benennt als Qualitätsanforderung an Praxisanleitung nach § 4 KrPflG, dass Anleiter über eine Berufserlaubnis nach dem KrPflG und über Berufserfahrung von mindestens zwei Jahren sowie eine berufspädagogische Weiterbildung von mindestens 200 Stunden verfügen sollen (▶ Abschn. 2.4). Ausnahmen sind durch die zuständigen Behörden bis zu fünf Jahren nach Inkrafttreten der Verordnung zugelassen. In der **Altenpflegeausbildung** (§ 2 AltPflG) werden für Anleiter die Berufserlaubnis und mindestens zwei Jahre Berufserfahrung vorausgesetzt sowie die Fähigkeit zur Praxisanleitung und in der Regel eine berufspädagogische Fort- oder Weiterbildung. In den Eckpunkten zur APrV [1] sind u. a. 300 Stunden Weiterbildung für Praxisanleiter in der generalistischen Ausbildung (▶ Abschn. 2.1) gefordert. Praxisanleiter sollten außerdem schon aus rechtlicher Sicht berücksichtigen, Pflegebedürftige über den Umfang und die Inhalte von Anleitungssituationen, an denen diese beteiligt sind, zu informieren und deren Einverständnis einzuholen. Die Verantwortung für den Verlauf von Anleitungssituationen tragen in jedem Fall die Praxisanleiter, deshalb sollten sie sich im Vorfeld einer Anleitung umfassend informieren (▶ Kap. 5).

Die Anleitungen in der Praxis sind schon aus haftungsrechtlicher Sicht zu dokumentieren. Die Dokumentation des Ausbildungsprozesses ist ein Qualitätsmerkmal praktischer Ausbildung (▶ Abschn. 7.4). Die Tätigkeit von Anleitern sollte außerdem einrichtungsintern durch Dienstanweisungen, Stellenbeschreibungen und durch klare Strukturen für praktische Ausbildung abgesichert sein. Dazu gehört „die angemessene Instruktion, Belehrung und Fortbildung des Personals" (§ 831 BGB) [8].

## 7.2.2 Organisation und Planung praktischer Ausbildung

Der Stellenwert des Lernorts Praxis hat mit den Berufsgesetzen für die Pflegeberufe [4] seit 2004 an Bedeutung gewonnen und wird im Kontext des PflBG erneut deutlich hervorgehoben (▶ Abschn. 2.1.5). Es wurde möglich, viele pflegerische und sozialpflegerische Versorgungseinrichtungen in die fachpraktische Ausbildung zu integrieren, um die Ausbildung in präventiven, kurativen, rehabilitativen und palliativen Bereichen – im Rahmen ambulanter und stationärer Pflege – sicherzustellen.

Wie der Ausbildungsverlauf und die Bedingungen praktischer Ausbildung organisiert sind, ist ein wesentliches Kriterium für die Qualität praktischer Ausbildung. Im Ausbildungsplan (Curriculum ▶ Abschn. 4.1.4) sind diese Bedingungen vernetzt mit den Konzepten praktischer Ausbildung beschrieben. Die organisatorischen Strukturen praktischer Ausbildung werden grundsätzlich von den Trägern praktischer Ausbildung in Kooperation mit ausbildenden Schulen entwickelt. Als Träger der praktischen Ausbildung kommen nach dem AltPflG (§ 13) in Betracht:

- Staatlich anerkannte Altenpflegeschulen
- Einrichtungen, die mit einer staatlichen Altenpflegeschule einen Vertrag über die Durchführung praktischer Ausbildung abgeschlossen haben

Im KrPflG wird zur Organisation praktischer Ausbildung (§ 4 Abs. 2 Pkt. 1) beschrieben:

>> Sicherstellung der Durchführung der praktischen Ausbildung […] durch Vereinbarung mit Einrichtungen […], die von den zuständigen Behörden für die Durchführung praktischer Ausbildung als geeignet beurteilt werden.

Auf der Basis dieser gesetzlichen Vorgaben war Praxisausbildung bisher so organisiert, dass vorwiegend Schulen die organisatorischen Strukturen praktischer Ausbildung vorgaben (◘ Abb. 7.1) und deren Qualität verantworteten.

Die ◘ Abb. 7.1 macht deutlich, dass die Praxisausbildung vorwiegend im Kontakt zwischen der Schule und der Pflegedienstleitung organisiert wurde. Praxisanleiter und Mentoren sind in diesem Modell hauptsächlich über

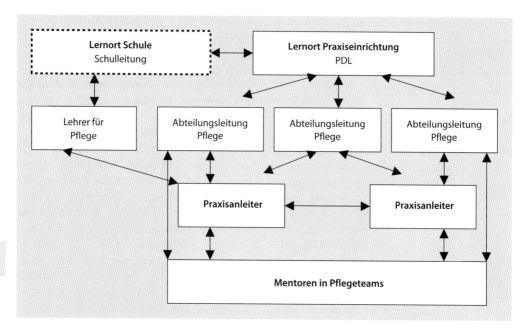

**□ Abb. 7.1**    Organigrammbeispiel praktischer Ausbildung in vorrangiger Verantwortung der Schulen

die Ebene der Abteilungsleiter für Pflege in den Ausbildungsprozess integriert.

Um den künftigen Aufgaben im vielfältigen und sich verändernden Praxisfeld Pflege gerecht zu werden, sind die neuen Ausbildungskonzeptionen für generalisiert ausgebildete Pflegende entwickelt worden, bei denen der Lernort Schule häufig im Status einer Berufsfachschule die theoretische Ausbildung für mehrere Berufsrichtungen der Pflege generell in gemeinsamen Ausbildungskursen übernimmt. Die Träger der Praxisausbildung übernehmen im Modell der generalistischen Ausbildung (▶ Abschn. 2.2) zunehmend Verantwortung für die Organisation und inhaltliche Planung der Praxisausbildung in ihren Einrichtungen.

Große Träger praktischer Ausbildung sind aus dieser gewachsenen Verantwortung für Praxisausbildung heraus inzwischen dazu übergegangen, innerhalb ihrer Einrichtungen eine separate **Abteilung Ausbildung** einzurichten, die parallel zu Pflegebereichen existiert und in Kooperation mit der Schule alle Ausbildungsprozesse in der Praxis organisiert,

gestaltet und verantwortet (□ Abb. 7.2). Die organisatorischen Strukturen für Praxisausbildung innerhalb dieser Pflegeeinrichtungen wurden beispielhaft umgestaltet, um die Qualität der praktischen Ausbildung eigenverantwortlich sicherzustellen.

Am Organigrammbeispiel (□ Abb. 7.2) für Praxisausbildung in vorrangiger Verantwortung von Ausbildungsabteilungen der Praxis ist leicht erkennbar, dass die Kommunikationswege und organisatorischen Strukturen nicht nur zweckmäßig vereinfacht sind, sondern dass es einen direkten Ansprechpartner und Verantwortlichen für Ausbildungsfragen innerhalb der Pflegeeinrichtungen gibt.

Besonders Altenpflegeeinrichtungen verstehen sich, wie im Beispiel des organisatorischen Modells (□ Abb. 7.2) beschrieben, verstärkt als Träger praktischer Ausbildung. Sie organisieren die Praxisausbildung eigenständig nach internen Qualitätsrichtlinien und Ansprüchen. Zunehmend schließen Altenpflegeeinrichtungen Ausbildungsverträge für ganze Ausbildungskurse ab und übernehmen die gesamte praktische Ausbildung modellhaft

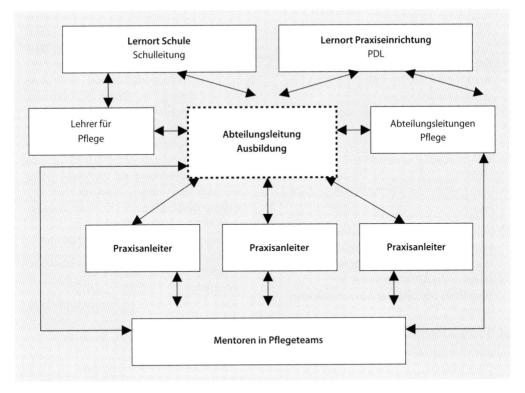

■ **Abb. 7.2** Organigrammbeispiel praktischer Ausbildung in vorrangiger Verantwortung der Abteilung Ausbildung einer Pflegeeinrichtung

in Kooperation mit ambulanten Pflegeeinrichtungen. Die Schulen übernehmen in dieser Kooperation den theoretischen Unterricht. Auf diese Weise verantworten Altenpflegeeinrichtungen gemeinsam mit ambulanten Diensten nicht nur die Qualität praktischer Ausbildung, sondern sichern ihrer Einrichtung eigenverantwortlich den beruflichen Nachwuchs.

> Stationäre Altenpflegeeinrichtungen gehen inzwischen dazu über, in Kooperation mit ambulanten Pflegediensten eine eigene Ausbildungsabteilung für die Praxisausbildung einzurichten. Ihr Ziel ist es, eigenverantwortlich und zielgerichtet in Kooperation mit einer Schule für den eigenen Bedarf auszubilden.

### 7.2.3 Konzept für die praktische Ausbildung

Ein Ausbildungskonzept Praxis, das von Praxisanleitern und Lehrern der Schule gemeinsam mit den Trägern praktischer Ausbildung entwickelt wird, beschreibt einerseits die bereits o. g. organisatorischen Abläufe praktischer Ausbildung innerhalb einer Einrichtung, andererseits macht es inhaltlich differenzierte Aussagen. Ein Konzept Praxisausbildung klärt aus organisatorischer Sicht die

— organisatorischen Rahmenbedingungen praktischer Ausbildung,
— Verantwortungsbereiche praktischer Ausbildung,
— Anzahl der auszubildenden Schüler pro Ausbildungsjahr,

- Anzahl der freigestellten Mitarbeiter für Praxisausbildung im Verhältnis zur Zahl der Auszubildenden gemäß den Vorgaben der zuständigen Behörde,
- Anzahl zusätzlicher Anleiter, die als Pflegende arbeiten,
- Einteilung der Zuständigkeiten von Anleitern für Pflegebereiche,
- Stellenbeschreibung der Praxisanleiter,
- Kooperationen mit anderen Einrichtungen und
- Zuständigkeiten von Behörden und Schulen.

**❯** **Sehr wesentlich für die Qualität praktischer Ausbildung wird künftig die Zahl der für die Ausbildung freigestellten Praxisanleiter im Verhältnis zur Zahl der Auszubildenden sein.**

Im Konzept für Praxisausbildung sollten im Rahmen organisatorischer Strukturen auch erwähnt werden:

- **Aufgaben** der Verantwortlichen für praktische Ausbildung
- **Aufgaben** der freigestellten Mitarbeiter für Praxisausbildung im Verhältnis zur Zahl der Auszubildenden gemäß den Vorgaben der zuständigen Behörde
- **Aufgaben** zusätzlicher Anleiter, die als Pflegende arbeiten
- Verteilung von Praxisanleitern in **Zuständigkeiten** für Pflegebereiche
- **Inhalte** von Ausbildungs- und Kooperationsverträgen

**Praxisbeispiel**

Im Krankenhaus P. erfolgte die Ausbildung von Auszubildenden bisher durch Lehrer der Schule in Zusammenarbeit mit Mentoren der Stationen, die die Aufgabe der Praxisausbildung zusätzlich zu ihrer Tätigkeit als Pflegende übernommen haben. Mit den gewachsenen Ansprüchen an Praxisausbildung hat die Krankenhausleitung in Zusammenarbeit mit der Schule eine Abteilung Ausbildung eingerichtet und eine Lehrerin für Pflegeberufe eingestellt, die in der Funktion

einer Abteilungsleiterin für die praktische Ausbildung von ca. 150 Schülern verantwortlich ist. Es ist selbstverständlich, dass die neue Abteilungsleiterin zum Team der Berufsgruppe Pflege dazugehört, weil praktische Ausbildung in diesem Krankenhaus bewusst wahrgenommen wird. Gemeinsam mit vier freigestellten Praxisanleitern teilt sich die Abteilungsleiterin für Ausbildung die Planung, Organisation und Durchführung praktischer Ausbildung auf der Basis eines gemeinsam erarbeiteten Praxiskonzepts [6]. Inhaltliche Beschreibungen im Praxiskonzept berücksichtigen beispielsweise:

- Anforderungen an die Qualifikation von Praxisanleitern
- Pflegetheoretische Modelle, die Grundlage der Ausbildung sind
- Anwendung der Pflegeprozessmethode in der Ausbildung
- Arbeit mit Pflege- und Ausbildungsstandards
- Zusammenarbeit innerhalb des Praxisteams
- Zusammenarbeit zwischen Lernorten in der Praxis und dem Lernort Schule
- Zusammenarbeit innerhalb der Pflegeeinrichtung und Kooperation mit anderen an der Ausbildung beteiligten Einrichtungen (z. B. Gesundheitsbehörde)
- Prüfungsmodalitäten

**Praxisbeispiel**

Die Praxisanleiter und Mentoren der Universitätsklinik treffen sich regelmäßig zum fachlichen Austausch, bei dem sie gemeinsam am Ausbildungskonzept der Klinik arbeiten. Um ihre Arbeit mit Lernenden zu standardisieren und transparent zu machen, wollen sie, in Anlehnung an das Lernfeldkonzept der Schule, einen Ausbildungsplan Praxis entwickeln, in dem die organisatorischen und inhaltlichen Schwerpunkte der Praxisausbildung verbindlich für jedes Ausbildungsjahr festgelegt sind. Nachdem sie gemeinsam das organisatorische „Gerüst" dafür entwickelt haben, setzen sie die Arbeit in drei Arbeitsgruppen fort, die für die drei Ausbildungsjahre die inhaltlichen

Schwerpunkte für Ausbildungssituationen in der Praxis nach dem Lernfeldkonzept festlegen.

Für die praktische Ausbildung in der Gesundheits- und Krankenpflege sowie Gesundheits- und Kinderkrankenpflege sind in der Ausbildungs- und Prüfungsverordnung lediglich die Bereiche genannt, in denen Praxisausbildung stattfinden soll (Anlage 1 Teil B KrPflAPrV). Das PflBG bennent im § 7 die Bereiche, in denen Pflicht- und Vertiefungseinsätzen durchzuführen sind (▶ Abschn. 2.1.3).

Ein Lernfeldkonzept der ausbildenden Schule für die praktische Ausbildung kann durch Praxisanleiter genutzt werden, um daraus Themen auszuwählen, die für Praxisanleitungen relevant sind (◘ Tab. 6.3 in Abschn. 6.3). In einem vorgeschalteten Schritt sollte jedoch geklärt sein, wann, wie oft und in welcher Konstellation Lern- und Anleitungssituationen in der Praxis geplant werden. Folgendes Beispiel (◘ Tab. 7.1) zeigt, wie ein standardisiertes organisatorisches Gerüst für eine nachfolgend inhaltliche Planung von Lern- und Anleitungssituationen aussehen kann [6].

Erläuterungen zur ◘ Tab. 7.1: Die geplanten **Gruppentreffen** bzw. **Gruppenanleitungen** können als regelmäßige Treffen innerhalb eines Kurses in der Klinik stattfinden. Inhaltlich werden dabei Lernfelder, die im Unterricht behandelt wurden, klinikbezogen vertieft. Beispielsweise lernen Auszubildende bei Gruppentreffen themenbezogene Pflegestandards der Einrichtung kennen und anwenden. Im Rahmen von Gruppentreffen wird auch die Führung der Praxisbegleitmappe durch die Auszubildenden vom Praxisanleiter überprüft.

Im **Projekt Pflegeplanung** übernehmen die Lernenden in kleinen Teams die Pflege einer Patientengruppe und die patientenbezogene Dokumentation. Die Teams werden durch Lehrer für Pflege, Praxisanleiter und Mentoren begleitet.

Die individuellen **Einzelanleitungen** finden planmäßig für alle zu den gleichen Lernfeldern statt; die Anleitungssituationen, Aufgaben und Lernziele werden je nach Lernangebot der Arbeitsbereiche geplant (▶ Kap. 5).

Die individuellen **Beratungs- und Entwicklungsgespräche** mit Praxisanleitern sollen in regelmäßigen Abständen fest eingeplant werden, um den Ausbildungsverlauf in der Praxis zu reflektieren und die Führung der Praxisbegleitmappe zu überprüfen.

❯ Wie Praxisanleiter strukturelle Vorgaben inhaltlich umsetzen und ob es ihnen gelingt, dem individuellen Lernbedarf von Auszubildenden schrittweise und angemessen zu entsprechen, kann kein noch so guter Plan vorgeben. Konzepte für praktische Ausbildung geben lediglich Denkrichtungen für organisatorische und inhaltliche Planungen vor.

## 7.2.4 Praxisausbildung nach dem Modell des Pflegeprozesses

Der Pflegeprozess als eine Methode zur Steuerung strukturierter, umfassend geplanter Pflege bestimmt die Ausbildung in der Praxis maßgeblich und ist Bestandteil jeder Praxisprüfung. Prozessorientierte Pflege besteht aus den folgenden **Handlungsschritten**, deren regelmäßige patientenorientierte Anwendung ebenfalls die Qualität von Praxisausbildung ausmacht:

- Informationen sammeln
- Probleme und Ressourcen definieren
- Pflegeziele festlegen
- Pflegemaßnahmen planen
- Pflegemaßnahmen durchführen
- Pflegewirkung beurteilen

Wie diese Handlungsschritte in der Praxisausbildung vermittelt und angewendet werden, kann im Konzept praktischer Ausbildung am Beispiel eines Ausbildungsstandards deutlich werden (▶ Abschn. 5.5). Beispielsweise lässt sich im Ausbildungsplan Praxis ein Projekt „Planung des Pflegeprozesses" nach Standards der Einrichtung fest etablieren.

**7**

**Praxisbeispiel**

Um die Anwendung der Schrittfolgen des Pflegeprozesses in der Praxis transparent zu machen, stellt die Praxisanleiterin der geriatrischen Abteilung den Lernenden in einer Fallbesprechung (▶ Abschn. 4.5.4) Herrn B. vor, der mit der Diagnose Multiple Sklerose wegen eines Sturzes in der Wohnung mit massiven Hämatomen eingeliefert wurde. Im Gespräch mit Herrn B. und anhand seiner Pflegedokumentation wird deutlich:

Die für Herrn B. zuständige Altenpflegerin hat mit ihm vereinbart, bei der Krankenkasse eine Gehhilfe (Rollator) für ihn zur häuslichen Nutzung zu beantragen. Herr B. möchte sich mit Unterstützung durch die Krankengymnastin bei Gehübungen mit diesem Gerät bereits auf der Station vertraut machen und nach einer Woche in der Lage sein, sich selbstständig im Zimmer zu bewegen und am Waschbecken zu waschen. Nach einer Woche überprüfen die Auszubildenden gemeinsam mit der Praxisanleiterin, welche weiteren Schritte erforderlich sind, ob die Ziele mithilfe der Physiotherapeutin und Pflegenden erreicht werden konnten bzw. welche Änderungen in der Ziel- und Maßnahmenplanung erforderlich sind. Die Auszubildenden erarbeiten gemeinsam mit der Praxisanleiterin die Schritte des Pflegeprozesses an diesem individuellen Fallbeispiel sowie deren Dokumentation nach den Schrittfolgen:

– Welche Informationen habe ich bereits zu Herrn B., welche benötige ich noch?
– Welche Probleme und Ressourcen von Herrn B. kann ich erkennen?
– Welche Pflegeziele hat Herr B. gemeinsam mit der Physiotherapeutin und der Pflegeverantwortlichen für sich festgelegt?
– Welche Maßnahmen sollen in welchen Schritten zum Ziel führen?
– Wann, wie und von wem werden die Pflegemaßnahmen durchgeführt?
– Wann wird die Pflegewirkung beurteilt? Wie sind die Ergebnisse?

## 7.3 Ergänzende Hinweise zu Qualitätsmerkmalen

Die Ausbildungsgesetze fordern von Praxisanleitungen sich an Qualitätskriterien zu orientieren und diese in die Ausbildungsprozesse der Praxis einrichtungsbezogen zu integrieren. Qualitätsmerkmale und Qualitätssicherung in der praktischen Ausbildung beziehen sich regelmäßig auf die einrichtungsbezogenen Fragen:
– Was? (Was ist zu tun?)
– Wie? (Wie sind die Dinge richtig zu tun?)

Um die Beantwortung dieser Fragen einrichtungsintern klären zu können, sollten Sie mit grundsätzlichen Anforderungen des Qualitätsmanagements vertraut sein sowie Definitionen und qualitätssichernde Maßnahmen kennen, die auf den folgenden Seiten erläutert werden.

### 7.3.1 Qualitätsrichtlinien der Einrichtungen in die Ausbildung integrieren

Spätestens mit Einführung des Pflegequalitätssicherungsgesetzes seit 2002 sind Gesundheitseinrichtungen dazu verpflichtet, ein **Qualitätsmanagement** einzuführen. Avedis Donabedian, Professor an der Universität Michigan, USA, definierte 1968 **Pflegequalität** folgendermaßen [3]:

**»** Pflegequalität ist der Grad der Übereinstimmung zwischen Zielen des Gesundheitswesens und der wirklich geleisteten Pflege.

Der Begriff „Pflegequalität" bezieht sich nicht nur auf die konkrete pflegerische Verrichtung am Klienten, sondern immer auch auf die Einstellungen und das Verhalten des Pflegepersonals gegenüber diesen. Deshalb beschreibt das Qualitätsmanagement einer Pflegeeinrichtung in **Qualitätsrichtlinien**

**◘ Tab. 7.1**    Organisatorische Struktur für Lern- und Anleitungssituationen in der Praxis

| Praxisplanung 1. Ausbildungsjahr | | | |
|---|---|---|---|
| Organisatorische Planung | Lernfeld (Beispiele ◘ Tab. 6.3 in ► Abschn. 6.3) | Inhaltliche Gestaltung durch PA zu folgenden Themen (PA bitte selbst gestalten, Beispiele ◘ Tab. 6.3 in ► Abschn. 6.3) | Datum der Realisierung/ Bemerkungen |
| Einführungstag 1 | | | |
| Einführungstag 2 | | | |
| Gruppentreffen 1 | | | |
| Gruppentreffen 2 | | | |
| Gruppentreffen 3 | | | |
| 1. Individuelle Einzelanleitung | | | |
| 2. Individuelle Einzelanleitung | | | |
| Kursbesprechung zur Reflexion der Probezeit | | | |
| Praxisplanung 2. Ausbildungsjahr | | | |
| 1. Individuelle Einzelanleitung | | | |
| 2. Individuelle Einzelanleitung | | | |
| Gruppentreffen 1 | | | |
| Gruppentreffen 2 | | | |
| Gruppentreffen 3 | | | |
| Projekt Pflegeplanung | | | |
| Gruppenpraxisanleitung | | | |
| Praxisplanung 3. Ausbildungsjahr | | | |
| Projekt Prüfungssimulation (Zwischenprüfung) | | | |
| Gruppentreffen 1 | | | |
| Gruppentreffen 2 | | | |
| Gruppenpraxisanleitung zur Prüfungsvorbereitung | | | |
| 1. Individuelle Einzelanleitung | | | |
| 2. Individuelle Einzelanleitung | | | |
| Praktische Prüfung | | | |

Hinweis: Individuelle Einzelgespräche finden zusätzlich situations- und schülerorientiert statt

**für pflegerische Leistung** das methodische Vorgehen in der Organisation, Planung und Durchführung der Pflege sowie in den Interaktionsprozessen zwischen Pflegenden und Pflegebedürftigen. Ausbildung in Pflegeeinrichtungen ohne die Berücksichtigung dieser Qualitätsansprüche einer Einrichtung kann es nicht geben.

Als Praxisanleiter sind Sie gefordert, nicht nur Ihr eigenes Pflegehandeln, sondern alle Lern- und Anleitungssituationen für Schüler an den **Qualitätskriterien** der Einrichtung auszurichten. Außerdem benötigen Sie Kenntnisse dazu, welche **Qualitätssicherungsmethoden** in Ihrer Einrichtung Anwendung finden.

❯ Methoden der Qualitätssicherung dienen der Verbesserung der Qualität auf der Grundlage von Qualitätsbeurteilung durch systematische Verfahren zur Beseitigung von Qualitätsmängeln.

Sie haben die Aufgabe, Schüler mit den Methoden zur Sicherung der Qualität einer Einrichtung vertraut zu machen, weil durch diese auch Pflegehandeln eingeschätzt wird. Zur Qualitätssicherung werden zwei grundsätzliche Methoden genutzt:

- **Methoden der externen(dezentralen) Qualitätssicherung**
  In ihrem Rahmen werden Qualitätskriterien und -maßstäbe von ausgewählten Institutionen (Behörden) außerhalb der Einrichtungen festgelegt und überprüft, z. B. per Rechtsverordnung von den Pflegekassen oder künftig möglicherweise durch Pflegekammern.
- **Methoden der internen Qualitätssicherung**
  Pflegefachkräfte legen allgemein anerkannte Qualitätskriterien und -maßstäbe in den Einrichtungen fest und überprüfen diese selbst.

In Deutschland findet externe Qualitätssicherung für Altenpflegeeinrichtungen und ambulante Pflegedienste im Rahmen von Überprüfungen durch den MDK und durch die Heimaufsicht statt. Dabei begutachtet der MDK die Struktur-, Prozess- und Ergebnisqualität der Pflege. Auszubildende können in ambulanten Anleitungssituationen zur Thematik der Pflegedokumentation und zu Vergütungsvereinbarungen mit diesen Qualitätsbewertungen exemplarisch vertraut gemacht werden (▶ Abschn. 6.2).

## 7.3.2 Instrumente der Qualitätssicherung kennen und anwenden

Wichtige **Instrumente** der Qualitätssicherung sind Ihnen als Praxisanleiter längst aus ihrer täglichen Pflegepraxis bekannt und werden in die Anleitungsprozesse mehr oder weniger bewusst integriert. Im Rahmen dieses Kapitels wird deshalb lediglich zusammenfassend für Sie vorgestellt, welche Instrumente der Qualitätssicherung Sie mühelos in Ausbildungssituationen integrieren können:

- **Pflegeleitbild**: Es beschreibt das Pflegeverständnis der Einrichtung und sollte neben der Pflegepraxis auch die Handlungen und Haltungen der Ausbildungspraxis prägen. Ein Pflegeleitbild „lebt" in der Ausbildung, wenn darauf in Lernsituationen und z. B. bei Verhaltensbewertungen direkt Bezug genommen wird.
- **Pflegeplanung und -dokumentation**: Sie wird auf der Grundlage eines Pflegemodells gestaltet und im Rahmen der Pflegeprozessmethode bei Schüleranleitungen genutzt. So wird planvolles und effizientes Pflegehandeln gesichert, und Leistungen werden qualitativ und quantitativ überprüfbar.
- **Pflegestandards**: Sie werden als verbindlich einzuhaltende berufliche Normen einrichtungsbezogen oder als Expertenstandard (für beispielsweise Dekubitusprophylaxe oder Sturzprophylaxe) entwickelt und sind als theoretische Basis

für individuelle Anleitungssituationen unentbehrlich.

❯ Der „Nationale Expertenstandard Dekubitusprophylaxe" hat eine hohe Verbindlichkeit, eine hohe rechtliche Relevanz und setzt normative Vorgaben zur Qualitätssicherung. Er gilt rechtlich gesehen als vorweggenommenes Sachverständigengutachten und kann bei entsprechenden gerichtlichen Verfahren als solches herangezogen werden.

Die Anwendung des Standards sollte für jede Praxisausbildung verbindlich sein. Lernende sollten Expertenstandards nicht nur sicher kennen, sondern auch anwenden können. Dazu gehören beispielsweise auch die nationalen Expertenstandards zu den Themen:

- Entlassungsmanagement in der Pflege
- Schmerzmanagement
- Sturzprophylaxe
- Kontinenzförderung

---

**Praxistipp**

Ermöglichen Sie Auszubildenden das Praxislernen auch auf der Basis von einrichtungsbezogenen Pflegestandards. Individuelle Pflege nach standardisierten Vorgaben hat für alle Pflegenden hohe Verbindlichkeit. Beachten Sie dabei, dass Standards grundsätzlich mit dem individuellen Pflegebedarf eines Pflegebedürftigen abgestimmt und nicht schematisch eingesetzt werden.

---

Weitere Instrumente der Qualitätssicherung, die Sie in Ausbildungsprozesse integrieren können, sind:

- **Clinical Pathways (CP) (Behandlungspfade):** Sie führen als fachübergreifende, standardisierte Behandlungspläne zu einer straff organisierten, effektiven, effizienten und transparenten multidisziplinären Arbeitsweise, mit der Lernende besonders

in Kliniken vertraut gemacht werden sollen.

- **Pflegevisite:** Sie ist ein Instrument zur Überprüfung der Kundenzufriedenheit, zur gegenseitigen Beratung, zur Qualitätssicherung und zur Evaluation der Pflege. Praxisanleiter können mit Auszubildenden an Visiten punktuell teilnehmen und diese nach vorher bestimmten Kriterien auswerten, um Auszubildende mit Ressourcen, Wünschen und Problemen von Pflegebedürftigen individuell vertraut zu machen (▶ Abschn. 4.5.4).
- **Öffentlichkeitsarbeit:** Lernende können mit Projektunterrichten effektiv in die Außendarstellung ihrer Pflegeeinrichtung integriert werden (▶ Abschn. 6.2).
- Weitere Instrumente der Qualitätsentwicklung, in die auch Praxisausbildung involviert sein kann, sind **Organisationsentwicklung, Qualitätszirkel, Arbeitsanalysen, Benchmarking und das Beschwerdemanagement.**

### 7.3.3 Qualitätssicherungsprogramme kennen und anwenden

Qualitätssicherungsprogramme sind Hilfsmittel, um **dezentral** Qualitätssicherung effektiv und effizient zu gestalten. Häufig werden in Deutschland folgende Qualitätssicherungsprogramme in Pflegeeinrichtungen genutzt:

- Marker Umbrella Modell (USA)
- Zyklus der Qualitätssicherung nach Norma Lang
- Total Quality Management
- EFQM
- DIN EN ISO 9000−2000
- KTQ

### Qualitätssicherung in ambulanten Diensten

Als Qualitätsmerkmal werden regelmäßig Qualitätssiegel beantragt und vergeben. Die **Zertifizierung** von Qualität hat sich besonders

**7**

in ambulanten Pflegediensten als Qualitätsanspruch durchgesetzt. Auszubildende können die Zertifizierungsmodalitäten wiederum in Praxiseinsätzen kennen lernen. Hauptsächlich handelt es sich um folgende Qualitätssiegel:

- „RAL Gütezeichen Qualitätsgeprüfter Ambulanter Pflegedienst"
  Das Gütezeichen wurde vom Deutschen Berufsverband für Pflegeberufe als ein Element zur Selbstverwaltung der Pflegeberufe entwickelt.
  Als dessen Nachfolgemodell wird vergeben:
- „Gütezeichen ambulanter Pflegedienste des Deutschen Berufsverbandes für Pflegeberufe (DBfK)"

Die Qualitätskriterien für den Erwerb der Gütezeichen für ambulante Dienste wurden auf der Grundlage der Vorgaben des Pflegeversicherungsgesetzes, des Sozialgesetzbuches V und arbeitsschutzrechtlicher sowie berufsrechtlicher Vorschriften entwickelt. In nach diesen Gütezeichen zertifizierten Pflegeeinrichtungen führen die Mitarbeiter alle Abläufe analog einem Handbuch durch. Ein **Qualitätsbeauftragter** überprüft **intern** die Einhaltung des Prozesses. Der komplette Prozess wird verbindlich für alle Mitarbeiter festgelegt. Ein **externer Zertifizierer** mit Zulassung des Deutschen Instituts für Normung e. V. überprüft vor Ort die konsequente Anwendung des Prozesses anhand des Qualitätshandbuchs und erteilt das Zertifikat. Es ist selbstverständlich, dass auch Schüler in ambulanten Praxiseinsätzen im Umgang mit den Qualitätshandbüchern einer Einrichtung vertraut gemacht werden und Anforderungen an Zertifizierungsmaßnahmen kennen lernen.

## Qualitätssicherung nach DIN EN ISO in ambulanten und stationären Pflegeeinrichtungen

❯ ISO (International Organization for Standardization): Die Internationale Organisation für Standardisierung

macht es sich zum Ziel, den weltweiten Austausch von Dienstleistungen und Waren durch internationale Normen zu erleichtern. Das Kürzel EN steht für Europa-Normen.

Die ISO ist eine weltweite Vereinigung nationaler Normungsorganisationen. Deutschland ist darin durch das Deutsche Institut für Normung e. V. (DIN) vertreten. Die ISO 9000 ff. vereinheitlicht erstmals seit 1987 nationale Qualitätsnormen. Im Dezember 2000 wurde die vorerst letzte umfassende Revision der Normenreihe DIN EN ISO 9000 vorgenommen, wobei Begriffe international vereinheitlicht wurden, die im Qualitätsmanagement (QM) verwendet werden. Die DIN EN ISO 9000 gilt deshalb als „Wörterbuch" des Qualitätsmanagements. In der DIN EN ISO 9004 wird der Weg zu einem umfassenden QM aufgezeigt, an dem sich besonders viele Pflegeeinrichtungen der stationären und ambulanten Altenpflege in Qualitätszirkeln orientieren, um das Zertifikat durch externe Zertifizierer des Deutschen Instituts für Normung e. V. zu erwerben.

## Qualitätssicherungsprogramm KTQ im Krankenhaus

Ein bekanntes Qualitätsmanagementprojekt für Krankenhäuser ist mit dem Namen **Kooperation für Transparenz und Qualität im Krankenhaus**(KTQ®) bekannt. Es wurde 1998 zunächst zwischen Bundesärztekammer und Kassenverbänden vereinbart, seit 1999 sind die DKG und der Deutsche Pflegerat als weitere Kooperationspartner beteiligt. Die Ziele des Qualitätssicherungs- und -förderungskonzepts KTQ sind:

- Verbesserung der Prozess- und Ergebnisqualität im Krankenhaus
- Transparenz der Leistungsfähigkeit nach innen und außen
- Förderung und Stärkung der Kooperation zwischen Patienten, Leistungsanbietern und Leistungserbringern (Mitarbeiter- und Kundenorientierung)

> ❯ Praxisanleiter sollten Instrumente der Qualitätssicherung und Qualitätssicherungsprogramme ihrer Einrichtung kennen, damit sie diese aktuell in Ausbildungsaufgaben einbinden können.

## 7.4 Qualitätssicherung durch Dokumentation am Lernort Praxis

**Praxisbeispiel**

Verena hat kurzfristig die Aufgaben der Praxisanleitung im ambulanten Dienst „Rat und Tat" übernommen und wird gleichzeitig an einen Fernlehrgang für Praxisanleiter teilnehmen können. Sie hat bereits den Auftrag, die neuen Auszubildenden in ihrem Arbeitsbereich anzuleiten. Als sie erklärt, dass sie sich eine Dokumentation der Praxisausbildung erstellen möchte, antwortet ihre PDL, das sei nicht nötig, und ergänzt, es würde reichen, wenn Verena Anleitungen in der Praxismappe der Auszubildenden gegenzeichne. Alles Weitere sei die Aufgabe der ausbildenden Schule.

> ❓ Hat die PDL Recht? Welche Dokumentation halten Sie in der Praxisanleitung für erforderlich?

### 7.4.1 Merkmale und Handlungshinweise

**Dokumentationspflichten**

- Dokumentation in der Altenpflegeausbildung

Grundsätzlich ist praktische Ausbildung ebenso wie Unterricht in der Schule schon aus rechtlicher Sicht (▶ Abschn. 7.2.1) angemessen zu dokumentieren. Für die Altenpflegeausbildung wird eine Dokumentation durch Ausbildungsnachweise gefordert. Dazu gehört die Ausbildungsbescheinigung

für jeden einzelnen Schüler (§ 2 Abs. 4 AltPflAPrV):

> ❯❯ Die ausbildende Einrichtung erstellt über den bei ihr durchgeführten Ausbildungsabschnitt eine Bescheinigung. Diese muss Angaben über die Dauer des Einsatzes, den Ausbildungsbereich, die vermittelten Kenntnisse, Fähigkeiten und Fertigkeiten und die Fehlzeiten der Schüler enthalten.

Die Bescheinigung ist der Altenpflegeschule spätestens zum Ende eines Ausbildungsjahres vorzulegen. Auf ihrer Grundlage erfolgt in der Altenpflegeausbildung die Festlegung einer **Jahresnote Praxis** (§ 3 Abs. 1 AltPflAPrV):

> ❯❯ Zum Ende jedes Ausbildungsjahres erteilt die Altenpflegeschule […] ein Zeugnis über die Leistungen im Unterricht und in der praktischen Ausbildung. Die Note für die praktische Ausbildung wird im Benehmen mit dem Träger der praktischen Ausbildung festgelegt.

Ebenso werden in der Altenpflegeausbildung Vornoten auch für die praktische Abschlussprüfung festgesetzt.

Die Planung und Dokumentation der Ausbildung durch einen **Ausbildungsplan** ergeben sich aus folgender Aussage (§ 15 AltPflG):

> ❯❯ Der Träger der praktischen Ausbildung hat die Ausbildung in einer durch ihren Zweck gebotenen Form planmäßig, zeitlich und sachlich gegliedert so durchzuführen, dass das Ausbildungsziel in der vorgegebenen Ausbildungszeit erreicht werden kann.

> ❯ Dokumentationspflichten in der praktischen Ausbildung der Altenpflege beziehen sich auf:
> - Ausbildungsplan
> - Einsatzplan
> - Bescheinigungen für jeden Schüler über die Teilnahme und Kenntnisse innerhalb einzelner Ausbildungsabschnitte
> - Jährliche Vornoten

**Dokumentation nach dem Krankenpflegegesetz** und PflBG: Eine grundsätzliche Dokumentationspflicht wird auch hier betont, doch es gibt einige Abweichungen zum AltPflG. Im § 10 KrPflG wird ebenso wie im § 15 AltPflG ein differenzierter **Ausbildungsplan** gefordert:

» Der Träger der praktischen Ausbildung hat die Ausbildung in einer durch ihren Zweck gebotenen Form planmäßig, zeitlich und sachlich gegliedert so durchzuführen, dass das Ausbildungsziel in der vorgegebenen Ausbildungszeit erreicht werden kann.

Auch im PflBG wird für die generalistische Ausbildung neben schulinternen Curricula ein Ausbildungsplan gefordert, der von den Trägern der praktischen Ausbildung zu erstellen ist (§ 6 PflBG).

Weiterhin sind in der KrPflAPrV und in den Eckpunkten der APrV für die generalistische Ausbildung [1] für die praktische Ausbildung die Inhalte und Stundenaufteilungen erwähnt. Bescheinigungen für Auszubildende über die Teilnahme an Ausbildungsabschnitten in der Praxis sind bisher gesetzlich **nicht gefordert**, doch in Pflegeeinrichtungen durch den Einsatz von Praxisbegleitmappen (▶ Abschn. 4.5.4) bzw. Lernbegleitmappen oder Praxisordnern üblich. Das PflBG nennt allerdings unter dem Punkt Pflichten des Auszubildenden in § 17 Abs. 3 die Pflicht, „… einen schriftlichen Ausbildungsnachweis zu führen."

Ebenso sind Noten und Beurteilungen gesetzlich nicht gefordert, aber als Leistungseinschätzungen im Ausbildungsalltag allgegenwärtig und sicherlich für beide Seiten lehrreich und zweckmäßig (▶ Kap. 8).

## Lernverlaufsdokumentation

Das Expertengremium des Norddeutschen Zentrums zur Weiterentwicklung der Pflege [7] empfiehlt eine „funktionierende Lernverlaufsdokumentation" (LVD) ähnlich der Praxisbegleitmappe und weist bezüglich der Dokumentation für Lernende auf Folgendes hin:

» Lernverlaufsdokumentationen (Praxisbegleitbuch, Tätigkeitsnachweis) sind ein Mittel, um eine laufende Kontrolle über den Lernzuwachs zu haben. Kontrolle stellt zwar noch nicht die Ausbildung sicher, aber sie ermöglicht Schülern und den verantwortlichen Lehrkräften die Intervention. Es entsteht zukünftig ein größerer Zeitaufwand der Schule bzw. Schulleitung aus der Verantwortung der Lernortkooperation […]. Hier insbesondere für die Analyse der Lernangebote vor dem Hintergrund von erwünschten Lernzielen an verschiedenen Lernorten [7, S.42].

In der folgenden Übersicht sind die wichtigsten Qualitätskriterien einer Lernverlaufsdokumentation aufgeführt (▶ Abschn. 2.1.5).

---

**Qualitätskriterien einer Lernverlaufsdokumentation (LVD) [7, S. 42]**
- Lernangebote der Lernorte liegen in schriftlicher Form vor
- Der Lernfortschritt wird für alle Beteiligten nachvollziehbar dokumentiert (z. B. Lerntagebücher)
- Auf der Basis des Lernstandes und des Lernangebots werden die Ziele für den Einsatz formuliert
- Die Bezugspersonen in der praktischen Ausbildung sind über den Lernstand laut Curriculum informiert. Es besteht Klarheit darüber, welche Einschränkungen es in Bezug auf die selbstständige Durchführung von Pflegeverrichtungen gibt
- Es finden regelmäßige Reflexionsgespräche statt. Diese werden dokumentiert (Vor-, Zwischen- und Abschlussgespräche)

- Eine Selbst- und Fremdeinschätzung ist möglich
- Die Lernorte evaluieren ihre Ausbildungsqualität
- Die LVD ist geeignet, einen qualitativen Nachweis der Einhaltung gesetzlicher Vorgaben zu erbringen

## Dokumentation am Lernort Schule

Die Ausbildungsdokumente der Schule sind Arbeitsgrundlagen ebenso für Praxisanleiter wie für Pflegeschüler, damit Informationsdefizite zwischen den Lernorten Schule und Praxis vermieden werden. Zu diesen Ausbildungsdokumenten gehören:

- (Gesetzlich geforderter) **Ausbildungsplan** mit einem Curriculum für den Lernort Praxis (▶ Kap. 4 und ▶ Kap. 6)
- (Gesetzlich geforderter) **Einsatzplan** mit konkreten Vorgaben dazu, wann welche Schüler Praxiseinsätze absolvieren
- Dokumente zum aktuellen Kenntnis- und Entwicklungsstand der Lernenden, z. B. die **Praxisbegleitmappe** der Auszubildenden
- **Klassenbuchkopie** mit den Unterrichtsinhalten nach jedem Unterrichtsblock. Es lässt sich sicherlich organisieren, dass Praxisanleiter aktuell durch die Lehrer für Pflege über Unterrichtsinhalte in den einzelnen Lernfeldern informiert sind. Als unkomplizierte Möglichkeit hierfür, die keinen zusätzlichen Dokumentationsaufwand erforderlich macht, bietet sich eine Klassenbuchkopie an. Die lässt sich in der Regel nach jeder umfangreichen Unterrichtseinheit (nach Unterrichtsblöcken oder Lernfeldern strukturiert) organisieren

Die **Praxisbegleitmappe** (▶ Abschn. 4.5.4) (bzw. Lernbegleitmappe oder der Praxisordner) ist ein zusätzliches Ausbildungsdokument, das Schüler regelmäßig aktualisiert von der Schule für den Lernort Praxis zur Information und zum Tätigkeitsnachweis bekommen und mit dem in der Praxis gearbeitet werden kann.

Das **Lerntagebuch** ist vorwiegend ein Instrument, mit dem Lernende individuell nach Anregung durch die Schule in der Praxis arbeiten sollen. Schüler führen das Tagebuch im Praxisbereich selbstständig und sollten mit Praxisanleitern regelmäßig die Aufzeichnungen reflektieren (▶ Abschn. 4.5.4).

## Dokumentation im Rahmen praktischer Ausbildung

**Wie** die Dokumentation der Ausbildung in der Praxis erfolgt, bleibt Ihnen in Absprache mit der ausbildenden Schule bisher weitgehend überlassen. Viele Praxisanleiter haben sich eine Ausbildungsdokumentation im Rahmen eines **Konzepts** für die praktische Ausbildung ihrer Einrichtung entwickelt (▶ Abschn. 7.2).

❯ Mit einer korrekten Dokumentation gelingt es Anleitern leichter, sowohl gegenüber dem Einrichtungsträger selbst als auch gegenüber der Schule, Behörde und den einzelnen Lernenden Leistungen und Schritte der Praxisausbildung überzeugend darzustellen.

Praxisanleiter sollten im Rahmen ihrer Arbeit mit Auszubildenden für sich dokumentieren:

- Die Analyse der **Rahmenbedingungen** der Pflegebereiche, in denen Sie tätig sind. Diese Analyse lässt sich ohne großen Aufwand regelmäßig aktualisieren, um sie zweckmäßig für Anleitungsplanungen nutzen zu können (▶ Kap. 5). Die Analyse sollte in ihrer Grundstruktur Informationen (◘ Tab. 7.2) zu Personen sowie Lernangeboten und Bedingungen jedes Pflegebereichs beinhalten, in dem Sie tätig sind.
- Den **Einsatzplan Praxis** für Auszubildende nach einer einheitlichen Grundstruktur (◘ Tab. 7.3), geordnet nach Ausbildungsjahren. Der Plan kann gleichzeitig die vorgesehenen Praxisanleitungen sowie der praktischen Unterrichte durch die Lehrer für Pflege (mit Themen und Planungsdaten) enthalten.
- Die Kontakte und Aktivitäten zwischen Anleitern und, Auszubildende, die in

**7**

| ◻ Tab. 7.2 | Rahmenbedingungen einzelner Pflegebereiche | | | | |
|---|---|---|---|---|---|
| Bereich | Kontaktpersonen/ Funktion/ Vertreter | Tel.-Nr./ E-Mail/ Erreich- barkeit | Besondere Lernangebote/ Pflegesch- werpunkte | Besonderheiten bezüglich Anleitungs- situationen | Ergän- zungen/ Datum |
| Bereich A | | | | | |
| Bereich B | | | | | |
| Bereich C | | | | | |

| ◻ Tab. 7.3 | Grundstruktur eines Einsatzplans für Auszubildende im Praxisbereich Ausbildungsjahr | | | | | |
|---|---|---|---|---|---|---|
| Auszubil- dende | Einsatz- bereich/ Einsatzzeit | Praxisan- leiter/ Mentoren | Lernfelder | Themen für die Praxis a) Praktischer Unterricht (Lehrer für Pflege) b) Praxisanleitungen (Praxisanleiter) | Bemerkungen/ Termine | Besondere Hinweise (z. B. Prüfungen) |
| A | | | | | | |
| B | | | | | | |
| C | | | | | | |

| ◻ Tab. 7.4 | Schülerkartei |
|---|---|

Auszubildender (Name/Ausbildungsjahr): ....................................
Praxisanleiter (Name): .....................................

| Einsatz- bereich | Einsatzzeit von bis | Lernfelder/ Schwerpunktthemen für Anleitungen | Lernbedarfe/ Probleme/ Ressourcen (Stärken, Schwächen) | Termine f. Kontakte (Gespräche, Anleitungen) | Themen/ Bemerkungen |
|---|---|---|---|---|---|
| | | | | | |

Form einer **Schülerkartei** jedes Praxisanleiters als PC-Tabelle (◻ Tab. 7.4) oder
im Karteikartensystem leicht handhabbar
sind.
— **Anleitungsprotokolle** (▶ Kap. 5). Die
Dokumentation von Anleitungssituationen sollte nach immer gleichen Kriterien (▶ Abschn. 5.5) stattfinden, denn
nur so können Leistungen und Bewertungen vergleichbar und objektivierbar
werden.

Je nach Bedarf und Anspruch von Einrichtun-
gen und Praxisanleitern wurde eine Vielzahl
an Dokumentationsstrukturen für Anleitungs-
protokolle entwickelt. Gleich ist allen Proto-
kollen, dass sie folgende Inhalte aufnehmen:
— Individueller Lernstand des Lernenden
— Lernziele
— Informationen zum Pflegebedürftigen
— Verlaufsplanung bzw. Schrittfolgen der
Anleitung
— Auswertungsprotokoll

## 7.4.2 Beispiele für die Dokumentation in der Praxis

❯ Die Dokumentation der praktischen Ausbildung bzw. der Anleitungen in der Praxis bekommt zunehmende Bedeutung als Qualitätsindikator für Praxisausbildungen.

▪ **Beispiel: Analyse von Rahmenbedingungen**

**Beispiel: Einsatz- und Anleitungsplan** Es ist zu empfehlen, im Rahmen der Einsatzplanung der Lernenden in der Praxis möglichst auch die Anzahl der geplanten Anleitungen, Gruppentreffen und praktischen Unterrichte zu berücksichtigen. Beispielsweise schlägt der DBR dazu vor:

❯❯ Es wird empfohlen, einmal pro Woche je Ausbildungsjahr eine Praxisanleitung als gezielten Lernprozess zu initiieren, zu planen, durchzuführen und zu evaluieren. Das ergibt insgesamt ca. 60 praktische Anleitungssituationen mit spezifischer Zielsetzung und dem entsprechenden Zeitumfang in drei Jahren [5, S. 12].

**Beispiel: Schülerkartei** Sie benötigen eine Struktur für die Dokumentation von Gesprächen und Aktivitäten mit Auszubildenden. Die Schülerkartei (◘ Tab. 7.4) kann dafür ein geeignetes Instrument in Verbindung mit Anleitungsprotokollen (▶ Abschn. 5.5) sein. Gespräche mit Lernenden werden üblicherweise geführt:
▬ bei Einsatzbeginn als Erstgespräche,
▬ als Zwischen- und Abschlussgespräche mit Rückmeldebogen zum praktischen Einsatz für Auszubildende (▶ Kap. 8).

Neben der Dokumentation, die durch Praxisanleiter erfolgt, sollten für Ausbildungszwecke immer auch die Lernangebote der einzelnen Pflegebereiche durch diese in einem Katalog der Lernangebote bzw. in einem Lernzielkatalog dokumentiert sein (Abschn. 3.4). Ebenso benötigen Sie eine

Beurteilungs- und Prüfungsdokumentation (▶ Kap. 8 und ▶ Kap. 9).

**Beispiel: Ergebnisprotokoll** Sie sollten außerdem Treffen und Koordinationsgespräche mit Stations- bzw. Abteilungsleitungen, mit Mentoren und anderen Mitarbeitern in Form von Ergebnisprotokollen dokumentieren und den teilnehmenden Personen zur Verfügung stellen. Die Struktur eines Ergebnisprotokolls kann immer nach dem gleichen Muster erfolgen (◘ Abb. 7.3).

Viele Praxisanleiter haben außerdem gemeinsam mit den Bereichen **Einarbeitungskonzepte** für Auszubildende entwickelt, die neben den jeweiligen Lernangeboten auch das Pflegeleitbild und Pflegewerte der Einrichtung beinhalten sowie Arbeitspläne, Pflegestandards und fachspezifische Besonderheiten zusammenfassen.

> **Praxistipp**
>
> Sie sparen am Lernort Praxis viel Zeit und Energie, wenn Sie über eine gut strukturierte Dokumentation Ihres Tätigkeitsfeldes verfügen und selbst überschaubar und präzise dokumentieren. Gleichzeitig können Sie den Anspruch an qualifizierte Praxisanleitung und Ihr Aufgabenprofil deutlich machen.

Dokumentation durch Anleiter hat nicht den Sinn, sich zu rechtfertigen, sondern Aufgaben zu strukturieren und den Arbeitsaufwand und Arbeitsinhalte transparent zu machen.

▪ **Beispiel: Ausbildungsplan Praxis für das erste Ausbildungsjahr**

Wie sich im Ausbildungsplan einer Schule auch die Planung von Praxisanleitungen dokumentieren lässt, wurde bereits im Zusammenhang mit Lernsituationen in der Pflege dargestellt (▶ Abschn. 6.3). Einen Ausbildungsplan, der Praxisanleitungen im **ersten Ausbildungsjahr** der Altenpflege bzw. generalistischen Pflege berücksichtigt, zeigt die Tabelle (◘ Tab. 7.5).

**7**

## Teamtreffen Praxisanleiter und Mentoren
Datum/Zeit:
Anwesende:
Protokollant:
Verteiler:

## Themen:
1. Termine für Zwischenprüfungen im 2. Ausbildungsjahr in den einzelnen Bereichen
2. Kriterien für Beurteilungen abstimmen und vereinheitlichen
3. Abgabetermine für Beurteilungen festlegen
4. Feedbackregeln berücksichtigen
5. Fragen und Hinweise zu einzelnen Schülern und Bereichen durch die Mentoren
6. Termin nä. Treffen

## Ergebnisprotokoll
1. Die Termine für die einzelnen Bereiche wurden miteinander abgestimmt und liegen dem Protokoll im Anhang bei. Als Prüfer sind die Lehrerin für Pflege, Frau K., sowie die in der Liste genannten Praxisanleiter bzw. Mentoren verbindlich festgelegt. Veränderungen sind bitte mit den zuständigen Praxisanleitern umgehend abzustimmen (Tel. s. Liste).
2. Die Kriterien für schriftliche Beurteilungen wurden gemeinsam aktualisiert. Der aktualisierte Beurteilungsbogen wird in der kommenden Woche von den Praxisanleitern fertig gestellt und bis zum ....... allen Mentoren per Hauspost zugeschickt.
3. Die Übergabe der Beurteilungen an die Schüler einschließlich eines Beurteilungsgesprächs erfolgt spätestens bis Ende Juni, die Prüfungen beginnen ab 15. Juli.
4. Zur Erinnerung und Information für alle sind im Anhang die Feedbackregeln zu finden, die beim Treffen detailliert besprochen wurden.
5. Weitere Infos:
Für Schüler auf Station B steht derzeit keine Mentorin zur Verfügung (Frau S. ist im Mutterschutzurlaub). Als Praxisanleiterin wird Frau P. bis August dort verstärkt Anleitungen übernehmen.

Am Gruppentreffen der Schüler in der Abteilung N am 6. Juni wird die Abteilungsleiterin Pflege teilnehmen und die Mentorin bei der Einweisung der Schüler im Umgang mit Pflegestandards der Abteilung unterstützen.

Frau L. informiert alle TN zum Einsatzplan der Schüler im 3. Ausbildungsjahr ab Juli (s. Anhang). Die Schüler werden sich individuell auf ihren Einsatzstationen anmelden, bitte alle Praxisanleiter die Erstgespräche mit ihnen rechtzeitig planen.
6. Das nächste Treffen findet am 12. Juni um 13 Uhr im Konferenzraum statt.

Unterschrift:
Datum:

☐ **Abb. 7.3**    Beispielprotokoll

**Tab. 7.5** Planungsbeispiel für das 1. Ausbildungsjahr Altenpflege bzw. generalistische Pflegeausbildung

| Lernfeld-Nr. (nach Alt-PflAPrV) | Inhalt | Stundenzahl Unterricht (nach Empfehlung des KDA) | Zahl geplanter praktischer Anleitungen pro Schüler mit Lernsituationen in diesem Lernfeld (Empfehlung durch PA/Schule) | Check/Handzeichen (PA und anleitende Personen) |
|---|---|---|---|---|
| 1.2 | Pflege alter Menschen planen, durchführen, dokumentieren und evaluieren | 120 | 3 | |
| | Entsprechende Lerninhalte zu 1.2 (aus der AltPflAPrV)/Lernsituationen für Praxisanleitungen<br>– Wahrnehmung und Beobachtung<br>– Planung, Durchführung und Evaluation der Pflege in den AEDL:<br>– Kommunizieren können<br>– Sich bewegen können<br>– Sich pflegen können<br>– Vitale Funktionen aufrechterhalten können<br>– Sich kleiden können<br>– Essen und trinken können<br>– Ausscheiden können | | | |
| 1.3 | Alte Menschen personen- und situationsbezogen pflegen im Rahmen der AEDL | 290 | 3 | |
| | Entsprechende Lerninhalte zu 1.3 Auswahl aus der AltPflAPrV/Lernsituationen für Praxisanleitungen<br>– Unterstützung bei der Selbstpflege<br>– Unterstützung bei präventiven und rehabilitativen Maßnahmen<br>– Umgang mit Hilfsmitteln und Prothesen<br>**Pflege alter Menschen**<br>– mit eingeschränkter Funktion der Sinnesorgane<br>– mit Behinderungen<br>**Pflege**<br>– dementer und gerontopsychiatrisch veränderter alter Menschen | | | |
| 2 | Unterstützung alter Menschen bei der Lebensgestaltung | 40 | 3 (verbunden mit Lernfeld 1.3) | |
| 4.4 | Die eigene Gesundheit erhalten und fördern | 50 | | |

Gesamtzahl der Anleitungen für Schüler im 1. Ausbildungsjahr: 6 Zusätzlich drei Einführungstage zum Ausbildungsbeginn

# Literatur

1. BMG, BMFSFJ (Hrsg) (2016): Eckpunkte zur Ausbildungs- und Prüfungsverordnung zum Pflegeberufsgesetz. (▶ www.bmg.bund.de/ministerium/meldungen//2016/ausbildungs-und-pruefungsverordnung-zum-pflegeberufsgesetz.html)
2. Bundesgesetzblatt 2017 Teil 1 Nr.49, Bonn 24.7. 2017: Gesetz zur Reform der Pflegeberufe (Pflegeberufereformgesetz – PflBRefG)
3. Caritas Gemeinschaft für Pflege- und Sozialberufe, Katholischer Berufsverband für Pflegeberufe, Katholischer Krankenhausverband (Hrsg) (2003) Denkanstöße für die praktische Pflegeausbildung. Freiburg
4. Deutscher Berufsverband für Pflegeberufe (DBfK) (Hrsg) (2004) Gesetze über die Berufe in der Altenpflege und Krankenpflege. DBfK, Bad Soden
5. Deutscher Bildungsrat für Pflegeberufe (DBR) (Hrsg) (2004) Vernetzung von theoretischer und praktischer Pflegeausbildung. DBR, Berlin
6. Mamerow R (2004) Praxisanleitung nicht erst per Gesetz. Heilberufe 10:58–59
7. Norddeutsches Zentrum zur Weiterentwicklung der Pflege (Hrsg) (2004) Norddeutsche Handreichung zur Umsetzung des neuen Krankenpflegegesetzes. NDZ, Kiel
8. Quernheim G (2004) Spielend anleiten und beraten, 2. Aufl. Urban & Fischer bei Elsevier, München

7

# Objektiv und professionell beurteilen

© Springer-Verlag Berlin Heidelberg 2018
R. Mamerow, *Praxisanleitung in der Pflege*,
https://doi.org/10.1007/978-3-662-57285-6_8

## Lernziele

In diesem Kapitel bekommen Sie die Möglichkeit, Ihre Kenntnisse zur Beurteilungspraxis zu aktualisieren und zu vertiefen. Sie lernen Beurteilungskriterien und Kompetenzmerkmale kennen, die es Ihnen ermöglichen, Leistungen in Ihrem speziellen Pflegebereich und Verhaltensweisen differenziert einzuschätzen und nach abgestuften Anforderungsmerkmalen zu bewerten. Sie lernen, selbst Beurteilungsmaßstäbe zu entwickeln, diese gezielt einzusetzen und gravierende Beurteilungsfehler zu vermeiden. Sie lernen an Beurteilungsbeispielen, Kernkompetenzen in pflegerischen Berufen einzuschätzen und sie für Ihre Beurteilungspraxis zu nutzen.

**8**

## 8.1    Wie beurteile ich „gerecht"?

### Praxisbeispiel

Zu Beginn ihrer Ausbildung besuchen die Auszubildenden eines generalistischen Ausbildungsmodells während der Einführungstage in der Praxis unterschiedliche Pflegebereiche. In Begleitung ihrer Praxisanleiter stellen sich die Auszubildenden dabei in den Pflegebereichen vor, in denen sie ihren ersten Praxiseinsatz absolvieren. Die Auszubildende Doreen hat ihren ersten Einsatz in der Tagesstätte eines Pflegeheims. Beim Rundgang durch das Haus fragt sie eine Mitarbeiterin, die gerade eine Frau zur Toilette bringt, nach der leitenden Pflegekraft, um sich bei dieser vorzustellen. Die Mitarbeiterin fühlt sich gestört und übergangen, sie reagiert verärgert und denkt: „Diese Neue ist ja überheblich. Kann sie nicht warten und erst mit mir statt mit der Pflegeleitung reden? Sie sieht doch, dass wir zu tun haben. Und mit so einer Haarfarbe ist sie sowieso falsch in der Pflege, das kann ich ihr schon jetzt bescheinigen."
Die neue Auszubildende dagegen spürt, dass sie stört und denkt: „Ich wusste ja, dass ich mit Mitarbeitern, die älter als zwanzig sind, Probleme bekomme ..."

Wodurch sind die jeweiligen Einschätzungen im Fallbeispiel negativ beeinflusst worden? Worauf achten Sie, um Menschen möglichst gerecht zu beurteilen und Ihre Wahrnehmungen zu objektivieren?

### 8.1.1    Merkmale und Handlungshinweise

Beurteilungen bzw. Leistungseinschätzungen lösen häufig viele Diskussionen und Unwillen nicht nur in der Pflegepraxis aus. Sie sind meistens arbeitsaufwendig und unbeliebt. Hinzu kommen Unsicherheiten und Ärger, wenn die Objektivität verloren geht und die Beurteiler nicht ausreichend geschult sind. Trotzdem sind Beurteilungen und Leistungsbewertungen im Ausbildungsalltag allgegenwärtig sowie für beide Seiten lehrreich und unverzichtbar. In der Ausbildung von Pflegeschülern kann auf die Bewertung von Leistungen insbesondere mit Blick auf die Qualität von Pflege und Ausbildung (▶ Kap. 7) nicht verzichtet werden. Leistungseinschätzungen haben außerdem folgende wichtige grundsätzliche Funktionen [13, S. 179]:

- Rückmeldefunktion über den Leistungsstand für den Anleiter und den Lernenden,
- Motivations- und Disziplinierungsfunktion für Lernende
- Kontrollfunktion am Lernort Schule und Lernort Praxis
- Berichtsfunktion für den Ausbildungsträger (und eventuell für Erziehungsberechtigte)
- Gelegenheit zu Gespräch und Feedback für Lehrende und Lernende
- Rückmeldefunktion für Gremien und Institutionen, die mit den Ausbildungsverantwortlichen kooperieren, wie z. B. der Betriebsrat, die ausbildungsverantwortliche Behörde

Der Handlungs- und Entscheidungsspielraum in der Beurteilungspraxis ist umfangreich, gesetzliche Vorgaben zur Beurteilung gibt es in den Berufsgesetzen nur in Form indirekter Hinweise auf die Probezeit und Zeugnisse (▶ Kap. 2): Im AltPflG (§ 18) und im KrPflG (§ 13) wird eine sechsmonatige **Probezeit** zum Ausbildungsbeginn von Auszubildenden erwähnt. Auch das PflBG [6] erwähnt im § 16, Abs. 7, dass im Ausbildungsvertrag für die generalistische Ausbildung die Dauer einer Probezeit im Ausbildungsvertrag festzulegen ist. Wie die Einschätzung der Probezeit erfolgt, bleibt den Schulen bzw. Praxiseinrichtungen überlassen. Über den Verbleib bzw. Nichtverbleib eines Schülers in der Ausbildung entscheidet während der Probezeit deshalb üblicherweise die **Beurteilung** durch die Praxis neben den Noten in der Schule. Die Beurteilung der Lernenden in der Probezeit erhält damit einen besonderen Stellenwert.

> Mitarbeiter, die an Probezeitbeurteilungen beteiligt sind, sollten um ihre Verantwortung in diesem wichtigen Entscheidungsstadium der Ausbildung wissen und entsprechend geschult sein. Sie entscheiden an einem bedeutsamen Punkt der Ausbildung und im Leben der. Auszubildenden.

Im AltPflG werden als Leistungseinschätzung **Jahreszeugnisse** zum Ende jedes Ausbildungsjahres gefordert, für die auch eine **Note der praktischen Ausbildung** in Kooperation mit dem Träger der praktischen Ausbildung festgelegt wird. Für die praktische **Abschlussprüfung** in der Altenpflegeausbildung wird eine **Vornote** vom Prüfungsvorsitzenden festgesetzt, die sich aus den Jahresnoten der Zeugnisse (§ 3 Abs. 1) ergibt. Beurteilungen werden an keiner Stelle des AltPflG erwähnt, obwohl sie bisher zweifellos zur Ausbildungspraxis dazugehören. Im KrPflG gibt es weder Aussagen zu Vornoten noch zu Beurteilungen. Auf gesetzlicher Grundlage erfolgt bisher lediglich die Struktur und Bewertung von Abschlussprüfungen (▶ Kap. 10).

Obwohl Beurteilungen für Auszubildende nicht direkt durch die Ausbildungsgesetze

in Pflegeberufen gefordert werden, hat sich eine durchgängige Beurteilungspraxis in der Praxisausbildung der Pflegeberufe mehr oder minder professionell durchgesetzt. Im Zusammenhang mit den gewachsenen Anforderungen an Pflegeausbildung wird es jedoch künftig verstärkt erforderlich sein, Beurteilungs- und Bewertungsmaßstäbe neu zu überdenken, einheitlich zu formulieren und zu strukturieren. Welche Kriterien dabei im Vordergrund stehen und wie diese zu differenzieren sind, ist in den folgenden Kapiteln nachzulesen (▶ Abschn. 8.2).

Nach der Form werden Beurteilungen allgemein unterschieden in:

- **Frei formulierte Beurteilungen** nach unstrukturierter Beobachtung. Diese Beurteilung wird in der Regel bei Arbeitszeugnissen in der beruflichen Praxis eingesetzt und deshalb in diesem Rahmen nicht weiter erläutert.
- Beurteilung und Leistungsbewertung anhand **festgelegter Kriterien** nach strukturierter, geplanter Beobachtung. Diese Form ist hauptsächlich bei Lernenden in regelmäßigen Zeitabschnitten als Zwischen- und Abschlussbeurteilung zur Lernzielkontrolle (▶ Abschn. 3.5.2) nach einzelnen Ausbildungsabschnitten in der Praxis üblich.

> **Praxistipp**
>
> Grundsätzlich sollten Praxisanleiter und Mitarbeiter, die Beurteilungen anfertigen, wissen, dass es ihre Aufgabe ist, Leistungen sowie Persönlichkeits- und Verhaltensmerkmale einzuschätzen, die die Arbeitsleistung betreffen. Leistungsfremde Beobachtungen gehören nicht in eine Beurteilung.

Anders gesagt: Praxisanleiter haben **Leistungskriterien** und **Merkmale sozialer und personaler Kompetenzen** (▶ Abschn. 8.2.1) einzuschätzen, die in der **beruflichen** Tätigkeit zum Ausdruck kommen. Praxisanleiter sehen sich häufig lieber in der Rolle eines Beraters, statt Leistungen und Verhalten objektiv und auch kritisch zu bewerten bzw. zu beurteilen. Doch klare Rückmeldungen sind für Lernende zur Standortbestimmung unverzichtbar, nur so werden sie selbst befähigt, Maßstäbe für Pflegeleistungen und -verhalten zu entwickeln und diese selbst professionell einzuschätzen.

### 8.1.2 Ursachen für Fehleinschätzungen und Beurteilungsfehler

**Wahrnehmungsfilter**

Sie haben längst die Erfahrung gemacht, dass unsere Wahrnehmungen in ihrer Objektivität durch eine Fülle von Faktoren beeinflusst werden, unter denen die Objektivität der Wahrnehmung nicht selten leidet. Häufig steuert unser Interesse das, was wir wahrnehmen. Der Begriff „Interesse" lässt sich durch andere Faktoren ergänzen, die unsere Wahrnehmung beeinflussen. Dazu gehören z. B. auch:

- Erwartungen
- Wünsche
- Hoffnungen
- Ängste
- Stimmungen
- Biologische Unterschiede

Hauptsächlich erfassen und beurteilen wir nur Teile einer Realität, oder anders gesagt, Aspekte einer Person oder der Wirklichkeit. Die Schwierigkeiten, die mit objektiven, unvoreingenommenen Wahrnehmungen und Einschätzungen in allgemeinen und sozialen Bereichen des Lebens verbunden sind, soll das folgende Beispiel deutlich machen.

**Praxisbeispiel**

Parabel von den blinden Männern (Indien, N.N.): Zwei blinde Männer untersuchen einen Elefanten. Der eine fasst den Rüssel und sagt: „Der Elefant ist schlangenähnlich und hohl." Der andere umfasst das Bein und sagt: „Der Elefant ist säulenartig und sehr fest."

Keiner der beiden Männer ahnt, dass die gefundenen Eigenschaften lediglich Aspekte des Elefanten sind. Auch wir Sehenden erfassen mit unseren Wahrnehmungen jeweils nur Teile der Realität. Nicht nur die Dinge um uns herum, sondern auch Personen nehmen wir durch unseren ganz persönlichen Filter wahr. Das Bild, das wir uns von Dingen oder Personen machen, ist durch unsere subjektive Wahrnehmung verändert.

Wir sollten also wissen:

a. Die Beurteilung und Einschätzung dieser Realität wird umso stärker voneinander abweichen, je weniger wir uns an vorher festgelegten Kriterien orientieren.
b. Je besser wir unsere persönlichen Wahrnehmungsfilter kennen, desto realitätsnaher wird unsere Einschätzung.

Dies gilt auch für unsere Wahrnehmung von Personen (soziale Wahrnehmung) und deren Beurteilung, die in besonderer Weise von persönlichen Einstellungen, Erwartungen, Gefühlen und Absichten beeinflusst wird.

> **Unter sozialer Wahrnehmung wird die Wahrnehmung von Personen oder Gruppen bei gleichzeitiger Interpretation ihres Verhaltens oder Erlebens verstanden [15, S. 53]. Die soziale Wahrnehmung betrifft auch Situationen und Sachverhalte.**

Einige Dinge, die unsere soziale Wahrnehmung erheblich beeinträchtigen können, lernen Sie in den folgenden Abschnitten kennen.

**▪ Der erste Eindruck**

Wahrnehmungen von Menschen werden wesentlich stärker als Wahrnehmungen von Dingen durch **subjektive Filter** beeinflusst. Je deutlicher man sich seinen eigenen Filter bewusst macht, umso besser gelingt es, sich von Vorurteilen frei zu machen.

Am Kapitelanfang wurde bereits im Fallbeispiel der neuen Auszubildenden, die sich vorstellen wollte, deutlich, dass beim ersten Zusammentreffen zwischen der Auszubildenden und der Mitarbeiterin von beiden sofort ein Bild des bisher unbekannten Menschen entworfen wurde. Auf diese Weise werden bei einem ersten Eindruck nicht selten Eigenschaften nach äußeren Faktoren wie Motivation, Freundlichkeit oder Einfühlungsvermögen eingeschätzt oder von diesem Eindruck auf das Gesamtverhalten eines Menschen geschlossen.

> **Praxistipp**
>
> Praxisanleiter sollten sich bewusst machen, dass der erste Eindruck sehr stabil ist und alle weiteren Wahrnehmungen und Informationen zu einem Menschen erheblich beeinflussen kann. Prüfen Sie deshalb, wie stark Sie sich in der Beurteilung eines Menschen von Ihrem ersten Eindruck leiten lassen.

In Pflegebereichen werden häufig unbewusst als erster Eindruck bei einer Erstvorstellung von Auszubildenden oder neuen Mitarbeitern viele nebensächliche Dinge registriert und als Basis für ein Gesamturteil herangezogen. Dazu gehören:

- Im Rahmen der äußeren Erscheinung z. B.:
  - Haarfrisur und -farbe
  - Schmuck
  - Schminke
  - Kleidung
  - Konstitution, Körpergewicht
- Die Verhaltensweisen im Erstkontakt, z. B.:
  - Sprache, Kommunikation
  - Umgangsformen
  - Mimik
  - Kontaktverhalten
  - Aktivität

❯ **Viele Menschen sind felsenfest davon überzeugt, dass es möglich ist, eine Person nach einem kurzen ersten Eindruck richtig einzuschätzen. Doch der erste Eindruck ist sehr unsicher als Wertung. Dies betrifft besonders die soziale Wahrnehmung.**

Praxisanleiter sollten wissen, dass sich aus dem ersten Eindruck nur ein vorläufiges Urteil, eine vorläufige Einschätzung ergeben kann und darf, die durch einen gemeinsamen Lernprozess immer wieder neu überprüft und gegebenenfalls bewusst verändert werden muss.

- **Einstellungen, Vorurteile, Stereotype**

Die Wahrnehmung und Beurteilung anderer Personen wird häufig durch den Filter eigener Einstellungen, Stereotype und Vorurteile beeinflusst, ohne dass es Mitarbeitern bewusst wird. **Einstellungen**, die das Bild von anderen Menschen prägen, sind häufig durch Erfahrung entstanden und können positiv oder negativ sein. Wer sich von seinen Einstellungen bei der Beurteilung von Menschen leiten lässt, nimmt individuelle Aspekte eines Menschen sehr wenig wahr.

Praxisbeispiel

Die PDL im ambulanten Dienst erklärt ihrer Stellvertreterin, die seit einigen Tagen für Schülereinsätze verantwortlich ist: „Du musst die Schüler von Anfang an sehr streng behandeln und besonders auf Pünktlichkeit achten. Die tanzen dir sofort auf dem Kopf herum und machen, was sie wollen, wenn du nicht gleich durchgreifst. Sie können bei uns schließlich nicht kommen und gehen, wie sie Lust haben."

**Vorurteile** sind ebenso meist negativ verfestigte Bewertungen von Menschen, Dingen oder Ideen, die auch durch Erfahrung nur schwer veränderbar sind. Einzelne Informationen über einen Menschen können bewirken, dass unsere Aufmerksamkeit von vornherein so eingeschränkt ist, dass wir nur noch „bestätigende" Beobachtungen zulassen.

Gleichermaßen vereinfachen **Stereotype** viele Dinge oder Sichtweisen. Stereotype sind generalisierte Einstellungen, die in diesem Fall Menschen betreffen. Stereotype Wahrnehmungen können den Umgang miteinander ebenso erschweren wie Vorurteile oder negative Einstellungen. Untersuchungen haben deutlich gemacht, dass z. B. Mitarbeiter im Alter bis zu ca. 30 Jahren bessere Beurteilungen bekommen als Personen, die bereits älter sind als 30 Jahre. Ein Stereotyp, Menschen über dreißig seien nicht mehr so leistungsfähig, flexibel und belastbar wie Jüngere, richtet auf diese Weise viel Schaden an.

Stereotype beziehen sich in der Regel auf:

- Geschlecht eines Menschen („Männer sind nicht streitsüchtig, sie wirken ausgleichend in der Teamarbeit …")
- Alter („Alte Leute sind vergesslich …")
- Kultur („In Deutschland ist man pünktlich …")
- Selbstbild („Wir Pflegenden opfern uns ständig auf …")
- Fremdbild („Lehrer haben ja keine Ahnung von der Praxis …")

**Praxisbeispiel**

Als Frau M. mit ihrem Hausarzt ihren Aufnahmeantrag für ein Pflegeheim bespricht, erklärt sie: „Ich lasse mich nur in einem christlichen Haus pflegen. Da sind die Schwestern uneigennützig und freundlich. Die anderen wollen ja bloß Geld verdienen."

Negative Vorurteile oder Stereotype können auch Ausdruck von Überlastung und Hilflosigkeit sein und zu Gewalt im Pflegealltag führen. Praxisanleiter sollten über Möglichkeiten verfügen, negativen Einstellungen zu begegnen, und mit Lernenden oder Pflegemitarbeitern durch Beratung, Supervision und helfende Gespräche (▶ Abschn. 9.1) Bewältigungsstrategien erarbeiten können.

> **Praxistipp**
>
> Der erste Schritt, einen Prozess oder eine Beziehung positiv zu beeinflussen, ist eine **positive Einstellung** diesem Menschen gegenüber.

## Andere Einflüsse und Effekte

Natürlich ist es nicht möglich, alle Fehlerquellen bei Beurteilungen auszuschalten. Umso wichtiger ist es, diese zu kennen und beim Beurteilen anderer Menschen nicht zu routiniert vorzugehen. Es kann nicht schaden, immer wieder einmal darüber nachzudenken, zu welchen Fehlern man eventuell selbst neigen könnte. Zu den hier geschilderten „Beurteilungsfallen" finden Sie sicherlich problemlos Beispiele aus Ihrer eigenen Praxis.

### ▪ Halo-Effekt

Der Begriff „halo" (griech.: Lichthof, Heiligenschein) bezieht sich darauf, dass ein Merkmal andere überstrahlt. Der Halo-Effekt beschreibt ein Beurteilungsverhalten, bei dem Beurteilende sich von einem **einzelnen** positiven oder negativen Merkmal so stark beeinflussen lassen, dass dieser Eindruck auf die Beurteilung der Gesamtperson ausstrahlt. Bestimmte dominante Eigenschaften verhindern die Wahrnehmung anderer Eigenschaften.

**Praxisbeispiel**

Die Auszubildende Jasmin wird von den Mitarbeitern ihres Arbeitsbereichs als äußerst höflich, freundlich und einfühlsam eingeschätzt und erhält im dritten Ausbildungsjahr die Note „sehr gut" für den Umgang mit Kollegen und Patienten. Ihre pflegerische Fachkompetenz wird von den Mitarbeitern ebenfalls mit „sehr gut" bewertet, obwohl Jasmin in der Anwendung des Pflegeprozesses bei individuellen Pflegesituationen regelmäßig Schwierigkeiten hatte. Die Mitarbeiter sind der Meinung, Jasmin sei grundsätzlich eine sehr gute Schülerin, weil sie sich viel Mühe gäbe und immer freundlich sei.

### ▪ Übertragung

Bei übertragendem Beurteilungsverhalten passiert es, dass einem Auszubildenden unbewusst Eigenschaften einer Person zugeschrieben werden, an die der Auszubildende den Beurteilenden erinnert. Dadurch wird ebenfalls die Wahrnehmung anderer Eigenschaften eingeschränkt oder gar verhindert bzw. kommt es zu Fehleinschätzungen von Beobachtungen.

**Praxisbeispiel**

In der Frühstückspause unterhalten sich die Altenpflegerinnen über die Auszubildenden, die gerade ihr Praktikum in ihrem Bereich begonnen haben. Claudia sagt: „Ich habe gestern mit Felix gearbeitet, der geht sehr einfühlsam mit den alten Leuten hier um. Könnt ihr euch erinnern, er ist genauso wie der Zivi Carsten. Der hatte auch immer den besten Kontakt zu allen Bewohnern und war ein prima Pfleger."

■ **Maßstab-Effekt**
Zu Fehleinschätzungen kommt es auch, wenn Beurteilende eigene Maßstäbe setzen und für Beurteilungen anwenden, statt sich an Beurteilungskriterien zu orientieren. Häufig werden dabei die eigenen Normen, Werte und Leistungen zum Maß des Verhaltens. Ein Auszubildender wird mit der eigenen Person oder mit anderen verglichen. Werden dabei Ähnlichkeiten mit der eigenen Person festgestellt, wirkt sich das günstig auf die Beurteilung aus, Unähnlichkeiten werden eher ungünstig eingeschätzt. Beispielsweise fällt es Menschen unterschiedlicher sozialer Herkunft schwerer, sich gegenseitig „gerecht" zu beurteilen, ebenso wie bei Menschen unterschiedlichen Alters das Maß oft sehr persönlich geprägt ist. Gleichaltrige werden dann häufig verständnisvoller beurteilt als Jüngere oder Ältere.

■ **Häufungseffekt**
Der Effekt beschreibt die Unsitte von Pauschal- oder Einheitsbeurteilungen, die je nach Beurteiler positiv oder negativ ausfallen oder sich als Zeichen der Unsicherheit oder Unlust der Beurteiler stets in der Mitte bewegen, also weder positive noch negative Aussagen machen. Dieser Effekt lässt sich regelmäßig in Standardbeurteilungen mit vorgefertigten Formulierungen finden.

■ **Milde- und Strengeeffekt**
Nicht selten neigen Pflegende dazu, grundsätzlich positiv zu beurteilen, um niemanden zu verletzen oder Auseinandersetzungen zu vermeiden. Häufig werden solche Einschätzungen mit „sozialem Denken" oder Erziehung und Motivation durch Lob begründet.

Als Gegenteil fällt Strenge auf – durch ein zu hohes Maß oder bewusstes Vermeiden von Milde. Zu strenge Beurteilungen sind häufig auch eine Folge unklar abgestufter Anforderungen (► Abschn. 8.2) oder Voraussetzungen. Beispielsweise ist es nicht objektiv, wenn Pflegekompetenz (► Abschn. 8.2.2) im dritten Ausbildungsjahr nach gleichen Maßstäben eingeschätzt wird wie im zweiten Ausbildungsjahr.

■ **Verallgemeinerungs- und Erwartungseffekt**
Nicht selten unterläuft Beurteilern der Fehler, zu verallgemeinern, wo nichts zu verallgemeinern ist. Dadurch passiert es, dass von einem Merkmal oder einer Situation auf andere Merkmale und Situationen geschlossen wird. Beispielsweise wird, statt die Händedesinfektion einer Auszubildenden in einer Übungssituation zu kritisieren, die allgemeine Aussage gemacht, sie arbeite unhygienisch. Aufgrund einzelner Situationen schließt ein Beurteilender damit auf andere Merkmale. Leicht besteht die Tendenz, mit Vorahnungen oder Hypothesen zu argumentieren und nach Bestätigungen dafür zu „fahnden". Außerdem gibt es die Neigung, verschiedene Situationen immer gleich zu erleben. So werden Veränderungen und Entwicklungen bei Schülern gar nicht wahrgenommen bzw. erfasst (z. B. „Er widerspricht dauernd … und kann sich nicht konzentrieren").

■ **Sympathieeffekt**
Sympathie und Antipathie spielen bei der ersten Begegnung von Menschen eine große Rolle. Sie sind noch keine Beurteilungsfehler, sondern werden erst dann problematisch, wenn sie einen „Wahrnehmungsfilter" im weiteren Umgang mit Lernenden darstellen. Häufig werden dann Fehler sympathischer

Menschen über ein vertretbares Maß hinaus entschuldigt, während positive Eigenschaften unsympathischer Menschen oft gar nicht wahrgenommen werden.

■ **Ausdrucksdeutung**

Aus der Mimik und Körpersprache eines Menschen werden Schlüsse auf die Persönlichkeit des anderen gezogen. Diese Deutung ist zwar eine alltägliche Verständigungshilfe in der zwischenmenschlichen Kommunikation (▶ Kap. 9), führt allerdings bei ersten Begegnungen mit Auszubildenden sehr leicht zu Fehlinterpretationen, aus denen möglicherweise durch Verallgemeinerung erhebliche Beurteilungsfehler resultieren.

❯ **Wir glauben, was wir sehen – leider sehen wir häufig vor allem, was wir glauben! (Volksweisheit)**

Auch Praxisanleiter, die ständig beurteilen, können nicht objektiv sein, aber sie können sich bewusst machen, dass sie voreingenommen sind, und sollten Wege kennen, subjektive Einflüsse und damit Beurteilungs- und Bewertungsfehler zu reduzieren. Möglichkeiten dazu werden im Folgenden beschrieben.

Sie schaffen wichtige, grundsätzliche Voraussetzungen, um die Subjektivität bei Beurteilungen zu reduzieren, wenn Sie
- eindeutige Beurteilungskriterien entwickeln (▶ Abschn. 8.1.3),
- mehrere Personen an der Einschätzung beteiligen und
- Selbst- und Fremdreflexion im Beurteilungsgespräch ermöglichen (▶ Abschn. 9.4).

## 8.1.3 Beurteilungskriterien entwickeln

**Merkmale für Beurteilungskriterien**

Es ist nicht verwunderlich, wie viele unterschiedliche Beurteilungsbögen und -kriterien im Verlauf von Pflegeausbildungen bereits entwickelt wurden und immer wieder neu im Umlauf sind. So wie sich Ausbildung und Pflege inhaltlich und strukturell entwickeln, verändern sich auch die Sichtweisen und Kriterien, nach denen Auszubildende in der Pflegeausbildung beurteilt und bewertet werden. Alle Beurteilungskriterien lassen sich jedoch grundsätzlich in drei Gruppen unterteilen, wie die folgende Übersicht zeigt.

---

**Einteilung von Beurteilungskriterien in drei Gruppen**

Beurteilungskriterien können
- **lernzielbezogen sein**, wenn sie einen Lernfortschritt bezüglich einer konkreten Lernsituation deutlich machen sollen (beispielsweise kann das korrekte Anwenden von Hygienevorschriften beim Zubereiten der Nahrung in Anleitungssituationen bewertet werden),
- **entwicklungsbezogen sein**, wenn sie einen Zeitraum betreffen, in dem Veränderungen eingeschätzt werden sollen; diese sind dann wiederum aus Lernzielen (▶ Kap. 3 und ▶ Kap. 5) für einen Ausbildungsabschnitt ableitbar (beispielsweise lässt die zunehmende Bereitschaft, Verantwortung zu übernehmen, oder das wachsende Selbstbewusstsein eines Schülers in bestimmten Zeiträumen eine Entwicklung erkennen, die in Beurteilungen dokumentiert werden sollte); mit entwicklungsbezogenen Merkmalen gelingt es in besonderer Weise, Merkmale sozialer Kompetenz deutlich zu machen,
- **qualitätsbezogen sein**, wenn sie sich an der Qualität von Handlungen orientieren; um diese klar bewerten zu können, müssen die Qualitätsanforderungen inhaltlich gefüllt sein; hierfür sind z. B. Pflegestandards hilfreich.

Für einen Lernenden wird die Beurteilung seiner Leistungen annehmbarer, wenn Praxisanleiter und Mitarbeiter ihre Wahrnehmungen und Bewertungen objektivieren, indem sie mit eindeutigen lernzielbezogenen, entwicklungsbezogenen und qualitätsbezogenen **Beurteilungskriterien** (◘ Tab. 8.1) arbeiten. Je solider die Grundlage für Beobachtungen durch vorher festgelegte und allen bekannte Kriterien ist, umso sicherer lässt sich schließlich auch beobachten, formulieren, einschätzen bzw. bewerten und eine Position reflektieren.

> ❯ **Beurteiler und Beurteilte sollten sich darüber im Klaren sein, dass jede Beurteilung und Bewertung mit menschlichen Fehleinschätzungen behaftet sein kann.**

Auf drei **generelle Schwierigkeiten**, die sich trotz allen Bemühens um Objektivität für Praxisbeurteilungen ergeben, soll hier hingewiesen werden:

1. In jeder Beurteilung in der Pflegepraxis werden mehrdimensionale Leistungen eingeschätzt. Das heißt, Pflegen und Betreuen sind keine Teil- oder Einzelleistungen, sondern beinhalten stets mehrdimensional viele Leistungsaspekte und Verhaltensweisen. Sie fußen auf der Verknüpfung zwischen Theoriewissen (kognitive Leistungen), Einstellungen, Verhalten (affektive Leistungen) und Arbeitsleistungen und -techniken (psychomotorische Leistungen) (► Kap. 3 und ► Kap. 4).

| ◘ Tab. 8.1 | Beispielhafte Kernkompetenzen in pflegerischen Berufen |
|---|---|
| **Handlungskompetenz entfaltet sich in den Dimensionen (Kernkompetenzen) von Fachkompetenz, Personalkompetenz und Sozialkompetenz (Methoden und Lernkompetenz erwachsen für Schüler aus einer ausgewogenen Entwicklung dieser drei Dimensionen, ► Abschn. 3.2)** | |
| **Kernkompetenzen** | **Kompetenzkategorien bzw. -kriterien** |
| **Pflegerische Fachkompetenz** Sie bezeichnet die Bereitschaft und Fähigkeit, auf der Grundlage fachlichen Wissens und Könnens, Aufgaben zielorientiert, sachgerecht, methodengeleitet und selbstständig zu lösen und Ergebnisse zu beurteilen | Fähigkeit zur umfassenden prozessorientierten Pflege |
| | Elemente des Pflegeprozesses anwenden |
| | Organisationsfähigkeit |
| | Ausdrucksfähigkeit |
| **Personale Kompetenz** Sie bezeichnet die Bereitschaft und Fähigkeit, als individuelle Persönlichkeit die Entwicklungschancen, Anforderungen und Einschränkungen im persönlichen Leben und Beruf wahrzunehmen, zu durchdenken, zu beurteilen und zu steuern | Arbeitsleistung |
| | Selbsteinschätzung, Reflexionsvermögen |
| | Verantwortungs- und Pflichtgefühl, Zuverlässigkeit |
| | Auffassungsvermögen |
| | Kritikfähigkeit |
| | Motivation |
| | Flexibilität, Belastbarkeit |
| **Soziale Kompetenz** Sie bezeichnet die Bereitschaft und Fähigkeit, soziale Beziehungen zu leben und zu gestalten, Zuwendung und Spannungen zu erfassen, zu verstehen sowie sich damit rational auseinander zu setzen; hierzu gehören insbesondere auch die Entwicklung sozialer Verantwortung und Solidarität | Einfühlungsvermögen |
| | Nähe und Distanzverhalten gegenüber pflegebedürftigen Menschen und deren Kontaktpersonen |
| | Teamfähigkeit |
| | Konfliktfähigkeit |
| | Kommunikationsfähigkeit |
| | Interkulturelle Kompetenz |

**8**

2. Ein weiteres Problem ergibt sich bei Beurteilungen über einen längeren Zeitraum immer aus der Tatsache, dass es sich um zusammengefasste Einzelbeobachtungen handelt, die schließlich einen Mittelwert ergeben. Je häufiger deshalb Beobachtungen und Einschätzungen erfolgen, umso präziser können sie sein und müssen nicht auf Mittelwerte und Begriffe wie „meistens", „manchmal" oder „oft" zurückgreifen.
3. Sehr viele Beurteilungskriterien ermüden und erschweren häufig nicht nur die Wahrnehmung der Beurteilenden, sondern überfordern auch die Auszubildenden. Zweckmäßiger ist es deshalb, besonders in Anleitungssituationen mit einzelnen, ausgewählten Beurteilungskriterien zu arbeiten. Beispielsweise reicht es, im Rahmen eines Anleitungsverlaufs das hygienische Vorgehen und die Kommunikation des Auszubildenden mit dem Pflegebedürftigen einzuschätzen.

> **Bewertungen und Beurteilungen, die aus einzelnen Leistungsdemonstrationen abgeleitet werden, wie es auch noch bei praktischen Prüfungen ist, sind immer auch von Zufällen und Unwägbarkeiten, der Umgebung der Pflegesituation und vielen anderen Faktoren beeinflusst.**

In der Praxisausbildung ist es deshalb zweckmäßig, eine Summe von Bewertungen bzw. Beurteilungsbögen zu Leistungseinschätzungen heranzuziehen.

Bisher ist es nur in der Altenpflegeausbildung möglich, Vornoten beim Gesamtergebnis für die praktische Abschlussprüfung zu berücksichtigen. Nach der KrPflAPrV findet die Summe von Bewertungen über drei Ausbildungsjahre in der Praxis jedoch keine Berücksichtigung bei der Endnote für die Praxis (▶ Kap. 10). Dies widerspricht allerdings jeder Objektivität in der Beurteilungspraxis und ist nach wie vor sehr umstritten.

Sinnvoll scheint es, statt umfangreiche Gesamtbeurteilungen am Ende eines Ausbildungsabschnitts oder einer Prüfung anzufertigen, **Beobachtungsbögen** für ausgewählte Handlungsverläufe einzusetzen, wie sie bei der Auswertung von Anleitungen (▶ Kap. 5) vorgestellt werden. Erst die Summe mehrerer Anleitungsprotokolle ergibt schließlich ein Gesamtbild zu verschiedenen Dimensionen der Pflegeleistungen innerhalb eines Praktikums. Doch auch hierbei sind Kriterien, nach denen beurteilt, eingeschätzt und möglicherweise auch benotet wird, vorher genau festzulegen (▶ Abschn. 8.2).

Eine zusätzliche **Staffelung** innerhalb der Bewertungsmaßstäbe ist erforderlich, um stufiges Bewerten überhaupt möglich zu machen (▶ Abschn. 8.2.1). Beispielsweise sind keine Stufen der Bewertung erkennbar zwischen den Aussagen: „Das hygienische Vorgehen ist absolut einwandfrei", „Das hygienische Vorgehen ist korrekt" oder „Das hygienische Vorgehen entspricht den Anforderungen". Alle drei Bewertungen machen lediglich deutlich, dass hygienisch gearbeitet wurde. Es ist objektiv nur möglich, hygienisch oder unhygienisch zu arbeiten. Hygienischer als hygienisch zu arbeiten, ist nicht möglich. Abstufungen könnten möglicherweise nur in der Häufigkeit dieses Merkmals liegen, z. B. mit Aussagen wie „immer hygienisch gearbeitet", „in der Regel hygienisch gearbeitet (meistens)" oder „nicht immer hygienisch gearbeitet (selten)" bzw. „nicht hygienisch gearbeitet".

Mit dem bisher Gesagten wird deutlich, dass es schwierig ist,
- einerseits eindeutige **Merkmale** bzw. Kriterien **zu benennen,**
- andererseits **Abstufungen** innerhalb einzelner Kriterien zu formulieren, damit Bewertungen differenziert und gestuft möglich werden.

Umso wichtiger scheint es, Bewertungsmaßstäbe regelmäßig in einem Team von Fachkollegen zu überprüfen.

## Bewertungsmaßstäbe

Sie haben bereits erkannt, dass Beurteilende sehr vorsichtig sein sollten, wenn sie Bewertungsmaßstäbe festlegen. Sie sollten sich dessen bewusst sein; auch Wissenschaftler tun sich schwer und sind sich längst nicht einig bei der Formulierung von Kompetenzmerkmalen (▶ Abschn. 4.2). Sie sollten deshalb besonderen Wert auf die menschliche Komponente Ihrer Einschätzung legen. Jede Beurteilung sollte mit einem Gespräch verbunden sein, das von Empathie, Akzeptanz und Aktivierung im Umgang mit Schülern (▶ Abschn. 9.1) sowie Sachlichkeit in der Beschreibung von Einschätzungen gekennzeichnet ist.

> **Praxistipp**
>
> Wichtiger noch, als mit vollständigen Kriterien und nach wissenschaftlich fundierten Maßstäben zu beurteilen, ist es, nicht aus dem Auge zu verlieren, dass Beurteilungen in erster Linie dazu dienen, Lernende zu ermutigen und zu fördern. Wie etwas gesagt bzw. formuliert wird, entscheidet meist darüber, ob eine Einschätzung akzeptiert oder nicht akzeptiert wird.

Formulierungen in Beurteilungen sollten immer auch beinhalten,
- was erwartet und
- wie etwas bewertet wird.

Besonders **Abstufungen** innerhalb der Bewertungsmaßstäbe müssen sorgfältig formuliert und an Praxisbeispielen überprüft werden. Es ist zu empfehlen, Beurteilungskriterien in der Praxis regelmäßig von mehreren Personen auf ihre Relevanz für die Pflege und ausgewählte Pflegebereiche zu prüfen. Häufig sind z. B. Formulierungen zur Einschätzung von Pflegequalität neu zu überdenken, stufig zu formulieren und zu bewerten. Beispiele dazu finden sich im ▶ Abschn. 8.2.2.

Grundsätzlich sollten Sie drei gedankliche Schritte beachten, wenn Sie Beurteilungskriterien entwickeln:
- Pflegerelevante Kriterien auswählen und sie inhaltlich benennen (Was wird bewertet?)
- Die Relevanz für die Praxis bzw. für einen Schüler (anhand von Lernzielen) erklären können (Warum gerade diese Kriterien?)
- Mehrere Abstufungen in der Bewertung entwickeln (Welche Abstufungen der Anforderungen gibt es?)

### ■ Pflegerelevante Kriterien auswählen

Wie bereits erwähnt, ist weniger oft mehr. Im Fall von Beurteilungen in der Praxis erleichtert die **Beschränkung** auf einige Merkmale allen Beteiligten die Arbeit und fördert die Qualität von Einschätzungen.

> **Praxistipp**
>
> Längst nicht alles, was zu beurteilen ist, muss in eine Beurteilung gepackt werden.

Stattdessen kann eine Auswahl von Kriterien hilfreich sein, die einmalig inhaltlich beschrieben werden. Diese Merkmale müssen nicht in jeder Pflegeeinrichtung neu erfunden werden. Kriterien zur Bewertung unterschiedlicher **Kompetenzbereiche** sind bereits von **Pflegeexperten** umfassend strukturiert und inhaltlich beschrieben worden. Beispielsweise veröffentlichte der Deutsche Bildungsrat für Pflegeberufe (DBR) 2002 eine Studie [7] und nannte darin Kompetenzen, die stufenweise bei Pflegenden zu entwickeln sind. Übergeordnet wird dabei **Pflegekompetenz** als Handlungskompetenz angesehen, die benötigt wird, um in drei Kompetenzkategorien erlangte Werte, Erkenntnisse und Handlungsroutinen im Beruf umzusetzen (▶ Abschn. 4.3 und ▶ Abschn. 2.3).

Im Rahmen dieser Kompetenzbereiche ist es erforderlich, auch für Beurteilungen Merkmale zu benennen, die für Pflegende maßgebend sind (Relevanz). Diese Merkmale haben Pflegewissenschaftler längst sehr differenziert beschrieben. Sie weisen darauf hin, dass Pflegekompetenz hauptsächlich von **Beziehungshandeln** geprägt ist [2, 3]. Nur in den ersten Lernstufen ist Pflege **regelgeleitetes Handeln**. Das heißt, die Beherrschung von Pflegetechniken allein macht keine kompetente Pflege aus. Diese Sichtweise muss auch in der Auswahl der Kompetenzen bzw. Kriterien, die in Beurteilungen bewertet werden sollen, maßgebend sein.

Für die Kennzeichnung wesentlicher Merkmale lassen sich die **vier Dimensionen pflegerischen Handelns** heranziehen, die u. a. Benner [4] als **Wesen der Pflege** beschreibt. Sie sind in der folgenden Übersicht zusammengefasst.

> **Vier Dimensionen pflegerischen Handelns nach Ch. Olbrich [12, S. 57]**
> 1. Regelgeleitetes Handeln (erste Stufe), d. h. Wissen anwenden können; geplant, zielgerichtet handeln
> 2. Situativ-beurteilendes Handeln, d. h. Einfühlungsvermögen, Wahrnehmungs- und Beurteilungsfähigkeit
> 3. Reflektierendes Handeln, d. h. sich mit Aspekten der eigenen Person auseinander setzen können
> 4. Ethisch-aktives Handeln, d. h. nach Werten aktiv handeln oder diese kommunikativ ausdrücken können

Mit dieser Sichtweise und Beschreibung von Pflege lassen sich pflegerelevante Beurteilungskriterien und Merkmale als beispielhafte Kernkompetenzen [1, 3, 5, 8, 14] benennen (◘ Tab. 8.1).

Zu diesen Kriterien können andere hinzukommen, ebenso müssen nicht alle für jede Beurteilung herangezogen werden. Entscheidend ist, die **Relevanz** gerade dieser Merkmale für bestimmte Beurteilungen bzw. als Qualitäts- und Leitungskriterien deutlich zu machen.

- **Relevanz für die berufliche Praxis festlegen**

In diesem Schritt des Auswahlverfahrens sollten Sie benennen, warum Ihnen gerade dieses Kriterium wichtig erscheint und ausgewählt wurde. Beispielsweise (◘ Tab. 8.2):

Die **Fähigkeit zur individuellen, prozessorientierten Pflege und Elemente des Pflegeprozesses anwenden zu können** [3], ist relevant für Beurteilungen von Auszubildenden, weil pflegerisches Handeln sich grundsätzlich prozessorientiert an dem Modell des Regelkreises orientiert und alle Handlungsschritte an individuellen Bedürfnissen und Ressourcen von Pflegebedürftigen auszurichten sind (Beispiele zur stufigen Bewertung der hier beschriebenen Kriterien finden Sie im Anschluss an dieses Kapitel) (◘ Tab. 8.2).

Die Kommunikations- und **Ausdrucksfähigkeit** [9, 11] wird in die Bewertung aufgenommen, weil pflegerisches Handeln auch die korrekte sprachliche Darstellung von **Beobachtungsergebnissen** und Wahrnehmungen (in mündlicher und schriftlicher Form) in Übergabegesprächen und schriftlichen Berichten erforderlich macht. Ebenso müssen Sachverhalte gegenüber Pflegebedürftigen sowie für deren Bezugspersonen fachlich klar und verständlich dargestellt werden können (◘ Tab. 8.2).

Die **Organisationsfähigkeit** [9] wird in die Beurteilung aufgenommen, weil pflegerisches Handeln vom Wesen her in seiner ersten Stufe regelgeleitetes Handeln erfordert. Mitarbeiter der Pflege müssen in der Lage sein, in der Vielzahl geplanter und ungeplanter Pflegeaufgaben innerhalb eines Tagesablaufs Handlungsabläufe schrittweise nach **Prioritäten** zu strukturieren. Sie müssen in der Lage sein, Aufgaben in Abhängigkeit von **Patientenbedürfnissen** und Tagesstrukturen geplant und zielgerichtet [4] zu organisieren und auszuführen (◘ Tab. 8.2).

Die **Arbeitsleistung** [11] findet als Kompetenzmerkmal im Rahmen von Beurteilungen Eingang, weil das Kriterium **Pflegequalität** im Rahmen der Arbeitsleistung entscheidend ist für die Ergebnisqualität

**□ Tab. 8.2** Beurteilungskriterien gestaffelt nach vier Bewertungsstufen [9, 10]

| Beurteilungsmerkmal | Anforderung | Bewertung | Bitte ankreuzen | Ergänzende Bemerkungen |
|---|---|---|---|---|
| **Ausdrucksfähigkeit** | Mündliche Übergabe von Beobachtungsergebnissen und Berichterstattung | Sachverhalte werden stets sprachlich korrekt dargestellt | | |
| | | Die sprachliche Darstellung weist geringfügige Mängel auf | | |
| | | Die Darstellung ist unzureichend und schwer verständlich | | |
| | | Gedanken werden nicht verständlich formuliert | | |
| | Ausdrucksfähigkeit im Kontakt mit Pflegebedürftigen | Sachverhalte werden stets verständlich und angemessen dargestellt | | |
| | | Die sprachliche Darstellung weist geringfügige Mängel auf | | |
| | | Die Darstellung ist oft unangemessen und für Patienten schwer verständlich | | |
| | | Gedanken werden nicht angemessen und verständlich formuliert | | |
| **Organisationsfähigkeit** | Arbeitsplanung (planvolle Erledigung von Aufgaben unter Berücksichtigung von Patientenbedürfnissen und Priorität) | Plant und organisiert Aufgaben stets umsichtig | | |
| | | Planung und Organisation weisen geringfügige Mängel auf | | |
| | | Plant umständlich und oberflächlich, vergisst Dinge | | |
| | | Plant selten, arbeitet unsystematisch | | |

(Fortsetzung)

**8**

◻ Tab. 8.2  (Fortsetzung)

| Beurteilungsmerkmal | Anforderung | Bewertung | Bitte ankreuzen | Ergänzende Bemerkungen |
|---|---|---|---|---|
| **Arbeitsleistung/ Arbeitsverhalten** | Arbeitsqualität | Aufgaben werden dem Ausbildungsstand entsprechend stets fachgerecht erledigt | | |
| | | Die Arbeitsqualität entspricht vorwiegend den Anforderungen | | |
| | | Die Arbeitsqualität entspricht nicht immer den Anforderungen | | |
| | | Die Arbeitsqualität weist erhebliche Mängel auf | | |
| | Arbeitstempo | Arbeitet stets mit angemessenem Zeitaufwand | | |
| | | Arbeitet mit wechselndem Zeitaufwand | | |
| | | Arbeitet oft langsam mit überdurchschnittlichem Zeitaufwand | | |
| | | Arbeitet langsam mit zu hohem Zeitaufwand | | |
| | Pünktlichkeit | Ist stets pünktlich | | |
| | | Ist fast immer pünktlich | | |
| | | Ist oft unpünktlich | | |
| | | Ist unpünktlich | | |
| **Selbsteinschätzungs- und Reflexionsvermögen** | Fähigkeit und Bereitschaft, eigene Kompetenzen im Pflegebereich realistisch einzuschätzen | Schätzt eigene Kompetenzen und Lernbedarfe stets realistisch ein | | |
| | | Schätzt eigene Kompetenzen und Lernbedarfe in der Regel realistisch ein | | |
| | | Schätzt eigene Kompetenzen und Lernbedarfe nicht immer realistisch ein | | |
| | | Schätzt eigene Kompetenzen und Lernbedarfe nicht realistisch ein | | |

(Fortsetzung)

■ Tab. 8.2 (Fortsetzung)

(Fortsetzung)

| Beurteilungsmerkmal | Anforderung | Bewertung | Bitte ankreuzen | Ergänzende Bemerkungen |
|---|---|---|---|---|
| **Auffassungsvermögen** | Fähigkeit und Bereitschaft, den Sinn von Anweisungen und Sachverhalten zu verstehen und sicher umzusetzen | Versteht Anweisungen mühelos und setzt sie stets sicher um | | |
| | | Versteht Anweisungen und kann sie in der Regel sicher umsetzen | | |
| | | Versteht Anweisungen mit Hilfestellungen und kann sie mit Unterstützung umsetzen | | |
| | | Versteht Anweisungen selten und ist nicht in der Lage, sie selbstständig umzusetzen | | |
| **Motivation/Einstellung zur Arbeit** | Einstellung zur Arbeit in der Praxis/Leistungsbereitschaft | Wirkt stets interessiert und einsatzfreudig | | |
| | | Zeigt Interesse und Einsatzbereitschaft | | |
| | | Zeigt kaum Interesse, muss häufig aktiviert werden | | |
| | | Wirkt uninteressiert und gleichgültig | | |
| | Einstellung zum Umgang mit alten und pflegebedürftigen Menschen | Wirkt stets interessiert und motiviert | | |
| | | Zeigt zurückhaltendes Interesse, braucht gelegentlich Anstöße | | |
| | | Zeigt kaum Interesse, muss häufig motiviert werden | | |
| | | Wirkt uninteressiert und gleichgültig | | |
| **Empathie** | Einfühlungsvermögen mit der Fähigkeit und Bereitschaft, sich in die Situation und Bedürfnisse pflegebedürftiger Menschen hineinzuversetzen | Zeigt in hohem Maße Einfühlungsvermögen | | |
| | | Wirkt zurückhaltend, ist aber gut in der Lage, sich in die Situation pflegebedürftiger Menschen einzuführen | | |
| | | Hat Mühe, sich in die Situation pflegebedürftiger Menschen einzufühlen | | |
| | | Wirkt scheinbar nicht in der Lage, sich in die Situation pflegebedürftiger Menschen einzuführen | | |

**8**

**◘ Tab. 8.2** (Fortsetzung)

| Beurteilungsmerkmal | Anforderung | Bewertung | Bitte ankreuzen | Ergänzende Bemerkungen |
|---|---|---|---|---|
| **Nähe und Distanzverhalten** | Fähigkeit und Bereitschaft, zu Pflegebedürftigen und deren Bezugspersonen die erforderliche Nähe herzustellen und Distanz zu halten | Wirkt stets aufgeschlossen, findet schnell Kontakt und hält dabei die nötige Distanz | | |
| | | Wirkt aufgeschlossen und bemüht, dabei die nötige Distanz zu halten | | |
| | | Wirkt wenig aufgeschlossen, hat Schwierigkeiten, die erforderliche Nähe und Distanz herzustellen | | |
| | | Wirkt verschlossen und kaum in der Lage, angemessen Nähe und Distanz herzustellen | | |
| **Flexibilität, Belastbarkeit** | Fähigkeit und Bereitschaft, sich auf wechselnde Arbeitsanforderungen und Schichtdienst einzustellen | Wirkt stets flexibel und belastbar | | |
| | | Wirkt in der Regel flexibel und belastbar | | |
| | | Wirkt wenig flexibel und belastbar | | |
| | | Wirkt unflexibel und kaum belastbar | | |
| **Teamfähigkeit** | Fähigkeit und Bereitschaft zur Kooperation im Pflegeteam | Verhält sich stets kooperativ und kollegial | | |
| | | Verhält sich kooperativ und kollegial | | |
| | | Verhält sich nicht immer kooperativ und kollegial | | |
| | | Vermeidet häufig die Zusammenarbeit, wirkt wenig kooperativ und kollegial | | |
| **Konflikt- und Kommunikationsfähigkeit** | Fähigkeit und Bereitschaft, Konflikte zu kommunizieren, zu bearbeiten und sich mit Kritik auseinander zu setzen | Geht mit Konflikten und Kritik stets kommunikativ und konstruktiv um | | |
| | | Geht mit Konflikten und Kritik in der Regel kommunikativ und konstruktiv um | | |
| | | Wirkt nicht immer in der Lage, sich Konflikten und Kritik zu stellen und diese zu klären | | |
| | | Wirkt kaum in der Lage, sich Konflikten und Kritik zu stellen und diese zu klären | | |

(Fortsetzung)

◻ Tab. 8.2 (Fortsetzung)

| Beurteilungsmerkmal | Anforderung | Bewertung | Bitte ankreuzen | Ergänzende Bemerkungen |
|---|---|---|---|---|
| Interkulturelle und interreligiöse Fähigkeiten | Fähigkeit und Bereitschaft zum reflektierten Umgang mit der eigenen und mit anderen Kulturen sowie Religionen | Geht auf kulturelle und religiöse Bedürfnisse von Pflegebedürftigen stets vorbehaltlos ein und kann mit eigenen Bedürfnissen und Verhaltenskodexen reflektiert umgehen | | |
| | | Bemüht sich, auf kulturelle und religiöse Bedürfnisse von Pflegebedürftigen vorbehaltlos einzugehen und mit eigenen Bedürfnissen und Verhaltenskodexen reflektiert umzugehen | | |
| | | Wirkt kaum bemüht, auf kulturelle und religiöse Bedürfnisse von Pflegebedürftigen einzugehen und mit eigenen Bedürfnissen und Verhaltenskodexen reflektiert umzugehen | | |
| | | Wirkt nicht in der Lage, auf kulturelle und religiöse Bedürfnisse von Pflegebedürftigen einzugehen und mit eigenen Bedürfnissen und Verhaltenskodexen reflektiert umzugehen | | |
| | Fähigkeit und Bereitschaft zum Umgang mit Pflegebedürftigen beiderlei Geschlechts | Geht stets achtsam mit Pflegebedürftigen des anderen Geschlechts um, berücksichtigt Bedürfnisse | | |
| | | Achtet darauf, Bedürfnisse von Pflegebedürftigen des anderen Geschlechts wahrzunehmen und diese zu berücksichtigen | | |
| | | Wirkt häufig zurückhaltend und gehemmt bzw. distanzlos gegenüber Pflegebedürftigen des anderen Geschlechts | | |
| | | Wirkt störend gehemmt bzw. distanzlos gegenüber Pflegebedürftigen des anderen Geschlechts | | |
| | Fähigkeit und Bereitschaft, in einem vorwiegend andersgeschlechtlichen Team zu arbeiten (relevant bei männlichen Schülern in vorwiegend weiblichen Pflegeteams und umgekehrt) | Ordnet sich stets problemlos ein | | |
| | | Wirkt positiv bemüht, sich einzuordnen und organisatorische Strukturen wahrzunehmen | | |
| | | Hat Mühe, sich einzuordnen und organisatorische Strukturen wahrzunehmen | | |
| | | Die Bereitschaft, sich einzuordnen und organisatorische Strukturen wahrzunehmen, ist kaum erkennbar | | |

in der Betreuung kranker Menschen. Dabei entscheidet das Arbeitstempo ebenso wie die Arbeitsgüte im Tagesablauf eines Pflegebereichs mit, ob und wie alle notwendigen Aufgaben erledigt werden können (◘ Tab. 8.2).

Das **Selbsteinschätzungs- und Reflexionsvermögen** [11] wird in die Auswahl aufgenommen, um Kenntnisse, Fähigkeiten, das Vermögen und die Bereitschaft zu bewerten, die eigene Kompetenz für das künftige Berufsziel im Pflegebereich realistisch einzuschätzen und eigene **Lernbedarfe** zu erkennen sowie **Lernangebote** nutzen zu können (◘ Tab. 8.2).

Das **Auffassungsvermögen** [9, 11] wird in die Auswahl aufgenommen, weil pflegerisches Handeln grundsätzlich in vier ineinander vernetzten Dimensionen am Ort des Geschehens in der Praxis erfolgt. Künftige Pflegende benötigen Fähigkeiten, in diesen Dimensionen unter Praxisbedingungen und in Anwesenheit von kranken Menschen den Sinn von theoretischen und praktischen Anweisungen zu verstehen und sicher umzusetzen (◘ Tab. 8.2).

Die **Motivation** [11] wird in die Auswahl aufgenommen, weil die praktische Arbeit in unterschiedlichen Pflegebereichen die Bereitschaft erfordert, mit unterstützungsbedürftigen Menschen und unter erschwerten Anforderungen des Schichtdienstes zu lernen und zu arbeiten (◘ Tab. 8.2).

Die **Flexibilität und Belastbarkeit** [9] ist relevant zur Klärung der Fähigkeiten und der Bereitschaft, sich im Tagesablauf auf häufig wechselnde Arbeitsanforderungen, wechselnde Mitarbeiter und pflegebedürftige Menschen einzustellen. Ebenso ist Flexibilität und Belastbarkeit zur Arbeit mit wechselnden Dienstzeiten, im Schichtdienst sowie an Wochenenden und Feiertagen erforderlich (◘ Tab. 8.2).

Das **Einfühlungsvermögen** [9] (und emotionale Kompetenz) sowie das Nähe- und Distanzverhalten gegenüber pflegebedürftigen Menschen und deren Kontaktpersonen wird in die Auswahl aufgenommen, um zu beurteilen, ob Schüler über Fähigkeiten und die Bereitschaft verfügen, sich in die Situation und Bedürfnisse unterstützungsbedürftiger Menschen hineinzuversetzen und die dabei notwendige Nähe und Distanz herzustellen (◘ Tab. 8.2).

Die **Team-, Konflikt- und Kommunikationsfähigkeit** [9, 11] wird in die Auswahl mit aufgenommen, weil Pflege grundsätzlich Teamarbeit innerhalb unterschiedlicher Berufs-, Hierarchie- und Ausbildungsgruppen ist, in die sich Pflegende einordnen. Sie müssen über ausreichende Kommunikationsfähigkeit verfügen, um soziale Beziehungen am Arbeitsort aufnehmen bzw. halten zu können (◘ Tab. 8.2).

**Interkulturelle Kompetenz** [9, 10] findet im Rahmen der Beurteilung Eingang, weil Pflegende über Fähigkeiten und die Bereitschaft verfügen müssen, sich in unterstützungsbedürftige Menschen fremder Kulturkreise und Religionen hineinzuversetzen, deren Bedürfnisse zu achten und zu berücksichtigen sowie eigene kulturelle und religiöse Bedürfnisse im Dienst zurückzustellen. Pflegende benötigen ebenso die Kompetenz, sich vorbehaltlos auf die Bedürfnisse und Situation andersgeschlechtlicher Patienten einzustellen. Zusätzlich benötigen männliche Schüler die Fähigkeit, sich vorbehaltlos in vorwiegend weiblich geprägte Pflegeteams einzuordnen und angemessene soziale Beziehungen am Arbeitsort aufzubauen. Dies gilt in gleicher Weise für weibliche Schülerinnen in männlich geprägten Teams (◘ Tab. 8.2).

> ❯ Diese Aufzählung von Kompetenzbereichen und deren Relevanz für Beurteilungen erhebt keinen Anspruch auf Vollständigkeit, sondern lässt sich nach Bedarf ergänzen und macht deutlich: Schon die Begründung einer Notwendigkeit von Beurteilungskriterien zeigt den Anspruch an Merkmale, die beurteilt werden.

Diese werden im folgenden Abschnitt in ihren Abstufungen beschrieben.

## 8.2 Wie differenziere ich Beurteilungskriterien?

### 8.2.1 Stufig bewerten

Abgestufte Bewertungskriterien (◘ Tab. 8.2) machen Ihnen die differenzierte Einschätzung von Leistungen und Verhaltensmerkmalen möglich. Die häufigste stufige Bewertung erfolgt noch immer nach Noten. Verbale Einschätzungen sind allerdings wesentlich aussagefähiger, für einen Schüler hilfreicher und deshalb in der Pflegeausbildung vorzuziehen.

In Pflegebereichen sind Beurteilungsbögen beliebt, in denen eine verbale Bewertung nach gestuften Kriterien im Ankreuzverfahren erfolgt. Dieses Verfahren bei Beurteilungen birgt natürlich auch Gefahren in sich: Nicht selten setzen sich Beurteilende aus Zeitmangel nicht genau mit den abgestuften Formulierungsvorschlägen auseinander, oder es besteht die Gefahr, dass Dinge nicht benannt und nicht erwähnt werden, weil sie nicht in das Beurteilungsschema hineinpassen. Dieser Gefahr lässt sich vorbeugen, indem zu jedem Merkmal auch Raum für zusätzliche Bemerkungen bleibt.

> **Praxistipp**
>
> Die verbale Einschätzung von Beurteilungskriterien im Ankreuzverfahren erfolgt möglichst in vier Stufen, damit der häufige Fehler vermieden wird, im Zweifelsfall das Mittelmaß anzukreuzen.

Im Beispiel stufiger Beurteilungskriterien (◘ Tab. 8.2) sind bewusst nur vier Stufen der Bewertung gewählt worden, um einer „Mittelwerteinschätzung" vorzubeugen, auch ein Bewertungsschema in sechs Stufen ist denkbar. Das Beispiel ausgewählter Beurteilungskriterien [9] soll deutlich machen, dass diese nicht wahllos entwickelt und zusammengestellt, sondern in den drei bereits genannten

Schrittfolgen (► Abschn. 8.1) entwickelt wurden:

- Kriterien für Beurteilungen auswählen, diese inhaltlich benennen (Was wird bewertet?)
- Relevanz für die Praxis beschreiben (Warum gerade dieses Merkmal?)
- Abstufungen in der Bewertung in vier oder sechs Bewertungsstufen entwickeln (Wie lassen sich Anforderungen stufen?)

> ❯ **Anforderungen an Beurteilungskriterien werden möglichst kurz und eindeutig formuliert, sodass alle, die an der Beurteilung beteiligt sind, verstehen, was bewertet werden soll bzw. wurde.**

### 8.2.2 Pflegekompetenz bewerten

Entscheidend bei der Einschätzung von Auszubildenden ist deren Fähigkeit zur individuellen, prozessorientierten Pflege, oder anders gesagt, die Fähigkeit, Elemente des Pflegeprozesses im Rahmen von Bezugspflege anwenden zu können [3]. Auszubildende sollen durch praktische Ausbildung darin befähigt werden, sich in ihrem pflegerischen Handeln grundsätzlich prozessorientiert an dem Modell des Regelkreises zu orientieren und alle Handlungsschritte an individuellen Bedürfnissen und Ressourcen von Pflegebedürftigen auszurichten. Die Einschätzung dieser Anforderung muss auch in Beurteilungen deutlich werden. **Pflegekompetenz** als Summe aller Kompetenzen lässt sich bewerten, indem die Anwendung von Schrittfolgen des Pflegeprozesses beurteilt wird. Das Beispiel (◘ Tab. 8.3) zeigt, wie sich Pflegekompetenz im Einzelnen bewerten lässt.

> **Praxistipp**
>
> Auch hier muss nicht jedes der beispielhaft dargestellten Kriterien in jede Beurteilung einfließen, vielmehr lassen sich Merkmale situations- und personenorientiert auswählen, um differenzierte Einschätzungen möglich zu machen.

**8**

■ Tab. 8.3   Beispiel zur Beurteilung von Pflegekompetenz nach den Schrittfolgen des Pflegeprozesses [3, 5]

| Beurteilungsmerkmal | Anforderung | Bewertung | Bitte ankreuzen | Bemerkung |
|---|---|---|---|---|
| Beurteilungsmerkmal | Anforderung | Bewertung | Bitte ankreuzen | Bemerkung |
| Elemente des Pflegeprozesses | Fähigkeit, **Informationen** zu einem Pflegebedürftigen im Rahmen geplanter Pflege umfassend und individuell zu sammeln | Ermittelt Informationen stets vollständig und genau | | |
| | | Ermittelt Informationen in der Regel vollständig und genau | | |
| | | Ist unsicher in der vollständigen und genauen Informationssammlung | | |
| | | Ermittelt Informationen häufig unvollständig und ungenau | | |
| | Fähigkeit, **Pflegeprobleme, Pflegeziele, Ressourcen und Bedürfnisse** eines Pflegebedürftigen im Rahmen geplanter Pflege individuell zu erkennen, zu formulieren und die Pflege danach auszurichten | Erfasst stets schnell, vollständig und individuell und richtet Pflege stets danach aus | | |
| | | Erfasst in der Regel schnell, vollständig und individuell und richtet Pflege danach aus | | |
| | | Ist unsicher in der Wahrnehmung und kann nur mit Hilfestellung Pflege danach ausrichten | | |
| | | Kann Probleme, Ressourcen und Bedürfnisse nicht selbstständig erkennen und formulieren sowie Pflege daran ausrichten | | |
| | Fähigkeit, **Pflegeziele** eines Pflegebedürftigen im Rahmen geplanter Pflege individuell zu erkennen, zu formulieren und die Pflege danach auszurichten | Formuliert stets individuell angemessen, realistisch und überprüfbar und orientiert sich daran in der Pflege | | |
| | | Formuliert in der Regel individuell angemessen, realistisch und überprüfbar und orientiert sich daran in der Pflege | | |
| | | Ist unsicher in der Formulierung, kann sich mit Hilfestellungen an Zielen orientieren | | |
| | | Kann nicht selbstständig formulieren und sich an Pflegezielen orientieren | | |

(Fortsetzung)

**▢ Tab. 8.3** (Fortsetzung)

| Beurteilungsmerkmal | Anforderung | Bewertung | Bitte ankreuzen | Bemerkung |
|---|---|---|---|---|
| | Fähigkeit, **Pflegemaßnahmen** im Rahmen geplanter Pflege individuell zu erkennen, zu formulieren und planvoll zu realisieren | Plant stets individuell und handlungsanweisend und orientiert sich stets daran | | |
| | | Plant in der Regel individuell und handlungsanweisend und orientiert sich in der Regel daran | | |
| | | Ist unsicher in der Planung und Formulierung von Pflegemaßnahmen und deren planvollen Einsatz | | |
| | | Kann Pflegemaßnahmen nicht selbstständig planen, formulieren und realisieren | | |
| | Fähigkeit, geplante Pflege angemessen und fachlich korrekt zu **dokumentieren** | Dokumentiert stets vollständig und genau | | |
| | | Dokumentiert in der Regel vollständig und genau | | |
| | | Ist unsicher, Wesentliches zu dokumentieren | | |
| | | Dokumentiert selten vollständig und genau | | |

**8**

### 8.2.3 **Beurteilungsarten**

Beurteilungen kommen in der Pflegeausbildung in allen Fachbereichen als Zwischen- und Abschlussbeurteilungen nach ausgewählten Kriterien zum Einsatz. Am Ende jedes Praxiseinsatzes sind **Zwischenbeurteilungen** (◘ Tab. 8.2) üblich. Sie werden von Mentoren und Mitarbeitern im Pflegebereich gemeinsam angefertigt. Praxisanleiter sollten maßgeblich beteiligt, aber in der Regel nicht verantwortlich sein für die Anfertigung der Beurteilung. Aufgabe der Praxisanleiter ist es eher, die Beurteilungskriterien in Zusammenarbeit mit der Schule und den Pflegebereichen festzulegen und zu aktualisieren sowie den zweckmäßigen Einsatz von Beurteilungen zu organisieren.

Statt Auszubildende am Ende eines Ausbildungsjahres mit umfangreichen schriftlichen Gesamtbeurteilungen zu konfrontieren, sind Zwischenbeurteilungen zu wenigen, ausgewählten Beurteilungskriterien (▶ Abschn. 8.1.2) mit anschließenden Beurteilungsgesprächen (▶ Abschn. 9.4) zweckmäßig, weil sie

- dem Pflegeteam die Möglichkeit zur strukturierten Rückmeldung an Auszubildende geben,
- die Rückmeldung eines Auszubildenden an den Praxisbereich ermöglichen und
- dem Auszubildenden die Möglichkeit zur Selbstreflexion geben.

> **Praxistipp**
>
> Mehrere Zwischeneinschätzungen sind wesentlich aussagefähiger und sinnvoller als eine Abschlussbeurteilung.

**Abschlussbeurteilungen** zum Ende eines Ausbildungsjahres werden nicht grundsätzlich erstellt. Sie sind vorwiegend in der Altenpflegeausbildung üblich, weil die AltPflPrV ein Jahreszeugnis mit einer Praxisnote zum Ende jedes Ausbildungsjahres fordert (§ 3 AltPflAPrV). Die Abschlussbeurteilung wird häufig ergänzend zum Zeugnis eingesetzt, sie ist

jedoch nicht gesetzlich gefordert. Auch in der generalistischen Pflegeausbildung wird künftig verstärkt mit Abschlussbeurteilungen gearbeitet werden, um besonders im dritten Ausbildungsjahr die Leistungen in den Differenzierungsphasen gezielt bewerten zu können und um letztendlich den Anforderungen der AltPflAPrV (▶ Abschn. 2.5.2) gerecht zu werden.

Wenn Abschlussbeurteilungen zum Einsatz kommen, sollten Auszubildende ebenso wie Beurteilende bereits zum Beginn eines Ausbildungsjahres mit den Kriterien der Beurteilung und der Verfahrensweise zu deren Anfertigung vertraut gemacht werden.

> ❯ Beachten Sie beim Einsatz von Zwischen- und Abschlussbeurteilungen grundsätzlich, dass
> - **Bewertungskriterien bereits zum Beginn des Praxiseinsatzes feststehen sollten,**
> - **Auszubildende ebenso wie Beurteilende bei Einsatzbeginn genau über die Bewertungskriterien informiert sein sollten und**
> - **Bewertungsmaßstäbe regelmäßig mit Beurteilenden und Auszubildenden zu überprüfen und zu aktualisieren sind.**

Jede schriftliche Beurteilung sollte durch eine mündliche Rückmeldung im Einzelgespräch ergänzt und reflektiert werden (▶ Abschn. 9.4). Damit wird das sogenannte Beurteilungsgespräch zum selbstverständlichen, festen Bestandteil eines Praxiseinsatzes. Erst das Gespräch gibt Beurteilenden und Auszubildenden die Möglichkeit zur differenzierten Rückmeldung. Beurteilungsgespräche oder auch Auswertungen von Anleitungen nach feststehenden Kriterien sollten immer auch in einem Gesprächsprotokoll (▶ Abschn. 5.2.3) festgehalten werden. Die Beurteilungen und Gesprächsprotokolle werden Auszubildenden selbstverständlich für ihre Praxisbegleitmappe **ausgehändigt** (statt zugesendet !).

Wie Sie Beurteilungsgespräche und Rückmeldungen personenorientiert, empathisch und helfend führen können, finden Sie im folgenden Kapitel (▶ Kap. 9).

**Praxisbeispiel**

Im Zwischengespräch mit der Auszubildenden Claudia weist die Praxisanleiterin diese darauf hin, dass sie häufig sehr lückenhaft und sprachlich unkorrekt im Pflegebericht dokumentiert habe. Claudia ist erstaunt, stimmt dann aber zu und sagt „ja, eigentlich fühle ich mich total unsicher. Ich fürchte auch, die Abschlussbeurteilung wird in diesem Bereich nicht gut ausfallen, denn die Schritte und die Dokumentation des Pflegeprozesses habe ich zwar in der Schule gelernt. In meinem Beurteilungsbogen für das Praktikum soll aber z. B. nicht nur die Dokumentation im Pflegebericht eingeschätzt werden, wie du ja weißt, sondern meine gesamte Fähigkeit, Elemente des Pflegeprozesses bewohnerbezogen zu dokumentieren. Ich bin aber bisher sehr unsicher, z. B. Pflegeziele von einzelnen Bewohnern zu erkennen und diese dann zu dokumentieren. Das müsste doch eine Voraussetzung für den Pflegebericht sein, oder? Aber das habe ich hier bisher noch nicht machen können." Die Praxisanleiterin liest noch einmal die Beurteilungskriterien, nach denen sie Claudia zum Abschluss des Praktikums einschätzen soll und sagt: „Ja, du hast recht. Wir haben zwar die Schrittfolgen des Pflegeprozesses besprochen und danach gearbeitet, aber noch nicht bewohnerbezogen gemeinsam dokumentiert. Gut, dass du darauf hinweist. Das sollten wir in der nächsten Woche üben, wenn wir zwei neue Bewohner aufnehmen. Dann werden wir uns die ganze Woche systematisch gemeinsam nur mit der Dokumentation aller Schritte des Pflegeprozesses beschäftigen."

## Literatur

1. Abt-Zeglin A (2002) Zum Wesen beruflicher Pflege. Schwester Pfleger 7 (Sonderdruck)
2. Bartholomeyczik S (1969) Pflege zwischen Wissenschaftsanspruch und ritualisiertem Handwerk. Mabuse 100: 42 ff.
3. Bartholomeyczik S (2001) Professionelle Kompetenz in der Pflege Teil I–III. Pflege aktuell 5/6, 7/8: 23 ff.
4. Benner P (2000) Stufen zur Pflegekompetenz, 3. Aufl. Huber, Bern
5. Benner P et al (2000) Pflegeexperten. Pflegekompetenz, klinisches Wissen und alltägliche Ethik. Huber, Bern
6. Bundesgesetzblatt 2017 Teil 1 Nr.49, Bonn 24.7. 2017: Gesetz zur Reform der Pflegeberufe (Pflegeberufereformgesetz – PflBRefG)
7. Deutscher Bildungsrat für Pflegeberufe (DBR) (Hrsg) (2002) Berufskompetenzen professionell Pflegender. Mainz
8. Gudermann E et al (1995) Psychologie Lexikon. Bertelsmann, Gütersloh
9. Hutter J, Woebcke C (2003) Zwischenbericht zum Modellversuch „Jugendliche mit besonderem Förderbedarf" bei Nordverbund, Jugendbildung Hamburg.  S 32–34,  ▶ http://www.dernordverbund.de
10. Hyronnymus A, Hutter J (2003) Interkulturelles Kompetenzfeststellungsverfahren. Projekt Berufliche Qualifizierung von Migrantinnen und Migranten (BQM). Hamburg
11. Kanning UP (2003) Diagnostik sozialer Kompetenzen. Hogrefe, Göttingen
12. Olbrich C (1999) Pflegekompetenz. Huber, Bern
13. Schewior-Popp S (1998) Handlungsorientiertes Lehren und Lernen. Thieme, Stuttgart
14. Seyfried B (1995) Stolperstein Sozialkompetenz. Berichte zur Beruflichen Bildung 179. Bundesinstitut für Berufsbildung (BIBB). Bertelsmann, Gütersloh
15. Stanjek K (1998) Altenpflege konkret Sozialwissenschaften. Fischer, Stuttgart

# Kompetent Gespräche führen

© Springer-Verlag Berlin Heidelberg 2018
R. Mamerow, *Praxisanleitung in der Pflege*,
https://doi.org/10.1007/978-3-662-57285-6_9

**Lernziele**

Sie finden in diesem Kapitel Hinweise zu praxisrelevanten Gesprächstechniken und Kommunikationsregeln, die Sie für eine spannungsfreie Kommunikation mit Auszubildenden und Mitarbeitern nutzen können. Sie lernen empathisches Gesprächsverhalten an Beispielen kennen, um Lernenden in helfenden Gesprächen kompetente Unterstützung anbieten zu können. Für Gespräche zu ausgewählten Themen lernen Sie TZI- und Feedback-Regeln kennen, die Ihnen die Kommunikation mit Schülergruppen erleichtern. Ebenso können Sie sich über Regeln zum Aufbau und zur Gestaltung von Konfliktgesprächen mit Auszubildenden und Pflegeteams informieren, um in Ihrer Rolle als Konfliktmanager zwischen Lernenden in Pflegeteams Sicherheit zu gewinnen.

**9**

## 9.1 Wie führe ich helfende Gespräche?

**Praxisbeispiel**

Als die Praxisanleiterin Ute zu Beginn des Praxiseinsatzes während eines Gruppentreffens die Auszubildenden des zweiten Ausbildungsjahres in ihrem Zuständigkeitsbereich fragt, welche Lernziele jeder für sich bereits formulieren könne, antwortet Patrick aufgebracht: „Ich darf auf dieser Station überhaupt nichts selbstständig machen, die behandeln mich, als wäre ich ein Anfänger. Was soll ich da noch nach Lernzielen suchen …?" Ute erwidert: „Wenn ich dich richtig verstehe, fühlst du dich auf deiner Einsatzstation völlig unterfordert. Wir reden beide im Anschluss an dieses Treffen in Ruhe darüber. Ist dir das recht?"

**?** Halten Sie die Reaktion der Praxisanleiterin für angemessen? Wie hätten Sie reagiert?

### 9.1.1 Merkmale für helfendes Gesprächsverhalten

Für Praxisanleiter, die meist täglich mit vielen Menschen, besonders aber mit Lernenden kommunizieren, ist es nicht nur bedeutungsvoll, die Grundelemente und Techniken zu kennen, die eine spannungsfreie Gesprächsführung ausmachen, sondern auch erforderlich, helfendes Gesprächsverhalten im Umgang mit Auszubildenden zu entwickeln und zu verinnerlichen. Dieses Gesprächsverhalten ist gar nicht so schwer, wie es in der Theorie manchmal scheint, sondern gehört oft bereits zu den Grundhaltungen von Menschen in pflegenden Berufen.

Helfendes Gesprächsverhalten (nach Rogers [4]) wird deutlich durch:

- **Zuwendung**, d. h. positive Wertschätzung dem Gesprächspartner gegenüber
- **Wohlwollen** (empathisches Verstehen)
- **Echtheit** (Kongruenz) im Verhalten gegenüber dem anderen Menschen

**❯** Helfende Gespräche haben eine wichtige Funktion innerhalb der Betreuung und Anleitung von Auszubildenden. Sie dürfen der allgemein üblichen Zeitknappheit keinesfalls zum Opfer fallen.

In der Berufspraxis Pflegender gehen sogenannte Alltagsgespräche und helfende Gespräche oft ineinander über. Jeder, der in einem helfenden Beruf tätig ist, glaubt in der Regel, die Haltung zu hilfreichen Gesprächen verinnerlicht und einen entsprechenden Gesprächsstil entwickelt zu haben. In der Pädagogik, Sozialarbeit, Krankenpflege bzw. überall, wo es um den Umgang mit Menschen geht, üben sich qualifizierte Mitarbeiter darin, wesentliche Elemente des helfenden Gesprächs zu nutzen. Carl Rogers hat hierfür 1942 die Grundlagen zusammengefasst und ist mit dem Stichwort **klientenzentrierte Gesprächspsychotherapie**

[4] weltweit bekannt geworden. Heute spricht man im Rahmen des helfenden Gesprächs auch von **personenzentrierter Gesprächsführung**, doch kann es bei aller Professionalität nicht schaden, das Helfende dieser Gesprächsform besonders hervorzuheben und im Auge zu behalten.

Zu den herausragenden Haltungen und Einstellungen, die ein helfendes Gespräch ausmachen, gehören

- aktives Zuhören,
- akzeptierende Empathie und
- aktivierende Empathie.

## Aktives Zuhören

Aktives Zuhören bedeutet, sich einem Gesprächspartner aufmerksam und einfühlsam zuzuwenden. Es ist die Fähigkeit, die eigene Sichtweise zurückzunehmen und sich in die des anderen hineinzudenken. Bei aktivem Zuhören ist ausschließlich die Sichtweise des Gesprächspartners wichtig. Der Kommunikationspartner vergewissert sich lediglich, die Sichtweise des anderen verstanden zu haben, indem er zusammenfasst bzw. „spiegelt", was er verstanden hat. Aktives Zuhören macht es möglich, Türen zur Bereitschaft für einen folgenden gemeinsamen Dialog zu öffnen. Oder anders gesagt: Es wird die Bereitschaft des Gesprächspartners zum Gedankenaustausch geweckt, indem die Sichtweise des anderen in eigene Worte gefasst wird.

❯ Erst das Hinhören ermöglicht Antworten. Hinhören können ist eine besondere menschliche Fähigkeit. Menschen fühlen sich dadurch angesprochen, und es setzt etwas in Bewegung. Damit ist aktives Zuhören die wichtigste Technik im helfenden Gespräch.

Diese Gesprächshaltung haben sich viele Praxisanleiter bereits in der Pflegepraxis im Umgang mit pflegebedürftigen Menschen zu eigen gemacht. Trotzdem ist es sinnvoll, auch im Umgang mit Auszubildenden regelmäßig das eigene Gesprächsverhalten zu reflektieren und zu prüfen, inwieweit aktives Zuhören wirklich gelingt.

## Akzeptierende Empathie

Akzeptierende Empathie fasst nicht nur in Worte, was in einem Gespräch verstanden wurde, sondern fasst so deutlich in Worte, was der andere gemeint hat, dass sich der Gesprächspartner durch die Antwort wie in einem Spiegel selbst besser und tiefer versteht bzw. erkennt. Akzeptierende Empathie wird nicht durch Besserwissen, Bewerten und Erklären deutlich, sondern fasst in Worte bzw. „verbalisiert" (Rogers), was ein Gesprächspartner fühlt und meint. Akzeptierende Empathie ist nicht ausschließlich als Technik erlernbar, sondern Akzeptanz bedeutet auch, dass der Zuhörer „echt" ist, also Verständnis nicht vortäuscht. Durch akzeptierende Empathie drückt ein Zuhörer seine Anteilnahme und Empathie aus. „Spiegeln" bedeutet, jemand mit eigenen Worten und Gesten Feedback zu geben. So entstehen häufig eine größere Klarheit und die Bestätigung von Verständnis füreinander.

Zum Spiegeln gehören:

- Echtheit (Kongruenz)
- Vermeiden von Bewertung
- Vermeiden einer eigenen Meinung
- Vermeiden von Kritik
- Vermeiden von Vorschlägen, die eine Problemlösung vorwegnehmen

## Aktivierende Empathie

Natürlich geht es im Rahmen helfender Gespräche nicht nur darum, Verständnis zu zeigen, sondern auch darum, andere bei der Lösung ihrer Probleme zu unterstützen. Äußerungen werden also nicht nur gespiegelt, sondern Sie sollten bemüht sein, Ihrem Gesprächspartner ein erweitertes Bild des Problems zu ermöglichen [9].

Wichtig für eine empathische Gesprächsführung ist es deshalb, Gefühle des

Gesprächspartners zu erkennen und anzusprechen mit dem Ziel,

- versteckte Gefühle und Verhaltensweisen offen zu legen,
- Probleme zu verdeutlichen,
- Zukunftsbilder zu entwickeln,
- Ziele zu setzen und
- zielgerichtetes Handeln zu ermöglichen.

Praxisanleitern gelingt es meist problemlos, Auszubildende zu (möglicherweise) gemeinsamem Handeln zu aktivieren. Keinesfalls sollten sie dabei Beweggründe, Ziele und Vorstellungen von Auszubildenden übersehen.

### 9.1.2 Praxisbeispiele

**Praxisbeispiel**

Björn ist Auszubildender und seit vier Wochen auf der chirurgischen Station im Praxiseinsatz. Er beklagt sich bei seiner Praxisanleiterin: „Ich komme mit der Pflegedokumentation hier überhaupt nicht zurecht. Meine Pflegelehrerin aus der Schule lässt sich ja auch gar nicht mehr in der Praxis blicken. Nie kommt sie auf diese Station."

Blocken Sie helfende Gespräche nicht durch eigene kluge Worte und Besserwissen ab. Sie bringen Gesprächspartner mit einer schnell geäußerten eigenen Meinung eher zum Schweigen und erreichen nichts. Gehen Sie stattdessen auf das Gesagte ein und sprechen die Gefühle, die zum Ausdruck kommen, an. Erst dann kann es gelingen, den Gesprächspartner zu zielgerichtetem Handeln anzuregen und bei Problemen nach Lösungswegen zu suchen.

**Praxisbeispiel**

Statt nach Erklärungen und Gründen zu suchen, sagt die Praxisanleiterin im vorhergehenden Beispiel zu Björn: „Sie fühlen sich hier allein gelassen und möchten mehr Anleitung zur Pflegedokumentation auf der neuen Station und Aufmerksamkeit für sich.

Die Pflegedokumentation ist wirklich ein schwieriges Thema, die kann man nur durch häufiges Üben erlernen."

Praxisanleiter sollten sich darin üben, Auszubildende in Gesprächen so zu fördern, dass dieser sich selbst und andere besser akzeptieren können und lernen, mit Schwierigkeiten umzugehen. Die folgende Übersicht fasst zusammen, was Praxisanleiter bei der Gesprächsführung beachten und was sie vermeiden sollten.

---

**Tipps für die Gesprächsführung**

Was Sie beachten sollten:

- Nehmen Sie Stärken und positive Anteile eines Lernenden wahr und thematisieren Sie diese auch
- Machen Sie sich eigene Gefühle gegenüber Auszubildenden und Mitarbeitern, Ihre Sympathien und Antipathien bewusst, so gewinnen Sie Selbsterkenntnis und müssen Gefühle nicht an anderen „abreagieren"
- Beachten Sie Einwände und Erfahrungen von Auszubildenden und akzeptieren Sie Meinungen
- Teilen Sie Ihrem Gesprächspartner Ihre Anteilnahme, Ihr Interesse sowie positive Gefühle und Ihre Wertschätzung mit

Was Sie nicht tun sollten

- Moralisieren Sie nicht durch Hinweise wie: „Sie sollten aber erst einmal bei sich selbst anfangen, kritisch zu sein …"
- Korrigieren Sie nicht und finden Begründungen wie: „Aber alle anderen sind doch zufrieden, Frau X hat doch mehrmals mit Ihnen gearbeitet …" oder: „Sie müssen aber auch selbst etwas tun …"
- Sprechen Sie nicht äußere Sachverhalte an, sondern fühlen Sie sich in die Situation hinein. Statt: „Wie oft hat Sie denn jemand angeleitet?"

sagen Sie einfühlender: „Sie sind unzufrieden und unsicher mit der Situation und wünschen sich mehr Anleitung …"
- Antworten Sie nicht mit Regeln (Dogmen): „Es gibt nur zwei Anleitungen für jeden, das ist nun mal so …"
- Stellen Sie keine „Diagnosen": „Sie sind ja sehr eifrig und wollen immer schnell vorwärts kommen, aber alle anderen haben auch Rechte …"
- Geben Sie keine Ratschläge oder drängen in eine Richtung: „Machen Sie doch mal …, was ich Ihnen schon zu Beginn gesagt habe …"
- Identifizieren Sie sich nicht: „Das ging mir genauso. Als ich lernte, wollte ich auch …"
- Vermeiden Sie unpersönliches Rollenverhalten: „Das ist nun mal so, als Auszubildende muss man da durch …"
- Ärgern Sie sich nicht über „widerspenstige" oder „nörgelnde" Auszubildende und werten Äußerungen nicht als Störverhalten oder Besserwisserei ab, wenn diese eigene Meinungen vertreten und Erfahrungen beachtet wissen möchten

**Praxisbeispiel**

Als die Auszubildende Miriam zum Wochenenddienst kommt, den sie für ihre erkrankte Mitschülerin übernommen hat, sagt Altenpfleger Ronald zu ihr: „Toll, dass du eingesprungen bist. Es ist dir bestimmt nicht gerade leicht gefallen, den Dienst so plötzlich zu übernehmen." Miriam, die die anerkennenden Worte nicht erwartet hat, freut sich über die nette Begrüßung. Sie spürt, dass er ihren besonderen Einsatz zur Kenntnis nimmt und wertschätzt. Sie lächelt und sagt: „Das geht schon mal, aber nett, dass du das sagst. Wir werden den Dienst heute gemeinsam schon schaffen."

Dank, Anerkennung und Aufmerksamkeit für Auszubildende bedürfen nicht immer großer Worte oder Gesten. Sie sind gerade im Alltag jedoch unentbehrlich für die Zufriedenheit jedes Einzelnen. Jeder Praxisanleiter kann bewusst darauf achten, sich mit Auszubildenden und Mitarbeitern in der Kultur der Wertschätzung füreinander zu üben [6].

## 9.2 Wie führe ich Gespräche im Pflegeteam?

Praxisanleiter nehmen aufgrund ihrer anleitenden Funktion eine Sonderstellung innerhalb der Pflegeteams ein. Ihr Verhalten und Auftreten wird in besonderer Weise, bewusst oder unbewusst, von Mitarbeitern und Schülern wahrgenommen und häufig als grundsätzliches Qualitätskriterium für Praxisausbildung (► Kap. 7) gewertet. Das Gesprächs- und Konfliktverhalten von Praxisanleitern wird sehr schnell zum Maßstab. Es kann das Verhalten anderer im Team maßgeblich prägen. Diesen Einfluss sollten Sie nicht unterschätzen und in jedem Team- oder Einzelgespräch bewusst beachten.

Gespräche, die inhaltlich wichtig sind, sollten deshalb in Arbeitsbereichen nie „aus dem Bauch heraus", also strukturlos zwischendurch stattfinden, weil jemand gerade etwas auf dem Herzen oder eine Idee hat. Diese leider viel verbreitete Form der Gespräche behindert alle Beteiligten mehr als sie nützt, weil sie andere häufig aus Gedanken- oder Arbeitsstrukturen reißt, in denen sie sich gerade befinden, was besonders in Zeiten zunehmender Arbeitsdichte sehr störend ist. Außerdem kommt es bei dieser unsensiblen Gesprächsweise häufig zum Vergessen oder Überhören wichtiger Inhalte bzw. sind zeitraubende Wiederholungen erforderlich, weil später erneut nachgefragt werden muss.

Stattdessen können sich Praxisanleiter einige wichtige **Gesprächsstrategien** zu Eigen machen, die folgende Schritte beinhalten:

- Gesprächsvorbereitung
- Gesprächseinleitung
- Gesprächsführung
- Gesprächszusammenfassung

## 9.2.1 Gesprächsvorbereitung

Teammitglieder sollten nicht mit einem wichtigen Thema „überfallen" werden, sondern über das Anliegen bzw. Thema informiert sein, das dem Praxisanleiter gerade „unter den Nägeln brennt". Vereinbaren Sie bei umfangreichen Anliegen einen Termin und nennen Sie das Thema, um das es Ihnen geht.

**Praxisbeispiel**

Die Praxisanleiterin Margit fragt den Stationsleiter der urologischen Station: „Ich weiß, dass es im Moment schlecht geht, aber wann können wir 30 Minuten ungestört über die Beurteilungen der jetzigen Auszubildenden und Termine für Anleitungen im kommenden Monat sprechen?" Margit klärt ihre Anliegen nicht im Schnellverfahren auf dem Flur, etwa so: „In zwei Wochen kommen drei neue Auszubildende, die wöchentlich jeweils eine Anleitung haben sollen. Können Sie mir dafür schon mal einen günstigen Tag nennen und die Beurteilungen geben für die, Auszubildenden, die jetzt den Einsatz beenden?"

Die Gesprächsvorbereitung bedeutet für Praxisanleiter z. B., sich zu überlegen:

- Was will ich von wem und warum?
- Wie viel Zeit ist einzuplanen?
- Wie kann ich mein Anliegen kurz und verständlich vermitteln?
- Mit welchen Fragen oder Reaktionen muss ich bei Gesprächspartnern rechnen? Wie kann ich mich darauf vorbereiten?

## 9.2.2 Gesprächseinleitung

Bei Gesprächen sollten Sie nie „mit der Tür ins Haus fallen", sondern die Situation einschätzen und Gesprächspartnern den Einstieg erleichtern, indem Sie das Thema zusammengefasst darstellen bzw. ein Anliegen deutlich machen.

**Praxisbeispiel**

Margit hat für die Teamsitzung Gesprächsbedarf zur Hygienebekleidung der Auszubildenden und Mitarbeiter angemeldet. Als sie aufgefordert wird, zu diesem Thema etwas zu sagen, erklärt sie zu Beginn, ihr sei aufgefallen, dass Auszubildendenicht immer korrekte Hygienekleidung tragen würden, die Hygienepläne seien aber grundsätzlich verbindlich einzuhalten. Es sei z. B. nicht korrekt, Strickjacken über Schutzkitteln zu tragen. Margit erklärt weiter, ihr sei bewusst, dass auch Mitarbeiter diese Regelung nicht immer einhalten würden, weil ihnen kalt sei auf den Fluren. Sie bittet darum, gemeinsam nach einer für alle verträglichen Lösung zu suchen. (Auf die Argumentation von zeitweise zu kalten Räumen hat sie sich vorbereitet und überlegt, dass es möglich wäre, unter den Kitteln zusätzlich T-Shirts zu tragen.)

## 9.2.3 Gesprächsführung

Der Erfolg Ihrer Gesprächsführung im Team bzw. auch im Einzelgespräch ist von einigen wichtigen Faktoren abhängig, die es zu berücksichtigen gilt:

- **Günstige Gesprächsbedingungen** schaffen, z. B. Menschen aus der Situation „abholen", in der sie sich befinden, und diese Situation oder Befindlichkeit der Gesprächspartner in die Situation einbeziehen und berücksichtigen
- Ein **Ziel verfolgen,** dazu gehört für sich zu klären: Was ist die Situation? Wohin will ich eigentlich? Habe ich den roten Faden noch im Auge?
- **Gesprächspartner einbeziehen,** dazu gehört es, Fragen zu stellen, nicht schon fertige Lösungen zu präsentieren, aber auch Geduld beim Zuhören gehört zur

professionellen Gesprächsführung sowie die Fähigkeit, Fragen und Einwände anderer zuzulassen und nicht abzublocken, dennoch aber den roten Faden nicht zu verlieren

- **Beschuldigungen und Vorwürfe vermeiden,** stattdessen besser Ursachenforschung betreiben
- **Gemeinsame Situationsbeschreibungen erarbeiten,** dabei aber nicht stehen bleiben, sondern Konsequenzen und Ziele erarbeiten; Kritik und Konfliktursachen deutlich, aber nicht aggressiv ansprechen und durch Fragen zu Vorschlägen anregen; Gesprächsbeteiligung der Gesprächspartner erkennen und motivierend nutzen
- **Nicht vorschnell urteilen**
- **Gespräche nicht** durch zu viele Themen **überlasten**

### 9.2.4 Gesprächszusammenfassung

Statt nach einem Gespräch ohne klaren Abschluss und konkretes Ergebnis auseinander zu gehen, geben Sie am Ende immer eine **Zusammenfassung** bzw. bitten den Gesprächsleiter darum.

Eine Zusammenfassung sollte beinhalten:
- Was ist das Ergebnis?
- Worauf haben wir uns konkret geeinigt?
- Wie erfolgen konkrete Maßnahmen?
- Was ist noch ungeklärt? Worauf haben wir uns noch nicht einigen können?
- Gibt es einen neuen Termin?

### 9.2.5 Störfaktoren

Eine von allen Störungen ungetrübte Verständigung ist eine Wunschvorstellung. Sie sollten realistisch bleiben und davon ausgehen, dass bei jedem zwischenmenschlichen Kontakt und bei Gesprächen in Teams mit ungewollten Beeinflussungen zu rechnen ist. Dazu gehört beispielsweise:

- Empfänger hören eventuell Dinge aus Ihren Worten heraus, die Sie gar nicht gesagt oder gemeint haben.
- Sie senden unbewusst oder ungewollt Ihre Einstellungen gegenüber den Empfängern mit. Dazu gehören z. B. Sympathie, Antipathie, Desinteresse, Unwillen, Unverständnis, Verärgerung, Ungeduld. Dies geschieht nicht mit Worten, sondern über den Ton des Gesagten, die Mimik, Gestik und Körperhaltung (▸ Abschn. 9.3)
- Empfänger achten unbewusst häufig stärker auf versteckte Nebenbotschaften, als Ihnen lieb und bewusst ist. Sie können noch so freundliche Worte gebrauchen, die Empfänger spüren, was Sie eigentlich meinen. Deshalb sprechen Sie z. B. Kritik besser klar und deutlich an.
- Empfänger „schalten ab", wenn Ihre Sprache oder Ausdrucksweise unverständlich und unklar ist.

Überlassen Sie Fachgespräche nicht dem Zufall, der Situation oder einer Stimmung, sondern bereiten Sie diese gezielt vor. Kenntnisse und Erfahrungen zu Gesprächstechniken und Kommunikationsregeln (▸ Abschn. 9.3) erleichtern Ihnen die Gesprächsführung in unterschiedlichsten Situationen wesentlich.

## 9.3 Gesprächstechniken und Kommunikationsregeln

### 9.3.1 Kommunikationsfähigkeit als Kompetenzmerkmal

Von Pflegeexperten wird bezüglich der generalistischen Ausbildung künftiger Pflegefachfrauen und Pflegefachmänner vermehrt auf die besondere Bedeutung **kommunikativer Kompetenz als** ausdrückliche Fähigkeit professionell Pflegender hingewiesen. In einem vom BMG geförderten Projekt wird entsprechend der Zielstellungen des PflBG [1] von

Pflegewissenschaftlern ein Mustercurriculum zur Förderung kommunikativer Kompetenz in der Pflegeausbildung entwickelt.

Das Curriculum soll noch 2018 Pflegeschulen bei der Entwicklung eigener Curricula beispielgebend zur Verfügung gestellt werden. Schwerpunktmäßig werden in dem Mustercurriculum berufliche Situationen und Aufgaben mit steigendem Schwierigkeitsgrad dargestellt, deren Bearbeitung u. a. kommunikative Kompetenz erfordert.

In diesem Kapitel werden deshalb Kommunikationsregeln und -techniken vorgestellt, die Ihnen in der Arbeit mit Auszubildenden und Pflegeteams eine große Hilfe sein können und mit dem Klischee vom „Lehrer mit dem erhobenen Zeigefinger" aufräumen helfen.

> **Kommunikative Kompetenz gehört zu den professionellen Kompetenzen Pflegender und ist als Berufskompetenz im Hinblick auf Pflegebedürftige und Angehörige, im täglichen Umgang mit Kollegen und in der interdisziplinären Zusammenarbeit unverzichtbar. Kommunikative Kompetenz ist in besonderer Weise von Pflegenden in anleitenden Funktionen zu fordern.**

**Kommunikationsfähigkeit** ist eine Begabung, über die jeder Mensch mehr oder weniger verfügt. Doch diese Begabung allein genügt nicht. **Kommunikationsfertigkeit,** besonders in der beruflichen Kommunikation, muss ebenso erlernt werden, wie Haltungen und Einstellungen im Gespräch mit anderen zu entwickeln. Sie können diese Grundelemente hilfreicher Kommunikation jederzeit erlernen. Doch Techniken sind nicht allein durch das Lesen erlernbar, sondern bedürfen der praktischen Übung und Anwendung in gesonderten Trainingseinheiten bzw. auch regelmäßiger Supervision.

### Praxisbeispiel

Als die Praxisanleiterin Kerstin auf die traumatologische Station kommt, beklagen sich zwei Krankenschwestern, dass die neuen Auszubildenden einen unangemessenen, z. T. auch rüden Umgangston hätten. Schwester Conni sagt empört: „Die Neuen sind richtig respektlos und hören nicht zu. Das war früher ganz anders in unserer Ausbildung." Ihre Kollegin ergänzt: „Auf unserer Station herrscht zwar ein rauer, aber herzlicher Ton, doch das, was Auszubildende sich jetzt leisten, geht zu weit." Die Praxisanleiterin fragt beide daraufhin: „Erinnert ihr euch an die alte Volksweisheit, die lautet: ‚Wie man in den Wald hineinruft, so schallt es heraus?' Könnte es nicht sein, dass wir auch selbst diese lockeren Umgangsformen herausgefordert haben? Sollten wir mal gemeinsam in einer Teambesprechung darüber nachdenken? Was haltet ihr davon?"

Das Sprichwort macht augenzwinkernd auf den Einfluss direkter oder indirekter Vorbildwirkung aufmerksam. Eigentlich wollen und wissen Pflegende, dass sich Lernende an ihnen orientieren. Das gilt auch für die Sprache und Kommunikation in der Pflegepraxis. Sie können also als Praxisanleiter und Pflegende viel Gutes bei Lernenden bewirken, wenn Sie selbst Kommunikationsregeln nicht nur theoretisch kennen, sondern klare Gesprächsregeln und -haltungen auch vermitteln, vorleben und einfordern. In der Praxis sind Sie es, die den **Kommunikationsstil** von Auszubildenden wesentlich prägen und Gesprächshaltungen wie Achtung, Akzeptanz und Offenheit vermitteln.

### Praxistipp

Scheuen Sie sich nicht, Auszubildenden zu vermitteln, dass Sie sie als Partner in Gesprächen ernst nehmen und „auf gleicher Augenhöhe" mit ihnen reden möchten. Seien Sie sich also nicht nur bei Pflegetätigkeiten, sondern auch in Ihrer Kommunikation stets Ihrer Verantwortung und Vorbildwirkung bewusst.

Die Begriffe „Kommunikation" und „Interaktion" werden oft parallel benutzt. Genauer betrachtet verstehen wir unter den Begriffen Folgendes:

a) **Kommunikation** ist ein Prozess, bei dem sich Menschen durch Worte oder Zeichen wechselseitig beeinflussen [9, S. 56]

b) **Interaktion** ist aufeinander bezogenes und sich gegenseitig beeinflussendes Verhalten von zwei oder mehr Menschen

## 9.3.2 Themenzentrierte Interaktion (TZI)

Ruth Cohn [3] begründete die Theorie der themenzentrierten Interaktion (TZI), in der sie die Interaktion zwischen Gesprächspartnern beschrieb und dafür feste Regeln entwickelte. Die TZI ist auf aktives, schöpferisches und entdeckendes Lernen ausgerichtet, Cohn nennt es auf Vorschlag von Norman Liebermann „lebendiges Lernen". Als Elemente, die beim lebendigen Lernen im Gleichgewicht stehen müssen, nennt sie

— die einzelne Person in ihrer Individualität (**Ich** oder Eigenwelt),

— die Gruppe oder der andere (**Wir** bzw. **Du** in der Form von sozialen Beziehungen),

— die Sache, das Thema, um das es geht (**Es**), und

— die Gesamtheit der äußeren Einflüsse der an der Interaktion beteiligten Personen (**Umgebung**).

TZI beruht auf der Auffassung, dass beim Lernen, also auch beim Gestalten von Unterrichts- und Lernsituationen, die Persönlichkeits-, Beziehungs- und Sachebene in Balance zueinander stehen und zusammenwirken müssen. Deshalb ist diesen Ebenen in Gesprächen gleiche Aufmerksamkeit zu schenken. Lernprozesse finden nach TZI [3] grundsätzlich statt

— im Menschen selbst (im Ich),

— zwischen mehreren Menschen (Ich-Du-Wir),

— in einem umgebenden Umfeld.

Nach TZI ist es maßgebend für Lernerfolge, dass Lehrende, also auch Praxisanleiter, in der Unterrichtskommunikation darauf achten, ein Gleichgewicht herzustellen zwischen dem **Ich**, der Herausforderung durch das **Es** (Thema) und der Chance für das **Wir** (soziale Beziehungen).

> Nach TZI gelingt gute, hilfreiche Kommunikation bzw. Interaktion nur, wenn diese Ebenen bei der Gesprächsführung gleichermaßen Beachtung finden und sich im Gleichgewicht befinden.

### Kommunikationsregeln nach Cohn

Um die Balance, d. h. eine gleichwertige Wahrnehmung und Betonung der drei Faktoren, in Unterrichten herzustellen und zu halten, entwickelte Cohn mit der TZI-Methode folgende feste **Kommunikationsregeln**, die allen Beteiligten in Unterrichtssituationen nach TZI-Regeln bekannt sein müssen und einzuhalten sind [5, S. 21]:

1. Die eigene Chairperson (der eigene „Vorsitzende") sein
   Jeder bestimmt selbst, was er sagen will und richtet sich nach seinen Bedürfnissen im Reden und Schweigen im Hinblick auf das Thema und was ihm wichtig ist. Diese Regel soll deutlich machen, dass jeder die Verantwortung für das, was im Gespräch oder in einer Lernsituation stattfindet, allein trägt. Niemand braucht zu fragen, ob es den anderen gefällt, was man möchte. Jeder soll mitteilen, was er will. Die anderen Gruppenmitglieder sind ebenfalls ihre eigene Chairperson und können sich selbst mitteilen.

2. Störungen haben Vorrang
   Jeder kann das Gespräch unterbrechen, wenn er nicht wirklich bei der Sache ist. Wenn die Störung behoben ist, wird das Gespräch entweder fortgeführt oder macht einem wichtigeren Thema Platz.

3. Eigene Körpersignale beachten
Eigene Gefühle werden beachtet und können geäußert werden. Sie machen Bedürfnisse oft deutlicher als der Kopf. Wenn es erforderlich ist, bittet man um ein „Blitzlicht", also eine kurze Rückmeldung der anderen, zu dem, was diese gerade beschäftigt. Wenn jemandem die Situation in der Gruppe nicht mehr verständlich ist, äußert er seine Störung und bittet die Gruppenmitglieder, ihre Gefühle kurz als Blitzlicht des Moments zu schildern.

4. Nur eine Person spricht
Wenn mehrere auf einmal sprechen wollen, muss eine Lösung gefunden werden, damit alle zu Wort kommen. „Seitengespräche" sind zwar wichtig, aber sie stören. Ihr Inhalt fließt besser als „Störung" in das Gruppengespräch ein.

5. „Ich" statt „man" oder „wir"
Jeder zeigt sich als Person und spricht als „Ich" nur für sich. Bei Wir-Sätzen spricht jemand für andere mit, von denen er nicht weiß, ob sie das wollen.

6. Eigene Meinung statt Fragen
Wer Fragen stellt, sagt, warum er fragt. Auch Fragen sind eine Methode, die eigene Meinung zurückzuhalten. Außerdem können sie andere in die Enge treiben.

7. Direkt sprechen
Wenn jemand in der Gruppe einem anderen etwas mitteilen will, spricht er ihn direkt an und zeigt durch Blickkontakt, wer gemeint ist. Niemand spricht über Dritte zu anderen und nicht zur Gruppe, wenn eine bestimmte Person gemeint ist.

8. Feedback (Rückmeldung) geben
(▶ Abschn. 9.4.2)
Meinungen oder Gefühle werden sofort mitgeteilt, nicht später oder an Dritte. Niemand spricht beim Feedback über das Verhalten anderer, niemand bewertet, Interpretationen oder Spekulationen werden vermieden. Jeder spricht von seinen subjektiven Gefühlen, die andere ausgelöst haben, und versucht sein Verhalten, seine Wahrnehmung genau zu beschreiben, damit andere sie verstehen können.

9. Zuhören bei Feedback
Niemand versucht bei Feedback gleich, sich zu verteidigen oder etwas zu klären. Immer ist daran zu denken, dass jemand durch Feedback nicht objektive Tatsachen, sondern seinen Eindruck und subjektive Gefühle mitteilt. Es gilt zu versuchen, zuzuhören und erst dann von eigenen Gefühlen zu sprechen, die das Feedback ausgelöst haben. Erst dann ist auf den Inhalt einzugehen.

10. Experimentieren
Jeder prüft selbst sein Verhalten, ob das, was passiert, so wirklich gewollt ist. Jeder prüft auch, ob sein Verhalten Annäherungs- oder Vermeidungsverhalten ist. Jeder versucht auch, neues Verhalten auszuprobieren und riskiert ungewohntes neues Verhalten.

❯ **TZI ist nicht als Methode des Unterrichtens zu verstehen, sondern macht Lernsituationen deutlich, in denen auch Fragen und Gefühle thematisiert werden dürfen.**

Die Auszubildenden können und sollen ebenso wie Lehrende deutlich machen, welche Widerstände, Ängste, Vorlieben oder Abneigungen sie bei bestimmten Themen haben. Dies wird erleichtert, wenn sich bei ausgewählten Themen oder Situationen alle an TZI-Regeln orientieren. Der Austausch von Gedanken beschränkt sich dann nicht nur auf Sachverhalte, sondern auch auf Gefühle und Wahrnehmungen, was bei Pflegethemen besonders wichtig einzuschätzen ist.

Sie als Pflegende wissen aus eigener Erfahrung, wie wichtig es ist, auch unangenehme Gefühle aussprechen zu können und keine Tabuthemen zu kennen.

> **Praxistipp**
>
> Besonders hilfreich kann eine Gesprächsführung nach TZI-Regeln bei Themen werden wie:
> - Sexualität in der Pflege
> - Umgang mit Ekel
> - Umgang mit hierarchischen Strukturen
> - Gewalt und Aggression in der Pflege
> - Selbstwahrnehmung und Selbstpflegekompetenz
> - Umgang mit eigenen Fehlern oder Fehlern anderer

Auch bei anderen Themen, die schnell zum Tabu werden, wenn die Kommunikationskultur dafür nicht vorhanden ist, bietet sich TZI als Gesprächstechnik bzw. -methode an. Praxisanleiter haben viele Chancen und Möglichkeiten, für eine Atmosphäre und für Gesprächsregeln zu sorgen, die Lernenden und Lehrenden die Kommunikation miteinander erleichtern, sodass alle gleichermaßen Gehör und Aufmerksamkeit finden und sich in Gesprächen geachtet und ernst genommen fühlen.

### 9.3.3 Grundregeln der Kommunikation an Beispielen

#### Kommunikationsverhalten

Watzlawick [10] entwickelte Kommunikationsgesetze, die Basis vieler Kommunikationsregeln und -modelle sind. Einige wichtige Aussagen sind in der folgenden Übersicht genannt und beispielhaft erläutert.

> **Kommunikationsgesetze nach Watzlawick [10]**
> 1. Man kann nicht nicht kommunizieren. Jedes Verhalten ist Kommunikation, auch das Schweigen. Jede Kommunikation vermittelt Inhalte und geht Beziehungen ein.
> 2. Kommunikationsabläufe werden individuell gewichtet und gegliedert. Die Gewichtung macht die Sichtweise eines Gesprächspartners deutlich und drückt auch die Beziehungen des Gesprächspartners zum Inhalt und Gegenüber aus.
> 3. Menschen kommunizieren verbal und nonverbal. Verbale Kommunikation erfolgt durch Worte, nonverbale Kommunikation übermittelt Gefühle.
> 4. Kommunikation verläuft entweder auf gleicher Ebene (symmetrisch) und macht damit die Gleichheit der Gesprächspartner deutlich, oder sie verläuft komplementär und drückt aus, dass die Gesprächspartner auf ungleicher Ebene miteinander reden.

**Praxisbeispiel**

Olaf, Pfleger auf einer chirurgischen Station, erklärt der Auszubildenden Gudrun am ersten Tag ihres Praxiseinsatzes den Tagesablauf sowie die pflegerischen Schwerpunkte und Lernangebote seiner Station. Gudrun versteht nur die Hälfte aller Fachbegriffe und fühlt sich mit dem Gespräch überfordert. Sie traut sich nicht nachzufragen, weil sie Olaf bisher nicht kannte und ihm gegenüber nicht dumm erscheinen möchte. Nach einer halben Stunde sagt Olaf: „Damit hätten wir wohl alles besprochen, ich hoffe, dir ist alles klar?" Gudrun blickt ratlos auf ihre Unterlagen, steht dann auf, öffnet das Fenster und wischt sich den Schweiß von der Stirn. Olaf nimmt Gudruns Schweigen als indirekte Zustimmung wahr und denkt: „Die ist ja überheblich und weiß wohl schon alles." Er sagt: „Na dann wollen wir mal anfangen, wenn dir jetzt schon warm ist, kannst du auch gleich mal die Kühlakkus an die Patienten verteilen, die auf der Liste stehen. Das wird ja kein Problem sein, oder?"

Kommunikationsstörungen und Missverständnisse entstehen schnell, wenn den Gesprächspartnern die Grundregeln der

**9**

Kommunikation nicht klar sind. Die Verständigung lässt sich jedoch sehr leicht verbessern, wenn sich alle Beteiligten mit Kommunikationsregeln vertraut machen und wenn

- nonverbale Kommunikation beachtet wird (sie wird u. a. deutlich in der Redeweise, der Stimmqualität, im Tonfall, durch die Lautstärke, durch Pausen oder durch das Sprechtempo, in dem etwas gesagt wird),
- Rückmeldungen gegeben bzw. eingefordert werden („Welche Fragen hast du dazu?"),
- auf gleicher Ebene kommuniziert wird („Was ist dir noch unklar geblieben? Habe ich dich mit Informationen überrollt?"),
- Blockaden und Vorurteile überwunden werden (z. B. statt zu urteilen, sich selbst zu fragen, was man eigentlich wahrnimmt),
- Wünsche geäußert werden (z. B. „Ich möchte von dir jetzt gern hören, was du noch nicht ganz verstanden hast").

**Praxisbeispiel**

Die Praxisanleiterin tauscht mit einer Auszubildenden sachlich Informationen zum Pflegeplan eines Heimbewohners aus. Fragen und Antworten werden wechselseitig ausgetauscht, die Verständigung erfolgt auf gleicher Ebene, die Auszubildende fühlt sich nicht abgewertet, sondern im gleichen Ich-Zustand angesprochen, dadurch ist die Kommunikation ungestört.

## Vier Seiten einer Botschaft

Basis aller Theorien zur Kommunikation ist der Ausgangsgedanke Watzlawicks [10] von **Sendern** und **Empfängern** und deren Beziehung zueinander:

- Es gibt einen Sender, der seine Botschaft verschlüsselt.
- Die Botschaft wird vom Empfänger entschlüsselt.
- Es erfolgt eine Rückmeldung.
- Jede Nachricht enthält Informationen über die Beziehung zwischen Sender und Empfänger.

Der deutsche Psychologe **Friedemann Schulz von Thun** beschreibt auf der Grundlage dieser Theorie von Sendern und Empfängern vier Seiten, die jede Information ausmachen und die untrennbar zusammengehören [8]. Die vier Seiten einer Nachricht, die den vier **Botschaften einer Nachricht** entsprechen, sind in der folgenden Übersicht aufgeführt.

> **Vier Seiten einer Nachricht nach Schulz von Thun**
> - Seite des Inhalts (Sachaspekt)
> - Seite der Beziehung (Beziehungsaspekt)
> - Seite des Appells (Appellaspekt)
> - Seite der Selbstoffenbarung (Selbstoffenbarungsaspekt)

Der **Sachaspekt** enthält die reine Information einer Nachricht des Senders an den Empfänger (Was wird mitgeteilt?). Auf der Beziehungsebene (**Beziehungsaspekt**) wird bewusst oder unbewusst mitgeteilt, wie die Beziehung zum Gesprächspartner ist (Wie wird etwas mitgeteilt?). Jede Nachricht enthält auch einen Appell (**Appellaspekt**), der beinhaltet, was der Sender bei dem Empfänger auslösen möchte. Die Selbstoffenbarung einer Botschaft (**Selbstoffenbarungsaspekt**) macht Gefühle und die Identität eines Senders deutlich. In jeder Nachricht befindet sich demnach auch eine Information über die Person des Senders.

Besonders die Aussagen zum Inhalts- und Beziehungsaspekt einer Botschaft sind für die berufliche Kommunikation von Praxisanleitern von Bedeutung, sie sollen deshalb mit dem Fallbeispiel näher betrachtet werden.

**Praxisbeispiel**

Manal soll die Teilschritte einer Tätigkeit für ihre Lerngruppe wiederholen. Sie nennt die Schrittfolgen (Sachebene) und stellt dann der Praxisanleiterin eine Verständnisfrage. Die Praxisanleiterin antwortet: „Das habe ich doch gerade erklärt, wo bist du nur mit deinen

Gedanken?" Sie hat die Sachebene verlassen, auf der emotionalen Ebene geantwortet und erst dann die erfragten Fakten wiederholt. Die Kommunikation ist unterbrochen, die Auszubildende fühlt sich abgestraft, weil ihr auf der Beziehungsebene mitgeteilt wurde, sie sei unaufmerksam. Manals weitere Antworten sind nur noch bruchstückhaft und widerwillig, sie stört den Verlauf der Übung durch ihren indirekten Appell: „Ich habe keine Lust mehr und lenke euch jetzt ab."

Die Information, die die Praxisanleiterin im Fallbeispiel der Auszubildenden gab, wirkte durch den Inhalt und den zusätzlich gereizten Ton wie ein Vorwurf. Die Reaktion der Schülerin erfolgte entsprechend nicht auf der Sachebene, sondern mit kindlich-trotzigem Verhalten.

**Ich- und Du-Botschaften**   Botschaften, die in der **Ich-Form** vom Sender übermittelt werden, helfen dem Empfänger, die Gefühle des Senders besser zu verstehen. Sie sind eine wichtige Stütze im helfenden Gespräch, weil sie dem Empfänger etwas darüber sagen,
- wer der wirkliche Sender ist (nicht „man" …),
- was der Empfänger ist (Ebene der Beziehung, z. B. Leser, Lernender, Mitarbeiter, Vorgesetzte) und
- was der Empfänger tun soll.

> ❱ **Ich-Botschaften heben die gleiche Ebene im Informationsaustausch hervor und signalisieren einem Gesprächspartner, ihn als Persönlichkeit anzuerkennen. Dagegen sind Du-Botschaften zu vermeiden.**

Im Gegensatz zu **Ich-Botschaften** vermitteln **Du-Botschaften** dem Empfänger nichts über den Sender und machen den Sender so unangreifbar. Du-Botschaften machen den anderen zum unterlegenen Gesprächspartner. Sie beinhalten häufig Vorwürfe, indem sie Aussagen darüber treffen,

- wie der andere ist und
- wer der andere ist.

Mit **Du-Botschaften** werden Schuld und Verantwortung allein auf den Empfänger übertragen, der sich sehr schnell in der Rolle wiederfindet, sich rechtfertigen zu müssen.

**Praxisbeispiel**
Zum Gruppentreffen der Auszubildenden mit ihrer Praxisanleiterin des ambulanten Bereichs bringen alle, wie vorher vereinbart, das Beispiel einer Pflegedokumentation (natürlich ohne genaue Patientendaten) mit. Nur die Auszubildende Astrid hat keine Unterlagen. Als die Praxisanleiterin dies bemerkt, sagt sie verärgert: „Du hast dich nicht an die Absprachen gehalten, das ist ziemlich egoistisch, dich nur auf andere zu verlassen. Wenn du nichts vorweisen kannst, musst du eben später allein sehen, wie du mit der Dokumentation zurechtkommst."

Stattdessen kann eine **Ich-Botschaft** die Verständigung zwischen einem Sender und Empfänger erleichtern und Rechtfertigungen durch den Empfänger vermeiden. Das könnte im Fallbeispiel als Reaktion der Praxisanleiterin bedeuten: „Ich möchte dir auch gern helfen bei der Dokumentation, es ist schade, dass du keine Unterlagen dabei hast."

> ❱ **Die vier Botschaften einer Information gehören untrennbar zusammen. Sie erfolgen auf vier Ebenen, sind in der Regel vom Sender bewusst oder unbewusst verschlüsselt und müssen vom Empfänger entschlüsselt werden.**

Fehlinterpretationen und unterschiedliche Gewichtungen können beim Verschlüsseln und Entschlüsseln von Informationen zu **Kommunikationsstörungen** führen. Je nachdem, was und wie jemand etwas hört, so unterschiedlich reagiert er schließlich auch. Doch nicht allein das Verschlüsseln und Entschlüsseln kann zu Störungen führen, auch bestimmte Gesprächstechniken, wie oben bereits beschrieben, können ein Gespräch fördern oder – im negativen Sinn – behindern (► Abschn. 9.3.2). Nur wer sich ehrlich in ein Gespräch einbringt, so wie er ist, denkt, handelt, wird beim anderen Menschen „ankommen". Ohne diese Offenheit ist kein echtes Gespräch möglich.

### 9.3.4 Grundregeln zur Fragetechnik

> **Praxistipp**
>
> Wer richtig fragt, lenkt das Gespräch.

Unterschätzen Sie nicht die Bedeutung von Fragen bei Gesprächen. Sie können Fragen gezielt einsetzen, um

- Gesprächsteilnehmer zu motivieren („**Wie** sehen Sie das? Ihre Meinung dazu interessiert mich"),
- vorhandenes Wissen zum Gesprächsthema abzufragen („**Welche** Regelungen gibt es zu diesem Thema?"),
- Zusammenhänge und Erkenntnisse durch die Teilnehmer selbst erarbeiten zu lassen („**Was** fehlt Ihrer Meinung nach in dem Standard?"),
- ein Gespräch entsprechend der Zielsetzung voranzubringen („**Was** schlagen Sie vor?").

> ❯ Der Vorteil der Fragehaltung ist, dass Gesprächspartner nicht das Gefühl haben, dass Sie ihnen etwas „einreden" wollen. Das natürliche Bedürfnis, nach der eigenen Meinung gefragt zu werden, wird durch Fragen berücksichtigt. Bisher Unausgesprochenes kann angesprochen werden. Die Chance, Übereinstimmung in strittigen Fragen zu erzielen, wächst.

Um eine klare, offene und sachliche Kommunikation möglich zu machen, sollten Sie [2, S. 15]:

- Fragen möglichst immer an alle Teilnehmer richten,
- Fragen kurz und verständlich formulieren, keine Doppelfragen stellen (bitte nicht: „Möchten Sie das Thema gleich klären, wollen wir erst den zweiten Teil bearbeiten, oder was gibt es zur Eingangsfrage zu sagen?"),
- nach Möglichkeit mit einem Fragewort beginnen, **W-Fragen,** also „offene" Fragen, bevorzugen (❏ Tab. 9.1) („Wie lautet Ihre Entscheidung?" statt „Haben Sie sich entschieden?"),
- bei teilweise richtiger Antwort von Auszubildenden das Richtige herausstellen und darauf aufbauen,
- bei richtigen Antworten nicht ausdrücklich loben, das Lob ist eher entbehrlich; besser ist Anerkennung der Antwort durch den Einbau in den weiteren Gesprächsverlauf („Wie Marcel bereits sagte, erfolgt die Händedesinfektion grundsätzlich, wenn …").

Mit der **offenen Fragetechnik** (durch so genannte W-Fragen) geben Sie dem Gesprächspartner die Möglichkeit zu einer umfassenden Antwort. **Geschlossene Fragen** machen in der Regel nur alternative Antworten (ja/nein) möglich (❏ Tab. 9.1).

### 9.3.5 Direktive und nondirektive Gesprächshaltung

In Gesprächen sollten Sie möglichst eine **nondirektive Gesprächshaltung** einnehmen, denn sie ermöglicht Ihnen eine Kommunikation auf gleicher Ebene mit dem Gesprächspartner. Eine **direktive Haltung** von Gesprächsleitern oder Vorgesetzten bei Gesprächen ist durch Distanz zu Gesprächspartnern gekennzeichnet. In Gesprächen nach

| ⬛ Tab. 9.1 Fragetechniken in Beispielen | |
|---|---|
| **Offene Fragen** | **Geschlossene Fragen** |
| „Wodurch ist es möglich, dass Sie … erzielen?" | „Ist es möglich, dass Sie … erzielen?" |
| „Welche Möglichkeiten sehen Sie …?" | „Sehen Sie Möglichkeiten …?" |
| „Wieso sind Sie …?" | „Sind Sie …, weil …?" |
| „Weshalb setzen Sie sich für … ein?" | „Setzen Sie sich für … ein?" |
| „Womit beschäftigen Sie sich besonders?" | „Beschäftigen Sie sich mit …?" |
| „Was halten Sie für angebracht …?" | „Halten Sie es für angebracht, dass …?" |
| „Aus welchen Gründen haben Sie …?" | „Haben Sie das getan, weil …?" |
| „Was vereinbaren wir nun gemeinsam?" | „Können wir gemeinsam vereinbaren, dass …?" |
| „Was denken Sie darüber …?" | „Denken Sie, dass …?" |

diesem Stil gibt es wenig oder keinen emotionalen Kontakt, der Sprecher ist lediglich bemüht, (objektiv)

- zu bewerten,
- zu begründen,
- zu beurteilen (zu kritisieren) und
- zu steuern.

Diese Haltung machen folgende Beispiele deutlich:

**Bewertend und begründend:** „Sie haben in letzter Zeit in Ihren Leistungen nachgelassen, das wird mir an folgenden Dingen … deutlich." Kritik erfolgt direkt, der Gesprächspartner wird auf seine Schwächen und Gründe dafür hingewiesen.

**Kritisierend und deutend:** „Sie verschlafen wahrscheinlich öfter, weil Sie nicht rechtzeitig ins Bett gehen." Es gibt häufig geschlossene Fragestellungen: „Stimmen Sie mir zu, dass Sie zu spät gekommen sind?"

**Steuernd:** „Geben Sie sich also Mühe und verbessern Sie Ihre Leistung durch mehr Pünktlichkeit." Der Gesprächspartner wird direkt auf das vom Gesprächsleiter angestrebte Ziel hingelenkt.

Zu den Kennzeichen **nondirektiver Gesprächshaltung** gehören dagegen die Aspekte, die in der folgenden Übersicht genannt sind.

---

**Kennzeichen nondirektiver Gesprächshaltung**

- **Zuwendung** – Durch emotionale Kommunikation mit Gesprächspartnern; das betrifft auch den Raum, die allgemeine Atmosphäre („Sie kommen ja gerade erst aus dem Stationstrubel, mögen Sie eine Tasse Tee, oder was halten Sie davon, wenn ich uns einen Kaffee koche, bevor wir uns in Ruhe unterhalten?")
- **Beratung** – Dem Gesprächspartner werden Informationen und Orientierungskriterien gegeben, damit dieser zu einer Entscheidung finden kann („Ich habe für Sie den Hygieneplan ausgedruckt und möchte mit Ihnen die einzelnen Anforderungen gern einmal durchgehen …")
- **Offene Fragestellungen** und **Hilfe zur Selbststeuerung** – Motivation und Initiative des Gesprächspartners werden durch offene Fragen geweckt („Welche Möglichkeiten sehen Sie, den Hygieneplan zu aktualisieren, sodass alle ihn handlungsanweisend nutzen können?")

## Tipps für erfolgreiche Gespräche

Zum Abschluss dieses Kapitels noch einige wichtige praktische Tipps und Merkmale zu Verhaltensweisen in Gesprächen: Verhaltensweisen, die Gespräche fördern, sind solchen Verhaltensweisen gegenübergestellt, die Gespräche behindern (◘ Tab. 9.2).

> ❯ Ein professioneller Gesprächsleiter achtet darauf, selbst möglichst wenig zu reden und dem Gesprächspartner die Möglichkeit zu geben, zu Wort zu kommen. Auf diese Weise gelingt es, die Informationen zu bekommen, die benötigt werden.

**◘ Tab. 9.2**    Praxistipps zum Gesprächsverhalten [9]

| Förderndes Gesprächsverhalten („Türöffner") | Behinderndes Gesprächsverhalten („Gesprächskiller") |
|---|---|
| **Wiederholen und Umformulieren:** Inhalte zusammenfassen oder Gesagtes mit eigenen Worten oder auch ohne Worte wiedergeben | **Befehlen** („Das musst du anders machen …") |
| **Klären:** Rückfragen, wenn etwas nicht verstanden wurde | **Deuten** und dadurch den Gesprächspartner in eine „Schublade" stecken („So wie deine Kindheit verlaufen ist, musst du ja Probleme haben …") |
| **Nachfragen:** Erfragen, was der andere meint, fühlt, empfindet, erlebt hat | **Herunterspielen** („Das ist doch nicht schlimm …") |
| **Deutlich machen und vermitteln:** Ich bin bereit, du bist mir wichtig | **Lösungen** nennen und stets anbieten („Du musst das einfach lockerer sehen …") |
| **Denkanstöße geben:** Dem Gegenüber ohne eigene Wertung weiterführende Impulse geben | **Bewerten** („Das siehst du aber falsch …") |
| **Gefühle** des anderen ernst nehmen und diese ansprechen | **Von sich selbst reden,** wenn der Gesprächspartner gerade etwas über sich gesagt hat („Ja, das kenne ich auch, als ich damals …") |
| Eigene **Meinungen** zurückhalten | **Überreden wollen,** z. B.: „Nun hab dich mal nicht so, das ist doch leicht zu machen." |
| **In Beziehung setzen:** Dem Gesprächspartner Rückmeldungen über sich selbst geben | **Drohen, warnen, Vorwürfe machen** („Wenn du das nicht verstehst, weiß ich auch nicht, wie du die Prüfung schaffen willst …") |
| **Feedback geben:** Dem Gesprächspartner mitteilen, wie man ihn wahrnimmt (▶ Abschn. 9.4.4) | **Verallgemeinerungen** („Anderen geht es doch genauso …") |
| **Feedback annehmen:** Wahrnehmung des anderen hören, nicht widersprechen | **Ironie** („Ach, das hat dich ja mal aus der Bahn geworfen …") |
| **Ich-Botschaften senden:** Über die eigene Person, die eigene Empfindung reden | **Du-Botschaften** („Sie sind aber auch schwierig zu verstehen …") |
| **Zeit haben:** Signalisieren, dass Zeit vorhanden ist für das Gespräch; sich nicht unterbrechen lassen durch Störungen (z. B. durch Telefon und andere Menschen); nicht in Hektik und nebenbei Gespräche führen | **Gespräche „zwischen Tür und Angel"** („Du, warte mal, ich wollte dir noch schnell sagen, dass …") |

**9**

## 9.4 Wie führe ich Beurteilungsgespräche?

### 9.4.1 Hinweise für Beurteilungsgespräche

**Praxisbeispiel**

Schwester Katharina ist Mentorin auf der HNO-Station. Zum Ende des Praktikums von Tobias übergibt sie ihm seine schriftliche Beurteilung durch die Stationsmitarbeiter und führt das Abschlussgespräch mit ihm. Sie sagt in der Auswertung seines Beurteilungsbogens: „Du bist immer noch sehr unpünktlich. Außerdem hast du dich oft schlecht auf die Anleitungen vorbereitet." Tobias reagiert verärgert und sagt nur noch: „Das stimmt überhaupt nicht, außerdem hat mir das während des Praktikums nie jemand gesagt". Das Gespräch ist auch im weiteren Verlauf wenig konstruktiv.

❓ Warum verläuft das Gespräch wenig konstruktiv? Welche Gesprächsregeln sind in diesem Beurteilungsgespräch missachtet worden?

**Beurteilungsgespräche** sind nicht nur helfende Gespräche, sondern häufig auch Konfliktgespräche, für die es einige wichtige zusätzliche Regeln (▸ Abschn. 9.5) gibt, die beachtet werden sollten, damit das Gespräch konstruktiv und hilfreich verläuft. Beurteilungsgespräche sind erforderlich, weil

- Aspekte angesprochen werden können, die in Noten nicht auszudrücken sind,
- eine sehr persönliche Sichtweise diskutiert und begründet werden kann, bei der auch die Wahrnehmungen und Einschätzungen des Beurteilten eine wichtige Rolle spielen, und
- das Gespräch auch den Beurteilten eine Rückmeldung möglich macht.

Rückmeldende Beurteilungsgespräche finden üblicherweise begleitend zu schriftlichen Zwischenbeurteilungen statt. Das Gespräch im Zusammenhang mit einer vorliegenden schriftlichen Einschätzung kann

- Aussagen vertiefen,
- Aussagen erklären,
- Aussagen richtig stellen und
- Rückfragen ermöglichen.

Lernende empfinden bei schriftlichen Einschätzungen von Pflegeteams, die ohne eine Möglichkeit zum Gespräch an sie weitergegeben werden, zu recht, dass beurteilende Mitarbeiter sich einem offenen Meinungsaustausch entziehen. Oft machen es erst die Begründungen und Erklärungen zu Beurteilungen im direkten Gespräch Lernenden möglich, kritische Hinweise anzunehmen. Sie empfinden dagegen Einschätzungen, die sie lediglich schriftlich erfahren, häufig ungerecht und unangemessen und nehmen Hinweise kaum ernst.

Ein Beurteilungsgespräch dagegen kann gleichzeitig genutzt werden, um Auszubildenden die Möglichkeit zur **Selbstreflexion** zu geben (▸ Abschn. 9.4.2). Neben regelmäßigen individuellen Auswertungen nach Anleitungssituationen sind Beurteilungsgespräche deshalb die wichtigste Form von Rückmeldungen an Lernende. Damit Auszubildende diese Rückmeldungen als unterstützende Hilfe annehmen können, ist es unerlässlich, **Feedbackregeln** (▸ Abschn. 9.4.4) zu kennen, die von beiden Gesprächspartnern berücksichtigt werden. Wie bereits auch deutlich wurde, ist es für Beurteilende wichtig, das persönliche Beurteilungsverständnis zu reflektieren, um sich über mögliche Fehlinterpretationen im Klaren zu sein (▸ Abschn. 8.1).

▸ Anleiter und andere Beurteilende müssen wissen, dass eine Beurteilung allein nicht ausreichend sein kann, sondern erst mehrere Einschätzungen ein relativ objektives Gesamtbild ergeben und grobe Beurteilungsfehler vermeiden helfen (▸ Abschn. 8.1).

Um Beurteilungsgespräche mit den Teilen Fremd- und Selbsteinschätzung konstruktiv für beide Gesprächspartner zu gestalten, hier noch einmal einige Hinweise zur Erinnerung. Immer sollte der Gesprächsleiter eine nondirektive Gesprächshaltung (▶ Abschn. 9.3.5) einnehmen. Eine nondirektive Gesprächsführung bei Beurteilungsgesprächen berücksichtigt alle Aspekte, die in der folgenden Übersicht aufgeführt sind.

> **Kriterien der nondirektiven Gesprächsführung**
> ▬ Die Gesprächsbereitschaft wird durch partnerschaftliche Zuwendung gewonnen.
> ▬ Die Selbstreflexion und Selbstkritik werden durch offene Fragestellungen angeregt.
> ▬ Gedanken und Gefühle eines Gesprächspartners werden durch verständnisvolles Zuhören transparent.
> ▬ Ziele werden durch Beteiligung des Gesprächspartners an der Zielformulierung vereinbart.
> ▬ Die Motivation wird durch Beteiligung gefördert.

Du-Botschaften sind immer **Wertungen** und deshalb zu vermeiden. Wenn es erforderlich ist, subjektive Eindrücke zu benennen, erfolgt dies besser in der Ich-Form. Beispielsweise statt: „Du warst oft unpünktlich" – „Ich habe dich mehrfach unpünktlich erlebt" oder statt: „Du hast dich mehrmals nicht auf Anleitungen vorbereitet" – „Ich hatte das Gefühl, dass du auf Anleitungen nicht vorbereitet warst".

Um eigene Wahrnehmungen indirekt anzusprechen, eignen sich im Beurteilungsgespräch auch **Rückfragen**, z. B.: „Wie ging es dir im Praktikum mit …?"

Regelmäßig sollten sich Praxisanleiter **vor** jeder Beurteilung und jedem Beurteilungsgespräch auch eigene Gefühle bewusst machen (▶ Abschn. 9.3). Nur wer offen und bewusst

mit den eigenen Gefühlen umgeht, findet Ansätze, Lernende auch in einem anderen Licht wahrzunehmen und solche Einschätzungen wie „Habe ich doch gleich gewusst" zu vermeiden.

> **Praxistipp**
>
> Praxisanleiter sollten auch die eigenen Gefühle gegenüber Lernenden, die sie beurteilen, bewusst und regelmäßig mit anderen Kollegen reflektieren.

Ein Beurteilungsgespräch beinhaltet neben der Fremdeinschätzung durch Pflegeteams oder Anleiter auch immer die Selbsteinschätzung des Auszubildenden, der beurteilt wird.

### 9.4.2 Selbsteinschätzung durch Lernende

Mit einem Beurteilungs**gespräch** geben Sie einem Auszubildenden Gelegenheit
▬ zur Selbsteinschätzung,
▬ zur Rückmeldung und
▬ zum Vergleich seiner Selbsteinschätzung mit Fremdeinschätzungen.

Selbsteinschätzungen sollten grundsätzlich nach vorher festgelegten Kriterien erfolgen. Sie können zu Beginn eines Gesprächs auf der Basis von Selbsteinschätzungsbögen oder -protokollen erfolgen oder sich an Lernzielen orientieren, die zum Praktikumsbeginn formuliert wurden oder auch die Beurteilungskriterien der Zwischenbeurteilungen selbst zur Selbsteinschätzung nutzen. Selbsteinschätzungen können sich auf nur einige wenige Beurteilungskriterien beziehen, z. B. auf die Frage: Wie bewerte ich meine Pflegekompetenz nach diesem Praktikum (▶ Abschn. 8.2) oder komplexe Kompetenzen, die das eigene Sozialverhalten in ausgewählten Situationen zum Inhalt haben?

> **Praxistipp**

Grundsätzlich sollten auch Selbsteinschätzungen übersichtlich strukturiert sein, um sie nicht auf „Nebengleisen" ausufern zu lassen.

In vielen Pflegebereichen werden Lernende zum Praktikumsende nicht nur um eine Selbsteinschätzung, sondern auch um eine Rückmeldung an die Mitarbeiter gebeten, um zu erfahren, wie ein Schüler die Lern- und Arbeitssituation in diesem Bereich erlebt und empfunden hat. Auch hierfür lassen sich vorher **Leitfragen** entwickeln, z. B.:

- Welche deiner Lernziele hast du erreichen können?
- Welche Lernangebote haben dir gefehlt?
- Was war im Rahmen des Praxiseinsatzes für dich hilfreich, was hat dich gestört?
- Wie hast du die Begleitung durch Anleiter/ Mentoren/Mitarbeiter empfunden?
- Welche Vorschläge hast du für weitere Praktika in diesem Bereich?
- Wie hast du den Kontakt zu unseren Mitarbeitern und die Kommunikation erlebt?

Einen Beurteilungsbogen, in dem Auszubildende auch ihren Praktikumsort einschätzen und auf diese Weise schriftliche Rückmeldung gegenüber dem Pflegeteam geben, ist beispielsweise vom Bremer Ausbildungspersonalrat bereits 1996 offiziell eingeführt worden [7]. Natürlich sind ehrliche Angaben durch Lernende nur zur erwarten, wenn auch ein entsprechendes Vertrauensverhältnis vorhanden ist. Nur so kann für beide Seiten ein hilfreicher Austausch möglich werden.

Auf keinen Fall sollten die Möglichkeiten zu Rückmeldungen an den Auszubildenden jedoch nur in einem einzigen Auswertungsgespräch bzw. bei einer abschließenden Beurteilung nach einem Praktikum genutzt werden. In den meisten Praktikumseinrichtungen ist es längst üblich, grundsätzlich **drei** offizielle

Gesprächsmöglichkeiten zwischen Anleitern und Auszubildende zu planen. Dazu gehören:

- **Erstgespräch** zur Abstimmung von Lernangeboten und Lernzielen
- **Zwischengespräch** zur Überprüfung der geplanten Lernziele im Arbeitsbereich
- **Abschlussgespräch** zur Bewertung und Reflexion der persönlich erreichten Lernziele sowie des gesamten Praxiseinsatzes (▶ Abschn. 8.2.3)

Im Idealfall gehören die Bewertung, Rückmeldung und Selbsteinschätzung auch zu jedem abschließenden Schritt einer Anleitungssituation (▶ Kap. 5).

> **Praxistipp**

Achten Sie in mündlichen Einschätzungen ebenso wie bei schriftlichen Beurteilungen darauf, zu betonen, dass Sie Ihren persönlichen, subjektiven Eindruck (möglichst objektiv) wiedergeben, der nicht frei von Fehleinschätzungen sein kann (▶ Abschn. 8.1).

### 9.4.3 Fremdbeurteilungen durch Lernende

Eine besondere Möglichkeit der Fremdbeurteilung findet statt, wenn Gruppenmitglieder sich untereinander Rückmeldung geben. Das besondere dieser Einschätzung ist, dass sie innerhalb einer Gruppe **Gleichgestellter** erfolgt. In diesem Sinne ist die Fremdbeurteilung eines Lernenden durch seine Mitlernenden ein besonderes Instrument der Rückmeldung. Es hat bei Auszubildenden einen hohen Stellenwert, weil die Sichtweisen und Wahrnehmungen Gleichgesinnter besser akzeptiert und diese unmittelbar während eines Lernprozesses mitgeteilt werden.

Diese Methode der **Rückmeldung** kann auch in der Praxisausbildung sinnvoll eingesetzt werden, z. B. in der Partnerarbeit, bei

Gruppenanleitungen, Demonstrationen und Simulationen in der Praxis (▶ Abschn. 4.5.4). Auch hier gilt es, den Lernenden zunächst einmal die Regeln des Feedbackgebens (▶ Abschn. 9.4.4) zu vermitteln, damit Rückmeldungen konstruktiv und hilfreich erfolgen und angenommen werden können. Außerdem sind vor dem Einsatz dieser Rückmeldungsmethode die Kriterien festzulegen, nach denen ein Handlungsverlauf beurteilt und eingeschätzt werden soll.

**Praxisbeispiel**

Jörg hat mit zwei Mitschülern seines Arbeitsbereichs und im Beisein des Praxisanleiters die Pflege und Betreuung von Bewohnern in drei Zimmern übernommen. Jeder Auszubildende ist für die Pflege und Betreuung in einem Zimmer verantwortlich, ein Auszubildender ist jeweils als Helfer zugeteilt, während der dritte Auszubildende als Beobachtender nach folgenden Kriterien einschätzen soll:

—   Wie ist die Kommunikation der beiden untereinander (Verantwortlicher und Helfer)? (Was ist positiv aufgefallen? Was ist zu verbessern?)
—   Wie ist das hygienische Verhalten der beiden einzuschätzen? (Was ist positiv aufgefallen? Was ist zu verbessern?)

Nach jedem Zimmer wechseln die Auszubildenden ihre Rollen, so dass jeder auch die Rolle des Beurteilenden übernimmt. Die gegenseitige Rückmeldung erfolgt im Beisein des Praxisanleiters direkt nach Beendigung aller Tätigkeiten.

## 9.4.4   Feedbackregeln

❯ Feedback (Rückmeldung) soll das Verhalten einer Person aktuell spiegeln und kritisch bewerten. Feedback bewertet nicht die Persönlichkeit, deren Charakter oder Eigenschaften, sondern beschreibt das wahrgenommene Verhalten einer Person in einer ausgewählten Situation.

Das Ziel von Feedback sollte es sein, die Wahrnehmung und Selbstwahrnehmung zu trainieren, Fehler zu Verhaltensstrategien am Beispiel einer aktuellen Situation zu entwickeln und gemeinsam Ziele zu erreichen. Feedback gibt in erster Linie Informationen über den **Feedbackgeber,** der seine Wahrnehmungen im Rahmen einer begrenzten Situation und seine Gefühle und Reaktionen zum Ausdruck bringt zu dem, was ein von ihm beobachtetes Verhalten bei ihm ausgelöst hat. Um Feedback störungs- und konfliktfrei zu ermöglichen, gibt es Regeln, die vom Feedbackgeber (der nur seine eigene, ganz subjektive Wahrnehmung einer Situation und Person wiedergibt) ebenso wie vom Feedbacknehmer zu beachten sind. Sie sind in der folgenden Übersicht aufgeführt.

**Regeln für Feedbackgeber und Feedbacknehmer**

Feedbackgeber

—   Seien Sie beschreibend (nicht bewertend)
—   Seien Sie konkret (nicht pauschal, verzichten Sie auf das Wort „immer")
—   Seien Sie realistisch und angemessen (nicht utopisch)
—   Formulieren Sie Lob und Anerkennung zuerst, erst danach Ihre Kritik (Was war gut, was kann besser gemacht werden?)
—   Formulieren Sie in der Ich-Form
—   Sagen Sie etwas über Ihre Beobachtungshintergründe (warum, in welcher Situation …)
—   Sprechen Sie den Feedbacknehmer direkt an
—   Geben Sie konstruktive Hinweise
—   Verwenden Sie einen freundlichen Umgangston

Feedbacknehmer
- Hören Sie zu, ohne sich zu verteidigen oder zu rechtfertigen
- Lassen Sie den Feedbackgeber aussprechen
- Fragen Sie nach und denken Sie nach, Verständnisfragen sind erlaubt
- Zeigen Sie Grenzen auf, wenn es zuviel wird
- Bedanken Sie sich für das Feedback

## 9.5 Wie führe ich Konfliktgespräche?

**Praxisbeispiel**

Julia stellt sich dem Team der Pflegelehrer in der Krankenpflegeschule als neue Praxisanleiterin einer Altenpflegeeinrichtung vor. Eine Lehrerin will sie ermutigen und erklärt ihr: „Unsere Auszubildenden sind alle ganz klasse, da werden Sie keine Probleme haben, auch wir sind ein prima Team, Konflikte untereinander oder mit Auszubildenden gibt es bei uns nicht."

**?** Welche Gedanken haben Sie bei der Aussage der Lehrerin? Woran denken Sie, wenn Sie das Wort „Konflikt" hören?

Oft verbindet sich mit dem Wort „Konflikt" etwas Negatives. Doch Konflikte im Arbeitsalltag sind normal, weil häufig unterschiedliche Interessen aufeinander stoßen. Ein Konflikt ist immer auch eine Chance für positive Veränderungen. Sie finden vielfach auf der Basis von Konflikten statt. Ihr Ziel sollte es deshalb sein, Konflikten unverkrampft zu begegnen und sie konstruktiv zu lösen, statt ihnen aus dem Wege zu gehen. Nur bewältigte Konflikte machen auch Entwicklung möglich.

**⟩** **Konflikt (lat.: Zusammenstoß).** Der soziale Konflikt wird als Spannungssituation mit gleichzeitigem Auftreten unterschiedlicher Verhaltenstendenzen beschrieben, in der zwei oder mehrere Parteien, die voneinander abhängig sind, versuchen, scheinbar unvereinbare Ziele zu verwirklichen und sich dabei ihrer Gegnerschaft bewusst sind [4].

## 9.5.1 Verhalten in Konfliktsituationen

Sie alle kennen Situationen, in denen es zu Spannungen kommt und in denen sich Konfliktparteien bilden. Eine Eskalation des Konflikts kann zu Reibungen in Gruppen bis hin zum Mobbing oder Kommunikationsabbruch mit Beteiligten führen. Lassen Sie deshalb schwelende Konflikte nicht zu massiven Störungen heranwachsen, sondern beachten Sie die folgenden Tipps.

**Praxistipp**

Sprechen Sie Störungen an, schieben Sie sie nicht auf die lange Bank. Handeln Sie einen (möglichst kurzfristigen) Gesprächstermin aus. Benennen Sie die Störung, das Thema, um das es Ihnen geht, damit sich die anderen auf das Gespräch vorbereiten können.

Einen Konflikt auszutragen bedeutet immer zweierlei:
1. Die Beteiligten gehen mit einem Gespräch ein **Risiko** ein, weil das konkrete Ergebnis nicht vorhersagbar ist.
2. Das Gespräch ist aber auch eine **Chance** für die Beteiligten, weil Unklarheiten geklärt werden können und das Miteinander zufriedenstellender geregelt werden kann.

Das eigene Verhalten in Konfliktsituationen ist besonders wichtig: Ihr **Ziel** in Konflikten und Konfliktgesprächen sollte es nicht sein, jemanden zu besiegen, sondern den Konflikt konstruktiv zu lösen, sodass eine zufriedenstellende Zusammenarbeit weiterhin möglich wird.

**Praxistipp**

Das Ziel jedes Konfliktgesprächs ist die Konfliktlösung ohne Niederlagen.

## 9.5.2 Aufbau eines Konfliktgesprächs

Es gibt wichtige Grundregeln für die Konfliktbewältigung in Gruppen oder mit einzelnen Personen, die Sie bereits als Kommunikationsregeln kennen gelernt haben (▶ Abschn. 9.3). Diese Regeln können Ihnen wiederum helfen, einen Konflikt konstruktiv zu lösen:

- Sprechen Sie im eigenen Namen mit Ich-Botschaften. Vermeiden Sie Du-Botschaften, diese treiben den Gesprächspartner automatisch in die Verteidigungshaltung (z. B. nicht: „Sie halten sich nicht an unsere Absprachen.", sondern: „Ich möchte gern, dass wir unsere Absprachen noch einmal überprüfen.").
- Hören Sie aktiv zu, machen Sie dabei einfühlendes Verständnis und Wertschätzung deutlich (▶ Abschn. 9.1.1).
- Zeigen Sie Verständnis für die Sichtweise des anderen und machen dies auch deutlich, indem Sie die Sichtweise des anderen zusammenfassen bzw. wiederholen.

Ganz konkret sollte ein Konfliktgespräch von Ihnen nach festen Regeln strukturiert sein. Folgende Gliederung (◘ Tab. 9.3) kann Ihnen dabei eine Unterstützung sein [2, S. 40].

▶ Konfliktpartner oder -parteien sollten sich immer fragen: Was kann ich dazu beitragen, damit der Konflikt nicht zum Streit eskaliert, sondern ein konstruktives Gespräch möglich wird?

▶ Nicht immer sind alle Schritte der Konfliktbewältigung erforderlich, häufig regelt sich vieles schon durch

die gemeinsame Konfliktdarstellung. Es lohnt sich aber, die Schritte zumindest im Kopf zu haben.

Wer Konflikte konstruktiv in Angriff nimmt, nutzt den einzigen Weg, dauerhafte Lösungen zu finden. Wer stattdessen bei Konflikten

- ausweicht,
- sie unterdrückt und sich anpasst,
- sich mit einseitigen Lösungen durchsetzt,
- Konflikte totschweigt und
- sie zerredet oder abwertet,

verschiebt nur die Auseinandersetzungen, die auf unterschwelliger Ebene weiter existieren und „gären". Statt den Konflikt zu lösen, wird die Störung bei diesem Konfliktverhalten nach einiger Zeit wieder aufbrechen.

## 9.5.3 Aufgaben von Praxisanleitern als Konfliktmanager

Ihr Eingreifen als unparteiischer Konfliktmanager ist häufig unverzichtbar. Nicht selten übernehmen Praxisanleiter die Rolle eines Schlichters, wenn es um Klärungsbedarf bzw. Konflikte zwischen den Schülern und Mitarbeitern in den Ausbildungsbereichen geht. Das Managen solcher Konfliktsituationen erfordert ein hohes Maß an Einfühlungsvermögen, Unparteilichkeit und Klarheit in der Strukturierung von Gesprächen.

▶ Einerseits übernehmen Sie als Konfliktmanager die Aufgabe, für alle Beteiligten eine entspannte, konstruktive Gesprächssituation aufrechtzuerhalten, andererseits aber auch, ein von allen akzeptiertes Ergebnis auszuhandeln.

In diesem Sinne übernehmen Sie Rollen und Aufgaben im Rahmen eines **Sechs-Punkte-Programms** als Konfliktmanager, die in der folgenden Übersicht dargestellt sind.

**◻ Tab. 9.3**    Konfliktgespräche strukturieren

| Schrittfolgen | Inhaltliche Schwerpunkte |
| --- | --- |
| **Eröffnung**<br>Entspannter, freundlicher Beginn, Thema benennen, z. B. „unsere Zusammenarbeit" | **Stellen Sie den Konflikt dar**<br>Informieren Sie die Beteiligten nochmals, was Ihr Diskussionspunkt ist und erläutern Sie diesen kurz<br>Stellen Sie Ihre Sichtweise dar und bemühen Sie sich, die Sicht der Konfliktpartner kennen zu lernen (z. B. „Aus meiner Sicht stellt sich die Situation so dar ...")<br>In diesem Schritt geht es darum, dass beide Parteien ein von beiden Seiten akzeptiertes Konfliktverständnis herstellen. Wenn Sie darauf verzichten, sprechen Sie mit Sicherheit nicht über dasselbe |
| **Einfühlen deutlich machen und Aussagen verstärken**<br>Aussagen des Gesprächspartners durch eigene Aussagen verstärken, bestätigen, ergänzen. Auch bei negativen Aussagen ein Einfühlen deutlich machen. Beispielsweise positiv verstärken: „Das erlebe ich auch so" oder ergänzen: „Was macht es Ihnen so schwer, Positives zu sehen?" | **Lernen Sie die Sicht des anderen durch Fragen kennen**<br>Nicht Sie selbst benennen, wie Sie die Situation empfinden, sondern beispielsweise: „Wie erleben Sie unsere Zusammenarbeit?" (dabei noch nicht auf negative Aussagen eingehen). Besser betonen Sie Positives und fragen: „Was gefällt Ihnen an unserer Zusammenarbeit?" |
| **Eigene Position darstellen**<br>„Meine Sichtweise zu unserer Zusammenarbeit ist folgende ...", „Ich würde gern Folgendes ändern: ..." | **Sprechen Sie die von Ihnen wahrgenommene Störung an**<br>Machen Sie deutlich, wozu Sie Klärungsbedarf haben |
| **Ziele benennen**<br>„Was würden Sie gern ändern?", „Womit haben Sie Schwierigkeiten?", „Was wollen wir erreichen?", „Mein Ziel wäre ..." | **Formulieren Sie ein Ziel**<br>Klären Sie, was Sie gemeinsam erreichen wollen. Das Ziel sollte so konkret wie möglich von Ihnen benannt werden. Dabei muss deutlich werden, was verändert werden soll. Es ist nicht ausreichend, z. B. zu benennen: „Wir wollen die Zusammenarbeit künftig verbessern." Geklärt werden sollte stattdessen, was in einem abgesteckten Rahmen konkret verändert werden soll |
| **Vorschläge erarbeiten**<br>„Wie können wir eine Lösung finden?", „Welche Vorstellungen haben Sie?", „Was können wir tun?" | **Entwickeln Sie mit der Gruppe mögliche Lösungsvorschläge**<br>Dabei gilt, dass keiner der angebotenen Vorschläge bewertet oder auch herabgesetzt wird. Akzeptieren Sie alle Vorschläge, denn die Erarbeitung schafft schon ein hohes Maß an Gemeinsamkeit. Bei einer Vielzahl von Lösungsvorschlägen ist es hilfreich, diese aufzuschreiben und z. B. am Flipchart zu visualisieren<br>**Prüfen Sie gemeinsam die Lösungsvorschläge**<br>Die Ideen werden anschließend von allen kritisch auf ihre Verwert- und Durchführbarkeit geprüft. Zweckmäßig ist es, diesen Schritt mit der Fragestellung einzuleiten: „Welche Lösungen sehen am sinnvollsten für alle aus?" So schrumpft die Anzahl praktikabler Vorschläge. Wichtig ist hierbei auch, die eigenen Empfindungen zu benennen, z. B.: „Diese Lösung empfinde ich mir gegenüber als ungerecht" oder „Diese Lösung würde mir nicht gefallen ..." |

(Fortsetzung)

◻ **Tab. 9.3**    (Fortsetzung)

| Schrittfolgen | Inhaltliche Schwerpunkte |
|---|---|
| **Vereinbarungen treffen**<br>„Was legen wir konkret fest?", „Was genau ist zu tun, und was nehmen wir als Vereinbarung in das Protokoll auf?" | **Entscheiden Sie sich gemeinsam für die beste Lösung**<br>Die beste Lösung ist dabei immer die, die von allen Konfliktpartnern akzeptiert wird und auch in die Tat umgesetzt werden kann. Überzeugen Sie sich dabei, dass jeder mit dieser Lösung einverstanden ist und die Verpflichtung eingeht, die Entscheidung auch wirklich durchzuführen<br>**Führen Sie die Entscheidung gemeinsam durch**<br>Die Ausführung ist häufig sehr konkret planbar. Es geht darum festzulegen, wer was wann tut bzw. wer etwas nicht tun soll. Evtl. stellt sich auch die Frage: „Was benötigen wir, um die Entscheidung wirksam werden zu lassen?" |
| **Überprüfung**<br>„Wann reden wir wieder darüber, wie es gelaufen ist und überprüfen unsere Absprachen?" | **Führen Sie eine nachfolgende Bewertung durch**<br>Ob Entscheidungen und Lösungen wirklich sinnvoll und in ihrer Durchführung möglich waren, sollte zu einem späteren Zeitpunkt geprüft werden. Dabei geht es darum, wie zufrieden die Parteien mit der Situation jetzt sind |

**9**

### Sechs-Punkte-Programm: Rollen und Aufgaben des Konfliktmanagers

1. **Da sein**
   Sie ermöglichen allein durch Ihre Anwesenheit die Auseinandersetzung zwischen den Gesprächsparteien und können diese konstruktiv gestalten. Ihre Anwesenheit wirkt entspannend, strukturierend und disziplinierend auf die Gesprächsbeteiligten.
2. **Unterstützen**
   Sie schaffen Verständigungsgrundlagen, indem sie jeden zu Wort kommen lassen und Übereinstimmungen, aber auch Widersprüche der Konfliktstandpunkte herausarbeiten. Sie arbeiten die Bereitschaft aller Beteiligten zur Konfliktlösung heraus.
3. **Zuhören**
   Sie regen bei den Konfliktpartnern die Kommunikation an und helfen, die Hintergründe des Konflikts und dessen Bedeutung für beide Parteien zu klären. Sie regen beide Partner zum Zuhören und Feedback an.
4. **Normen aufstellen**
   Sie sorgen durch klare Umgangsregeln für eine faire Auseinandersetzung. Sie streben kooperatives Verhalten an und verhelfen unterschiedlichen Standpunkten zur Anerkennung.
5. **Hilfestellungen bei der Suche nach Lösungen**
   Durch genaues Zuhören decken Sie die Hoffnungen und Erwartungen beider Seiten auf. Sie setzen Ihr Fachwissen und Ihre Autorität zum Abbau unrealistischer Vorstellungen ein. Sie geben Hilfestellung bei der Suche nach möglichen Lösungen.
6. **Vereinbarungen ermöglichen**
   Sie geben den Partnern Unterstützung darin, realistische, konkrete Vereinbarungen zu treffen, die von beiden Seiten akzeptiert werden. Sie sorgen für die Dokumentation der Absprachen und für die Überprüfung nach einem festgelegten Zeitraum.

# Literatur

1. Bundesgesetzblatt (2017) Teil 1 Nr. 49, Bonn 24.7. 2017: Gesetz zur Reform der Pflegeberufe (Pflegeberufereformgesetz – PflBRefG)
2. Casper K v (1998) Organisations- und Personalentwicklung, internes Arbeitsmaterial zur Gesprächsführung, Konfliktgespräche. Hamburg
3. Cohn R, Farau F (1987) Gelebte Geschichte der Psychotherapie. Klett-Cotta, Stuttgart
4. Gudermann E et al (1995) Psychologie Lexikon. Bertelsmann, Gütersloh
5. Kerres A, Falk J (2004) Kommunikative Unterrichtsgestaltung. Kunz, Hagen
6. Mamerow R (2002) Selbstpflege. Die Kunst im Beruf gesund und zufrieden zu sein. Urban & Fischer, München
7. Rüller H (1997) Fachpraktischer Unterricht. Unterricht Pflege 2:35 ff.
8. Schulz von Thun E (1995) Miteinander reden. Störungen und Klärungen, Bd 1. Rowohlt, Reinbek
9. Stanjek K (1998) Altenpflege konkret Sozialwissenschaften. G. Fischer, Stuttgart
10. Watzlawick P et al (1969) Menschliche Kommunikation. Huber, Bern

# An praktischen Prüfungen mitwirken

© Springer-Verlag Berlin Heidelberg 2018
R. Mamerow, *Praxisanleitung in der Pflege*,
https://doi.org/10.1007/978-3-662-57285-6_10

**Lernziele**

Sie bekommen in diesem Kapitel praxisrelevante Informationen, damit Sie den gesetzlichen Anforderungen gerecht werden können, an praktischen Prüfungen als Fachprüfer oder beratend mitzuwirken. Sie lernen die gesetzlichen Regelungen zum praktischen Teil der Abschlussprüfung in den Pflegeberufen kennen und können Ihr Wissen an vielen Beispielen überprüfen, vertiefen und anwenden. Sie erwerben sichere Kenntnisse zum Prüfungsrecht in den Pflegeausbildungen und können sich rechtssicher verhalten. Sie lernen Regelungen zum Prüfungsausschuss und zu Grundsätzen der Notengebung kennen. Sie bekommen Informationen, wie Sie Protokolle zu praktischen Prüfungen juristisch korrekt führen und wie Sie in besonderen Situationen im Rahmen von Prüfungen reagieren können.

Bevor Sie sich allen Hinweisen und gesetzlichen Regelungen zu praktischen Prüfungen zuwenden, soll in diesem Kapitel auf die besondere Situation von Auszubildenden in Prüfungen hingewiesen werden. Seien Sie sich dessen stets bewusst, dass Sie maßgeblich dazu beitragen können, eine entspannte Prüfungsatmosphäre zu ermöglichen und Prüfungsängste von Lernenden zu reduzieren. Sie sind es, die einem Auszubildenden bereits im Vorfeld von Prüfungen die nötige Sicherheit für den Verlauf vermitteln und ihn auf besondere Anforderungen vorbereiten können.

Praxisanleiter als mögliche Fachprüfer sind wichtige Bezugspersonen für Auszubildende und tragen deshalb im Rahmen der Prüfungsvorbereitung gemeinsam mit den Kontaktlehrern, die in der Regel Fachprüfer sind, eine zentrale Verantwortung für den entspannten Verlauf praktischer Prüfungen.

## 10.1 Wie kann ich Auszubildenden Sicherheit vermitteln?

**Praxisbeispiel**

Jörg hat in der kommenden Woche seine praktische Abschlussprüfung in der Gesundheits- und Krankenpflegeausbildung und ist deshalb sehr aufgeregt. Ihm sind viele organisatorischen Dinge, die seine Prüfung betreffen, nicht richtig klar, das macht ihn zunehmend unsicher. Weil er guten Kontakt zu seinem Praxisanleiter auf der orthopädischen Station hat, bittet er diesen, ihm folgende Fragen zum Prüfungsablauf zu beantworten: „Wie lange werde ich geprüft? Gibt es eine Pause? Was ist, wenn ich 'meine Patienten' nicht nach meinem Plan pflegen kann, weil die Situation andere Maßnahmen erfordert? Stehen alle Prüfer während der ganzen Zeit im Raum herum und sagen kein Wort? Wen kann ich um Hilfe bitten, wenn es nötig ist, oder werden Hilfestellungen negativ bewertet?"

❓ Welche Antworten würden Sie dem verunsicherten Auszubildenden geben?

> **Praxistipp**
>
> Grundsätzlich sollten Sie und jeder andere Prüfer daran denken: Je umsichtiger Sie Prüfungen in der Praxis vorbereiten und je sicherer und entspannter Sie sich selbst in Prüfungssituationen verhalten, desto sicherer und entspannter fühlen sich auch Auszubildende, die geprüft werden, und Pflegebedürftige, die an Prüfungssituationen beteiligt sind.

Vermitteln Sie Auszubildenden möglichst langfristig vor Prüfungen ein Gefühl von Sicherheit und Normalität darin, dass Tätigkeiten beobachtet und bewertet werden. Das bedeutet, bereits vom Ausbildungsbeginn an, jede Pflegesituation, die Sie mit ihnen gemeinsam gestalten, auch sachlich und emphatisch zu reflektieren. Nur durch regelmäßige, klare Rückmeldungen bekommen Auszubildende Erfahrung damit, nicht nur in schulischen, sondern auch in praktischen Tätigkeiten und Verhaltensweisen bewertet zu werden, und verstehen, wie und warum etwas bewertet wird.

Abschlussprüfungen in der Praxis verunsichern Auszubildende in besonderem Maße, weil sie von vielen unvorhersehbaren Faktoren beeinflusst werden, auf die ein Auszubildender situationsgerecht reagieren muss. Zu Unsicherheitsfaktoren in praktischen Prüfungen gehören z. B.:

- Momentanes Befinden und Verhalten von Pflegebedürftigen, die in die Prüfung einbezogen sind
- Verhalten von Prüfern, die für Auszubildende relativ unbekannt sind und an Praxissituationen über einen Zeitraum von mehreren Stunden beobachtend teilnehmen
- Große Zeitspanne, in der der praktische Teil der Prüfung stattfindet (zwei Tage)
- Aktuelle Situation im Pflegebereich, die nie vollständig „vorgeplant" werden kann, wozu auch das Verhalten und die Rücksichtnahme anderer Mitarbeiter und Pflegebedürftiger auf die Prüfungssituation gehören

Unsicherheiten und Unkenntnis zum Ablauf der Prüfung beeinflussen Auszubildende direkt oder indirekt. Um konzentriert arbeiten zu können, benötigen sie deshalb Sicherheit in den Grundabläufen und Verfahrensweisen im Rahmen dieser Prüfung. Vermitteln Sie Auszubildenden diese nötige Sicherheit, indem Sie rechtzeitig mit ihnen über Unklarheiten und Fragen in den Abläufen reden und informieren. Die folgende Übersicht nennt alle Fragen, die Sie klären sollten.

---

**Zu klärende Fragen vor der Prüfung**
- Wie lange dauert eine Prüfung?
- Kann die Prüfung auf mehrere Abschnitte verteilt werden?
- Wo findet die Prüfung statt, gibt es ungestörte Möglichkeiten für Gespräche und Pausen?
- Wer sind die Prüfer?

---

- Wer sind die Pflegebedürftigen, darf der Schüler diese mit auswählen?
- Wie verhalten sich die Prüfer gegenüber dem Pflegebedürftigen und dem Schüler?
- Wann greifen die Prüfer in die Prüfung ein?
- Was passiert, wenn der Auszubildende „verschlafen" hat?
- Wann sollte bzw. darf ein Auszubildender in seiner Prüfung um Hilfe bitten, wen kann er um Hilfe bitten und wie wirkt sich das auf das Prüfungsergebnis aus?
- Wie erfolgt das Protokoll?
- Was wird bewertet?
- Woraus setzt sich die Note zusammen?
- Gibt es ein Nachgespräch? Wie wird dieses gestaltet?
- Wann und wie wird das Ergebnis mitgeteilt?
- Ist der Arbeitstag für Auszubildende mit der Prüfung beendet oder muss dieser noch weiter im Dienst bleiben?

---

Mit der Klärung dieser Fragen können Sie bereits wesentlich dazu beitragen, Prüfungsunsicherheiten von Auszubildenden zu reduzieren. Zu allen Fragen finden Sie Antworten in den nachfolgenden Abschnitten.

Grundsätzlich ist zu empfehlen

- Den **Umfang** der Prüfungen in der Praxis auf zwei aufeinander folgende Tage verteilen, was nach den Ausbildungs- und Prüfungsverordnungen möglich ist. Dabei wird der erste Tag vom Auszubildenden ausschließlich für die Planung der Pflege benutzt, der zweite Tag ist ausschließlich für die direkte Pflege vorgesehen, die nach gesetzlichen Vorgaben (§ 12 Abs. 1 AltPflAPrV) 90 Minuten nicht überschreiten soll bzw. maximal sechs Stunden insgesamt (§ 15 Abs. 2 KrPflAPrV) betragen kann (verteilt auf zwei Tage). In den Eckpunkten der bisher 2018 noch nicht vollständig vorliegenden APrV [1] für die generalistische Ausbildung ist im Punkt II, 5 lediglich erwähnt, dass die praktische Prüfung im Bereich erfolgen soll, in dem Vertiefungseinsatz des Auszubildenden stattgefunden hat. Der zeitliche Umfang der Prüfung ist nicht beschrieben.

- Die **Auswahl** der Pflegebedürftigen und Inhalte der Prüfung rechtzeitig mit allen Fachprüfern klären und mit dem Arbeitsbereich und Schüler abstimmen (die Auswahl erfolgt durch einen Fachprüfer der Schule „im Einvernehmen mit dem Fachpersonal" § 15 Abs. 2).
- Rechtzeitig im Vorfeld klären, wer **Ansprechpartner** für den Auszubildenden am „Planungstag" der Prüfung ist.
- Die **Prüfungsdokumentation** (Protokolle) rechtzeitig vorbereiten und mit allen Fachprüfern abstimmen. Die Bewertungskriterien und deren Dokumentation sollten allen Beteiligten vorher bekannt sein. Eine Prüfungsdokumentation sollte klar und wenig schreibaufwendig für alle sein.
- Rechtzeitig die **Rollen** der einzelnen Prüfer während der Prüfung klären und nicht vergessen, dies dem Auszubildenden vor der Prüfung mitzuteilen (Wer eröffnet, wer steht als Helfer und Ansprechpartner für den Auszubildenden zur Verfügung? Wer leitet die Auswertung?).
- Rechtzeitig das **Verhalten** der einzelnen Prüfer während der Prüfung klären (Wie ist eine entspannte Atmosphäre zu schaffen? Darf geredet werden? Wer greift verantwortlich ein, wenn dies erforderlich ist?).
- Form und Inhalte der **Auswertung** rechtzeitig miteinander abstimmen (Findet sie gleich im Anschluss statt? Wo kann sie stattfinden, wie lange maximal? Wer leitet das Gespräch?).
- Die **Endnote** einer praktischen Prüfung im Auswertungsgespräch noch nicht mitteilen.

> **Praxistipp**
>
> Sorgen Sie für angemessene Protokolle mit klaren Bewertungskriterien, die wenig Schreibarbeit erforderlich machen. Nichts verunsichert Auszubildende mehr als Prüfer, die nur stumm und ständig schreibend in der Ecke stehen, statt wie zufällig anwesend zu sein und sich angemessen und ablenkend von der Situation (nicht störend!) mit (eventuell nicht beteiligten) Pflegebedürftigen zu beschäftigen.

Nicht alle Modalitäten lassen sich gesetzlich klären, deshalb ist es im Vorfeld von Prüfungen auch erforderlich, grundsätzliche Fragen zwischen Prüfern zu klären und verbindliche Absprachen zu treffen. Dies betrifft z. B. die Pausenregelungen, die Zuständigkeiten, die Zeitplanungen, die Protokollinhalte und die Notenfindungen sowie mögliche Informationsbedarfe oder Unklarheiten und Unsicherheiten der Auszubildenden.

Achten Sie auch darauf und klären im Vorfeld ab, dass Sie bzw. ein anderer Fachprüfer auch ohne Aufforderung oder Bitte des Auszubildenden in eine Prüfungssituation helfend oder korrigierend eingreifen müssen, wenn dies das Wohl des Pflegebedürftigen erforderlich macht (▶ Abschn. 9.2.4). Warten Sie nicht ab, bis eine Situation eskaliert, wenn Pflegebedürftige beteiligt sind. Fachprüfer tragen grundsätzlich die **Verantwortung** für die Pflegesituation und das Befinden von Pflegebedürftigen in der Prüfungssituation. Im Zweifelsfall lassen Sie sich durch das Fachpersonal beraten. Andererseits greifen Sie keinesfalls korrigierend ein, wenn keine Gefährdung von Menschen erkennbar ist. Durch zu schnelles Eingreifen nehmen Sie Auszubildenden möglicherweise die Chance, einen Fehler selbstständig wahrzunehmen und zu korrigieren.

## 10.2 Welche gesetzlichen Aussagen zu Prüfungen sollte ich kennen?

Praxisanleiter sind **Fachprüfer** im Sinne des § 15 KrPflG, d. h. in praktischen Prüfungen der Gesundheits- und Krankenpflege bzw. Gesundheits- und Kinderkrankenpflege. Das PflBG macht zu Fachprüfern in der praktischen Prüfung keine, das KrPflG ergänzende Aussagen. Bei Prüfungen in der **Altenpflegeausbildung** können sie „in beratender Funktion hinzugezogen werden bzw. können als Fachprüfer eingesetzt werden, wenn sie als Lehrkräfte Schüler in prüfungsrelevanten Lernfeldern überwiegend unterrichtet haben" (§ 12 AltPflAPrV).

Sie sollten deshalb nicht nur mit der Vorbereitung von Auszubildenden zu praktischen Prüfungen, sondern auch mit allen gesetzlichen Regelungen bezüglich praktischer Prüfungen vertraut sein. Viele Konsequenzen, die sich aus den Prüfungsverordnungen ergeben, werden derzeit in ihrer Umsetzung geprüft, und neue Kriterien und Maßstäbe befinden sich in der Entwicklung. Das gesamte berufliche Prüfungswesen unterliegt momentan einer grundsätzlichen Reform, die in den Ausbildungsgesetzen der Pflegeberufe ebenfalls deutlich wird.

Grundsätzlich werden in Prüfungen nicht mehr punktuelle Kenntnisse oder isolierte manuelle Fähigkeiten abgefordert, sondern ganzheitlich organisierte Prüfungen sind auf **berufliche Handlungskompetenz** ausgerichtet. Diese Ausrichtung ist im praktischen Teil der Prüfung für Pflegeberufe bereits seit Jahren üblich, sodass es inhaltlich keine gravierenden Veränderungen in der Gestaltung praktischer Abschlussprüfungen geben muss. Trotzdem ergeben sich aus den einzelnen Aussagen der Prüfungsverordnung auch für Praxisanleiter wichtige Hinweise, die nicht übersehen werden dürfen.

Zunächst werden in diesem Kapitel die Verordnungen erläutert, die **ähnliche bzw. gleiche Aussagen** treffen für die Bereiche der Altenpflegeausbildung, der Kranken- und Kinderkrankenpflegeausbildung sowie der generalistischen Ausbildung.

## 10.2.1 Ähnliche Bestimmungen für die Ausbildungen in der Alten- und Krankenpflege

Die Prüfung wird nicht als Examen bezeichnet, sondern alle Prüfungsverordnungen sprechen von der **staatlichen Abschlussprüfung**, die wie bisher in drei Teile untergliedert ist:

- Mündlicher Teil
- Schriftlicher Teil
- Praktischer Teil

Zu **Zwischenprüfungen** macht die **AltPflAPrV** folgende Aussagen: Sie fordert zum Ende jedes Ausbildungsjahres ein **Zeugnis** über die Leistungen im Unterricht und in der praktischen Ausbildung (§ 3 Abs. 1). Dabei wird auch die praktische Ausbildung mit einer Note (!) bewertet:

》 Die Note für die praktische Ausbildung wird im Benehmen mit dem Träger der praktischen Ausbildung festgelegt (§ 3 Abs. 1).

Die Note beruht auf Beurteilungen der einzelnen Praxisabschnitte durch die Ausbildungsbereiche (▶ Kap. 8). Praxisanleiter können Einfluss nehmen auf diese Beurteilung, obwohl die Benotung nicht aus Anleitungssituationen hervorgeht.

Das PflBG (▶ Abschn. 2.1.2) führt für die generalistische Ausbildung ebenfalls mit folgendem Text eine Zwischenprüfung ein: „Zum Ende des zweiten Ausbildungsdrittels findet eine Zwischenprüfung statt" (PflBG, § 6 Abs. 5). In welcher Form diese Prüfung gedacht ist, bleibt offen.

In der Altenpflegeausbildung ebenso wie in der Kranken- und Kinderkrankenpflegeausbildung wird **vor** der Abschlussprüfung gefordert:

- Bescheinigung der regelmäßigen Teilnahme an der Ausbildung (Teilnahmebescheinigung, § 3 Abs. 2 AltPflAPrV und § 5 Abs. 2 KrPflAPrV)
- Im Rahmen der Zulassung zur Prüfung die Geburtsurkunde oder ein Auszug aus dem Familienbuch (§ 8 AltPflAPrV und § 5 KrPflAPrV)

Auszubildende beantragen nach Aufforderung durch die Schule und mit deren Unterstützung einige Wochen vor Beginn aller Prüfungen die Zulassung zur Prüfung beim Vorsitzenden des Prüfungsausschusses der zuständigen Prüfungsbehörde und legen in diesem Rahmen die o. g. Bescheinigung über die regelmäßige Teilnahme an der Ausbildung vor. Als Grundlage dafür wird in der Altenpflegeausbildung von Praxiseinrichtungen eine Bescheinigung über jeden durchgeführten Ausbildungsabschnitt eingefordert (◘ Tab. 10.1).

In den Ausbildungen der Gesundheits- und Krankenpflege bzw. Gesundheits- und Kinderkrankenpflege wird als Ausbildungsbescheinigung für jeden Auszubildenden lediglich am Ende der Ausbildung eine schriftliche Bestätigung der Schule für jeden einzelnen Schüler über die erfolgreiche Teilnahme gefordert, außerdem hat die Schule zu bescheinigen, dass die zulässigen Fehlzeiten nicht überschritten wurden (§ 1 Abs. 1 und § 5 Abs. 2 KrPflAPrV).

10

- **Das PflBG fordert als Pflicht des Auszubildenden (§ 17), einen schriftlichen Ausbildungsnachweis zu führen.**
- **Differenziertere Aussagen der AprV zu Prüfungen im Rahmen künftiger, generalistischen Ausbildungen sind spätestens ab 2019 zu erwarten.**

In **beiden Prüfungsverordnungen** wird weiterhin gefordert:

- **Benotung** nach § 4 AltPflAPrV und § 7 KrPflAPrV (► Abschn. 9.2.4) außerdem ist zusätzlich in der Altenpflegeausbildung (§ 9 AltPflAPrV) eine **Vornote** für jeden Teil der Prüfung durch den Prüfungsvorsitzenden festzulegen
- Bildung eines **Prüfungsausschusses** (§ 6 Alt-PflAPrV und § 4 KrPflAPrV)

**Ähnliche Regelungen** gibt es in beiden Ausbildungs- und Prüfungsverordnungen auch:

a. zu **Versäumnisfolgen** (§ 17 AltPflAPrV und § 10 KrPflAPrV):
„Versäumt ein Prüfling einen Prüfungstermin, gibt er eine Aufsichtsarbeit nicht oder nicht rechtzeitig ab oder unterbricht er eine Prüfung, so gilt diese als **nicht bestanden**, wenn nicht ein wichtiger Grund vorliegt. […] Liegt ein wichtiger Grund vor, so gilt die Prüfung oder der Teil der Prüfung als nicht unternommen. Die Entscheidung, ob ein wichtiger Grund vorliegt, trifft die oder der Vorsitzende des Prüfungsausschusses“,
b. zu **Ordnungsverstößen** bei Prüfungen (§ 18 AltPflAPrV und § 11 KrPflAPrV):
„Das vorsitzende Mitglied des Prüfungsausschusses kann bei Prüflingen, die die ordnungsgemäße Durchführung in erheblichem Maße gestört oder sich eines

**◘ Tab. 10.1** Bescheinigung über die Praxisausbildung

| | | |
|---|---|---|
| **Von: .................. bis: ......................**<br>**Anleiter/Mentor:** | | **Name des Auszubildenden:**<br>**Ausbildungsjahr:** |
| Fehlzeiten des Auszubildenden: | | |
| Ausbildungsabteilungen | Pflegeschwerpunkte | Anleitungen in folgenden Lernfeldern |
| | | |
| | | |
| | | |
| Datum, Unterschriften PDL:<br>Anleiter:<br>Auszubildender: | | |

10.2 · Welche gesetzlichen Aussagen zu Prüfungen sollte ich kennen?

297

**10**

Täuschungsversuches schuldig gemacht haben, den betreffenden Teil der Prüfung für nicht bestanden erklären. […] Eine solche Entscheidung ist im Fall der **Störung** der Prüfung nur bis zum Abschluss der gesamten Prüfung zulässig. Die Rücknahme einer Prüfungsentscheidung wegen **Täuschung** ist nur innerhalb von drei Jahren nach Abschluss der Prüfung zulässig",

c.  zur **Zulassung** zu Prüfungen:
Sie ist von jedem Auszubildenden bei der Prüfungsbehörde schriftlich mit der Geburtsurkunde und Teilnahmebescheinigung zu beantragen: „Die Zulassung und die Prüfungstermine werden der Schülerin oder dem Schüler spätestens **vier Wochen** vor Prüfungsbeginn schriftlich mitgeteilt" (§ 8 Abs. 3 AltPflAPrV) bzw. „Die Zulassung und die Prüfungstermine sollen dem Prüfling spätestens **zwei Wochen** vor Prüfungsbeginn schriftlich mitgeteilt werden" (§ 5 Abs. 3 KrPflAPrV),

d.  zum **Bestehen** von Prüfungen:
„Die staatliche Prüfung ist bestanden, wenn jeder der Prüfungsteile mindestens mit der Note 'ausreichend' bewertet worden ist" (§ 14 Abs. 1 AltPflAPrV) bzw. „wenn jeder der Prüfungsteile bestanden ist" (§ 8 Abs. 1 KrPflAPrV). Über die bestandene Prüfung wird ein Zeugnis erteilt. „Über das **Nichtbestehen** erhält der Prüfling vom Vorsitzenden eine schriftliche Mitteilung, in der die Prüfungsnoten anzugeben sind" (§ 14 Abs. 2 AltPflAPrV und § 8 Abs. 2 KrPflAPrV),

e.  zu **Wiederholungen** von Prüfungen:
„Jeder […] vorgesehene Prüfungsteil kann **einmal wiederholt** werden, wenn er mit der Note 'mangelhaft' oder 'ungenügend' bewertet worden ist" (§ 15 Abs. 1 AltPflAPrV), „Das vorsitzende Mitglied des Prüfungsausschusses entscheidet im Benehmen mit den Fachprüfern über eine Verlängerung der Ausbildung sowie deren Dauer und Inhalt" (§ 15 Abs. 2

AltPflAPrV), „Jede Aufsichtsarbeit der schriftlichen Prüfung, jeder Themenbereich der mündlichen Prüfung und die praktische Prüfung können **einmal wiederholt** werden, wenn der Prüfling die Note 'mangelhaft' oder 'ungenügend' erhalten hat" (§ 8 Abs. 3 KrPflAPrV), „Hat der Prüfling den praktischen Teil der Prüfung oder alle Teile der Prüfung zu wiederholen, so darf er zur Wiederholungsprüfung nur zugelassen werden, wenn er an einer **weiteren Ausbildung** teilgenommen hat, deren Dauer und Inhalt vom Vorsitzenden des Prüfungsausschusses bestimmt werden. Die weitere Ausbildung darf […] die festgelegte Dauer von einem Jahr nicht überschreiten. Ein Nachweis über die weitere Ausbildung ist dem Antrag auf Zulassung zur Wiederholungsprüfung beizufügen. Die Wiederholungsprüfung muss spätestens zwölf Monate nach der letzten Prüfung abgeschlossen sein; Ausnahmen kann die zuständige Behörde in begründeten Fällen zulassen" (§ 8 Abs. 4 KrPflAPrV),

f.  zum **Rücktritt** von Prüfungen (§ 6 AltPflAPrV und § 9 KrPflAPrV):
„Tritt ein Prüfling nach seiner Zulassung von der Prüfung oder einem Teil der Prüfung zurück, so hat er den Grund für seinen Rücktritt unverzüglich dem Vorsitzenden des Prüfungsausschusses schriftlich mitzuteilen. Genehmigt der Prüfungsvorsitzende den Rücktritt, so gilt die Prüfung oder der entsprechende Teil der Prüfung als nicht unternommen. Die Genehmigung ist nur zu erteilen, wenn ein wichtiger Grund vorliegt. Im Falle einer Krankheit kann die Vorlage einer ärztlichen Bescheinigung verlangt werden" (Abs. 1), „Wird die Genehmigung für den Rücktritt nicht erteilt oder unterlässt es der Prüfling, den Grund für seinen Rücktritt unverzüglich mitzuteilen, so gilt die Prüfung oder der entsprechende Teil der Prüfung als nicht bestanden" (Abs. 2),

g. zur **Einsichtnahme** in Prüfungsunterlagen (§ 19 AltPflAPrV und § 12 KrPflAPrV):
„Auf Antrag ist dem Prüfungsteilnehmer nach Abschluss der Prüfung Einsicht in seine Prüfungsunterlagen zu gewähren. Schriftliche Aufsichtsarbeiten sind drei, Anträge auf Zulassungen zur Prüfung und Prüfungsniederschriften zehn Jahre aufzubewahren",

h. zur **Niederschrift** (§ 13 AltPflAPrV und § 6 KrPflAPrV):
„Über die Prüfung ist eine Niederschrift zu fertigen, aus der Gegenstand, Ablauf und Ergebnisse der Prüfung und etwa vorkommende Unregelmäßigkeiten hervorgehen".

**Praxisbeispiel**

a. Der Praxisanleiter Thomas wird im Rahmen der Vorbereitungen auf die praktische Abschlussprüfung von der Stationsleiterin Katrin gefragt, welchen Einfluss er auf die Notengebung habe, ob er bei jeder Praxisprüfung auch Fachprüfer sei. Was sollte er antworten?
**Antwort:** Der Praxisanleiter wird in Ausbildungen der Gesundheits- und Krankenpflege, der Gesundheits- und Kinderkrankenpflege bzw. der generalistischen Ausbildung in der Regel in seinem Fachbereich zweiter Fachprüfer sein, wenn er einen Auszubildenden dort ausgebildet hat. Er muss dafür vom Prüfungsausschuss als Fachprüfer benannt werden (§ 4 KrPflAPrV). In der Ausbildung der Altenpflege bzw. generalistischen Ausbildung für diesen Fachbereich kann er vom Prüfungsausschuss beratend hinzugezogen werden. Er kann auch als Fachprüfer eingesetzt werden, wenn er als Lehrkraft Schüler überwiegend in prüfungsrelevanten Lernfeldern unterrichtet hat (was meist nicht der Fall ist) (§ 6 und 7 AltPflAPrV).

b. Eine Stationsleiterin, die ihren Arbeitsplatz vom Altenheim in die geriatrische Abteilung des Krankenhauses gewechselt hat, weist den Praxisanleiter Thomas darauf hin, dass zum Ende des Ausbildungsjahres alle Auszubildenden ein Zeugnis mit einer Praxisnote bekämen. Sie möchte vom Praxisanleiter wissen, wer diese Jahresnote festlegt. Hat die Stationsleiterin Recht?
**Antwort:** Nein, eine Note zum Jahresende wird nur in der Altenpflegeausbildung festgelegt (§ 3 AltPflAPrV).

c. Die Schülerin Jenny teilt dem Praxisanleiter telefonisch mit, sie könne an der praktischen Prüfung nicht zum geplanten Termin teilnehmen, weil sie dann einen Umzugstermin habe. Was muss ihr Thomas antworten?
**Antwort:** Die Auszubildende kann ihren Rücktritt von der Prüfung, nachdem sie die Zulassung dafür bekommen hat, nur beim Vorsitzenden der Prüfungskommission beantragen. Die Genehmigung wird nur erteilt, wenn ein wichtiger Grund vorliegt. Unterlässt es ein Prüfling, den Grund für seinen Rücktritt unverzüglich mitzuteilen, so gilt der entsprechende Teil der Prüfung als nicht bestanden (§ 16 AltPflAPrV und § 9 KrPflAPrV).

d. Der Praxisanleiter wird von Auszubildenden gefragt, was denn passieren würde, wenn sie die praktische Prüfung nicht bestünden. Ob sie dann eine Chance zur Wiederholung hätten und ob dann auch die schriftliche Prüfung wiederholt werden müsse. Was kann Thomas antworten?
**Antwort:** Jeder Teil der Prüfung kann einmal wiederholt werden, wenn der Prüfling die Note „mangelhaft" oder „ungenügend" erhalten hat. Es muss nur der Teil wiederholt werden, der nicht bestanden wurde. Ob das Nichtbestehen eines Teils eine Verlängerung der Ausbildung erforderlich macht, legt der Prüfungsvorsitzende fest (§ 15 AltPflAPrV und § 8 KrPflAPrV).

e. Der Altenpflegeschüler Michael ist nicht zur praktischen Prüfung erschienen.

**10**

10.2 · Welche gesetzlichen Aussagen zu Prüfungen sollte ich kennen?

299

**10**

Am darauf folgenden Tag ruft er an und bittet seinen Praxisanleiter um einen Wiederholungstermin, weil er einen Motorradunfall gehabt hätte. Wie muss der Praxisanleiter reagieren?

**Antwort:** Michael sollte unverzüglich den Grund seines Versäumnisses schriftlich dem Prüfungsvorsitzenden mitteilen, eine entsprechende Bescheinigung über den Unfall beifügen und einen neuen Prüfungstermin beantragen. Denn: „Versäumt ein Schüler einen Prüfungstermin oder unterbricht die Prüfung, so gilt diese als nicht bestanden, wenn nicht ein wichtiger Grund vorliegt. Liegt ein wichtiger Grund vor, so gilt dieser Teil der Prüfung als nicht unternommen. Die Entscheidung, ob ein wichtiger Grund vorliegt, liegt beim Prüfungsvorsitzenden" (§ 17 AltPflAPrV und § 10 KrPflAPrV). Unterlässt es ein Prüfling, den Grund für sein Versäumnis unverzüglich mitzuteilen, so gilt der entsprechende Teil der Prüfung als nicht bestanden (§ 16 AltPflAPrV und § 9 KrPflAPrV).

f.  Die Auszubildende Margitta möchte nach der praktischen Prüfung die Protokolle der Prüfer einsehen, weil sie wissen möchte, ob die Prüfer sie unterschiedlich benotet haben. Sie weiß, dass sie ein Recht auf Einsichtnahme hat. Doch der Praxisanleiter teilt ihr mit, dass dies noch nicht möglich sei. Warum?

**Antwort:** Einsicht in die eigenen Prüfungsunterlagen kann dem Prüfling auf Antrag erst nach Abschluss der Prüfung gewährt werden (§ 19 AltPflAPrV und § 12 KrPflAPrV). Die Prüfung besteht aus drei Teilen, deshalb kann Margitta erst nach Abschluss aller Teile Einsicht nehmen und muss vorher einen Antrag auf Einsichtnahme stellen.

g.  Thomas wird von Auszubildenden des ersten Ausbildungsjahres gefragt, ob es zum Ende des Ausbildungsjahres ein Zeugnis von der Schule gäbe und welche Bereiche darin bewertet werden würden. Was kann er antworten?

**Antwort:** Lediglich in der Altenpflegeausbildung gibt es zum Ende jedes Ausbildungsjahres ein Zeugnis über die Leistungen im Unterricht und in der praktischen Ausbildung. Dabei wird auch die praktische Ausbildung mit einer Note bewertet. Diese Note wird im Benehmen mit dem Träger der praktischen Ausbildung festgelegt (§ 3 Abs. 1 AltPflAPrV).

### 10.2.2 Hinweise zu praxisrelevanten gesetzlichen Prüfungsregelungen

**Benotung und Niederschrift**

Zur **Benotung** im Rahmen der staatlichen Abschlussprüfung gibt es in den Prüfungsverordnungen lediglich allgemeine Hinweise zur Leistungsbewertung. Sie haben Gültigkeit für den schriftlichen, mündlichen und praktischen Teil der Prüfung. Die dabei geltenden Noten nach § 4 AltPflAPrV und § 7 KrPflAPrV sind in der folgenden Übersicht aufgeführt.

**Noten**
- „**Sehr gut**" (1): wenn die Leistung den Anforderungen in besonderem Maße entspricht (bei Werten unter 1,5 lt. AltPflAPrV)
- „**Gut**" (2): wenn die Leistung den Anforderungen voll entspricht (bei Werten von 1,5 bis unter 2,5 lt. AltPflAPrV)
- „**Befriedigend**" (3): wenn die Leistung im Allgemeinen den Anforderungen entspricht (bei Werten von 2,5 bis unter 3,5 lt. AltPflAPrV)
- „**Ausreichend**" (4): wenn die Leistung zwar Mängel aufweist, aber im Ganzen den Anforderungen noch entspricht (bei Werten von 3,5 bis unter 4,5 lt. AltPflAPrV)
- „**Mangelhaft**" (5): wenn die Leistung den Anforderungen nicht entspricht,

> jedoch erkennen lässt, dass die notwendigen Grundkenntnisse vorhanden sind und die Mängel in absehbarer Zeit behoben werden können (bei Werten von 4,5 bis unter 5,5 lt. AltPflAPrV)
> — „Ungenügend" (6): wenn die Leistung den Anforderungen nicht entspricht und selbst die Grundkenntnisse so lückenhaft sind, dass die Mängel in absehbarer Zeit nicht behoben werden können (bei Werten ab 5,5 lt. AltPflAPrV)

Zur **Niederschrift** ist in den Ausbildungs- und Prüfungsverordnungen festgelegt, dass über jede Prüfung ein Protokoll zu führen ist, aus dem Gegenstand, Ablauf und Ergebnisse der Prüfung und etwa vorkommende Unregelmäßigkeiten hervorgehen (§ 13 AltPflAPrV und § 6 KrPflAPrV). Wie diese Niederschrift konkret gestaltet sein muss, damit sie auch im juristischen Sinne korrekt ist, wird in den Prüfungsverordnungen nicht näher erläutert und sollte von den Prüfern vorher gründlich geklärt werden, um den Dokumentationsaufwand möglichst gering zu halten.

Aus **juristischer Sicht** ist bei Protokollen von praktischen Prüfungen zu berücksichtigen, dass

— beide Prüfer getrennte Protokolle anfertigen und
— korrekte Daten enthalten sein müssen wie:
  ▪ Name des Prüflings,
  ▪ Name des Prüfers,
  ▪ Datum der Prüfung, Zeitumfang,
  ▪ Fachbereich, in dem geprüft wurde,
  ▪ Prüfungsaufgaben,
— sowie außerdem:
  ▪ Ablauf der Prüfung in den wesentlichen Schritten mit Hinweisen zur Bewertung,
  ▪ besondere Bemerkungen bei vorkommenden Unregelmäßigkeiten,
  ▪ abschließende Note mit Datum und Unterschrift des Fachprüfers.

Sinnvoll ist es, gerade für die praktische Abschlussprüfung ein strukturiertes Protokoll zu entwickeln, in dem einzelne Kompetenzbereiche und Handlungsschritte benannt sind, damit sie abgestuft bewertet werden können (▶ Abschn. 9.2.4). In den Prüfungsverordnungen ist lediglich ein Vordruck zur Niederschrift der gesamten Noten dokumentiert, die für alle drei Prüfungen gegeben wurden.

Dieses Dokument wird von der Schule angefertigt und ist mit den Unterschriften der Fachprüfer zu versehen. Jeder Fachprüfer gibt in der praktischen Prüfung anhand seines Protokolls eine Gesamtnote. Nach diesem Protokoll wird schließlich der Prüfungsvorsitzende im Benehmen mit den Fachprüfern eine **Endnote für den praktischen Teil der Prüfung** festlegen.

> ❯ Je klarer die Aussagen in den Protokollen der Fachprüfer der praktischen Prüfung sind, desto leichter wird es sein, eine Endnote festzulegen.

Es gibt einige Unterschiede zwischen Prüfungsverordnungen der AltPflAPrV und der KrPflAPrV; sie werden in den folgenden Abschnitten getrennt erklärt.

## Spezielle Prüfungshinweise für die Altenpflegeausbildung (AltPflAPrV)

**Zusammensetzung des Prüfungsausschusses**
An der Altenpflegeschule wird ein **Prüfungsausschuss** (§ 6) gebildet, zu dem folgende Mitglieder gehören:

— Vertreter der zuständigen Behörde als vorsitzendes Mitglied (Abs. 1 Pkt. 1)
— Leitung der Altenpflegeschule (Abs. 1 Pkt. 2)
— Mindestens drei Lehrkräfte als Fachprüfer, von denen mindestens zwei die Schüler vorwiegend unterrichtet haben (Abs. 1 Pkt. 3)

Von der Behörde werden die Mitglieder im Prüfungsausschuss und deren Stellvertreter nach Abs. 1 Pkt. 1 bestellt (Behördenverantwortung). Die Fachprüfer (Mitglieder im

301 **10**

10.2 · Welche gesetzlichen Aussagen zu Prüfungen sollte ich kennen?

Prüfungsausschuss nach Abs. 1 Pkt. 3) und deren Stellvertreter werden auf Vorschlag der Schulleitung bestellt. Zur Durchführung des praktischen Teils der Prüfung kann der Prüfungsausschuss auch **Fachausschüsse** bilden. Die Behörde kann außerdem Sachverständige und Beobachter benennen und entsenden (Abs. 3).

**Zusammensetzung der Fachausschüsse**  Werden Fachausschüsse (§ 7) gebildet, so gehören ihnen folgende Mitglieder an:

- **Vorsitzender** des Prüfungsausschusses oder ein anderes leitendes Mitglied des Prüfungsausschusses (Abs. 1 Pkt. 1)
- **Mitglieder** der Fachausschüsse, die vom Vorsitzenden des Prüfungsausschusses bestimmt werden (Abs. 2). Als Fachprüfer gehören dem Fachausschuss an:
  - Eine Lehrkraft, die die Schüler in den prüfungsrelevanten Lernfeldern zuletzt unterrichtet hat oder eine im betreffenden Fach erfahrene Lehrkraft (Abs. 1 Pkt. 2a)
  - Eine weitere Lehrkraft als Beisitzer und zur Protokollführung (Abs. 1 Pkt. 2b)

**Verantwortungsbereich von Praxisanleitern**  Praxisanleiter werden für die Altenpflegeausbildung nicht ausdrücklich als **Fachprüfer** erwähnt. Im § 12 Abs. 4 wird darauf hingewiesen, dass ein Praxisanleiter in beratender Funktion hinzugezogen werden **kann**. Praxisanleiter können zur Abnahme und Benotung in beratender Funktion hinzugezogen werden, wenn

- die Prüfung in der Einrichtung stattfindet, in der die Schüler auch ausgebildet wurden (§ 12 Abs. 4 Pkt. 1),
- die Prüfung in einer Wohnung bei einem Pflegebedürftigen stattfindet, der von einer o. g. Einrichtung betreut wird (§ 12 Abs. 4 Pkt. 2),
- die Prüfung als Simulation in einer Altenpflegeschule stattfindet und ein Praxisanleiter aus der Einrichtung hinzugezogen wird, in der ein Schüler überwiegend betreut wurde (§ 12 Abs. 4 Pkt. 3).

Praxisanleiter in der Altenpflege sollten deshalb ebenso wie in der Gesundheits- und Krankenpflegeausbildung besonders über den Ablauf des praktischen Teils der Prüfung (§ 12) informiert sein, denn auch sie werden künftig zunehmend in Prüfungen einbezogen.

**Ablauf der praktischen Prüfungen**  Zum Verlauf des praktischen Teils der Prüfung finden sich im § 5 Abs. 4 wesentliche Aussagen: Die Prüfung wird in einer Einrichtung abgelegt, in der die Schüler ausgebildet wurden, oder in der Wohnung eines pflegebedürftigen Menschen oder, mit Zustimmung der zuständigen Behörde, an der Altenpflegeschule unter Simulationsbedingungen.

Weiterhin regelt § 12 den Ablauf der praktischen Prüfung. Hier sind benannt:

- **Einbeziehung** einer pflegebedürftigen Person, was deren **Einverständnis** und die **Zustimmung** der PDL voraussetzt (Abs. 3)
- **Umfang der Prüfung**: umfassende, geplante Pflege einschließlich Beratung, Betreuung und Begleitung eines alten Menschen (Abs. 1)
- **Aufgaben im Rahmen der Prüfung**: schriftliche Pflegeplanung, Durchführung der Pflege einschließlich der Beratung, Betreuung und Begleitung eines alten Menschen und einer anschließenden Reflexion; die Aufgabe soll in einem Zeitraum von höchstens zwei Werktagen vorbereitet, durchgeführt und abgenommen werden (Abs. 2)
- **Zeitrahmen einer Prüfung**: die Durchführung der Pflege soll 90 Minuten nicht überschreiten (Abs. 2)

**Zusätzliche Hinweise**  Häufig gestellte **Fragen** zu den oben erwähnten Aussagen:

- Kann die praktische Prüfung auch in der Altenpflegeschule stattfinden?
  Ja, eine Prüfung unter Simulationsbedingungen ist mit Zustimmung der Behörde möglich, „wenn eine ordnungsgemäße Durchführung gewährleistet ist" (§ 5 Abs. 5 AltPflAPrV).

- Gibt es eine Vornote?
  Ja, der Prüfungsvorsitzende setzt auf Vorschlag der Schule eine Vornote auch für den praktischen Teil der Prüfung fest (§ 9 Abs. 2 Alt-PflAPrV), sie ergibt sich aus den Jahreszeugnissen nach § 3. Die Vornote wird mit einem Anteil von 25 % berücksichtigt (§ 9 Abs. 2). Die Vornoten werden den Schülern spätestens drei Werktage vor der Prüfung mitgeteilt.
- Muss eine Pflegeplanung erstellt werden?
  Ja, die Prüfungsaufgabe besteht aus der schriftlichen Ausarbeitung der Pflegeplanung, aus der Durchführung der Pflege und einer abschließenden Reflexion (§ 12 Abs. 2 Alt-PflAPrV).
- Kann die praktische Prüfung auf mehrere Tage verteilt werden?
  Ja, aber in einem Zeitraum von höchstens zwei Werktagen (§ 12 Abs. 2 AltPflAPrV).
- Wie viel Prüfer gibt es im praktischen Teil?
  Mindestens zwei, eine Grenze nach oben setzt der Prüfungsvorsitzende (§ 6 und § 7 AltPflAPrV).

## Spezielle Prüfungshinweise für die Berufe der Kranken- und Kinderkrankenpflege (KrPflAPrV)

**Zusammensetzung des Prüfungsausschusses** Der Prüfungsausschuss soll mindestens aus folgenden Mitgliedern bestehen (§ 4):
- Ein Vertreter der Behörde oder eine von der Behörde mit dieser Aufgabe betraute, fachlich geeignete Person (Abs. 1 Pkt. 1)
- Schulleitung
- Fachprüfer, die an der Schule unterrichten und von denen
  - mindestens zwei Lehrkräfte und
  - ein Arzt oder ein Diplom-Medizinpädagoge sind, sowie
  - mindestens ein Fachprüfer, der als Praxisanleiter nach § 2 Abs. 2 tätig ist. Als Fachprüfer sollen die Lehrkräfte und

Personen der Praxisanleitung bestellt werden, die den Prüfling überwiegend ausgebildet haben (§ 4 Abs. 1 Pkt. 4).

Die Vertreter der Behörde, die Mitglieder sowie Stellvertreter nach Abs. 1 Pkt. 1 sind, werden von der zuständigen Behörde selbst bestellt. Die Fachprüfer werden auf Vorschlag der Schule bestimmt (Abs. 2). Den Vorsitz hat das Mitglied der Behörde, dieser Vorsitzende bestimmt auf Vorschlag der Schule die Fachprüfer und Stellvertreter für die einzelnen Teile der Prüfung (Abs. 3). Die zuständige Behörde kann Sachverständige oder Beobachter zur Teilnahme an allen Prüfungen entsenden (Abs. 4).

**Verantwortungsbereich von Praxisanleitern** In den Aussagen der KrPflAPrV wird deutlich, dass Praxisanleiter nicht nur im Rahmen der Ausbildung, sondern auch als **Fachprüfer** der staatlichen Abschlussprüfung großes Vertrauen des Gesetzgebers genießen. Sie übernehmen für den korrekten Verlauf der praktischen Prüfung hohe Verantwortung.

Zum praktischen Teil der Prüfung finden sich im § 15 wesentliche Aussagen. Hier wird grundsätzlich die **Verantwortung** der Praxisanleitung als Fachprüfer betont:

» […] Der praktische Teil wird von mindestens einem Fachprüfer nach § 4 Abs. 1 Nr. 3 Buchst. a (Lehrkraft der Schule) und einem Fachprüfer nach § 4 Abs. 1 Nr. 4 (Praxisanleiter) abgenommen und benotet. Aus den Noten der Fachprüfer bildet der Vorsitzende des Prüfungsausschusses im Benehmen mit den Fachprüfern die Prüfungsnote für den praktischen Teil der Prüfung (§ 15 KrPflAPrV)."

**Ablauf und Struktur der praktischen Prüfung** Zum Ablauf und zur Struktur der praktischen Prüfung gibt **§ 15 KrPflAPrV** Auskunft. Hier sind benannt:

10.2 · Welche gesetzlichen Aussagen zu Prüfungen sollte ich kennen?

303    **10**

- **Umfang**: Pflege einer Patientengruppe von max. vier Patienten im Fachgebiet des Differenzierungsbereichs (Abs. 1)
- **Aufgaben**: alle anfallenden Aufgaben prozessorientierter Pflege einschließlich der Dokumentation und Übergabe (Abs. 1)
- **Prüfungsgespräch**: im zusätzlichen Prüfungsgespräch hat der Prüfling sein Pflegehandeln zu erläutern und zu begründen sowie die Prüfung zu reflektieren (Abs. 1) (ein Zeitrahmen ist hierfür nicht vorgegeben)
- **Auswahl der Patienten und des Fachgebiets**: erfolgt durch einen Fachprüfer der Schule im Einvernehmen mit den Patienten und dem verantwortlichen Fachpersonal (Abs. 2)
- **Zeitrahmen**: die Prüfung für einen Prüfling soll max. sechs Stunden dauern und kann auf zwei aufeinander folgende Tage verteilt werden (Abs. 2)
- **Note**: aus den Noten der Fachprüfer bildet der Vorsitzende des Prüfungsausschusses im Benehmen mit den Fachprüfern die Prüfungsnote für den praktischen Teil der Prüfung; die Prüfung ist bestanden, wenn die Note mindestens „ausreichend" beträgt

**Zusätzliche Hinweise**  Häufig gestellte **Fragen** zu den oben erwähnten Aussagen:
- Kann die praktische Prüfung auch in der Schule stattfinden?
  Nein, eine Prüfung unter Simulationsbedingungen ist nur in der Altenpflegeausbildung mit Zustimmung der Behörde möglich, „wenn eine ordnungsgemäße Durchführung gewährleistet ist" (Alt-PflAPrV § 5 Abs. 5).
- Gibt es eine Vornote?
  Nein, Vornoten sind in der KrPflAPrV nicht erwähnt.
- Gibt es Zwischenprüfungen?
  Zwischenprüfungen sind sinnvoll und werden in vielen Pflegeeinrichtungen zur Überprüfung und Übung durchgeführt. Sie sind in der KrPflAPrV nicht gefordert

und haben deshalb auch keinen Einfluss auf die Endnote. Lediglich mit dem PflBG § 6 wird erstmals eine Zwischenprüfung gefordert (► Abschn. 2.1.3).
- Muss eine Pflegeplanung erstellt werden?
  Ja, der praktische Teil der Prüfung erstreckt sich auf die Pflege einer Patientengruppe von höchstens vier Patienten einschließlich der Dokumentation und Übergabe (§ 15 Abs. 1).
- Kann die praktische Prüfung auf mehrere Tage verteilt werden?
  Ja, der praktische Teil der Prüfung soll in der Regel in sechs Stunden abgeschlossen sein; er kann auf zwei aufeinander folgende Tage verteilt werden (§ 15 Abs. 2).
- „Die Prüfung soll im Fachgebiet des Differenzierungsbereichs des Lernenden stattfinden" (§ 15 Abs. 1). Was ist unter dem Differenzierungsbereich zu verstehen?
  Laut Anlage 1 B der Prüfungsverordnung gehören zum Differenzierungsbereich in der Gesundheits- und Krankenpflege die Fachgebiete Innere Medizin, Chirurgie und Psychiatrie. Diese Vorgabe für praktische Prüfungen kann aber zu Problemen führen, weil diese Stationen in kleinen Kliniken zu Prüfungszeiten in einem permanenten „Prüfungsstau" und übersetzt wären. Es wird daher angeregt, „dass der Fachbereich, in dem die Prüfung stattfindet, seine Legitimation nicht über die Bezeichnung der Station bzw. des Fachgebiets erhält, sondern über die Patientensituation. So dürfte es auch in der Neurologie, Gynäkologie oder Urologie sowie Geriatrie Pflegesituationen geben, die chirurgische, internistische oder psychiatrische Aspekte aufweisen" ([4], S. 35).
- Wie erfolgt die Zulassung zur praktischen Prüfung?
  Der Antrag auf Zulassung zur staatlichen Abschlussprüfung (d. h. für alle drei Teile der Prüfung gemeinsam) wird grundsätzlich vom Schüler selbst (über die Schule bei der zuständigen Behörde) gestellt. „Der

Vorsitzende entscheidet auf Antrag des Prüflings über die Zulassung und setzt die Prüfungstermine im Benehmen mit der Schulleitung fest" (§ 5 Abs. 1 KrPflAPrV). Die Zulassung wird erteilt, wenn folgende Nachweise vorliegen: die Geburtsurkunde oder ein Auszug aus dem Familienbuch der Eltern und alle Urkunden, die eine spätere Namensänderung bescheinigen, und die Bescheinigung über die regelmäßige und erfolgreiche Teilnahme an den Ausbildungsveranstaltungen (§ 5 Abs. 2 nach Muster der Anlage 2 zur KrPflAPrV).

- Ab wann ist eine Prüfung möglich?
  „Der Prüfungsbeginn soll nicht früher als drei Monate vor dem Ende der Ausbildung liegen" (§ 5 Abs. 1 KrPflAPrV).
- Wie viel Prüfer gibt es in der Praxisprüfung?
  Jede Prüfung in der Praxis erfolgt durch mindestens zwei Fachprüfer, eine Grenze nach oben setzt der Prüfungsvorsitzende fest (§ 4 KrPflAPrV).

## Zusammenfassung

Die Anforderungen an Praxisanleiter im Zusammenhang mit Prüfungen sind sehr komplex. Dies soll die folgende Zusammenfassung nochmals deutlich machen. Ziel für Praxisanleiter als Fachprüfer muss es sein, sie

- kennen **Grundsätze** der Ausbildung und können sie anwenden (Abschnitt 1 Alt-PflAPrV und KrPflAPrV, sowie künftige APrV des PflBG [1, 3]),
- haben sichere Kenntnisse vom **Prüfungsrecht** (Abschnitt 2 und 3 AltPflAPrV sowie Abschnitt 1, 2 und 3 KrPflAPrV),
- kennen Regelungen zum **Prüfungsausschuss** und können sich rechtssicher verhalten (§ 6 Abschnitt 2 und 3 Alt-PflAPrV sowie § 6 Abschnitt 1, 2 und 3 KrPflAPrV),
- kennen Grundsätze der **Notengebung** (§ 4 AltPflAPrV sowie § 7 KrPflAPrV),
- wissen um die Regelungen zur Zulassung und zu **Wiederholungsprüfungen** (§ 8

Abschnitt 3 und § 15 AltPflAPrV sowie § 5 und § 8 KrPflAPrV),
- können bei **Rücktritt, Versäumnis** und **Täuschung** in der praktischen Prüfung ordnungsgemäß reagieren (§ 16, 17 und 18 Abschnitt 3 AltPflAPrV sowie § 9, 10 und 11 Abschnitt 1 KrPflAPrV),
- können juristisch korrekte **Protokolle** zur praktischen Prüfung führen (§ 13 Abschnitt 3 AltPflAPrV sowie § 6 Abschnitt 1 KrPflAPrV),
- prüfen fachlich korrekt prozessorientierte Pflegeleistungen und können die **Leistungen benoten** (§ 7 und 15 KrPflAPrV),
- verhalten sich in Prüfungen juristisch korrekt und können in besonderen Situationen angemessen reagieren.

> Es ist in der Prüfungsverordnung der Gesundheits- und Kinder-/Krankenpflegeausbildung bisher nicht gelungen, eine Vornote in die Abschlussnote einfließen zu lassen, wie es in der Altenpflegeausbildung üblich ist. Umso wichtiger ist es, in der praktischen Prüfung möglichst umfassend viele Aspekte bei der Benotung zu berücksichtigen.

## 10.3  Bewertungsbeispiele

### 10.3.1  Gesamtnote nach Kompetenzbereichen

Wie bereits erwähnt, sind strukturierte, einheitliche Bewertungsvorgaben und das Benoten durch mindestens zwei Fachprüfer erforderlich, um zu einer möglichst objektiven Gesamtnote für den praktischen Teil der Prüfung zu kommen, in der viele Facetten berücksichtigt sind. Mehr als zwei Fachprüfer in praktischen Prüfungen stören eher, als dass sie nutzen, denn immer ist auch zu bedenken, dass praktische Prüfungen unter den besonderen Bedingungen eines realen Pflegeverlaufs stattfinden, an denen pflegebedürftige Menschen beteiligt sind. Mehrere „Zuschauer" sind für Pflegebedürftige kaum zumutbar. Um trotzdem zu einer möglichst objektiven Gesamtnote zu kommen, sind möglichst eindeutige Bewertungskriterien erforderlich.

Zur Erinnerung soll hier nochmals zusammengefasst werden, welche Kompetenzen bei dieser Herangehensweise bewertet werden (▶ Abschn. 8.1).

— Fachkompetenz
— Methodenkompetenz
— Sozialkompetenz
— Personalkompetenz

Eine Gesamtnote lässt sich für Fachprüfer finden, indem sie unabhängig voneinander **Kompetenzbereiche** einschätzen und bewerten, die schließlich die Gesamtnote für **Handlungskompetenz** in der Pflege ergeben (◘ Tab. 10.2). Mit dem Bewertungsbeispiel wird es möglich, neben psychomotorischen und kognitiven Fähigkeiten auch die affektiven Fähigkeiten gezielt zu benoten, wie sie bereits in vorhergehenden Kapiteln (▶ Kap. 4 und ▶ Kap. 8) erwähnt wurden.

### 10.3.2 Einzelnoten bezüglich der zu pflegenden Menschen

Ein anderes Beispiel für Bewertungsmöglichkeiten in Prüfungen schätzt die Betreuung einzelner Pflegebedürftiger durch den Prüfling ein. Dabei sind vier Kriterien benannt, nach denen Fachprüfer im Einzelnen bewerten (◘ Tab. 10.3).

Aus den zwölf Noten der Einzelbewertungen (bei drei Pflegebedürftigen) fällt es einem Prüfer sicherlich leicht, eine zusammenfassende Gesamtnote zu bilden, die sich in der Regel aus dem Durchschnitt der Einzelnoten ergibt.

### 10.3.3 Notenfindung nach dem 100%-Schema

Bereits vor der Prüfung müssen sich Prüfer wiederum auch bei jedem der vorhergehenden Bewertungsbeispiele (◘ Tab. 10.2 und ◘ Tab. 10.3) darüber im Klaren und einig sein, ob alle Kriterien **gleichgewichtig** bewertet werden oder ob für jeden

◘ Tab. 10.2 Bewertungsbeispiel für Prüfungen nach Kompetenzbereichen

| Kompetenzbereich | Note |
|---|---|
| **Pflegerische Fachkompetenz**: Fähigkeit auf der Grundlage fachlichen Wissens und Könnens, Aufgaben zielorientiert, sachgerecht, methodengeleitet und planvoll zu realisieren, Ergebnisse zu formulieren, zu beurteilen und zu dokumentieren | |
| **Personalkompetenz**: Fähigkeit zur Selbstständigkeit, Zuverlässigkeit; Verantwortungsgefühl bei der Planung und Realisierung von Aufgaben der Pflege sowie Selbsteinschätzungsfähigkeit, Reflexionsvermögen | |
| **Methodenkompetenz**: Fähigkeit zur planvollen Erledigung von Aufgaben unter Berücksichtigung von Patientenbedürfnissen und Prioritäten (Organisationsfähigkeit) | |
| **Soziale Kompetenz**: Fähigkeit, Beziehungen zu Pflegebedürftigen herzustellen und zu gestalten; Fähigkeit und Bereitschaft, sich in die Situation und Bedürfnisse pflegebedürftiger Menschen hineinzuversetzen (Einfühlungsvermögen); Kommunikationsfähigkeit bei der Gesprächsführung mit Pflegebedürftigen | |
| **Handlungskompetenz**, die in den Dimensionen von Fachkompetenz, Personalkompetenz, Methodenkompetenz und Sozialkompetenz deutlich wird und sich entfaltet | Gesamtnote: |
| **Prüfung bei Auszubildenden (Name):**<br>**Datum:**<br>**Unterschrift Prüfer:** | |

**□ Tab. 10.3** Bewertungsbeispiel für einen Auszubildenden nach vier Kriterien bezogen auf die Betreuung einzelner Pflegebedürftiger

**Auszubildende:**
**Fachprüfer:**
**Datum:**
**Bereich:**

| Pflege-bedürf-tiger | Noten nach den Kriterien: | | | | |
|---|---|---|---|---|---|
| | Fähigkeit zur umfassen-den prozess-orientierten individuellen Planung und Dokumen-tation der Pflege | Fähigkeit zur umfassenden prozessorien-tierten indivi-duellen Pflege | Soziale Kompetenz, Kommunikation (Fähigkeit, eine individuelle und angemessene Beziehung zum Pflegebedürfti-gen aufzubauen) | Beachtung und Berück-sichtigung der Sicherheit für Pflegebedürftige und für sich selbst ein-schließlich hygienischer Standards und Normen der Arbeitssicherheit | Bemer-kungen |
| A | | | | | |
| B | | | | | |
| C | | | | | |
| Gesamt-note: | | | | | |

**10**

bewerteten Bereich Punkte je nach dessen Wertigkeit verteilt werden sollen, die in ihrer Multiplikation schließlich ein Gesamtergebnis für jeden Fachprüfer ergeben. Von der KMK wurde für die zuverlässige Umrechnung von Punkten in Noten ein Bewertungsschema empfohlen (□ Tab. 10.4), das z. T. auch von Schulämtern zur Nutzung vorgeschrieben wird ([2, S. 46]).

Um die Tabelle nutzen zu können, wird vorher die zu erreichende Höchstpunktzahl festgelegt. Außerdem werden nach den Prozentwerten die weiteren Punktzahlen umgerechnet und Noten zugeordnet.

Das folgende Beispiel (□ Tab. 10.5) gibt die Bewertung nach dem 100%-Schema für eine zu erreichende Höchstpunktzahl von 50 Punkten wieder.

❯ **Dem Prüfungsvorsitzenden ist es schließlich vorbehalten, aus den**

**Gesamtnoten der einzelnen Fachprüfer eine Endnote für den praktischen Teil der Prüfung zu benennen.**

Nach welchen Gesichtspunkten Fachprüfer bei der Benotung praktischer Leistungen vorgehen, bleibt letzten Endes jeder Einrichtung bzw. Schule überlassen, doch Schulen und Praxiseinrichtungen sind derzeit stark bemüht, einheitliche, gültige Bewertungsmaßstäbe zu entwickeln. Auch länderübergreifende Expertengruppen, in denen Praxisanleiter mitarbeiten, beschäftigen sich intensiv mit einheitlichen Vorgaben zur formalen Gestaltung und Benotung von praktischen Prüfungen.

❯ **Praxisanleiter sollten keineswegs bei der Festlegung von Bewertungsmaßstäben für praktische Prüfungen fehlen.**

**⬦ Tab. 10.4**    100%-Schema zur Notenvergabe (nach KMK)

| Prozent der Gesamtpunktzahl | Note | Entsprechung | Bedeutung |
|---|---|---|---|
| 100–92 | 1 | Sehr gut | Wenn die Leistung den Anforderungen in besonderem Maße entspricht |
| 91–81 | 2 | Gut | Wenn die Leistung den Anforderungen voll entspricht |
| 80–67 | 3 | Befriedigend | Wenn die Leistung im Allgemeinen den Anforderungen entspricht |
| 66–50 | 4 | Ausreichend | Wenn die Leistung zwar Mängel aufweist, aber im Ganzen den Anforderungen noch entspricht |
| 49–30 | 5 | Mangelhaft | Wenn die Leistung den Anforderungen nicht entspricht, jedoch erkennen lässt, das die notwendigen Grundkenntnisse vorhanden sind und die Mängel in absehbarer Zeit behoben werden können |
| 29–0 | | Ungenügend | Wenn die Leistung den Anforderungen nicht entspricht und selbst Grundkenntnisse so lückenhaft sind, dass die Mängel in absehbarer Zeit nicht behoben werden können |

**⬦ Tab. 10.5**    Bewertungsbeispiel mit 50 Punkten Höchstpunktzahl

| Punkte | Prozent | Note |
|---|---|---|
| 50–46 | 100–92 | 1 |
| 45,5–40,5 | 91–81 | 2 |
| 40–33,5 | 80–67 | 3 |
| 33–25 | 66–50 | 4 |
| 24,5–15 | 49–30 | 5 |
| 14,5–0 | 29–0 | 6 |

### 10.3.4 Probleme bei der Notenfindung

In diesem Rahmen soll nochmals ausdrücklich darauf hinwiesen werden, dass bereits **vor der Prüfung** gründlich geklärt werden muss, wie die einzelnen Prüfungsanteile bewertet werden und ob sich in **jedem** Fall die Endnote aus der Berechnung des Durchschnitts ergeben muss.

Die Autorin ist der Meinung, dass sich nicht in jedem Fall eine Note aus dem Durchschnitt mehrerer Noten errechnen lässt. Macht ein Auszubildender beispielsweise einen schwerwiegenden Fehler, durch den ein Pflegebedürftiger ohne das rechtzeitige Eingreifen eines Fachprüfers möglicherweise gefährdet werden würde, kann es zu folgender Situation kommen:

— Einerseits kann für diesen Teil der Prüfung die Note „ungenügend" oder „mangelhaft" gegeben werden, was sich zwar negativ auf den Durchschnitt und damit auf die Endnote auswirkt, jedoch könnte das durchschnittliche Endergebnis immer noch gut bzw. positiv und die Prüfung also „bestanden" sein.

— Andererseits kann ein Endergebnis nicht mehr positiv sein und nach dem Durchschnitt berechnet werden, wenn ein Pflegebedürftiger bei einer Prüfungsaufgabe schwerwiegenden Schaden erlitten hätte bzw. durch einen Fehler des Prüflings möglicherweise nicht mehr am Leben wäre, wenn nicht ein Prüfer rechtzeitig eingegriffen hätte. Gäbe es in diesem Fall eine Notenberechnung nach dem Durchschnitt, wäre das Bestehen der Prüfung trotz des schwerwiegenden Fehlers nicht in Zweifel zu ziehen.

Fachprüfer und Prüfungsvorsitzende sollten sich die Schwierigkeiten in der Notengebung bei Prüfungen in der Pflegepraxis rechtzeitig bewusst machen, um einvernehmlich, angemessen und realitätsnah bewerten zu können.

**Praxisbeispiel**

Fabian hat in seiner Abschlussprüfung zwei pflegebedürftige Männer in einem Zimmer des Krankenhauses zu betreuen. Die beiden Männer benötigen u. a. Hilfe bei der Körperpflege und bei der Mobilisation. Herr B. ist demenzkrank und verwirrt, er braucht auch Hilfe beim Zubereiten des Frühstücks und bei der Einnahme der Mahlzeit. Fabian hat seine Aufgaben bis zur Frühstückszeit grundsätzlich patientenorientiert, sorgfältig und planvoll erledigt. Er bereitet in der Küche das Frühstück nach den Wünschen der Pflegebedürftigen vor und bringt es in das Patientenzimmer. Dann geht er nochmals in die Küche, um Salz für die gekochten Eier zu holen. Er bittet vorher Herrn B., mit dem Essen zu warten, bis Fabian ihm helfen könne. Als Fabian in der Küche ist, geht Herr B. zum Tisch und will den kochend heißen Kamillentee trinken, um den er gebeten und den Fabian ihm extra gebrüht hat. Der Praxisanleiter erkennt die Situation rechtzeitig und verhindert, dass Herr B. sich an dem Tee verbrüht.

Die Situation des o. g. Fallbeispiels macht deutlich, dass Fachprüfer sehr schnell in Situationen kommen können, in denen sie grundsätzliche Entscheidungen treffen müssen. Sie sollten sich deshalb bereits vor der Prüfung über ihr Verhalten bei Zwischenfällen verständigen. Im Beispiel reagieren die beiden Fachprüfer sehr unterschiedlich.

**Praxisbeispiel**

Beide Fachprüfer sind erschrocken über die plötzlich eingetretene gefährliche Situation für einen Pflegebedürftigen, während Fabian die Gefahr gar nicht bemerkt hat. Er spürt aber die Spannung im Raum, als er aus der Küche zurückkommt. Fabian wird auf seinen Fehler hingewiesen und gebeten, den Tee in der Küche abkühlen zu lassen. Die Fachprüferin Rahel bittet den zweiten Prüfer um ein kurzes Gespräch auf dem Flur, während Fabian in der Küche ist. Nachdem sich beide Prüfer kurz verständigt haben, wird Fabian gebeten, den Bewohnern das Frühstück zu reichen und anschließend eine kleine Pause zu machen, weil es Klärungsbedarf gäbe. In dieser Pause reden die beiden Fachprüfer im Aufenthaltsraum miteinander. Rahel vertritt die Meinung, die Prüfung müsse abgebrochen werden, weil das Ergebnis nicht mehr „ausreichend", also „bestanden" sein könne. Der zweite Prüfer, Olaf, meint dagegen, er hätte ja rechtzeitig eingegriffen, sodass gar nichts passiert sei. Man könne Fabian doch nicht wegen einer Unaufmerksamkeit „durchfallen" lassen. Fabian habe sich besonders um die individuellen Wünsche der Männer bemüht und sogar auf besonderen Wunsch des einen Bewohners den Kamillentee gekocht, das müsse doch auch positiv bewertet werden. Man könne jetzt nicht alles negativ bewerten. Beide Fachprüfer einigen sich nach diesem kurzen Gedankenaustausch darauf, mit der Schulleitung als Prüfungsvorsitzenden zu telefonieren und um eine Entscheidung zu bitten.

❓ Wie hätten Sie im oberen Fallbeispiel entschieden?

An dem Beispiel soll deutlich werden, dass Fachprüfer während einer Prüfung jederzeit sehr aufmerksam sein müssen, damit scheinbar geringfügige Fehler oder Unsicherheiten von Auszubildenden nicht zur Gefahr für Pflegebedürftige werden. Im Zweifelsfall muss ein Prüfer eingreifen, um Gefährdungen von Pflegebedürftigen oder auch des Auszubildenden zu verhindern.

Über einen möglichen Abbruch oder eine Unterbrechung der Prüfung sollten sich Fachprüfer in unklaren Situationen stets unauffällig, möglichst außerhalb des Prüfungsraumes verständigen. Gibt es in Situationen, die eine Entscheidung der Prüfer erforderlich macht, gegensätzliche Sichtweisen und Bewertungsmaßstäbe, sollte unbedingt der Prüfungsvorsitzende zurate gezogen werden. Die Erreichbarkeit des Prüfungsvorsitzenden für die Fachprüfer muss in praktischen Prüfungen dementsprechend jederzeit geklärt und abgesichert sein.

### Praxisbeispiel

Während der Abschlussprüfung in der Gesundheits- und Kinderkrankenpflege hat die Auszubildende Bea u. a. die Aufgabe, bei einem Neugeborenen Blut für ein sog. Neugeborenenscreening zur Erkennung von Stoffwechselkrankheiten abzunehmen und die Testkarte für das Screening entsprechend auszufüllen. Außerdem soll sie die Mutter des Neugeborenen nach dem Stillen zu Präventionsmaßnahmen im Rahmen der Gesundheitsförderung und zu Standardimpfungen informieren. Während Bea einen Blutstropfen aus der Ferse des Neugeborenen entnimmt und korrekt auf die Testkarte bringt, schreit das Kind. Bea versorgt den Säugling weiterhin fachgerecht, doch als die Mutter, die dem freiwilligen Screening zugestimmt hatte, hinzukommt und fragt, was denn los sei, wann sie denn nun Stillen könne und wann das Gespräch stattfinde, wird die Auszubildende zunehmend nervöser. Sie beruhigt die Mutter während sie die Daten der Testkarte ausfüllt. Dabei trägt sie den Namen eines anderen Kindes auf die Testkarte ein.

❓ Wie würden Sie als Prüfer reagieren bzw. entscheiden?

## Literatur

1. BMG, BMFSFJ (Hrsg) (2016) Eckpunkte zur Ausbildungs- und Prüfungsverordnung zum Pflegeberufsgesetz. ► www.bmg.bund.de/ministerium/meldungen//2016/ausbildungs-und-pruefungsverordnung-zum-pflegeberufsgesetz.html
2. Bohrer A, Rüller H (2004) Dozententeam und Notenfindung. Unterricht Pflege 1:43 ff.
3. Bundesgesetzblatt (2017) Teil 1 Nr. 49, Bonn 24. Juli 2017: Gesetz zur Reform der Pflegeberufe (Pflegeberufereformgesetz – PflBRefG)
4. Norddeutsches Zentrum zur Weiterentwicklung der Pflege (Hrsg) (2004) Norddeutsche Handreichung zur Umsetzung des neuen Krankenpflegegesetzes. NDZ, Kiel

# Anleitungssituationen gestalten

© Springer-Verlag Berlin Heidelberg 2018
R. Mamerow, *Praxisanleitung in der Pflege*,
https://doi.org/10.1007/978-3-662-57285-6_11

Die in diesem Kapitel vorgestellten Anleitungsentwürfe von ▶ Abschn. 11.1 bis ▶ Abschn. 11.5 sind von Praxisanleiterinnen entwickelt und in der Praxis erprobt worden. Die entsprechenden Erklärungen in der Dokumentation der Anleitungsentwürfe wurde deshalb unverändert übernommen ([1, 2, 3, 4, 5, 6]).

## 11.1 Anleitung in der geriatrischen Abteilung zum Thema: Führen eines fachlichen Gespräches

### 11.1.1 Einführung in das Thema

In geriatrischen Kliniken, die auf die Behandlung älterer und hoch betagter Menschen spezialisiert sind, gewinnt die geriatrische Rehabilitation zunehmend an Bedeutung. Ihre Ziele sind der Erhalt der Lebensqualität durch Förderung der Beweglichkeit, die Wiederherstellung der Selbstständigkeit, die Linderung von Schmerzen und die Übungen für den Alltag zu Hause. Psychosoziale Aspekte haben in der Pflege einen hohen Stellenwert und fordern von Pflegenden innerhalb der therapeutischen Teams u. a. hohe Kompetenz in der Beratung und Gesprächsführung. Eine Gesundheits- und Krankenpflegerin, die auch als Praxisanleiterin tätig ist, beschreibt, wie sie eine Auszubildende anleitet. Ziel der Anleitung ist es, mit alten Menschen bewusst zu kommunizieren und ihnen fachliche Informationen so weiterzugeben, dass diese sich verstanden und zur Selbstpflege ermutigt fühlen.

### 11.1.2 Vorbereitende Aufgaben der Praxisanleiterin

**Situationsanalyse zum Arbeitsbereich**

Die Praxisanleiterin (PA) arbeitet in einer medizinisch-geriatrischen Klinik. Schwerpunkte der Arbeit dort sind die aktivierende Pflege, Physiotherapie und physikalische Therapie, Ergotherapie, Logopädie sowie Neuropsychologie. Die meisten Patienten der 29 Bettenstation sind multimorbid. Ziel der Pflege ist es deshalb, die verloren gegangene Selbstständigkeit der Patienten wiederzuerlangen. Pflegerische Aufgaben betreffen neben der aktivierenden Pflege unterschiedlichste medizinische Fachbereiche, da die Patienten häufig aus der Akutbehandlung im Krankenhaus in die geriatrische Klinik verlegt werden. Eine Tagesklinik ergänzt das Angebot. Das Besondere der Klinik ist, dass Patienten aller Fachdisziplinen gemeinsam behandelt werden können, es also keine fachspezifischen Abteilungen gibt. Zu den Erkrankungen zählen insbesondere Herzerkrankungen, Stoffwechselerkrankungen, Schlaganfall, Morbus Parkinson, Gefäßerkrankungen, Bewegungseinschränkungen nach Frakturen und Operationen.

### Bedarfs- und Situationsanalyse der Schülerin

Die Anleitung der Schülerin wurde geplant, nachdem sie etwa zwei Wochen auf der Station gearbeitet hatte und mit den Arbeitsabläufen vertraut war. Außerdem hatte sie die Patienten kennen gelernt. Die Schülerin befindet sich im ersten Ausbildungsjahr der MIA-Ausbildung, einer modellhaften Ausbildung für Migrantinnen. Diese verkürzte Ausbildung zur Gesundheits- und Krankenpflegerin richtet sich an Menschen, die in ihrer Heimat eine pflegerische Ausbildung in der allgemeinen Krankenpflege, der Kinderkrankenpflege oder der Entbindungspflege abgeschlossen haben, die in dieser Form aber in Deutschland nicht anerkannt werden kann. Sie erhalten mit der MIA-Ausbildung die Perspektive, die Qualifikation als Gesundheits- und Krankenpfleger/in zu erwerben. Die Ausbildung orientiert sich am Konzept der generalisierten Pflegeausbildung. Die Schülerin S. absolviert ihren dritten stationären Einsatz auf der geriatrischen Station. Die geplante Anleitung ist bereits die dritte zum Thema „Führen eines fachlichen Gespräches". S. ist 33 Jahre alt. Ihre erste Pflegeausbildung hat sie 1994 in ihrer Heimat, der Mongolei, gemacht. Dort wurden pflegerische Tätigkeiten von Angehörigen übernommen, sodass sie damit in ihrer vorherigen Ausbildung kaum konfrontiert wurde. Der Schwerpunkt lag in der medizinischen Versorgung der Patienten. Daher ist ihr Lernbedarf an pflegerischen Aufgaben sehr hoch.

Nach der Ausbildung studierte S. in der Mongolei Germanistik und kam 2001 nach Deutschland. Sie kann sich in der deutschen Sprache in Wort und Schrift verständigen und bemüht sich um eine genaue Ausdrucksweise, beherrscht jedoch noch nicht die pflegerisch-medizinische Fachterminologie.

Ihre Krankenpflegeausbildung liegt 15 Jahre zurück. Danach hat sie kaum als Pflegekraft gearbeitet. Sie muss deshalb viel über Krankheitsbilder sowie zu Therapie- und Pflegeverläufe lernen. S. ist gegenüber Patienten und Mitarbeitern sehr freundlich und aufgeschlossen und bemüht sich um eine genaue Kommunikation. Zudem ist sie sehr wissbegierig und lernwillig. Sie hat in der Schule u. a. bereits Kenntnisse zur Gesprächsführung, Gesundheitsförderung, Körperpflege, Herz-Kreislauferkrankungen und Diabetes erworben. Ihr bereitet es jedoch Probleme, ihr Wissen verständlich an Patienten weiterzugeben, diese anzuleiten und längere fachliche Gespräche zu führen.

### Begründung der Wahl der Anleitungsinhalte

S. wird in zwei Monaten den Modulabschluss zum Thema „Führen eines fachlichen Gespräches" ablegen, deshalb wählen die PA und S. dieses Thema für mehrere Anleitungen aus. Zur Kommunikation mit Patienten hat S. bereits Kenntnisse und Fähigkeiten im theoretischen Unterricht erworben. Das Hauptziel des Praxiseinsatzes ist es, diese Kenntnisse nun mit der praktischen Arbeit auf der Station zu verknüpfen. Deshalb sind differenzierte Lernziele im Bereich der Gesprächsführung geplant. S. bekommt nach zwei erfolgten Anleitungen auf der Station zum Thema

Gesprächsführung von der PA den Auftrag, sich für die dritte Anleitung ein Thema und einen Patienten auszuwählen. Außerdem soll sie sich über Ziele einer Beratung anhand eines Merkblattes informieren, das ihr die PA übergibt (Antwort: Die Verweisquelle ist das Merkblatt ◘ Tab. 11.1) und sich daraus Ziele für ihre Beratung auswählen.

Die von ihr gewählte Patientin, Frau P., ist geistig rege, klar orientiert und versorgt sich größtenteils zu Hause selbst. Sie ist 80 Jahre alt und lebt alleine in ihrer Wohnung. Ihr ist es wichtig, diese Selbstständigkeit nach der Entlassung aus der Klinik so weit wie möglich zu erhalten.

Die Patientin wurde vor zwei Wochen wegen eines entgleisten Diabetes mellitus und einer Wundheilungsstörung der rechten Gesäßhälfte aufgenommen. Der Diabetes wurde bis dahin nicht medikamentös behandelt. Frau P. wird während des stationären Aufenthalts auf Insulin eingestellt, nachdem ihre BZ-Werte bei bis zu 400 mg/dl lagen. Für die Patientin wurde inzwischen ein Pflegedienst organisiert, der nach der Entlassung die BZ-Messung, Insulingabe und die Wundversorgung übernehmen wird. Die Patientin muss sich nun mit der Erkrankung und der Medikation auseinandersetzen. Frau P. hat den Wunsch, mehr über Diabetes zu erfahren. Sie möchte Normwerte für den Blutzucker und Richtlinien für eine angemessene Ernährung kennen und den Zusammenhang mit der Wundheilung verstehen.

### Günstige Lernbedingungen und Anleitungsverlauf

Der geplanten Anleitung sind bereits zwei Anleitungen vorausgegangen. Im Vorgespräch für die dritte Anleitung legt die Schülerin S. mit der PA neue Lernziele und Aufgaben fest (◘ Abb. 11.1). S. erhält vorbereitend Lernaufgaben, die sie gemeinsam mit der PA am Vortag oder am Tag der Anleitung bespricht.

Außerdem bekommt sie am Vortag die Möglichkeit, die pflegerische Versorgung der Wundheilungsstörung von Frau P. durch die

**⊡ Tab. 11.1** Merkblatt Beratungsziele

**Ziele der Beratung:**
– Stärkung des Selbsthilfepotenzials
– Gesundheitsförderung
– Verbesserung und Stabilisierung der gesamten Pflegesituation
– Erkennen von Grenzen der Belastbarkeit
– Unterstützung bei der Auswahl von Versorgungsangeboten
– Prozessbegleitende Beratung im Rahmen von Case-Management

**Aufgaben und Inhalte:**
– Aufbau einer vertrauensvollen Beziehung
– Erfassung komplexer Lebenslagen
– Erkennen von Handlungskompetenzen und Unterstützungsressourcen
– Festlegung von Unterstützungszielen (Vermittlung von Hilfen, emotionale Unterstützung)

**Problembezogene Informationen und Aufklärung:**
– Krankheitsbild, Diagnostik und Therapie
– Informationen über Versorgungs- und Entlastungsangebote sowie Vermittlung von Hilfen
– Information über regionale Unterstützungs- und Versorgungsangebote
– Motivation zur Inanspruchnahme von Hilfen
– Einbeziehung von Familienmitgliedern und Bezugspersonen
– Erarbeitung passgenauer Unterstützung für das häusliche Pflegearrangement
– Vermittlung weiterführender Hilfeangebote

**Emotionale Unterstützung:**
– Unterstützung bei Auseinandersetzungen mit belastenden Gefühlen (Trauer; Angst, Wut, Scham, Schuld)
– Unterstützung bei der Akzeptanz von Hilfen Verbesserung des Hilfesuchverhaltens
– Ermutigung zur Selbstpflege und zu frühzeitiger Inanspruchnahme von Hilfen

(Auszug aus Qualitätsempfehlungen für Beratung: Bundesarbeitsgemeinschaft Alten- und Angehörigen-beratung e.V. (BAGA), Jan. 2009)

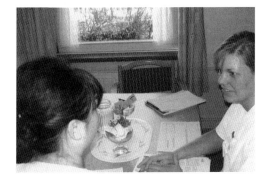

**⊡ Abb. 11.1** Vorgespräch zwischen der Praxisanleiterin und der Schülerin (© Foto: Maja Kubin)

Praxisanleiterin zu beobachten. So kann sie an einem konkreten Beispiel ihre Wahrnehmung und Beobachtungsfähigkeit in Bezug auf Diabetes und die Folgeerkrankungen schulen. Weiterhin klärt die PA im Vorgespräch mit der Schülerin die Handlungskette und die Inhalte, die S. für das Fachgespräch mit der Patientin vorbereitet hat. Anschließend simulieren sie den geplanten Gesprächsverlauf.

Um Störungen während der Anleitung zu vermeiden, wird der Zeitpunkt der Anleitung mit der Stationsleitung abgestimmt und im Dienstplan vermerkt. Zwei Tage vorher werden alle Beteiligten noch einmal daran erinnert. Zudem wird ein Hinweisschild „Bitte nicht stören" an der Tür des Patientenzimmers angebracht.

Durch die PA ist zu gewährleisten, dass die Einwilligung der Patientin vorliegt, die Schülerin bei der Wundversorgung durch die PA zuschauen kann und sie das Gespräch mit der Patientin führen wird. Die PA erklärt der Patientin auch das Thema und den Umfang des geplanten Gespräches.

Um die Schülerin nicht zu überfordern, werden ihre Lernaufgaben auf zwei Tage verteilt. Die PA informiert am Morgen des Anleitungstages alle an der Behandlung der Patientin beteiligten Berufsgruppen über den geplanten Verlauf. Außerdem dokumentiert sie im vorbereitenden Gespräch mit der Schülerin die oben beschriebenen Bedingungen und Entscheidungen zu Aufgaben und Lernzielen im Vorbereitungsprotokoll (◘ Tab. 11.2).

## 11.1.3 Durchführung der Anleitung

### Einführung am Anleitungstag

Die PA erinnert alle Beteiligten an die Absprachen. Sie informiert sich über die aktuelle Situation der Patientin und klärt mit S. die Rollenverteilung im Gespräch anhand der geplanten Abfolge. Es wird festgelegt, wann die PA eventuell unterstützend einschreitet. S. wird das Fachgespräch mit der Patientin

**11**

◘ **Tab. 11.2**    Vorbereitungsprotokoll

| | |
|---|---|
| **Name d. Schülerin: S…Name der PA: P…Ausbildungsjahr: 1. Einsatz Ort/Station: 3.** | |
| **Situationsanalyse** | **Ort der Anleitung:………Vor und Nachgespräch: Aufenthaltsraum**<br>**Patientin: Frau P.**<br>**Besondere Bedingungen: Vorbereitung zum Modulabschluss** |
| Kontaktgespräche | **Mit S.:**<br>08.5.: Thema und vorbereitende Aufgaben festgelegt: Gemeinsame Wiederholung von Beratungszielen und Festlegen inhaltlicher Schwerpunkte für eine Anleitung (Merkblatt Beratungsziele ◘ Tab. 11.1)<br>12.5. Termin + Pat. festgelegt<br>18.5. Entscheidungen wiederholt + Beobachtung der Wundversorgung<br>**Mit Leitung:**<br>12.5. Termin und Inhalte der Anleitung + Termineintrag im Dienstplan<br>**Mit Kolleginnen der Station:**<br>18.5. Info zum Ablauf und zu Inhalten der Anleitung<br>**Mit Patientin:**<br>12.5. Frau P. Einwilligung, Info zum Termin und zu Inhalten der Anleitung |
| **Entscheidungen** | |
| Anleitungsdatum: | 18.5. und 19.5. |
| Lernangebot | Führen eines fachlichen Gespräches (Modul B04)<br>Wahrnehmen und beobachten (Modul B03) |
| Lernbedarf | S. möchte fachliche, gesundheitsfördernde Gespräche führen, dabei Kommunikationsstrukturen erkennen und bewusst mit Patienten kommunizieren<br>S. möchte ihre Kenntnisse zum Krankheitsbild Diabetes vertiefen |
| Lernsituationen | 1. Beobachtung des Hautzustandes bei der Wundversorgung am 18.5.<br>2. Gespräch mit einer Patientin über ihr Krankheitsbild Diabetes, sowie über Blutzuckerwerte und Ernährungsrichtlinien am 19.5. |
| Patientin | Fr. P. (Pflege- und Arztdiagnosen sowie Pflegebedarf wurden anhand der Dokumentation besprochen) |
| Lernfelder (lt. Schulcurriculum) | B03: Wahrnehmen und beobachten<br>B08: Gesundheit entwickeln und fördern<br>B04: Kommunikationsstrukturen erkennen und bewusst kommunizieren |

**◻ Tab. 11.2** (Fortsetzung)

| Name d. Schülerin: S…Name der PA: P…Ausbildungsjahr: 1. Einsatz Ort/Station: 3. | |
|---|---|
| **Situationsanalyse** | **Ort der Anleitung:………Vor und Nachgespräch: Aufenthaltsraum** <br> **Patientin: Frau P.** <br> **Besondere Bedingungen: Vorbereitung zum Modulabschluss** |
| Vorbereitende, wieder-holende Lernaufgaben im Selbststudium | – Überprüfen Sie Ihre Kenntnisse zum Krankheitsbild Diabetes mellitus <br> – Erarbeiten Sie sich die Symptome und Behandlungsrichtlinien des Diabetes mellitus <br> – Erarbeiten Sie die Normwerte des Blutzuckers und Symptome einer Hypo- und Hyperglykämie <br> – Fassen Sie Ernährungsrichtlinien für eine diabetikergerechten Ernährung schriftlich zusammen <br> – Wiederholen Sie die Kommunikationsregeln für ein Fachgespräch |
| Lernaufgaben am Vortag (18.5.) der Anleitung | Am Vortag der Anleitung wird die PA die Wundheilungsstörung am Gesäß der Pat. P. pflegerisch versorgen. Mit dem Einverständnis der Patientin werden Sie beobachtend daran teilnehmen. <br> – Erläutern Sie der PA vor Beginn der Krankenbeobachtung die Symptome des Diabetes sowie der Hypo- bzw. Hyperglykämie, die BZ-Normwerte und Behandlungsrichtlinien des Diabetes. <br> – Führen Sie dann gemeinsam mit der PA eine unauffällige Krankenbeobachtung bezüglich des gesamten Hautzustandes der Patientin durch. <br> – Notieren Sie Ihre Beobachtungen und werten Sie diese gemeinsam mit der PA aus. <br> – Notieren Sie die fachlichen und Erklärungen der PA zu den gemeinsamen Beobachtungen. und diabetische Folgeerkrankungen. |
| Lernziele für den 18.5. | – Gibt der PA vor Beginn der Beobachtung fachgerechte Rückmeldung zu den vorbereiteten Lernaufgaben (s. oben) <br> – Nimmt Hautveränderungen bei Pat. P. wahr und kann sie benennen <br> – Erkennt den Zusammenhang zwischen Hautveränderungen und Folgeerkrankungen bei Diabetes |
| Aufgaben während der Anleitung am 19.5. | Ermitteln Sie die Gesprächswünsche und -bedürfnisse der Patientin und geben Sie ihr die geplanten und gewünschten fachlichen Informationen verständlich weiter |
| Lernziele für den 19.5. | – Nimmt selbstständig Kontakt zur Patientin auf <br> – Wendet erlernte Kommunikationsregeln an <br> – Nimmt die Patientin emphatisch wahr und ermittelt deren Informationsbedarf <br> – Hört aktiv zu und reagiert respektvoll <br> – Gibt verständliche Informationen zum Krankheitsbild Diabetes, zu BZ Werten und Ernährungsrichtlinien <br> – Zeigt der Patientin Alternativen zu bisherigen Essgewohnheiten auf <br> – Überprüft das Verstehen angemessen <br> – Beendet das Gespräch situationsgerecht <br> – Reflektiert das eigene Verhalten und das Gespräch fachkundig |
| Sozialform | Einzelanleitung |
| Zeitplan 18.5. | **Krankenbeobachtung**: 30 Min. Vorgespräch zu Selbststudienaufgaben, 15 Min. Hautbeobachtung bei der Wundversorgung, 30 Min. Auswertung der Beobachtungen |
| Zeitplan 19.5. | **Fachliches Gespräch**: 15 Min. Einführung, 30 Min. Durchführung, 30 Min. Nachgespräch |

selbstständig führen. Daher soll die PA Fragen der Patientin nur dann beantworten, wenn S. Unterstützung benötigt. Die PA weist die Schülerin darauf hin, dass diese jederzeit um Unterstützung bitten kann. Weiterhin stimmen die PA und S. nochmals kurz die Aufgabe, Lernziele und den Zeitplan für das Beratungsgespräch ab

S. erläutert der PA dann die Ernährungsrichtlinien, die sie sich zum Krankheitsbild erarbeitet hat und erklärt, wie sie diese der Patientin vermitteln möchte. In diesem Gespräch wird klar, dass S. die Definitionen aus dem Lehrbuch auswendig kennt, sie jedoch noch nicht mit eigenen Worten wiedergeben kann. Die PA wiederholt deshalb mit ihr die gesprächsrelevanten Themen nochmals in klaren, für die Patientin verständlichen Worten und macht S. im improvisierten Rollenspiel darauf aufmerksam, dass die Patientin Sätze aus dem Lehrbuch nicht verstehen kann. So kann die Schülerin üben, den Zusammenhang zwischen dem Krankheitsbild, den BZ-Werten, der Insulingaben und den Ernährungsrichtlinien angemessen zu erklären. Anschließend werden die Kommunikationsrichtlinien (ausreden lassen, verständliche Sätze formulieren, offene Fragen zur Gesprächseröffnung stellen, wertschätzende Haltung etc.) wiederholt. Abschließend soll die Schülerin den geplanten Gesprächsverlauf noch einmal im Kopf durchspielen (mentales Training) und in Schrittfolgen erläutern.

Mithilfe des Durchführungsprotokolls, in das bereits am Vortag gemeinsam diese Handlungsschritte eingetragen wurden, kann die Abfolge des geplanten Gesprächsverlaufes überprüft werden (◘ Tab. 11.3).

## Verlauf am Anleitungstag, Erstauswertung und Reflexionsgespräch

Die Anleitung im Patientenzimmer verläuft in Handlungsschritten wie vorher beschrieben

(◘ Abb. 11.2). Die PA macht sich unauffällig Notizen zum Gesprächsverlauf entsprechend der Handlungsschritte und Lernziele, um im Nachgespräch konkrete Hinweise geben zu können.

S. verweist während der Anleitung auf die PA, wenn sie Fragen der Patientin nicht beantworten kann oder wenn die Patientin sie nicht eindeutig versteht. Die Ergänzungen durch die PA erfolgen so angemessen, dass der Gesprächsverlauf nicht gestört wird und S. das Gespräch problemlos steuern kann. Nach dem Gespräch erhält S. nach einer kurzen Pause einen Zettel mit folgenden Fragen, die sie kurz beantworten soll:

- Wie ist die Anleitung aus Ihrer Sicht verlaufen?
- Was ist Ihnen gut gelungen?
- Was würden Sie zukünftig anders machen?
- Wie fühlen Sie sich jetzt?

Die schriftliche und mündliche Reflexion erfolgt am nächsten Tag anhand der Lernziele, die im Vorbereitungsprotokoll formuliert wurden. Die PA hat dafür das Reflexionsprotokoll (◘ Tab. 11.4) vorbereitet, in dem beide ihre Einschätzungen schriftlich vornehmen, um eine Struktur für das Gespräch zu haben. Im Reflexionsgespräch achtet die PA besonders darauf, die Schülerin zu bestärken, keine Scheu zu haben, ihre sprachlichen Unsicherheiten ganz bewusst und unbesorgt in täglichen Gesprächen mit den Teamkolleginnen zu schulen. Außerdem soll S. Rückmeldung geben, wie sie sich in der Rolle als Lernende im Kontakt mit der PA, die jünger ist als sie selbst, gefühlt hat.

Abschließend plant die PA gemeinsam mit S. die nächsten Anleitungssequenzen und konkrete Lernziele für weitere fachliche Gespräche. Für diese wird S. einen Gesprächsleitfaden entwickeln (Anleitungssituation [1])

**◘ Tab. 11.3** Durchführungsprotokoll. Anleitungstag: 19.5.

| Handlungsschritte: „Führen eines fachlichen Gespräches" | Wer tut was? (PA = Praxisanleiterin/ S = Schülerin/P = Patientin) | | |
|---|---|---|---|
| | handeln | kommunizieren | beobachten |
| **Vorgespräch:** <br> – S. erläutert der PA Ernährungsrichtlinien für eine diabetikergerechten Ernährung, die sie schriftlich vorliegen hat. <br> – S. erklärt der PA Kommunikationsregeln <br> – S. fasst die Schritte des geplanten Gesprächsverlauf zusammen (mentales Training). | S | S/PA | |
| **Gespräch mit der Patientin:** | | | |
| Kontaktaufnahme und Begrüßung der Patientin | S | S, P, PA | PA |
| Informationsbedarf der Patientin ermitteln und Ablauf erklären | S | S und P | PA |
| Emotionen und Verhalten der Patientin wahrnehmen und darauf reagieren | S | | PA |
| Zum Krankheitsbild Diabetes, zu BZ-Werten informieren | S | S und P | PA |
| Auf Fragen der Patientin eingehen und beantworten | S | S und P | PA |
| Ernährungsrichtlinien erläutern | S. | S und P | PA |
| Alternativen zu bisherigen Essgewohnheiten aufzeigen | S. | S und P | PA |
| Das Verstehen überprüfen | S | S und P | PA |
| Fragen beantworten | S | S und P | PA |
| Gespräch beenden | S | S | PA |
| Verabschieden | S | S,P,PA | PA |
| Dokumentation | PA +S. | | S |

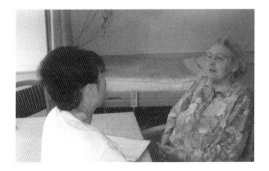

**◘ Abb. 11.2** Beratungsgespräch zwischen der Schülerin und der Patientin (© Foto: Maja Kubin)

## 11.2 Anleitung in der Zentralen Notaufnahme zum Thema: Anlegen eines dorsalen Unterarmgipsverbandes

### 11.2.1 Einführung in das Thema

Ein Gipsverband wird aus Gipsbinden bzw. Gipslonguetten angefertigt und soll die Bewegung der ruhig zu stellenden Gliedmaßen und/oder Gelenke verhindern. Indikationen für einen Gipsverband sind

**Tab. 11.4** Reflexionsprotokoll (Einschätzung durch S. und PA auf gesonderten Seiten)

| Lernziele (LZ) | Bitte ankreuzen und ggf. mit Bemerkungen ergänzen | | | | |
| --- | --- | --- | --- | --- | --- |
| | LZ in besonderem Maße erreicht | LZ voll/gut erreicht | LZ in der Regel erreicht | LZ nicht ausreichend erreicht | Ergänzende Bemerkungen |
| **Lernziele für das Vorgespräch: 18.5.**<br>– Erklärt die vorbereiteten Lernaufgaben vollständig und fachgerecht<br>– Nimmt Hautveränderungen bei der Patientin wahr und kann sie benennen<br>– Erkennt den Zusammenhang zwischen Hautveränderungen und Folgeerkrankungen bei Diabetes<br>Kennt Ziele der Beratung | | | | | |
| **Lernziele für die Anleitungstag: 19.5.**<br>– Nimmt selbstständig Kontakt zur Patientin auf<br>– Wendet erlernte Kommunikationsregeln an<br>– Nimmt die Patientin empathisch wahr und ermittelt deren Informationsbedarf<br>– Hört aktiv zu und reagiert respektvoll<br>– Gibt der Patientin verständliche Informationen zum Krankheitsbild Diabetes, zu BZ-Werten und Ernährungsrichtlinien<br>– Zeigt der Patientin Alternativen zu bisherigen Essgewohnheiten auf<br>– Überprüft das Verstehen angemessen<br>– Beendet das Gespräch situationsgerecht<br>– Reflektiert das eigene Verhalten und das Gespräch fachkundig | | | | | |

beispielsweise Frakturen, entzündliche Knochen- und Gelenkprozesse und Korrekturen von Fehlstellungen. Das Anlegen, Spalten und Entfernen eines Gipsverbandes sind ärztliche Aufgaben, die aber auch durch entsprechend geschulte Pflegekräfte durchgeführt werden können. Auszubildende und neue Mitarbeiter können in der Notaufnahme das Anlegen eines Gipsverbandes erlernen. Um diese Anleitungen situationsgerecht vorzubereiten, fertigt sich die Praxisanleiterin zunächst eine Situationsanalyse ihres Arbeitsbereiches und eine Bedarfs- und Situationsanalyse der lernenden Mitarbeiterin an.

### 11.2.2 Vorbereitende Aufgaben der Praxisanleiterin

#### Situationsanalyse zum Arbeitsbereich

Die geplante Anleitung findet in der Zentralen Notaufnahme (ZNA) eines Krankenhauses statt. Das Krankenpflegeteam besteht aus 16 Vollkräften und sechs Teilzeitkräften, die eng mit anderen Berufsgruppen wie Ärzten, Röntgenassistentinnen, Feuerwehr und den Mitarbeitern von anderen Stationen zusammen arbeiten. In der ZNA werden täglich 80–100 Patienten in den Fachgebieten der Inneren Medizin, der Chirurgie, der Neurologie, der geriatrischen Abteilung, der Urologie, der Psychiatrie und der Gynäkologie behandelt.

Der Früh- und Spätdienst ist mit jeweils vier Pflegekräften besetzt. Eine Pflegekraft übernimmt die Triage (Ersteinschätzung der Patienten), eine andere die chirurgische Ambulanz und zwei Mitarbeiter arbeiten im internistischen Bereich. Das sehr abwechslungsreiche Arbeiten in der ZNA muss gut organisiert und strukturiert sein, denn Situationen können sich in wenigen Sekunden verändern. In der ZNA werden nicht nur Schüler aus dem Krankenpflegebereich, sondern auch sehr häufig Auszubildende aus dem Rettungsdienst und Pflegepraktikanten ausgebildet.

### Bedarfs- und Situationsanalyse der anzuleitenden Mitarbeiterin

Die anzuleitende Kollegin (K.) ist seit einem halben Jahr in der Notaufnahme beschäftigt. Sie ist seit 2004 examinierte Gesundheits- und Krankenpflegerin und arbeitete vorher auf einer internistischen Station. Die ZNA ist für sie ein ganz neues, fremdes Gebiet. K. wurde bisher im internistischen sowie im chirurgischen Bereich eingearbeitet. Bis zur Praxisanleitung hatte sie noch nie selbstständig einen Gips angelegt, deshalb finden mehrere Anleitungen durch die PA zu diesem Thema statt.

Die Stärken von K. im Rahmen des geplanten Themas lassen sich folgendermaßen zusammenfassen:
- Offen, redegewandt, freundlich
- Kritik- und teamfähig
- Stellt viele Fragen, bemüht sich um Unterstützung bei Unsicherheiten
- Kennt die Abläufe beim Anlegen von Gipsschienen

Obwohl K. bereits einzelne Arbeitsschritte beim Anlegen eines Gipses unter Aufsicht durchgeführt hat, beschreibt sie ihre derzeitigen Schwächen und Unsicherheiten selbst in folgenden Punkten:
- Auswahl passender Materialien für Gipslonguetten und deren maßgerechter Zuschnitt
- Fachgerechtes Wickeln der Polsterwatte zum Schutz an Druckpunkten
- Erkennen und Verhindern von Fehlstellungen
- Prüfen und Erkennen der Durchblutung, Motorik, Sensibilität nach Gipsanlage

### Begründung der Wahl der Anleitungsinhalte

Das Hauptziel der Anleitung für K. soll sein, eine dorsale Gipslonguette am Unterarm (UA) richtig anzulegen und dem Patienten die dazugehörigen Informationen fachgerecht und angemessen zu vermitteln. Zudem soll K. ihre Unsicherheiten beim Zuschneiden und Anlegen einer Longuette überwinden.

Durch die vorbereitenden Lernaufgaben hat K. sich selbst entsprechendes Basiswissen angeeignet. Dazu gehören Standards in der Behandlung von Frakturen, Luxationen und Distorsionen im Unterarmbereich, die benötigten Materialien zum Gipsen und zur Polsterung zu kennen sowie Maßnahmen der Gipskontrolle zur Vermeidung von Komplikationen durchführen zu können.

## Günstige Lernbedingungen und Anleitungsverlauf

Zur geplanten Anleitung unter Praxisbedingungen gehören das Vorgespräch, die eigentliche Durchführung und ein Feedbackgespräch. Den Zeitplan spricht die PA rechtzeitig vorher mit der leitenden Pflegekraft ab, damit die Anleitung planmäßig und ungestört im Raum, der als Bettenlager der ZNA genutzt wird, stattfinden kann. So ist gesichert, dass die Anleitung nur in außerplanmäßigen Situationen unterbrochen werden muss.

Im Vorgespräch mit K., einige Tage vor der eigentlichen Anleitung, erarbeitet die PA, was K. in der Anleitung lernen bzw. vertiefen möchte. Sie legt mit ihr vorbereitende Lernaufgaben, Lernziele und den Ablauf der Anleitung fest. Zusammen füllen sie das Vorbereitungsprotokoll aus (◙ Tab. 11.5).

Im zweiten Gespräch, das die direkte Anleitung einleitet, erläutert die PA anhand von Fotos aus Fachbüchern das Anlegen einer Unterarmlonguette, um die Handlungsschritte durch eine schrittweise visuelle Wahrnehmung zu fördern. Darüber hinaus erläutert K. im Vorgespräch die von ihr vorbereiteten Lernaufgaben und fasst alle Schritte der Durchführung kurz zusammen. Eventuell kann während des Vorgespräches auch ein Rollenspiel durchgeführt werden, bei dem die anzuleitende Kollegin einmal selbst Patientin ist. So kann sie ein Gefühl für die Situation eines Patienten bekommen und spüren, wie es sich anfühlt, wenn ein Gips angelegt wird.

Die Auswahl eines Patienten für Anleitungen in der Notaufnahme ist sehr schwierig, da die Bedingungen nie vorhersehbar sind. Deshalb ist geplant, dass eine weitere Kollegin einen Patienten mit Radiusfraktur simuliert und sich von K. eine Gipsschiene anbringen lässt.

Sollte zum geplanten Anleitungstermin ein Patient mit Radiusfraktur oder zum Gipswechsel in der ZNA verfügbar sein, würde die Anleitung direkt am Patienten durchgeführt werden. Eine weitere Variante wäre, das Anlegen der Gipslonguette an einer Kollegin zu demonstrieren und die Gipskontrolle bei einem realen Patienten durchzuführen. Dies kann jedoch gemeinsam nur situationsabhängig entschieden werden.

## 11.2.3 Durchführung der Anleitung

### Einführung am Anleitungstag

Das Team wird von der PA nochmals über die geplante Anleitung informiert. Außerdem werden der Zeitrahmen und die Raumfragen abgestimmt. Ein Schild „Bitte nicht stören" wird an die Tür des Raumes angebracht, in dem die Anleitung stattfinden wird.

Da zur geplanten Anleitung kein Patient mit einer Unterarmfraktur und auch niemand zu einer Gipskontrolle in der ZNA anwesend ist, stellt sich eine Kollegin zu Verfügung und simuliert den Patienten. Mit K. stimmt die PA die Lernsituation und den Zeitplan ab. Gemeinsam werden kurz die festgesetzten Aufgaben und Lernziele überprüft. In diesem Vorgespräch geht K. auf ihre vorbereiteten Lernaufgaben ein und hat die Möglichkeit, Fragen zu stellen. Sie erläutert das Merkblatt zur Gipskontrolle (◙ Tab. 11.6). Dann wird gemeinsam das Vorgehen beim Anlegen einer Gipslonguette (◙ Abb. 11.3) besprochen und die Handlungsschritte, anhand der von der PA bereitgelegten Bildmaterialien, visualisiert.

Anschließend werden die Handlungsschritte der Durchführung abgestimmt. Diese tragen die

**◘ Tab. 11.5** Vorbereitungsprotokoll

| Name der Kollegin: _____ | Name der PA: _____ |
|---|---|
| Ort der Anleitung | „Bettenlager" der Zentralen Notaufnahme (ZNA) |
| Kontaktgespräche | Mit der Leitung der ZNA |
| **Entscheidungen** | |
| Anleitungsdatum: | |
| Lernfelder (lt. Schulcurriculum) | Anleiten, Beraten, Betreuen von Patienten mit Frakturen |
| Lernangebot/ Lernsituation | Betreuung eines Patienten nach Radiusfraktur, Anbringung einer Gipslonguette in Funktionsstellung |
| Lernbedarf | **Wissen:** Standards in der Behandlung von Frakturen, Luxationen und Distorsionen im Unterarmbereich Funktionsstellung des Unterarms (UA) beim Anbringen einer Gipslonguette Materialien zum Anlegen der Gipsschiene und zur Polsterung des Unterarmes Komplikationen nach Gipsanlagen Maßnahmen zur Kontrolle und zur Vermeidung von Komplikationen **Können:** Vorbereiten sämtlicher Materialien Zuschneiden und Lagenwahl der Gipsschiene Handlungsschritte beim Anlegen einer UA-Gipslonguette Funktionsstellung des Unterarms bei Gipsanlage einhalten Patienten mit Frakturen fachgerecht anleiten und beraten Maßnahmen zur Kontrolle und zur Vermeidung von Komplikationen |
| Vorbereitende Lernaufgaben | **Informationssammlung:** K. informiert sich – über das Krankheitsbild einer Radiusfraktur und über Standards in der Behandlung von Frakturen, Luxationen, und Distorsionen im Unterarmbereich anhand der ihr angebotenen Informationen – zur Funktionsstellung des Unterarms bei Gipsanlage, und dessen fachgerechte Lagerung – zu Materialien, die zum Gipsen sowie zur Polsterung des Unterarmes benötigt werden – zu Komplikationen bei Gipsanlagen und Maßnahmen zur Kontrolle zur Vermeidung von Komplikationen **Zusammenfassung:** K. fasst diese Informationen und Fragen vor der Durchführung zusammen |
| Lernaufgaben während der Anleitung | – Benötigte Materialien zum Anlegen einer Gipsschiene vorbereiten – Den Patienten betreuen, beobachten, auf Ängste und Schmerzäußerungen achten und einfühlsam darauf eingehen – Die PA beim Zuschneiden und Anlegen der dorsalen Gipslonguette beobachten, Maßangaben und Handlungsschritte dokumentieren und diese im Nachgespräch zusammenfassen – Anmodellieren der vorbereiteten Gipslonguette am Unterarm – Kontrolle nach dem Anlegen der Gipsschiene durchführen – Patienten zu richtigen Bewegungsabläufen mit dem Arm anleiten und auf Gefahren hinweisen |

Tab. 11.5    (Fortsetzung)

| Name der Kollegin: _____ | Name der PA: _____ |
|---|---|
| Lernziele (LZ) | – Kennt Symptome einer Unterarmfraktur (Radiusfraktur) (kognitives LZ)<br>– Kennt benötigte Materialien und erforderliche Wassertemperatur, bereitet diese fachgerecht vor (kognitives u. psychomotorisches LZ)<br>– Geht einfühlsam auf Ängste, Schmerzäußerung des Patienten ein (affektives LZ)<br>– Informiert und berät den Patienten fachlich sicher (kognitives u. affektives LZ)<br>– Kennt die fachgerechte Lagerung eines frakturierten Unterarms und leitet den Patienten zu richtigen Bewegungsabläufen an (psychomotorisches u. kognitives LZ)<br>– Modelliert die Gipslonguette am Unterarm fachgerecht (kognitives u. psychomotorisches LZ)<br>– Informiert den Patienten umfassend und angemessen zu möglichen Komplikationen anhand eines Merkblattes (kognitives u. affektives LZ)<br>– Führt die Kontrollen von Durchblutung, Sensibilität und Motorik sicher durch (psychomotorisches u. kognitives LZ) |
| Zeitplan | 20 Minuten Vorgespräch, 30 Minuten Durchführung, 20 Minuten Nachgespräch |
| Sozialform | Einzelanleitung, Demonstration, evtl. Simulation mit Hilfe einer Kollegin |

---

**▣ Tab. 11.6**    Merkblatt für Patienten mit Gipsverbänden

1. Der Gipsverband soll fest sitzen und nicht drücken!

2. Die im Gipsverband ruhiggestellten Gelenke sollen nicht bewegt werden können.

3. Warnhinweise für einen gestörten Heilungsverlauf können sein:
– Schmerzen
– Klopfen in der Wunde
– Anschwellen des Fußes, der Zehen, der Hand, oder der Finger
– Kälte- oder Hitzegefühl im Bereich der betroffenen Gliedmaßen
– Steifheit der Finger- oder Zehengelenke
– Blaurote Verfärbung oder fahle Blässe der Haut
– Gefühlsstörungen im Bereich der betroffenen Gliedmaßen

*Sollten eines oder mehrere Zeichen bei Ihnen auftreten, müssen Sie unverzüglich den Hausarzt oder notfalls das Krankenhaus aufsuchen.*

4. In Gipsverbänden ruhiggestellte Gliedmaßen müssen hochgehalten oder hochgelagert werden.

5. Nicht ruhiggestellte Finger oder Zehen sollten häufig bewegt werden.

6. Jeder Gipsverband muss am Tage nach der Anlage durch einen Arzt kontrolliert werden.

| _____ | |
|---|---|
| Gipsmerkblatt erhalten (Datum, Unterschrift) | (Quelle: Albertinen-Krankenhaus, Hamburg) |

PA und die Kollegin gemeinsam im Durchführungsprotokoll ein (▣ Tab. 11.7). Beide legen fest, dass die PA bei der Durchführung im Hintergrund bleibt und nur bei groben Fehlern oder bei Bedarf von K. eingreift. Die PA weist darauf hin, dass K. bei Unklarheiten Fragen stellen und Hilfestellung in Anspruch nehmen kann.

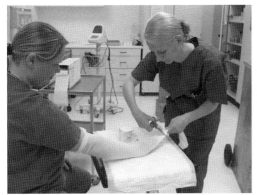
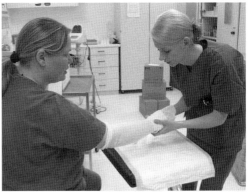

a    b

☐ **Abb. 11.3**   Polsterung der Longuette (Foto: Ruth Mamerow)

## Verlauf am Anleitungstag, Erstauswertung und Reflexionsgespräch

Die Anleitung verläuft in Handlungsschritten wie im Durchführungsprotokoll beschrieben (☐ Tab. 11.7).

Die PA macht sich unauffällig Notizen zum Gesprächsverlauf entsprechend der Handlungsschritte und Lernziele, um im Nachgespräch konkrete Hinweise geben zu können. Nach der Durchführung der Anleitung erfolgt eine 15-minütige Pause. Die PA bittet K., sich in dieser Zeit zu den folgenden Fragen Gedanken zu machen:

- Was ist mir gut gelungen?
- Was würde ich künftig anders machen?
- Welche Gefühle bewegen mich?

In der anschließenden gemeinsamen, ersten Einschätzung vermeidet die PA durch das Besprechen der Lernziele und Fragen, dass nur Fehler benannt werden. Die PA versucht klar, kurz, wertschätzend und positiv einzelne Kriterien herauszugreifen und zu kommentieren. Das eigentliche Auswertungsgespräch sollte zeitlich nicht zu weit entfernt sein, z. B. einen Tag nach der Anleitung oder am selben Tag einige Stunden später.

Damit das Reflexionsgespräch gezielt durchgeführt wird, machen sich K. und die PA

getrennt Notizen auf einem Reflexionsprotokoll, (▶ Abschn. 11.1.3, ☐ Tab. 11.4) das die geplanten Lernziele nochmals zusammenfasst. Abschließend erfolgt die Planung einer weiteren Anleitungssituation zum Anlegen von Gipsen [2].

## 11.3 Anleitung in der psychiatrischen Abteilung zum Thema: Gesprächsführung bei der „Morgenrunde"

### 11.3.1 Einführung in das Thema

In psychiatrischen Kliniken bedeutet die Pflege und Betreuung von Kranken vorwiegend, diese anzuleiten, zu beobachten, zu begleiten und zu beraten. Auszubildende der Gesundheits- und Krankenpflegeausbildung sammeln so unter Anleitung von Fachkräften erste Erfahrungen im Umgang mit psychisch kranken Menschen. Im Mittelpunkt pflegerischer Aufgaben stehen die Beziehungs- und Alltagsgestaltung. Das Ziel in der Psychiatrie, der Fachdisziplin, die sich der Prävention, Diagnostik und Therapie seelischer Erkrankungen widmet, ist die „soziale Heilung" von Menschen im Sinne ihrer Wiedereingliederung in ihre gewohnte Lebenswelt.

**□ Tab. 11.7**    Durchführungsprotokoll

| Durchführungsprotokoll Zentrale Notaufnahme (ZNA)<br>Anleitungstag: 16.04. | | | | |
|---|---|---|---|---|
| **Name Schüler/ Kollegin: K.**<br>**Ausbildungsberuf/ -jahr: Exam. Gesundheits- und Krankenpflegerin seit 2004** | | | | |
| **Einführung:** | **Aktuelle Hinweise/Informationen** | | | |
| Kontaktgespräch im Team: | 6.00 Uhr mit Team u. Leitung, keine Veränderungen, Hinweise | | | |
| Information zum Patienten: | 7.30 Uhr kein realer Patient mit Unterarmfraktur anwesend, deshalb simuliert eine weitere Kollegin den Patienten | | | |
| **Vorgespräch:** | Folgende Inhalte wurden besprochen/gemeinsam abgestimmt laut Vorbereitungsprotokoll (bitte ankreuzen) | | | |
| | Aktuelle Situation des Patienten | X | | |
| | Vorbereitete Lernaufgaben | X | | |
| | Lernziele/Lernaufgaben: | X | | |
| | Handlungsschritte | X | | |
| | Zeitplan | X | | |
| | Zusätzliche Hinweise | Keine | | |
| **Handlungsschritte:**<br>Anlage einer Gipslonguette | **Wer tut was?**<br>(PA = Praxisanleiterin/K = anzuleitende Kollegin) | | | |

| | handeln | kommunizieren | beobachten | dokumentieren |
|---|---|---|---|---|
| Begrüßung und Situation des Patienten erfassen, Sitzposition für diesen ermöglichen | K | PA/ K | | |
| Eingehen auf die Patientensituation und Ablauferklärung | | K | PA | |
| Materialien vorbereiten und- überprüfen | K | | PA | |
| Vorbereiten des Wassers für die Gipslonguette (Wassertemperatur von 20°C) | K | | PA | |
| Ausmessen, Zuschneiden der Gipslonguette | PA | PA | K | K |
| Händereinigung, Desinfektion | K, PA | | | |
| Lagerung des UA in Funktionsstellung | K | | PA | PA |
| Polsterung des UA | K/ PA | | | PA |
| Eintauchen der Gipsschiene und an-modellieren am dorsalen UA | K | | PA | PA |
| Fragen des Patienten beantworten | | K | PA | PA |

Tab. 11.7 (Fortsetzung)

| **Durchführungsprotokoll Zentrale Notaufnahme (ZNA)** **Anleitungstag: 16.04.** | | | | |
|---|---|---|---|---|
| **Name Schüler/ Kollegin: K.** **Ausbildungsberuf/ -jahr: Exam. Gesundheits- und Krankenpflegerin seit 2004** | | | | |
| **Einführung:** | **Aktuelle Hinweise/Informationen** | | | |
| Patienten beraten und anleiten im Umgang mit der Schiene (auf Trockenzeit des Gipses bis zu 24 Stunden hinweisen) | K | K | PA | PA |
| Hinweisen auf Komplikationen, Testen von Durchblutung, Sensibilität, Motorik der Finger u. Hand (Merkblatt aushändigen) | K | K | PA | PA |
| Verabschiedung des Patienten | | K/ PA | | |
| Herstellen der erforderlichen Ordnung, Aufräumen, Entsorgen, Desinfektion benötigter Materialien, Händedesinfektion | K/ PA | | PA | |
| Dokumentation | K | | PA | |
| Information an zuständigen Arzt, Kontrolle durch Arzt | K | | PA | |

Dabei nimmt der Aufbau einer tragfähigen Beziehung zu den Kranken eine zentrale Rolle ein und kann ein erster Schritt zur Heilung bedeuten. Im Fokus der Beziehungsgestaltung stehen Gespräche, zu denen auch die obligatorische „Morgenrunde" gehört. Zu diesem Morgengespräch versammeln sich alle Patienten einer Station und berichten unter Leitung der Pflegekraft im Gruppenkreis nacheinander darüber, was sie aktuell bewegt.

Die Praxisanleiterin der psychiatrischen Abteilung beschreibt, wie sie einen Auszubildenden darin anleitet, während einer „Morgenrunde" mit psychisch Kranken so zu kommunizieren, dass die Patienten sich verstanden und ermutigt fühlen. Der Lernende schult seine Beobachtungsgabe und lernt die Aussagen der Patienten zu deren Befindlichkeit mit eigenen Wahrnehmungen zu vergleichen.

## 11.3.2 Vorbereitende Aufgaben der Praxisanleiterin

### Situationsanalyse zum Arbeitsbereich

Die Akutstation ist in einen offenen und einen geschützten Bereich eingeteilt. Im geschützten Bereich befinden sich vier Patientenzimmer, in denen maximal acht Patienten untergebracht werden können. Der offene Bereich, in dem die Anleitung stattfindet, werden maximal 16 Patienten aufgenommen. Es werden hauptsächlich Patienten mit Psychosen (Schizophrenien, bipolaren Störungen, akute Belastungsreaktionen etc.), psychoreaktiven Störungen, Depressionen und Alkoholabhängigkeit behandelt. Dem Stationsteam gehören 16 Gesundheits- und Krankenpflegerinnen, eine Psychologin, zwei Ärztinnen, eine Sozialpädagogin, eine Kunst- und Ergotherapeutin an.

Das Behandlungskonzept beruht auf Freiwilligkeit der Patienten, die zwischen 18 und 55 Jahre alt und meist mobil sind. Die Aufenthaltsdauer liegt zwischen vier bis acht Wochen. Rund ein Drittel der Patienten bleibt bis zu acht Monaten stationär.

Am Anleitungstag werden die Praxisanleiterin und der Schüler nicht in den Dienstplan für den Stationsablauf eingeplant.

## Bedarfsanalyse und Situation des anzuleitenden Schülers

Der anzuleitende Schüler (S.) befindet sich am Ende des 2. Ausbildungsjahres zum Gesundheits- und Krankenpfleger. Er ist 24 Jahre alt und hatte bisher einen praktischen Einsatz auf der gerontopsychiatrischen Station, wo er Erfahrungen im Umgang mit demenzerkrankten Patienten sammeln konnte. Somit ist es ihm nicht ganz fremd, Patienten, die eine psychiatrische Erkrankung haben, zu betreuen, zu beraten und zu pflegen. S. hatte bisher noch keinen theoretischen Unterricht zu psychiatrischen Krankheitsbildern. Für ihn wird es deshalb ein Richtziel sein, psychiatrische Krankheitsbilder kennen zu lernen und an der Behandlung und Begleitung der Patienten mitzuwirken.

S. wird während des Praxiseinsatzes theoretisches Wissen zu psychiatrischen Krankheitsbildern erwerben und unter Anleitung erste Erfahrungen, d. h. soziale Kompetenzen, in der Begleitung und Beobachtung der Patienten dieser Station sammeln. Er wird insgesamt sechs Wochen auf der Akutstation der psychiatrischen Abteilung tätig sein und ist bisher dort seit zwei Wochen im Dienst.

S. wirkt motiviert und aufgeschlossen. Er stellt viele Fragen und bringt sein Interesse an der Arbeit mit psychisch Kranken gegenüber den Mitarbeitern zum Ausdruck. S. ist kritikfähig und kann sich in Teamgespräche gut einbringen. Im Umgang mit den Patienten zeigt er sich empathisch und verfügt über eine gute Beobachtungsgabe. Er bietet den Patienten selbstständig Aktivitäten an, wie beispielsweise gemeinsame Gesellschaftsspiele

und ist dabei den Patienten gegenüber stets offen, tolerant und freundlich. S. braucht klare Absprachen in Bezug auf Lernaufgaben, da er sich ansonsten selbst überfordert. In seinem Nähe- und Distanzverhalten gegenüber den Patienten muss er noch Erfahrungen sammeln. Er lässt sich oftmals noch auf zu lange Gespräche ein, weil es ihm schwer fällt, sich abzugrenzen und zu reagieren, wenn Patienten diese Grenzen überschreiten.

In der Anleitungssituation soll der Schüler nun selbstständig eine Morgenrunde mit ca. 10 Patienten leiten, an der er bereits mehrfach beobachtend teilgenommen hat. Er soll den Nutzen der Morgenrunde für die Patienten verstehen und verinnerlichen, welche Bedeutung die Gespräche für den Beziehungsaufbau haben.

Es wurden folgende Richtziele festgelegt:

- S. versteht den Nutzen einer Morgenrunde, kann sie selbstständig leiten und die Gespräche anschließend reflektieren.
- S. setzt seine sozialen Kompetenzen bewusst ein, vertieft diese und erkennt eigene Stärken und Defizite.
- S. dokumentiert Patientenbeobachtungen systematisch und fachkundig.

Bei der Moderation der Gesprächsrunde sollte S. beachten, dass er die grundsätzlichen Handlungsschritte einhält. Diese sind wichtig, um den Patienten Sicherheit und Vertrauen durch gleiche Abläufe zu vermitteln.

## Fachanalyse

Gespräche stehen in der Regel im Mittelpunkt der Behandlung psychiatrisch Kranker. Der Verlauf wird nicht dem Zufall überlassen, sondern bewusst gestaltet. Der Gesprächsführende orientiert sich stets am Befinden der Teilnehmer. Das ist auch in der morgendlichen Gesprächsrunde wichtig. Sie dient dazu, den Alltag der Patienten zu strukturieren, die Patientengemeinschaft zu stärken, die Stimmungslage der Patienten zu erfassen und zeitnah entstandene Probleme klären zu können.

**11**

Um dies realisieren zu können, bedarf es fachlich fundierter, sozialer Kompetenzen der Moderatoren. Soziale Kompetenzen, auch „Soft Skills" genannt, können trainiert werden. Grundlage hierfür ist die Wahrnehmungsfähigkeit und Achtsamkeit im Umgang mit sich selbst und mit anderen. Unter dem Stichwort „problemorientiertes Lernen" sind für Schüler in der Pflegeausbildung vielfältige Möglichkeiten nutzbar, soziale Kompetenzen (▶ Abschn. 4.2.2) zu trainieren. Besonderen Stellenwert hat dabei die praktische Anwendung des Gelernten auf den Stationen. Gerade hier ist es wichtig, nicht ungezielt und ohne pädagogisches Konzept ausschließlich das Augenmerk auf das korrekte Ausführen von Tätigkeiten zu richten. Vielmehr ist darauf zu achten, dass Schüler wichtige Erfahrungen sammeln, indem sie beispielsweise die Kommunikation mit Kranken in immer neuen, wechselnden Situationen und Anforderungen trainieren.

Die Morgenrunde auf der psychiatrischen Station ist so eine wiederkehrende Gelegenheit zum situations- und problemorientierten Erlernen sozialer Kompetenzen. Sie beginnt in der Regel um 9 Uhr auf der Station und wird von einer Pflegekraft für ca. 10–15 Patienten der Station geleitet. Der Zeitrahmen liegt zwischen 15 und 30 Minuten. Die Patienten kommen unaufgefordert und stellen selbst die Stühle zu einem „Stuhlkreis" auf. Die Morgenstunde, als erste Gelegenheit zum Beziehungsaufbau, ist für jeden Patienten verpflichtend, da dies ein zentrales Anliegen der Psychiatrie ist und Struktur vermittelt, die viele psychisch erkrankte Menschen nicht haben.

Schüler, die an dieser Gesprächsrunde teilnehmen oder sie unter Begleitung selbst leiten, erfahren, was eine gute Beziehung zu Patienten ausmacht, weil „Fachleute" es ihnen in der täglichen Arbeit vorleben. Lernende erleben so täglich an Beispielen, wie komplex oft die Gratwanderung ist zwischen professioneller Nähe und Distanz zu Kranken. Dieses Praxislernen ist nicht vorwiegend kognitives Lernen, sondern Modelllernen durch Nachahmen von Verhaltensweisen. Die Pädagogik spricht im Rahmen von Modelllernen auch von sozialem Lernen. Schüler, aber auch Patienten erlernen dabei eigenes Verhalten am Modell der Mitarbeiter. Diese fungieren bewusst oder unbewusst als soziale Modelle, an denen Neulinge sich in ihrem Handeln und Verhalten orientieren.

Empathie ist der Grundstein einer qualitativ gut geführten Gesprächsrunde, da viele Patienten nicht geübt sind und sich unwohl fühlen, in einer Gruppe zu sprechen. Dies muss seitens des Moderators erkannt und dementsprechend agiert werden. Die Beobachtungsfähigkeit des Moderators ist besonders gefordert, weil psychisch kranke Menschen oft andere Dinge im Gespräch angeben, als sie mit ihrer Körpersprache zum Ausdruck bringen.

Das Nähe- und Distanzverhalten während einer Morgenrunde sollte ausgeglichen sein, wie es auch in der alltäglichen Arbeit mit psychisch Erkrankten immer im Vordergrund steht. Oft können Patienten, aufgrund ihrer Erkrankung, diese Distanz nicht selbstständig einhalten. Auch Toleranz im Umgang mit Patienten ist deshalb ein Grundsatz, um Patienten unvoreingenommen gegenüberzutreten.

Flexibilität und das Eingehen auf Patienten mit ihren unterschiedlichen Stimmungslagen und Lebenssituationen zeichnet eine qualitativ hochwertige psychiatrische Pflege aus. Diese Kompetenzen sind gut in der Morgenrunde zu erlernen, da die Patienten sich von Tag zu Tag anders verhalten.

Die Gesprächsrunde hat den Vorteil, dass eine Gesprächsstruktur vorgegeben ist und die Patienten wissen, was genau besprochen wird. Der Moderator hat immer die Möglichkeit die Patienten erneut darauf hinzuweisen, dass diese den vorgegebenen Rahmen einhalten, um Mitpatienten nicht zu irritieren. Im Einzelgespräch gestaltet es sich oftmals schwieriger, dass ein Patient bei einem Gesprächsthema bleibt, wenn seine Gedanken formal gestört sind und er sich sprunghaft ausdrückt. Daher ist es einfacher, die

Gesprächsführung bei der Morgenrunde statt im Einzelgespräch zu erlernen.

## Günstige Lernbedingungen und Anleitungsverlauf

Die geplante Anleitung findet in den drei Schritten Vorgespräch (◐ Abb. 11.4), Durchführung und Reflexionsgespräch statt. Im Erstgespräch legt die Praxisanleiterin mit dem Schüler allgemeine Lernziele fest. S. schätzt seinen, dem Ausbildungsstand entsprechenden Lernbedarf ein. Dabei wird deutlich, dass er noch keinen theoretischen Unterricht zu psychiatrischen Krankheitsbildern hatte, so dass S. diese fachlichen Grundlagen mit Unterstützung durch die PA schrittweise vor der geplanten Anleitung erarbeiten muss. S. bekommt den Lernauftrag, sich bis zur geplanten Anleitung die Symptome folgender psychopathologischer Störungen selbstständig zu erarbeiten:

- Bipolare Störung
- Depression
- Schizophrenie

Die PA sorgt parallel dafür, dass S. beobachtend an mehreren, von verschiedenen Pflegekräften geleiteten Morgenrunden teilnimmt und seine Beobachtungen gezielt mit der PA auswerten kann. S. hat den Auftrag, sich während der geplanten Hospitationen Notizen zu machen. Zuerst sollen sich seine Beobachtungen auf die Verlaufsgestaltung und die Moderation durch das Pflegepersonal beziehen.

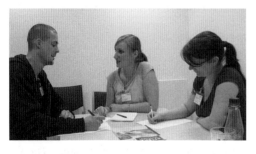

◐ **Abb. 11.4**   Vorgespräch mit dem Schüler (Foto: Ruth Mamerow)

In den nächsten Hospitationen soll er vorrangig das Verhalten der Patienten (Aufgeschlossenheit, Gesprächsbereitschaft, Ansprechbarkeit) und ihre Mimik, Gestik, Sprache und Körperhaltung beobachten. Die Beobachtungen werden von ihm im Nachgespräch mit der PA systematisch reflektiert. Die entsprechenden Rahmenbedingungen (wie Datum und Verlauf) klärt die PA mit den Kolleginnen rechtzeitig vorher in Teamsitzungen.

In einem nächsten Schritt wird S. die Morgenrunde selbstständig leiten. Hierfür muss er sich sicher genug fühlen, um diese selbstständig in Begleitung der PA zu moderieren. Sie wird beobachten, wie sich S. während der Moderation verhält und unterstützend eingreifen, wenn dies erforderlich wird. Im Anschluss daran erfolgt ein Reflexionsgespräch zwischen S. und der PA.

### 11.3.3 Durchführung der Anleitung

**Vorgespräch am Anleitungstag**

Das Vorgespräch am Anleitungstag mit S. findet unmittelbar vor der Anleitung statt und soll nicht länger als 30 Minuten dauern. In diesem Gespräch erläutert S. seine vorbereiteten Lernaufgaben und fasst die Symptome der drei Krankheitsbilder zusammen. Dann wiederholt S. die Handlungsschritte einer Morgenrunde und trägt diese in das Protokoll der Durchführung ein (◐ Tab. 11.8).

Die Morgenrunde beginnt mit einer Einleitung durch den Moderator und den obligatorischen Informationen und Fragen.

Der zweite Handlungsschritt ist, jedem Patienten aktiv zuzuhören. Gegebenenfalls ist es nötig, darauf zu achten, dass Gesprächsregeln eingehalten werden. So müssen manche Patienten in ihrem Redebedarf begrenzt werden, andere sind darauf hinzuweisen, dass sie Gespräche nicht unterbrechen sollen oder sie Themen zu einem anderen Zeitpunkt und in einem anderen Rahmen vertiefen können.

**◘ Tab. 11.8**    Durchführungsprotokoll: Gesprächsführung. Anleitungstag: 22.5.

| Handlungsschritte: „Moderation der Morgenrunde" | Wer tut was? (PA = Praxisanleiterin/S = Schüler) | | |
|---|---|---|---|
| | handeln | kommunizieren | beobachten |
| **Vorgespräch:** Handlungsschritte der Morgenrunde, Symptome der Krankheitsbilder: – Bipolare Störung – Depression – Schizophrenie | S S | S/ PA | |
| **Vorbereitung der der Morgenrunde:** Raumkontrolle, Unterstützung von Patienten beim Aufstellen des Stuhlkreises, Einladung fehlender Patienten | S S/PA | | |
| **Moderation der Morgenrunde:** – Einleitung/Begrüßung – Zeitliche Orientierung geben (Datum, Wochentag) – Aufforderung, den Bedarf an einem Arztgespräch mitzuteilen – Patienten einzeln auffordern, über das aktuelle Befinden, Aktivitäten und Therapien des Tages zu reden – Informationsbedarf der Patienten ermitteln, Fragen beantworten, aktiv zuhören – Einhaltung der Gesprächsregeln beachten – Küchendienst klären – Verabschiedung | S | S | PA |
| Dokumentation und Information des Teams | S/PA | | |

Nachdem alle Patienten zu Wort gekommen sind, beginnt der Moderator mit Abschlussfragen, die z. B. den Küchendienst betreffen. Bei Hilfebedarf eines Teilnehmers ist es Aufgabe des Moderators, nach freiwilligen Helfern zu suchen, bevor er die Gruppe verabschiedet.

Im Vorgespräch zwischen Praxisanleiterin und Schüler wird festgelegt, wann die PA in das Gespräch eingreift. Dies kann passieren, wenn Patienten sehr unstrukturiert sind und sich nicht an die Regeln halten. Die PA greift auch ein, wenn S. ihr signalisiert, dass er mit einer Situation überfordert ist. Mithilfe des Durchführungsprotokolls, in das bereits am Vortag gemeinsam diese Handlungsschritte eingetragen wurden, kann die Abfolge des geplanten Gesprächsverlaufs überprüft werden (◘ Tab. 11.8).

## Verlauf am Anleitungstag

Die PA und S. gehen nach dem Vorgespräch pünktlich gemeinsam in den Raum, in dem die tägliche Morgenrunde stattfindet. S. kontrolliert, ob die Patienten bereits die Stühle zu einem Stuhlkreis aufgestellt haben. Falls dies nicht so ist, unterstützt er die Patienten dabei. Gemeinsam gehen die PA und S. durch die Patientenzimmer, um noch nicht anwesende Patienten, die sich z. B. zu müde fühlen, einzuladen. Da die Teilnahme für jeden Patienten verpflichtend ist, sollte es gelingen jeden zur Morgenrunde zu motivieren. So wird Patienten eine Tagesstruktur vermittelt, die viele verloren haben.

Nachdem alle Patienten Platz genommen haben, übernimmt S. die Moderation. Die PA macht sich gezielt Notizen zum Verlauf für das Reflexionsgespräch.

## Erstauswertung und Reflexionsgespräch

Für das Nachgespräch mit S. achtet die PA auf einen ungestörten Gesprächsverlauf. S. hat zuvor Zeit, sich Gedanken zum Verlauf seiner Moderation anhand der vorher festgelegten Lernziele zu machen. Außerdem wählt die PA mit ihm fünf Patienten aus, zu deren Symptome und Krankheitsbilder sie gemeinsam Beobachtungen auswerten und Fragen klären. Beispielsweise zeigte sich Frau X. die wegen einer bipolaren Störung aufgenommen wurde, in der Morgenrunde logorhöisch (ungehemmt im Redefluss) und es galt, den Zusammenhang zu ihrem Krankheitsbild zu erkennen. Bei der Auswertung zeigt sich, was S. gut gelungen ist, was er verstanden hat und welche Schwächen und Unklarheiten es noch gibt.

Damit das Reflexionsgespräch gezielt durchgeführt wird, machen sich S. und die PA getrennt Notizen. Dafür nutzen sie ein Reflexionsprotokoll (▶ Abschn. 11.1.3, ◻ Tab. 11.5), das die geplanten Lernziele nochmals zusammenfasst.

Nachdem S. seine Beobachtungen zu den fünf ausgewählten Patienten ausgewertet und seine Rolle im Verlauf der Morgenrunde reflektiert hat, gibt ihm die PA ihre Rückmeldung. Auch sie richtet ihr Augenmerk auf das Erreichen der Lernziele. Sie spiegelt ihm seine Kommunikation während der Morgenrunde. Sie untermauert und bestätigt seine Patientenbeobachtungen, sowie Symptome, die er einigen Krankheitsbildern bereits zuordnen kann.

Während dieser Rückmeldung achtet die PA darauf, die Feedbackregeln einzuhalten, d. h. Beobachtungen wertfrei anzusprechen, Positives hervorzuheben und weiterführende Hinweise zu geben. Abschließend entwickelt die Praxisanleiterin gemeinsam mit dem Schüler neue Lernziele, wie z. B. das Führen von Einzelgesprächen mit Patienten, die an einer emotional instabilen Persönlichkeitsstörung leiden sowie das Kennenlernen von Skills im sogenannten Notfallkoffer dieser Patienten [3].

## 11.4 Anleitung auf der Intensivstation zum Thema: „Endotracheales Absaugen"

### 11.4.1 Einführung in das Thema

Pflegekräfte in Intensivstationen, die eine berufspädagogische Weiterbildung als Praxisanleiter abgeschlossen haben, übernehmen häufig die Einarbeitung und Anleitung neuer Mitarbeiter. Unter vielen anderen pflegerischen Aufgaben erlernen diese auf Intensivstationen auch das fachgerechte endotracheale Absaugen (EA). Diese Maßnahme wird zunehmend nicht nur auf Intensivstationen erforderlich, wo Patienten mit endotrachealem Tubus oder einem Tracheostoma versorgt werden, sondern auch in Pflegeheimen. Dort lebende Bewohner mit einem Tracheostoma müssen von Pflegenden ohne zusätzliche Intensivausbildung fachgerecht abgesaugt werden können. Dabei hilft diese Anleitung.

### 11.4.2 Vorbereitende Aufgaben der Praxisanleiterin

#### Situationsanalyse zum Arbeitsbereich

Die Anleitung ist in der operativen Intensivabteilung eines Krankenhauses geplant. Die Festlegung des endgültigen Anleitungsortes ist davon abhängig, ob Patienten für diese Anleitung entweder mit einem Tracheostoma oder mit einem endotrachealen Tubus versorgt sind. Bei der Patientenwahl wird selbstverständlich die jeweilige physische und psychische Verfassung des Patienten berücksichtigt und sein Einverständnis für die Anleitung eingeholt. Die ausgewählte Station verfügt über acht Intensiv- und drei Intermediate-Care-Betten (IMC). Zum Team der Pflegekräfte gehören insgesamt 30 Voll- und Teilzeitkräfte. Die Patienten werden in jeder Schicht von jeweils vier examinierten Pflegekräften versorgt. Im Frühdienst stehen außerdem zwei unterstützende Stationshilfen zur Verfügung. Für die Zeit der geplanten Anleitung ist die PA von anderen Aufgaben freigestellt.

## Bedarfsanalyse und Situation der anzuleitenden Mitarbeiterin

Die anzuleitende Kollegin hat eine vierjährige generalisierte Pflegeausbildung (GPA) abgeschlossen. Künftig wird sie in einem Altenheim arbeiten. K. ist 29 Jahre alt und hatte im Rahmen der Ausbildung keinen Einsatz in einer Intensivstation. Im Altenheim werden immer häufiger Bewohner mit einem Tracheostoma betreut und darüber abgesaugt. Um die korrekte Vorgehensweise und die dazugehörigen Kenntnisse über das Absaugen zu erlernen, wandte sich K. an die Praxisanleiterin der Intensivabteilung. Das Hauptziel der Kollegin ist, das EA selbstständig fachgerecht durchführen zu können.

## Fachanalyse

Auf Intensivstationen werden häufig Patienten mit einem endotrachealen Tubus oder einer Trachealkanüle versorgt. Endotracheales Absaugen wird bei einem Hinweis auf Sekret in den Atemwegen durchgeführt. Anzeichen für Sekretansammlungen machen sich als hörbares Rasseln oder durch den Anstieg des Beatmungsdrucks und ebenso als Verschlechterung der Sauerstoffsättigung bemerkbar. Eine Einengung oder auch Verlegung der Atemwege kann den Gasaustausch einschränken, sodass eine daraus entstehende Hypoxie zum Tod führen kann. Häufig ergibt sich eine Indikation zur Absaugung nach Maßnahmen der Sekretolyse und Sekretmobilisation, wie z. B. eine Inhalation, Lagerungsdrainage, Perkussion oder Vibration. Auch im Nachgang der Entblockung des Cuffballons muss zumeist abgesaugt werden, um Sekrete, die ungewollt in die Luftröhre gelangen, zu entfernen. Als Beispiel für die Notwendigkeit sind eine endotracheale Extubation und eine Verwendung eines Sprechaufsatzes auf einer Trachealkanüle zu nennen.

Ferner dient die Gewinnung von Trachealsekret der Diagnostik, um eine gezielte Antibiotikatherapie durch einen Erregernachweis zu differenzieren. Das EA sollte so wenig wie möglich aber so oft wie nötig erfolgen. Für die Patienten ist das Absaugen meistens unangenehm und schmerzhaft. Der Vorgang kann mit Luftnot, starkem Hustenreiz, Würgen, Übelkeit und Erbrechen einhergehen. Patienten mit Orientierungsstörungen und beeinträchtigtem Bewusstsein können sich bedroht fühlen. Es können folgende Komplikationen auftreten: Hypoxie, Bradykardie als Folge eines Vagusreizes, eine durch Stress bedingte Tachykardie, Verletzungen und Blutungen der Trachealschleimhaut oder eine Keimverschleppung durch unsauberes Arbeiten.

## Begründung zur Wahl der Anleitungsinhalte und -methoden

Um das von K. formulierte Ziel schrittweise zu erreichen, fand eine erste Ausbildungssituation zum Thema statt, für die die PA folgende Lernangebote ermöglicht:

- Eine Absaugeinheit kennen lernen und bedienen
- Indikationen und Komplikationen beim EA kennen lernen
- Verschiedene Absaugkatheter kennen
- Nasales und orales Absaugen mit einem offenen System
- Beim EA Kontakt mit bewusstseinseingeschränkten Patienten aufnehmen

In dieser ersten Anleitungssequenz ermöglicht die PA das Üben am Modell (◘ Tab. 11.9).

Beim Üben am Modell konnte die Lernende trainieren, eine Absaugeinheit zusammenzusetzen und eine fiktive Absaugung durchzuführen. Hierfür bietet es sich an, eine Absaugeinheit an einem leeren Bettenplatz zusammen zu setzten. Sehr positiv wird von der PA eingeschätzt, dass sich K. ohne Scheu und mit genügend Respekt dieser Aufgabe in einer ihr unbekannten Umgebung stellte. Die Lernende ist sehr motiviert und hat beim Üben am Modell erste Fertigkeiten erlangt. Das Einhalten hygienischer Richtlinien und die Umgebungsgestaltung bereitet ihr jedoch Schwierigkeiten. Um Sicherheit und weitere Fähigkeiten beim EA zu erlangen, wurde eine weitere Anleitungssequenz zwei Wochen später als reale Situation mit einem Patienten geplant.

**□ Tab. 11.9**    Protokoll zur Übung am Modell

| Inhalte in Handlungsschritten | Wer tut was? (PA = Praxisanleiterin/K = anzuleitende Kollegin) | | | |
|---|---|---|---|---|
| | handeln | kommunizieren | beobachten | dokumentieren |
| Indikationen und Komplikationen beim EA erläutern | | PA | K | K |
| Absaugelemente demonstrieren und erklären | PA | | K | K |
| Verschiedene Absaugkatheter demonstrieren | PA | | | K |
| Demonstrieren und vorbereiten des benötigten Materials/ Arbeitsplatzorganisation | PA | | K | K |
| Zusammensetzen und prüfen einer Absaugeinheit | PA | | K | K |
| Arbeitsplatzorganisation | K | | PA | |
| Zusammensetzen der Absaugeinheit | K | | PA | |
| Überprüfen der Funktionstüchtigkeit | K | | PA | |
| Präparieren einer fingierten Beatmungssituation mit realem Tubus und Gänsegurgel | PA | | K | |
| Absaugvorgang durchführen | PA | | | |
| Absaugvorgang durchführen | K | | (PA gibt Hilfestellung und erläutert worauf zu achten ist) | |
| Zusammenfassung der Handlungsschritte/Auswertung Aufräumen und Entsorgen benötigter Materialien | PA/ K | PA/ K | | |

**11**

Die Lernende weiß, dass das EA über ein geschlossenes und ein offenes System möglich ist. Da im Arbeitsbereich der PA in der Regel das offene System angewendet wird, ist die Anleitung dafür geplant. Gleichzeitig werden aber auch auf die Möglichkeit und die Vorteile eines geschlossenen Systems hingewiesen.

Auf dem Rückmeldebogen der ersten Anleitung erhielt K. für die folgende Anleitung vorbereitende Lernaufgaben:

— Die unterschiedlichen Absaugkatheter in ihrer Anwendung erklären

— Die Komplikationen nennen können, die beim EA auftreten können
— Die Indikationen für endotracheales Absaugen und die verschiedenen Absaugmöglichkeiten kennen
— Die Schritte der Handlungskette des EA zusammenfassen
— Eine Abbildung der Atemwege korrekt beschriften

Für dieses vorbereitende Selbststudium erhält K. von der PA die Leitlinien des Hauses zum

Absaugen des Nasen- und Rachenraumes und des endotrachealen Absaugens (◯ Tab. 11.11).

K. hat den Auftrag, sich über die Regelungen und Möglichkeiten zum EA in ihrer künftigen Einrichtung zu informieren. Zusätzlich händigt ihr die PA verschiedene Absaugkatheter und eine Abbildung der Atemwege aus.

Folgende **Lernziele** wurden für die zweite Anleitung im Vorgespräch gemeinsam schriftlich festgelegt:

- **Affektiv**: Informiert Patienten selbstständig, nimmt seine Ängste wahr und reagiert angemessen darauf
  - Nimmt das Unwohlsein des Patienten bei Sekrektanschoppung wahr, handelt angemessen und vermittelt Sicherheit
  - Erkennt Stresszeichen während des Absaugens und reagiert darauf
- **Kognitiv**: Kennt die Indikationen und Möglichkeiten zum Absaugen
  - Beschriftet die Abbildung der Atemwege korrekt
  - Kennt die verschiedenen Absaugkatheter und deren Anwendung
  - Weiß um die möglichen Gefahrenquellen beim Absaugen
- **Psychomotorisch**: Organisiert den Arbeitsplatz zum Absaugen sinnvoll
  - Bedient die Absaugeinheit selbstständig
  - Bereitet das Absaugen mit Hilfestellungen in sinnvoller Reihenfolge vor
  - Führt das Absaugen mit Unterstützung sicher, fachgerecht und hygienisch durch
  - Setzt die Absaugvorrichtung korrekt zusammen und kann die Fehlerquellen bei fehlender Saugleistung erkennen

Zudem wurden folgende **Lernaufgaben** für die Anleitung festgelegt:

- Kontrolliert selbstständig die Funktionstüchtigkeit des Absaugsystems
- Informiert den Patienten selbstständig und angemessen zum geplanten Absaugen
- Führt die EA unter Berücksichtigung der Leitlinien mit Unterstützung durch

- Beobachtet die Situation und das Empfinden des Patienten
- Reagiert angemessen und reflektiert seine Wahrnehmungen im Nachgespräch

## Günstige Lernbedingungen und Anleitungsverlauf

Es ist die Aufgabe der PA, für lernfördernde Rahmenbedingungen zu sorgen. Die Planung der Anleitung spielt deshalb eine wichtige Rolle. Im Vorgespräch wurde daher mit K. gemeinsam das Thema, der Ort, die Zeit, das Datum und die Dauer der zweiten Anleitung festgelegt. Die Lernsituation und die dazugehörigen Aufgaben und Lernziele werden mit dem Kenntnisstand, den Fertigkeiten und Fähigkeiten Anzuleitender abgestimmt. Einige Tage vor der geplanten Anleitung findet ein Kontaktgespräch mit dem Team statt, in dem die PA den Zeitpunkt und die Inhalte der Anleitung absichert. Die ausgewählte Patientin wird durch die PA wenn möglich am Vortag informiert und deren Einverständnis eingeholt.

Am Anleitungstag sollte für eine entspannte Lernatmosphäre gesorgt werden. Dafür sollte ein geeigneter Raum zur Verfügung stehen, in dem die Gespräche erfolgen können. Für die Anleitung sind circa zwei Stunden eingeplant. K. hat sich auf diese Anleitung zwei Wochen lang vorbereiten können.

### 11.4.3 Durchführung der Anleitung

#### Einführung am Anleitungstag

Vor Beginn der eigentlichen Anleitung stimmt die PA die Planung und die Handlungsschritte nochmals mit der Lernenden anhand eines kurz gefassten Protokolls (◯ Tab. 11.10) ab.

Die PA informiert sich bei der zuständigen Pflegekraft über die aktuelle Situation der

**11**

| ▣ Tab. 11.10    Durchführungsprotokoll: Endotracheales Absaugen | | | | |
|---|---|---|---|---|
| **Durchführungsprotokoll Intensivstation: Endotracheales Absaugen Anleitungstag:** | | | | |
| **Name Schüler/ Kollegin: K.** <br> **Ausbildungsberuf/-jahr: Gesundheits- und Krankenpflegerin seit 2009 (GPA)** | | | | |
| **1. Einführung:** | **Aktuelle Hinweise/Informationen** | | | |
| Kontaktgespräch im Team: | 7.00 Uhr mit Team u. Leitung. Keine Veränderungen | | | |
| Information zum Patienten: | 7.30 Uhr Situation stabil, Pat. ist somnolent | | | |
| Vorgespräch: | Folgende Inhalte wurden besprochen/gemeinsam abgestimmt | | | |
| | Aktuelle Situation des Patienten | | | |
| | Vorbereitete Lernaufgaben Wünsche und Bedenken von K. | | | |
| | Anleitungsthema/ Lernziele/Lernaufgaben | | | |
| | Handlungsschritte während der Durchführung festlegen | | | |
| | Zeitplan | | | |
| | Zusätzliche Hinweise | | | |
| Übung am Modell: | Zusammensetzen der Absaugeinheit Überprüfung der Funktionstüchtigkeit Absaugvorgang durchführen | | | |
| **2. Realisierung in Handlungsschritten:** | Wer tut was? (PA = Praxisanleiterin/K = anzuleitende Kollegin) | | | |
| | **handeln** | **kommunizieren** | **beobachten** | **dokumentieren** |
| Begrüßung und Situation des Patienten erfassen Situationsgerechte Information des Patienten zum Vorhaben | PA | PA/K | K | |
| Händedesinfektion | PA/K | | | |
| Materialien vorbereiten und- überprüfen | K | | PA | |
| Absaugsystem prüfen, Training an der Absaugeinheit <br> – Handling zum Anschluss <br> – Sterile Entnahme des Katheters Mundschutz anlegen | K <br> PA/K | | PA | |
| Arbeitsplatz direkt am Pat. vorbereiten Umgebungsgestaltung | PA | | K | |
| Demonstration des Absaugens lt. Leitlinie (▣ Tab. 11.11) | PA | PA | K | K |
| ca. 5 min. Erholungspause für den Patienten Händedesinfektion, vorbereiten neuer Materialien | PA/K | | | |
| Demonstration des Absaugens lt. Leitlinie (▣ Tab. 11.11) | K | K | PA | |
| Pause | | | | PA/K |

Tab. 11.10 (Fortsetzung)

| Durchführungsprotokoll Intensivstation: Endotracheales Absaugen Anleitungstag: | | | |
|---|---|---|---|
| Name Schüler/ Kollegin: K. Ausbildungsberuf/-jahr: Gesundheits- und Krankenpflegerin seit 2009 (GPA) | | | |
| **3. Abschluss und Nachbereitung** | | | |
| Beurteilung des Sekretes | PA/K | | |
| Cuffdruckkontrolle PEEP-Anpassung | PA | K | K |
| Auskultation der Lunge | PA/K | | |
| Info an Pat., dass Maßnahme abgeschlossen ist | PA | K | |
| Herstellen der erforderlichen Ordnung, Aufräumen, Entsorgen Desinfektion benötigter Materialien Händedesinfektion, Verabschiedung vom Pat. | PA/K | | |
| Dokumentation | PA | K | |
| Information an zuständige Kollegin | PA | K | |

Patientin. Anschließend wird die anzuleitende K. von der PA über den Zustand der Patientin informiert. K. bekommt nun die Gelegenheit, zu erläutern, was sie sich an Wissen zu Indikationen, zu Möglichkeiten des Absaugens, zu Absaugkatheter und zu Gefahren beim Absaugen angeeignet hat. Sie kann Fragen stellen und wiederholt ihre Kenntnisse, indem sie eine Abbildung der Atemwege anatomisch korrekt beschriftet und die Handlungsschritte des EA benennt.

Anschließend wiederholen beide eine Übung zum Absaugen nochmals am Modell, wie es bereits zwei Wochen vor der Anleitung stattgefunden hat.

Im Patientenzimmer ist es für die Realisierung hilfreich, wenn dort eine ruhige Stimmung herrscht, z. B. Nachbarpatienten nicht in intensive Pflegemaßnahmen involviert sind und ein Schild an der Tür darauf aufmerksam macht, dass möglichst nicht gestört werden sollte.

## Verlauf am Anleitungstag einschließlich Erstauswertung

Die Begrüßung der Patientin erfolgt gemeinsam von der PA und K., dabei informiert die PA die Patientin nochmals. Nach gemeinsamer Händedesinfektion bereitet K. selbstständig die erforderlichen Materialien vor, prüft das Absaugsystem und demonstriert die Bedienung einer Absaugeinheit, das Handling zum Anschluss und zur sterilen Entnahme des Absaugkatheters ohne Patienten.

Diese Tätigkeit führt K. solange durch, bis sie sicher und fachlich korrekt erfolgt. Danach legen beide den Mundschutz an. Die PA organisiert sich den Arbeitsplatz und sorgt für eine sichere und sinnvolle

Umgebungsgestaltung. Jetzt demonstriert die Praxisanleiterin das EA an der Patientin (◘ Abb. 11.5) nach der Leitlinie (◘ Tab. 11.11).

K. beobachtet die Vorgehensweise und hat die Gelegenheit, sich nach Bedarf Notizen zu machen. Nach einer Erholungspause der

**a**

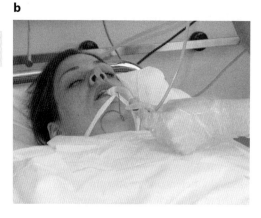

**b**

◨ **Abb. 11.5** EA mit offenem System: Das Einführen des Absaugkatheters in den endotrachealen Tubus muss steril erfolgen. Deshalb zieht man einen sterilen Einmalhandschuh über die „Absaughand". Die zweite Hand mit Handschuh am Katheterende ist unsteril

Patientin übernimmt K. das zweite EA, während die Anleiterin beobachtet und unterstützt (◨ Abb. 11.6).

Sie greift nur ein, wenn eine für die Patientin gefährliche Situation entsteht oder wenn die Bedürfnisse der Patientin nicht angemessen

berücksichtigt werden. Die PA macht sich zu den Handlungsschritten von K. erst nach dem Absaugen Notizen. Für die Kommunikation mit der Patientin ist jeweils die Person verantwortlich, die das Absaugen durchführt.

Abschließend erfolgt die Cuffdruckkontrolle und die PEEP Anpassung durch die PA, beide kontrollieren die korrekte Atmung der Patientin mittels Stethoskop, fragen nach Wünschen der Patientin und informieren sie, dass das Absaugen beendet ist.

Im Patientenzimmer stellen beide nun die erforderliche Ordnung wieder her und entsorgen die benötigten Materialien fachgerecht. Die Maßnahme und Beobachtungen werden in der Pflegedokumentation festgehalten und die zuständige Kollegin informiert. Nach Beendigung aller Arbeiten erfolgen eine kurze Pause von ca. 10 Minuten und eine erste kurze Reflexion in ruhiger Atmosphäre. Hierbei kann K. ihre ersten Eindrücke mitteilen und deutlich machen, wie sie sich in der Situation erlebt hat. Sie bekommt so auch die Möglichkeit, Fragen zu stellen und Schwierigkeiten anzusprechen. Damit dieses kurze Erstgespräch von der Anzuleitenden nicht als Fehlersammlung verstanden wird, fordert die Praxisanleiterin sie auf, zu benennen, was ihr gut gelungen ist, wo es Schwierigkeiten gab und welche Eindrücke sie aus der Situation mitgenommen hat.

## 11.4.4 Reflexionsgespräch

Ein späteres, ausführliches Nachgespräch orientiert sich dann konkret am Erreichen der festgelegten Lernziele (▶ Abschn. 11.1.3, ◨ Tab. 11.4). Diese Rückmeldung und Selbsteinschätzung erfolgt zuerst von K. Bei der Auswertung sollte auch sie die Feedbackregeln kennen und berücksichtigen. Der letzte Schritt der Reflexion befasst sich mit der weiteren Planung. Lernerfolge werden durch die PA hervorgehoben und gemeinsam wird festgelegt, dass K. nach einer Einarbeitungsphase in ihrer neuen Einrichtung, die Gelegenheit nutzen sollte, nochmals in der Station der PA zu hospitieren.

**◻ Tab. 11.11** Leitlinie: Endotracheales Absaugen (*Quelle)

**Pflegeprobleme:**
Der Patient ist tracheotomiert und wird wegen starker Sekretbildung der Bronchialschleimhaut regelmäßig abgesaugt.
Es besteht die Gefahr
– einer Pneumonie,
– einer Verletzung der Trachealschleimhaut,
– einer Hypoxie,
– einer Vagusreizung mit Bradykardie, Rhythmusstörungen, Erbrechen.

**Beachte:**
Bei jedem tracheotomierten Patienten muss folgendes Material am Bett vorhanden sein:
– Funktionstüchtiges Absauggerät
– Funktionstüchtiges Sauerstoffgerät
– Ersatzkanülen
– Trachealbürste für Innenkanüle
Bei plötzlicher, scheinbar unerklärlicher Atemnot eines Tracheostomaträgers ist die Kanüle meist aufgrund von Borkenbildung verstopft. Hier hilft nur rasches Entfernen der Innenkanüle oder der gesamten Trachealkanüle.

**Pflegemaßnahmen:**
1. endotracheales Absaugen des Bronchialsekrets
2. sorgfältige Pneumonieprophylaxe (siehe Standard Pneumonieprophylaxe)
3. Trachealkanüle auf Borkenbildung und Durchgängigkeit prüfen

**Pflegeziele:**
– Atemwegssekret wird effektiv und atraumatisch entfernt
– Keimverschleppung in die unteren Luftwege wird vermieden
– Komplikationen werden rechtzeitig erkannt

**Häufigkeit:**
1. Einmal pro Schicht und nach Bedarf
2. Mindestens dreimal täglich, je nach Gefährdung
3. Einmal pro Schicht und nach Bedarf

**11**

Tab. 11.11    (Fortsetzung)

| Material: | Durchführung: |
|---|---|
| – Händedesinfektionsmittel<br>– Funktionstüchtiges Absauggerät<br>– Steriler Verbindungsschlauch<br>– Sterile Absaugkatheter<br>– Unsterile Handschuhe und ein Handschuh foliensteril<br>– Möglichkeit zur O$_2$-Gabe<br>– Abwurf<br>– Ggf. Material zur Mund- und Nasenpflege<br>– Absauggerät<br>– Zwischenstück zur Druckregulierung<br>– Ggf. Absaugfalle zur Gewinnung von Material zur bakteriologischen Untersuchung (ärztliche Anordnung)<br>– Ggf. anästhesierendes Gleitmittel<br>– Mund- und Nasenschutz<br>– Ggf. Bakterienfilter und Spüllösung | – Patient grundsätzlich vor jedem Absaugen über die Ziele, die zu erwartenden Beschwerden und sein Verhalten während des Vorgangs informieren<br>– Händedesinfektion<br>– Kanülenfixierung kontrollieren, damit sie während des Absaugvorgangs nicht herausgehustet werden kann<br>– Material vorbereiten und in Griffweite legen<br>– Sterile Handschuhe anziehen: „Absaughand" – steril, „Arbeitshand" – unsteril<br>– Atraumatischen Absaugkatheter steril mit Absaugvorrichtung verbinden<br>– Mit steriler Hand den Absaugkatheter ohne Sog und mit leichter Drehbewegung bis zur Bifurkation einführen (Widerstand) und einen Zentimeter zurückziehen<br>– Sog herstellen und unter leichter Drehbewegung Katheter langsam zurückziehen (Dauer des Vorgangs maximal 15 Sekunden, langsam bis 15 zählen)<br>– Beobachtung des Patienten während des Absaugens hinsichtlich Anzeichen einer Vagusreizung, Atemstörungen und Herzfrequenz sowie Sekretbeobachtung (Farbe, Menge, Konsistenz)<br>– Patienten zur Ruhe kommen lassen, wenn nötig Vorgang wiederholen, dazu neues Material verwenden<br>– Bei Bedarf Mund und Rachen absaugen<br>– Absaugverlängerung mit Wasser durchspülen<br>– Absauggerät in ständiger Funktionsbereitschaft halten und vor jedem Einsatz auf Funktion prüfen<br>– Gerät nach Gebrauch mit Desinfektionslösung durchspülen<br>– Auffanggerät für Sekret alle zwölf Stunden leeren<br>– Im Abstand von 14 Tagen, gemäß Herstellerangaben, den Bakterienfilter erneuern<br>– Schlauchsystem alle 24 Stunden wechseln (siehe Hygienestandard) |
| **Nachsorge:** | **Dokumentation:** |
| – Patient wieder bequem lagern<br>– Krankenbeobachtung: Atmung<br>– Gebrauchtes Material vorschriftsmäßig entsorgen | – Eintrag von Beobachtungen, Auffälligkeiten und Bewertung im Pflegebericht<br>– Zubehörwechsel täglich |

*Quelle: Leitlinie des Albertinen-Krankenhauses Hamburg, 2009

a

b

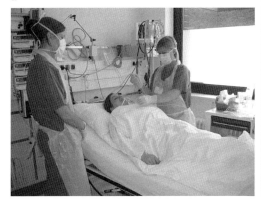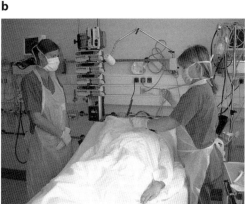

■ **Abb. 11.6**   Die PA steht bereit, um unterstützend oder korrigierend einzugreifen

Die Hospitation gibt ihr die Möglichkeit, Gegebenheiten und Anforderungen zum EA in ihrem neuen Arbeitsbereich mit Anforderungen des jetzt Gelernten vergleichen und in Einklang bringen zu können. Die PA kann nach der Anleitung einschätzen, dass die angeleitete Kollegin ihre Kenntnisse, Fähigkeiten und Fertigkeiten im Bereich des endotrachealen Absaugens vertiefen konnte und diese in ihrem künftigen Arbeitsfeld nutzen kann. Sie macht aber auch deutlich, dass die fachliche Sicherheit und die sorgfältige Betreuung von Patienten oder Bewohnern mit Tracheostoma nicht vollständig in zwei Trainingseinheiten erworben werden können, sondern dafür intensive Schulungsmaßnahmen und weitere fachgerechte Anleitungen erforderlich sind. Im Anschluss an die Anleitungssituation sollte die Praxisanleiterin sich in ihrer Rolle auch selbst reflektieren können [4].

## 11.5 Anleitung in einer Tagesbetreuungsstätte zur Gruppenaktivierung demenzkranker Gäste

### 11.5.1 Einführung in das Thema

Viele engagierte Mitarbeiterinnen in Tagesstätten übernehmen neben der Betreuung der täglichen Besucher auch Aufgaben zur Praxisanleitung und Einarbeitung neuer Mitarbeiter, nachdem sie eine zusätzliche, berufspädagogische Weiterbildung abgeschlossen haben. Unter Anleitung einer Praxisanleiterin, die seit mehreren Jahren in der Tagespflegestätte eines Pflegeheims tätig ist, gewinnt eine künftige Kollegin Sicherheit im Umgang mit demenzkranken Gästen und erlernt eine Standard-Gruppenaktivierung.

### 11.5.2 Vorbereitende Aufgaben der Praxisanleiterin

**Situationsanalyse zum Arbeitsbereich**

Die geplante Anleitung findet in der Tagespflegestätte eines Pflegeheims statt. Dort betreut ein Team von drei Pflegefachkräften und zwei Hilfskräften zwölf Gäste im Alter von 56 bis 86 Jahren, von denen acht an Demenz erkrankt und fünf Besucher stark körperbehindert sind. Die Gäste werden um 9.00 Uhr von einem Fahrdienst gebracht und um 16.30 Uhr abgeholt und nach Hause gefahren.

Regelmäßige, verlässliche Abläufe und Angebote prägen die Struktur der Tagespflegestätte. Durch Aktivitäten wie Gymnastik, Tanz und Musik erhält jeder Tag trotzdem ein neues Gesicht. Mitmachen wird angeregt,

**11**

doch niemand wird zur Beteiligung gezwungen. Respekt vor der Persönlichkeit jedes einzelnen ist selbstverständlich. Zu den regelmäßigen Angeboten gehören das gemeinsame Frühstück, Mittagessen und eine Kaffemahlzeit. Die Mahlzeiten werden gemeinsam mit den Gästen in der Teeküche vorbreitet.

Von 9.30 bis 10.00 Uhr wird gefrühstückt. Von 10.00 bis 12.00 Uhr haben die Gäste die Möglichkeit, an verschiedenen Gruppenangeboten teilzunehmen. Zu diesen gehören: Spaziergänge, Bewegungsübungen, Singen, hauswirtschaftliche Tätigkeiten, Blumenpflege, Erzählen, Lesen, Gedächtnistraining, Gesellschaftsspiele und Ausflüge. Von 12.00 bis 13.00 Uhr findet das gemeinsame Mittagessen statt. Die anschließende Mittagsruhe ist wird bis 14.00 Uhr eingehalten. Besucher, die keinen Mittagschlaf machen mögen, lesen in der Zwischenzeit oder unterhalten sich mit anderen bzw. gehen im Garten spazieren. Während der Mittagsruhe, in der ein Bereitschaftsdienst die Aufsicht übernimmt, nutzen die Mitarbeiter die Zeit für Dokumentation und Dienstbesprechungen. Um 14.30 Uhr gibt es Kaffee und Kuchen. Bei der anschließenden Nachmittagsrunde sind alle Gäste anwesend, es wird aus der Zeitung vorgelesen und gemeinsam ein Kreuzworträtsel gelöst. Anschließend wird über Befindlichkeiten und Erlebnisse des Tages gesprochen und ab ca. 15.30 Uhr werden Vorbereitungen für die Heimfahrt getroffen.

Die Mitarbeiterinnen der Tagesstätte arbeiten eng mit anderen Bereichen der Einrichtung zusammen, zu denen zwei Pflegestationen, eine Wohngruppe für Demenzkranke und das Betreute Wohnen gehören. In der Tagesstätte absolvieren in der Regel nicht nur Schüler aus der Kranken- und Altenpflegeausbildung ihr Praktikum, sondern es hospitieren häufig auch ehrenamtliche Helfer und Mitarbeiter im Bundesfreiwilligendienst.

## Bedarfsanalyse und Situation der anzuleitenden Mitarbeiterin

Die anzuleitende Kollegin A. hat vor einem Jahr ihre Ausbildung in der Altenpflege begonnen. Im theoretischen Unterricht konnte sie bereits in mehreren Lernfeldern Grundkenntnisse und Fähigkeiten in der Kommunikation sowie zur Betreuung demenzkranker Menschen erwerben. A. ist 44 Jahre alt und war vorher bereits zwei Jahre als ungelernte Helferin in der Einrichtung auf einer Pflegestation tätig.

Die Tagesstätte ist für sie ein neuer, fremder Arbeitsbereich. In der Aktivierung und Beschäftigung von demenzkranken Besuchern hat sie bisher wenig Erfahrung sammeln können, deshalb finden in der Tagesstätte mehrere Anleitungen für A. zu diesem Thema durch die PA der Einrichtung statt. Die Stärken der Kollegin im Rahmen des geplanten Themas lassen sich folgendermaßen zusammenfassen: A. ist eine hochmotivierte, freundliche Kollegin, die bisher wegen ihrer familiären Belastungen keine Ausbildung absolviert hat, sondern als Hilfskraft u. a. bei der Post und im Servicebereich eines Krankenhauses arbeitete. Nachdem sich ihre private Situation entspannt hatte, bemühte sie sich erfolgreich darum, eine Ausbildung im Pflegebereich zu beginnen und schloss einen Ausbildungsvertrag mit der Altenpflegeeinrichtung ab. A. wird als interessierte, aufmerksame Kollegin geschätzt. Sie ist kritik- und teamfähig und sehr bemüht, sich Kenntnisse und Fähigkeiten im Umgang mit alten Menschen und in deren individueller Betreuung anzueignen.

Neben den organisatorischen Abläufen der Einrichtung kennt sie die Abläufe und Gäste der Tagesstätte aus sporadischen Kontakten sowie Fallbesprechungen und Dienstübergaben. Im Umgang mit pflege- und betreuungsbedürftigen Menschen ist sie zugewandt und aufmerksam. In Fallbesprechungen mit der PA bekam sie Unterstützung darin, ein professionelles Maß an Nähe und Distanz im Umgang mit den Gästen der Tagesstätte zu entwickeln.

Obwohl A. bereits in Kleingruppen demenzkranker Gäste der Tagesstätte mitgearbeitet und unter Anleitung bereits aktivierende Beschäftigungsangebote und Einzelaktivierungen übernommen hat, beschreibt sie ihre derzeitigen **Lernbedarfe** und **Unsicherheiten** selbst in folgenden Punkten:

- Individuellen und situationsbezogen Umgang mit Gruppen, von an Demenz erkrankten Menschen erlernen
- Individuelle Kompetenzen und Ressourcen von demenzkranken Menschen wahrnehmen und in einer Gruppe fördern
- Personenorientierte Beschäftigungsangebote entwickeln
- Lebenswelten und biografische Ansätze bei aktivierenden Maßnahmen berücksichtigen
- Wohlbefinden in Gruppen fördern
- Erkennen und Verhindern von Überforderung Demenzkranker

## Begründung zur Wahl der Anleitungsinhalte

Die feste Tagesstruktur und immer wiederkehrende Rituale der Tagesstätte vermitteln den Gästen Sicherheit und dienen der Orientierung. Die Mitarbeiterinnen unterstützen die Besucher zusätzlich durch gezielte Betreuung, Aktivierung und Therapie darin, vorhandenen Ressourcen zu nutzen, um körperlich und geistig aktiv zu bleiben. Das Hauptziel der Kollegin, für die eine Anleitung geplant wird, ist es deshalb, selbst eine aktivierende Beschäftigungseinheit für eine Gruppe von Gästen, die an Demenz im Frühstadium leiden, zu planen und zu leiten.

Durch die Praxisanleitung zur Gruppenaktivierung bekommt die Kollegin Gelegenheit, sich mit den individuellen Ressourcen der Besucher vertraut zu machen und durch selbst entwickelte Angebote zunehmend Fähigkeiten in der individuellen Betreuung

und Aktivierung von Menschen mit Demenz zu erwerben. Um das geplante Ziel zu erreichen, ist es erforderlich, dass A. stufig in mehreren Lernschritten Kompetenzen erwirbt (◱ Tab. 11.12).

Zunächst wird A. ihre Kenntnisse zum Krankheitsbild Demenz vertiefen. Nach mehreren Hospitationen bei Gruppenaktivierungen durch Pflegefachkräfte ist anschließend geplant, dass sie ein selbstgewähltes Thema zur Aktivierung fachgerecht vorbereitet und selbst eine Gruppenaktivierung von ca. 60 Minuten durchführt. Vorbereitend auf das Thema soll A. sich die dazugehörigen Informationen und Materialien besorgen und ihre Planung mit der Praxisanleiterin abstimmen.

## Fachanalyse

Der regelmäßige Aufenthalt und die Kontakte in einer Gruppe bieten alten Menschen vielfältige Möglichkeiten für zwischenmenschliche Beziehungen. Schon die Zugehörigkeit zu einer Gruppe durch den regelmäßigen Aufenthalt in einer Tagesstätte hat für viele Gäste hohen Stellenwert. Es ist häufig ein Weg aus der Isolation und ein Ort, der Sicherheit und Geborgenheit bietet. Durch die aktivierenden Angebote innerhalb der Tagesstätten kann verloren gegangene Lebensfreude neu geweckt werden.

Kontakte und Gelegenheiten, sich am sozialen Leben zu beteiligen, werden möglich und sehr schnell kann sich so genanntes Wir-Gefühl entwickeln. Regelmäßige Gruppenaktivitäten haben dabei eine wichtige Bedeutung, denn sie motivieren auch dazu, verloren gegangene Freuden und Interessen neu zu entdecken, Dinge auszuprobieren und Freizeitaktivitäten anzuregen. In diesem Sinne ist eine Gruppenaktivierung, wie sie für die Anleitung geplant ist, ein wichtiges Angebot in der Struktur von Tagesstätten.

Bei der Planung solcher Aktivierungen ist es wichtig, nicht überstürzt ein neues Angebot zu organisieren, sondern sich gezielt in den Rahmen bisheriger Aktivierungen einzufügen, damit für die Besucher allein durch immer

**11**

**◘ Tab. 11.12**    Stufiges Erlernen einer Gruppenaktivierung

| Lernaufträge für die ersten zwei Wochen: | Grundlagen zum Krankheitsbild Demenz: | Bemerkungen |
|---|---|---|
| | 1. Informieren Sie sich bitte anhand der Informationsmaterialien in der Tagegruppe zu folgenden Fragen: Welche spürbaren Veränderungen treten bei Demenzkranken in den folgenden Bereichen auf: <br> – Beim Denken <br> – Stimmungs- und Befindlichkeitsveränderungen <br> – Verhaltensänderungen <br> – Körperliche Veränderungen <br> 2. Fassen Sie bitte in Stichpunkten zusammen: <br> – Hinweise zum Umgang mit Demenzkranken <br> – Hinweise zur Kommunikation mit Demenzkranken <br> – Was beinhaltet der Begriff Validation im Umgang mit Demenzkranken? <br> 3. Informieren Sie sich auch zum Thema „Informationen für Angehörige von Demenzkranken" unter ▶ www.demenz-leitlinie.de | |
| Praxishospitation bzw. -demonstration für die ersten zwei Wochen einschließlich Auswertung der o. g. Lernaufträge | 1. Die PA demonstriert und wertet mit der Kollegin A. aus: <br> – 20-Minuten-Einzelaktivierung einer Besucherin <br> – 10-Minuten-Aktivierung einer Kleingruppe <br> – Gruppenaktivierung über 60 Minuten <br> 2. Die PA wertet mit der Kollegin A. die o. g. Lernaufträge der ersten beiden Wochen aus | |
| Hospitationen mit Lernaufträgen für die folgenden zwei Wochen: | – Hospitieren Sie bei Kolleginnen an zwei Gruppenaktivierungen von 60 Minuten <br> – Fassen Sie die Schritte des Ablaufs schriftl. zusammen <br> – Werten Sie mit der Kollegin die Hospitationen aus <br> – Beschreiben Sie dabei die Reaktionen von drei Gästen auf die Inhalte der Aktivierung <br> – Erstellen Sie sich anhand des Standards der Tagesstätte eine schriftliche Zusammenfassung zu verbale und nonverbale Techniken bei der Aktivierung Demenzkranker <br> – Verschaffen Sie sich einen Überblick über die Hilfsmittel zur Mobilisation und zur visuellen und kognitiven Aktivierung, die in der Tagesstätte genutzt werden | |
| Praxisaufträge für die Anleitung der Mitarbeiterin A. nach vier Wochen: | 1. Wählen Sie sich mit der PA sechs Gäste aus, die Sie zu einer Gruppenaktivierung einladen möchten und fassen Sie deren Lebenshintergrund, Ressourcen, Interessen und Einschränkungen in einer Übersicht zusammen, die Sie mit der PA auswerten <br> 2. Planen Sie eine 60-Minuten-Aktivierung für die ausgewählten Gästen und stimmen Sie die Planung mit der PA ab <br> 3. Führen Sie eine 60-Minuten-Aktivierung unter Anleitung durch die PA möglichst selbstständig durch und werten Sie diese mit der PA nach vorher festgelegten Lernzielen aus | |

gleiche Rahmenbedingungen eine verlässliche, überschaubare Struktur entsteht.

Folgende Arbeitsschritte sind deshalb bei der Planung einer Gruppenaktivierung zu berücksichtigen:

- Kennenlernen, bzw. Bestandsaufnahme der Interessen, Bedarfe, Ressourcen und Einschränkungen der Gäste
- Schaffen geeigneter Rahmenbedingungen
- Themen- und Verlaufsplanung in einer immer wiederkehrenden Grundstruktur und durch Einsatz verbaler und nonverbaler Techniken

Geeignete Rahmenbedingungen sind Voraussetzung, um eine angemessene Gruppenaktivierung zu erreichen. Es sollte ein immer gleicher, dafür genutzter, separater Raum zur Verfügung stehen. Um eine stressfreie, ruhige Atmosphäre zu ermöglichen, sollte der Raum über ausreichend bequeme Plätze verfügen, gut belüftet, nicht überheizt und gut beleuchtet sein. Der zeitliche Rahmen einer Gruppenaktivierung liegt in der Regel zwischen 20 und 60 Minuten.

## Günstige Lernbedingungen und Anleitungsverlauf

Um A. mit den Anforderungen einer komplexen Gruppenaktivierung nicht zu überfordern, bereitet die PA die Erarbeitung des Themas mit ihr **stufig in mehreren Handlungsschritten** vor (◘ Tab. 11.12).

Hierzu gehören Lernaufträge und Praxisaufgaben für A. sowie Demonstrationen und Fallbesprechungen in der Praxis durch die PA und Hospitationen bei weiteren Kolleginnen. Auf diese Weise werden Inhalte zum Thema bereits vier Wochen vor der geplanten Anleitung umfassend gemeinsam zwischen der PA und der Mitarbeiterin A. erarbeitet.

Die vorbereitenden Lernaufgaben sichern, dass A. sich Basiswissen zum Umgang mit Demenzkranken sowie zur Aktivierung und Beschäftigungsangeboten aneignet. Dazu gehört es auch, Leitlinien und Standards in der Betreuung und im Umgang mit Demenzkranken kennenzulernen. Ebenso sollte A. vorbereitend die in der Tagesgruppe vorhandenen Möglichkeiten und Materialien zur Beschäftigung und Aktivierung kennenlernen bzw. selbst erkunden.

Den Zeitplan spricht die PA rechtzeitig vorher mit der Leiterin der Tagesstätte und dem Team ab, damit die einzelnen Lernschritte von A. sowie deren Anleitung planmäßig stattfinden können und nur in außerplanmäßigen Situationen unterbrochen werden muss. Die Schritte des stufigen Herangehens an die komplexen Aufgaben legt die PA im Vorgespräch mit der Kollegin A. schon vier Wochen vor der eigentlichen Anleitung mit ihr gemeinsam fest.

Die konkreten Lernziele und den Ablauf der Anleitung plant A. ca. 14 Tage vor der Anleitung in Abstimmung mit der der PA (◘ Tab. 11.13).

Folgende **Lernaufgaben** und **Lernziele** und werden im Vorbereitungsprotokoll (◘ Tab. 11.5) festgelegt:

a. Vorbereitende **Lernaufgaben** (◘ Tab. 11.12 Stufiges Lernen)
b. Aufgaben von A. während der Anleitung „Gruppenaktivierung":
    - Informiert sich am Anleitungstag über das Befinden der für die Aktivierung ausgewählten Gäste und berichtet der PA darüber im Vorgespräch sowie über die Zielstellung der geplanten Aktivierung
    - Erklärt der PA, worauf sie bei den einzelnen Gästen besonders achten, was sie anregen und was sie vermeiden wird
    - Bereitet die benötigte Materialien und den Gruppenraum vor
    - Informiert die Gäste und lädt sie zur Gruppenstunde ein
    - Leitet die Gruppenaktivierung selbstständig
    - Beobachtet das Verhalten Gäste während der Gruppenstunde
    - Wertet ihre Beobachtungen und ihre Planung im Anschluss mit der PA aus

| ◘ **Tab. 11.13**   Durchführungsprotokoll Gruppenaktivierung Thema: „Spaß mit Luftballons" | |
|---|---|
| **A) Einführung** | |
| **Name Schülern/Kollegin: A.**<br>**Ausbildungsberuf/ -jahr: Altenpflegerin im 2. Ausbildungsjahr** | |
| **Datum:** | |
| | **Aktuelle Hinweise/Informationen** |
| Kontaktgespräch im Team: | 9.30 Uhr mit Team u. Leitung |
| Information zu Gästen | Frau K. war lt. Ehemann nachts sehr unruhig, ist jetzt müde<br>Herr B. hat sich an das Thema erinnert und einen Luftballon mitgebracht |
| Inhalte unmittelbares Vorgespräch | *Besprochen/gemeinsam abgestimmt lt. Vorbereitungsprotokoll (nur ankreuzen)* |

| | |
|---|---|
| Aktuelle Situation der Gäste | X |
| Vorbereitete Lernaufgaben | X |
| Lernziele/Lernaufgaben: | X |
| Handlungsschritte | X |
| Zeitplan | X |
| Zusätzliche Hinweise | Keine |

**11**

Die folgende **Lernziele** (LZ) vorwiegend in kognitiven und affektiven Bereichen werden mit A. für die Gruppenaktivierung festgelegt und so konkret formuliert, dass eine anschließende Auswertung des Erreichten möglich ist:

— Kennt Standards und Materialien der Einrichtung für Gruppenaktivierungen und bereitet diese themenorientiert vor (kognitives LZ)
— Wählt Angebote für die Gruppenaktivierung personen- und lebensweltorientiert aus (kognitives und affektives LZ)
— Bereitet die Gruppenaktivierung strukturiert und thematisch durchdacht vor (kognitives LZ)
— Führt die Gruppenaktivierung sicher und fachgerecht durch (kognitives und affektives LZ)
— Aktiviert und beobachten die Gäste angemessen (affektives LZ)
— Achtet einfühlsam auf Äußerungen und geht individuell darauf ein (affektives LZ)
— Informiert und unterstützt die Gäste sicher (kognitives und affektives LZ)

### 11.5.3 **Durchführung der Anleitung**

Die komplexe Durchführung der Gruppenaktivierung wird in den drei Schritten Vorgespräch, Durchführung und Reflexionsgespräch geplant und mit folgenden Zeitplan festgelegt: Einführung 20 Minuten, Durchführung mit Vorbereitung und Begleiten der Gäste in der Gruppenraum 30 + 60 Minuten. Abschluss: 15 Minuten Reflexionspause, Abschlussgespräch 30 Minuten.

#### Einführung am Anleitungstag

Nachdem A. sich am Anleitungstag bei der Teamleitung über das Befinden der Gäste informiert hat, die für die Aktivierung ausgewählt wurden, stimmt die PA mit ihr und dem Team nochmals den Zeitplan ab. Anschließend bereitet A. in einem kurzen Kontaktgespräch die einzelnen Gäste auf die Gruppenaktivierung vor und kümmert sich im Gruppenraum um alle nötigen Vorbereitungen.

**⬛ Tab. 11.14** Durchführungsprotokoll Gruppenaktivierung: „Spaß mit Luftballons" (60 Minuten-Aktivierung)

**B) Realisierung in Handlungsschritten durch A: (PA unterstützt und beobachtet)**

**Direkte Vorbereitung:**

Gruppenraum lüften, Material und Sitzgelegenheiten vorbereiten

Abholen und Begleiten der Gäste in den Raum, gute Sitzposition am Tisch für alle ermöglichen

| Schritte | Inhalte | Bemerkung |
|---|---|---|
| Einleitung | Persönliche Begrüßung | Namensnennung der Gäste Tisch-Namenschilder aufstellen |
| | Einstimmung: Anfangslied (Kanon): „Sonnenschein, leuchte mir ins Herz hinein, du lieber, lieber Sonnenschein" | Singen anregen, Handbewegungen vormachen und anregen |
| | Zeitliche, örtliche Orientierung | Datum, Zeit, Ort nennen (Gäste zum Mitreden anregen) An der Tafel visualisieren |
| | Tagesthema: „Luftballonspaß" bekanntgeben | Aufgeblasene Luftballons auf den Tisch verteilen |
| **Hauptteil** | | |
| Taktile Wahrnehmung anregen | Jeder nimmt sich einen Luftballon und befühlt ihn Fragen, Antwort: Wie ist er? | Animation zum Ansehen, Tasten und Beschreiben |
| Singen (Vorspielen, Vorsingen, Mitsingen) | Luftballonlied: „Kauf dir einen bunten Luftballon, Nimm ihn fest in deine Hand, Stell dir vor, er fliegt mit dir davon In ein fernes Märchenland…" (Schlager gesungen von Marika Rökk aus dem Revuefilm „Der weiße Traum"1943 mit Alda Noni) | Musikkassette Schunkeln mit Ballons am Band Wiederholung zum Mitsingen |
| Erinnerungen anregen | Gespräch anregen zum Revuefilm und Lied von Marika Rökk, biografische Ansätze berücksichtigen und persönliche Erlebnisse wecken | |

**11**

Tab. 11.14 (Fortsetzung)

**B) Realisierung in Handlungsschritten durch A: (PA unterstützt und beobachtet)**

**Direkte Vorbereitung:**

**Gruppenraum lüften, Material und Sitzgelegenheiten vorbereiten**

**Abholen und Begleiten der Gäste in den Raum, gute Sitzposition am Tisch für alle ermöglichen**

| Schritte | Inhalte | Bemerkung |
| --- | --- | --- |
| Weitere Luftballonlieder erfragen Mobilisation/Motorik anregen | Musikkassetten bereithalten und spielen: Bewegungsübungen zum **Titel 2:** Luftballonspiel | **1. Titel:** Nena: „1000 bunte Luftballons…" **2. Titel:** Ein großer, ein runder, Luftballon (mit den Händen einen Kreis beschreiben) • Fliegt hoch und immer höher (mit den Händen langsam nach oben gehen und dem Gegenüber zuspielen) |
| Mobilisation/Motorik anregen | Luftballonspiel | Animation zum Spielen mit den Ballons am Tisch |
| PAUSE | Getränke und Obst (Melone) reichen | Ballons bleiben auf dem Tisch |
| **Schlussteil** | | |
| Ausklang/Mitsingen und Mitmachen | Liedwiederholung: „Kauf dir einen bunten Luftballon…" | Animation zum Singen mit Luftballons und schaukelnden Armbewegungen |
| Feedback Gespräch anregen | Nachfrage nach dem Befinden und ob es gefallen hat | Ballons bleiben auf dem Tisch |
| Abschiedsspruch | „Wir sind am Ende und reichen uns die Hände" | Händereichen |
| Schlusslied, Gruß und Wunsch | Lied „Auf Wiedersehen… " Abschiedsgruß | Winken und Singen |

**C) Abschluss in Handlungsschritten**

– Gäste in den Tagesraum begleiten und an Kolleginnen übergeben
– Herstellen der erforderlichen Ordnung, Aufräumen/Entsorgen
– Information an die Teamleiterin
– Dokumentation

Im unmittelbaren Vorgespräch vor der Aktivierung zwischen der PA und A. geht diese auf ihren Lernauftrag ein und hat die Möglichkeit, Fragen zu stellen. Gemeinsam werden nochmals kurz die festgesetzten Aufgaben und Lernziele überprüft. Anhand des Durchführungsprotokolls (◘ Tab. 11.13 und 11.14) fasst A. die Handlungsschritte der geplanten Aktivierung zusammen und erklärt der PA, worauf sie bei den einzelnen Gästen besonders achten, was sie anregen und was sie vermeiden wird.

Abschließend stimmen beide den Zeitplan ab. Die PA und die Kollegin legen fest, dass die PA im Hintergrund bleibt und nur bei Bedarf auf Bitte von A. eingreift. Die PA gibt der Kollegin abschließend den Hinweis, ohne zu zögern Hilfestellung in Anspruch zu nehmen.

## Verlauf der Aktivierung

Für die inhaltliche Planung ist es wichtig, dass der Ablauf der Aktivierung in den immer gleichen Schritten Einleitung, Hauptteil und Schluss verläuft. In der Einleitung werden die Besucher mit einer persönlichen Begrüßung und einem Anfangslied auf das Geschehen eingestimmt. Anschließend erfolgt eine zeitliche und örtliche Orientierung, diese kann durch die Leitung selbst erfolgen oder durch sie angeregt werden.

Der Hauptteil beginnt mit der Bekanntgabe und Einstimmung der Gäste auf das Tagesthema. Es folgen eine aktive Phase, dann eine Pause mit Getränken oder kleinen Snacks und eine entspannende Phase. Zum Schlussteil gehören der thematischen Ausklang, ein Feedback, ein Abschiedslied und ein Abschiedsgruß. Diese Abfolge wird auch von A. für die von ihr zu planende Gruppenaktivierung einhalten (◘ Abb. 11.7 und 11.8).

In allen Phasen der Aktivierung geht A. situationsgerecht und individuell auf den ganz unterschiedlichen Umgang der Gäste mit Luftballons ein.

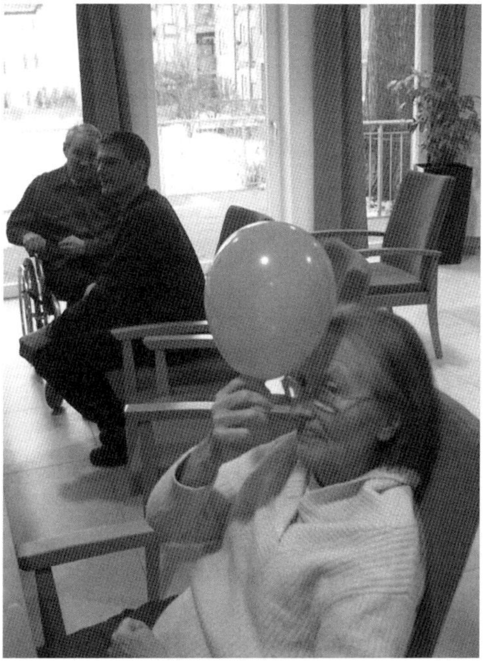

◘ **Abb. 11.7** Die Gäste „erfühlen" einen Luftballon

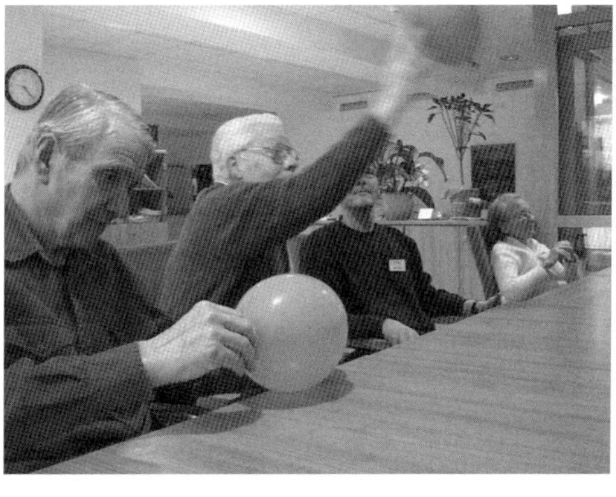

◘ **Abb. 11.8** Gemeinsames Spielen mit Luftballons

## Erstauswertung und Reflexionsgespräch

Nachdem die Durchführung beendet ist, erfolgen 15 Minuten Pause. Die PA bittet die Kollegin, sich in dieser Pause zu den folgenden drei Fragen Gedanken zu machen:

- Was ist mir gut gelungen?
- Wann haben sich die Gäste wohlgefühlt, wann war es evtl. schwieriger?
- Wie fühle ich mich selbst?
- Was würde ich künftig anders machen?

Die PA versucht klar, kurz, wertschätzend und positiv einzelne Kriterien herauszugreifen und zu kommentieren. Der Zeitpunkt des eigentlichen Reflexionsgespräches erfolgt am selben Tag nachmittags. Dazu machen sich beide Kolleginnen vorbereitend Notizen auf jeweils einem Reflexionsprotokoll, das die geplanten Lernziele nochmals zusammenfasst und Platz für kurze schriftliche Einschätzungen bietet [1]. Abschließend plant die PA gemeinsam mit der Kollegin neue Lernziele und Situationen für Anleitungen, beispielsweise die 10-Minuten-Aktivierung einer Besucherin, die wegen ihrer fortgeschrittenen Demenz an der Gruppenaktivierung nicht teilgenommen hat [6, 7].

## Literatur

1. Mamerow R, Kubin M (2009) Pflegezeitschrift, Heft 12, Kohlhammer, Stuttgart, S 750–753
2. Mamerow R, Tulke M (2009) Pfelegezeitschrift, Heft 10. Kohlhammer, Stuttgart, S 618–621
3. Mamerow R, Bakry R (2010) Pflegezeitschrift, Heft 3. Kohlhammer, Stuttgart, S 172–175
4. Mamerow R, Lorenz S (2009) Pflegezeitschrift, Heft 11. Kohlhammer, Stuttgart, S 684–687
5. Mamerow R, Machatzke E (2010) Pflegezeitschrift 4:241 Kohlhammer, Stuttgart
6. Mamerow R. (2010) Pfelegezeitschrift, Jg. 63, Heft 9., Kohlhammer, Stuttgart, S 556–559
7. Lindner, E (2005) Aktivierung in der Altenpflege. Arbeitsmaterialien für die Praxis, 1. Aufl. Elsevier GmbH, Urban & Fischer, München

**11**

# Serviceteil

© Springer-Verlag Berlin Heidelberg 2018
R. Mamerow, *Praxisanleitung in der Pflege*,
https://doi.org/10.1007/978-3-662-57285-6

# Sachverzeichnis

## A

## B

## C

## D

## E

## F

## G

## H

Sachverzeichnis